한국의 축산물 · 수산물 · 농산물과
약용식물 약초 한약 생약

한국의 축산물·수산물·농산물과 약용식물 약초 한약 생약

1. 우리 몸에 좋은 한국의 축산물

2. 우리 몸에 좋은 한국의 수산물

3. 우리 몸에 좋은 한국의 농산물

4. 우리 몸에 좋은 한국의 약용식물 약초 한약 생약

5. 우리 몸의 부위에 좋은 한국의 축산물·수산물·농산물과 약용식물 약초 한약 생약

박 윤 선

2025년 4월 20일

한국의 축산물·수산물·농산물과 약용식물 약초 한약 생약을 출간하며

이 책은 한의학, 의학, 생약학, 식품가공학, 식품조리학, 생명공학, 농학, 축산학, 영양학, 건강식품, 한식조리학 등의 책, 연구논문, 학술지의 자료를 수집하고 공부, 요약 정리하여 책으로 출간하게 되었습니다.

공부하는 학생, 건강정보에 관심이 있는 일반인, 건강식품을 만드는 일을 하는 분들, 약용식물을 판매하는 분들, 농업인, 어업인, 축산업인, 식품조리업, 한식조리업을 하시는 분들 등 많은 사람들에게 가치가 있는 책으로 활용되었으면 좋겠습니다.

이 책을 활용하여 자신에게 맞는 음식, 식품, 건강식품, 약초, 한약, 생약을 이용하며 젊고 건강한 삶을 살아가는 데에 도움이 되시기를 기도합니다.

저자 박윤선
출판사 바른북스

YS Medical Plant Plantation (YS약용식물 농장)
YS Farm (YS목장), YS Gallery (YS전시관)
YS Medicinal Herb Oriental Medicine Distribution (YS약용식물 약초한약유통)
YS Health Food (YS건강식품)
YS Korea Tradition Food (YS한국전통식품)

YS그룹 기업 회장, 대표이사 박윤선

2025년 4월 20일

목   차

1. 우리 몸에 좋은 한국의 축산물··································15

  1) 소··15
  2) 돼지··18
  3) 닭, 닭발··20
  4) 오리··22
  5) 흑염소··24
  6) 사슴, 녹용··28

2. 우리 몸에 좋은 한국의 수산물··································32

  1) 미역··32
  2) 다시마··35
  3) 김··37
  4) 클로렐라··40
  5) 새우··41
  6) 조개, 굴, 홍합, 바지락, 전복·································42
  7) 멸치··48
  8) 오징어··49
  9) 고등어··51
  10) 참치··52
  11) 광어··55

12) 우럭··56
13) 홍어, 가오리··57
14) 복어··58
15) 연어··59
16) 숭어··60
17) 갈치··61
18) 장어··62
19) 붕어··65
20) 잉어··68
21) 가물치··71
22) 미꾸라지··72
23) 다슬기··74
24) 우렁이··75

3. 우리 몸에 좋은 한국의 농산물······························78

곡류··78

1) 쌀, 현미··79
2) 밀···85
3) 보리···88
4) 옥수수··90
5) 율무···91

서류··93

6) 고구마··93
7) 감자···95

두류··99

8) 콩···99
9) 팥··103
10) 땅콩···106

채소류··107

11) 배추··107
12) 양배추···108
13) 무··110

14) 고추··111
15) 당근··112
16) 양파··114
17) 부추··116
18) 달래··118
19) 엉겅퀴··119
20) 브로콜리···120
21) 수세미···121
22) 호박··122
23) 토마토···125
24) 수박··127
25) 딸기··128

과일류···130

26) 포도··130
27) 사과··133
28) 배···136
29) 감귤, 진피··139
30) 복숭아···142
31) 감···144
32) 매실··146
33) 바나나···147
34) 밤···149
35) 은행, 은행엽···151

4. 우리 몸에 좋은 한국의 약용식물 약초 한약 생약·············155

근류, 식물의 뿌리 약초 한약 생약·························155

1) 도라지·························156
2) 더덕·························159
3) 잔대·························162
4) 고삼·························164
5) 칡·························166
6) 감초·························170
7) 단삼·························172
8) 당귀·························174
9) 왜당귀·························176
10) 만삼·························177
11) 방풍·························179
12) 우슬·························181
13) 울금·························183
14) 인삼·························185
15) 홍삼·························190
16) 산삼·························193
17) 작약·························195
18) 백작약·························197
19) 지황·························199
20) 숙지황·························200
21) 하수오·························202
22) 현삼·························204

23) 황금··206
24) 황기··208

근경류, 식물의 뿌리줄기 약초 한약 생약······························210

25) 마늘, 흑마늘··211
26) 생강··215
27) 맥문동··218
28) 삽주··220
29) 마··223
30) 천마··224
31) 참마··227
32) 천궁··229
33) 천문동··231
34) 둥굴레··233

종자류, 식물의 씨 약초 한약 생약·······································236

35) 결명자··236

과실류, 식물의 열매 약초 한약 생약·······239

36) 구기자나무, 구기자·······241
37) 대추나무, 대추·······244
38) 복분자·······247
39) 산수유·······248
40) 산초·······250
41) 오미자·······252
42) 석류나무, 석류·······255
43) 산딸기나무, 산딸기·······257
44) 모과·······259

전초류·······261

45) 곽향·······261
46) 구절초·······262
47) 박하·······264
48) 삼백초·······265
49) 어성초·······267
50) 익모초·······269
51) 쑥·······271
52) 인진쑥·······272
53) 민들레·······274
54) 질경이·······276
55) 소엽·······278

피류, 식물의 줄기, 가지뿌리, 뿌리줄기의 껍질 약초 한약 생약 … 279

56) 계피 … 279
57) 두충 … 281
58) 황백 … 283
59) 느릅나무 … 285

화류, 식물의 꽃 약초 한약 생약 … 287

60) 감국 … 287

식물의 뿌리, 줄기, 잎, 열매 약초 한약 생약 … 290

61) 헛개나무, 지구자, 헛개열매 … 290
62) 뽕나무, 상백피, 상지, 상엽, 오디 … 292
63) 꾸찌뽕나무, 오디 … 296
64) 오가피나무, 오가피, 오가엽, 오가피열매 … 297
65) 가시오가피, 가시오가피열매 … 300
66) 소나무, 송엽 … 302
67) 삼지구엽초, 음양곽 … 305
68) 두릅나무 … 307

식물의 줄기 약초 한약 생약 ·· 309

    69) 목통 ·· 309

    70) 엄나무 ·· 311

    71) 참옻나무 ·· 312

    72) 대나무, 죽순 ··· 314

식물의 수액 약초 한약 생약 ·· 317

    73) 고로쇠나무 ·· 317

은화식물류, 민꽃식물 약초 한약 생약 ···································· 319

    74) 동충하초 ·· 319

    75) 복령 ·· 322

    76) 버섯 ·· 323

    77) 표고버섯 ·· 324

    78) 느타리버섯 ·· 326

    79) 싸리버섯 ·· 327

    80) 영지버섯 ·· 328

    81) 상황버섯 ·· 332

5. 우리 몸의 부위에 좋은 한국의 축산물·수산물·농산물과 약용식물 약초 한약 생약···335

소화기 계통에 좋은 축산물·수산물·농산물과 약초 한약 생약·····335

1) 위염···335
2) 위암···338
3) 변비···340
4) 복막염··344
5) 치질···347
6) 간장병, 간염··353
7) 비만증··359

순환기 계통에 좋은 축산물·수산물·농산물과 약초 한약 생약·····361

8) 심장병··361
9) 동맥경화증···373
10) 당뇨병··379
11) 고혈압··382
12) 저혈압··386
13) 갱년기장해···388

호흡기 계통에 좋은 축산물·수산물·농산물과 약초 한약 생약·····390

- 14) 감기···390
- 15) 기관지염···393
- 16) 천식···397
- 17) 폐렴···399
- 18) 폐결핵··400

비뇨기 계통에 좋은 축산물·수산물·농산물과 약초 한약 생약·····403

- 19) 신장염··403
- 20) 방광염··406
- 21) 배뇨의 이상··409
- 22) 전립선비대증··414
- 23) 성교분능증···417
- 24) 숙취···419

피부에 좋은 축산물·수산물·농산물과 약초 한약 생약··············421

- 25) 피부염··421
- 26) 탈모증··423

신경에 좋은 축산물·수산물·농산물과 약초 한약 생약 ················ 424

27) 요통, 디스크 ··· 424
28) 관절류머티즘, 관절염 ··· 426
29) 마비와 경련 ··· 428

여성에게 좋은 축산물·수산물·농산물과 약초 한약 생약 ············ 430

30) 자궁의 병 ·· 430
31) 월경불순 ·· 432
32) 임신과 출산 ··· 435
33) 불임증 ··· 438

눈에 좋은 축산물·수산물·농산물과 약초 한약 생약 ················ 441

34) 시력장애 ·· 441

이비인후과에 좋은 축산물·수산물·농산물과 약초 한약 생약 ······ 444

35) 귀울림, 이명 ··· 444
36) 비염 ··· 446

참고문헌···449

부   록···459

<부록 1> 한국의 전통음식 김치··459
<부록 2> 한국의 전통음식 고추장··463
<부록 3> 한국의 전통음식 된장··466
<부록 4> 한국의 전통음식 간장··469
<부록 5> 한국의 전통음식 청국장··471
<부록 6> 한국의 전통음식 장아찌··473
<부록 7> 5대 영양 및 성분···475
<부록 8> 25 대보초 약초 한약 생약···481
<부록 9> 약초 한약 생약의 생산··483
<부록 10> 감초의 재배기술···487
<부록 11> 천마의 재배기술···490
<부록 12> 흑염소·염소·산양의 사육기술·····································493

1. 우리 몸에 좋은 한국의 축산물

1) 소, 한우

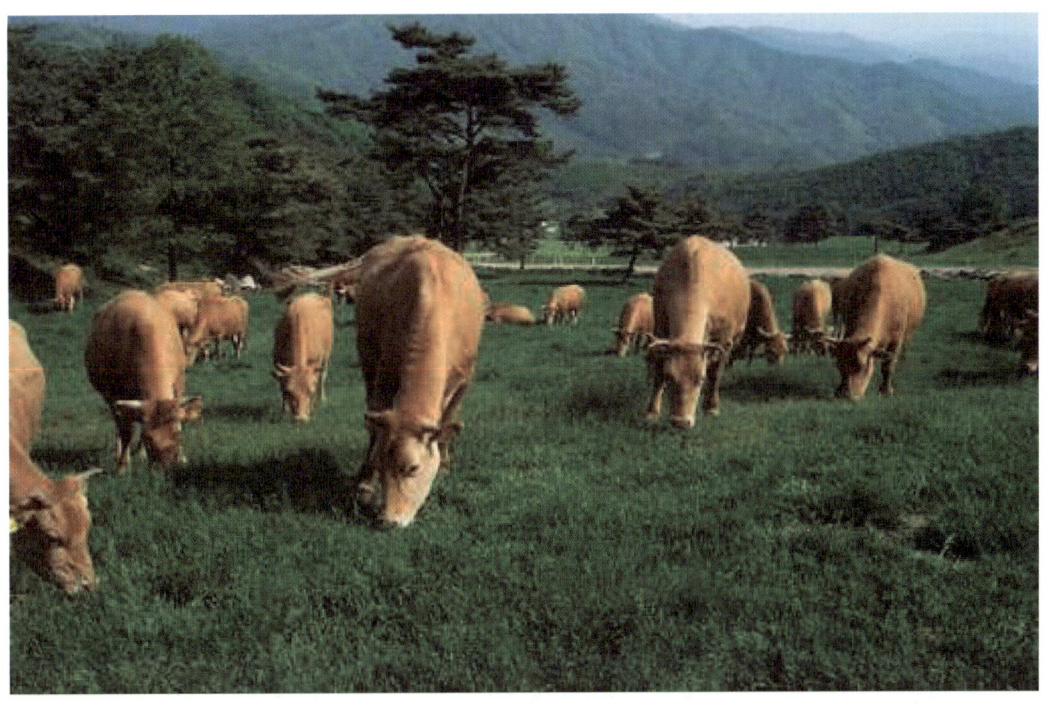

 소의 품종에는 육용(肉用), 유용(乳用), 역용(役用) 및 겸용종 등의 구분이 있다. 우리나라에서는 예부터 고기 전용의 소 품종이 없었다가 1955년에 미국으로부터 육용종우(肉用種牛)로서 헤리퍼드(hereford)종과 쇼트혼(shorthorn)종이 축산시험장에 도입된 후, 계속 여러 가지 품종이 도입되었다.

 2008년 현재 한·육우 사육마리수는 244만 8천두로 송아지 생산 증가, 경기침체 광우병으로 인한 소비부진 및 산지가격 하락에 따른 출하 기피 등으로 전분기보다 20만 7천두(9.2%), 전년동기보다 26만 9천두(12.3%) 증가하였으며 사육가구수는 19만호로 전분기보다 2천호(1.1%) 증가, 전년동기보다 1천호(-0.5%) 감소하였다. 발육이 끝난 한육우에 있어서 암소의 키는 125cm, 체중 370kg이고, 수소의 키는 135cm, 체중은 460kg 정도이다.

쇠고기의 부위와 용도는 다음과 같다.

①등심은 등골 뒤에 붙은 고기로 살코기에 지방이 종횡(縱橫)으로 가는 그물처럼 섞여 있어서 연하며, 불고기, 전골, 스테이크, 로스트 등에 이용된다.

②장정육은 지방이 적고 섬유가 섞여서 육질이 좀 질기다. 곰, 다진 고기요리, 편육, stew 등에 사용된다.

③양지육은 섬유가 섞여서 질기다. 곰, 찌개 등에 사용된다.

④안심은 갈비 안쪽에 붙은 고기로, 육질은 등심과 비슷하나 고기 두께가 좀 얇다. 스테이크, 구이, 전골, 로스트, 튀김 등에 이용된다.

⑤우둔육은 지방이 적으며 붉은 살코기로 맛이 좋다. 스테이크, 로스트, 장조림, 볶음 등에 이용된다.

⑥업진육은 지방과 살이 세겹으로 되어 있고, 맛이 좋으나 좀 질기다. 편육, 국, 찌개, 볶음요리, 전골, 다진 고기 등에 사용된다.

⑦갈비는 찜, 탕, 구이 등에 사용된다.

⑧대접살은 빛깔이 붉은 살코기로, 대체로 맛이 담백하다. 표면에 지방이 있으면 더욱 좋다. 두꺼운 것은 연하고 얇은 것은 질기다. 전골, 장조림, 육회, 포, 다진고기요리, 볶음 등에 사용된다.

⑨홍두깨살은 지방과 살코기가 적절한 비율로 섞여 있어서 보기에도 좋고 질기지도 않다. 스테이크, 조림, 볶음, 불고기 등에 사용된다.

살코기 이외의 식용부위는 다음과 같다.

①혀(tongue) 소의 혀 무게는 약 1.5kg 전후이며, 육질이 치밀하고 지방이 섞여서 맛이 좋으며 영양가도 높다. 서양요리나 중국요리에도 잘 쓰이고 소시지의 원료로도 이용된다. 우리나라에서는 삶아서 썰어 먹기도 하고, 곰탕의 원료로 쓰기도 한다.

②꼬리(tail) 꼬리는 스프 중에서 최고품으로 이용되는 것이 쇠꼬리 수프이다. 이 스프를 통조림으로 제조 판매하거나, 우리나라의 경우는 꼬리곰탕에 많이 사용되고 있다.

③간(liver)은 단백질, 비타민 (A, B군, C, D) 등이 풍부하여 영양가가 높다. 여러 요리에 사용되고 소시지, 페이스트의 원료, 의약용으로는 증혈강장제로 사용된다.

④머리는 요리나 헤드 치즈(head cheese)에 사용되며 우리나라에서는 예로부터 쇠머리를 고아서 무럼을 만들어 먹는다.

⑤내장(內臟)은 염통, 콩팥, 창자, 생식기 등은 내장요리나 소시지의 원료로 사용된다(홍태희 외 5명, 2011).

쇠고기는 수분 70~77%, 단백질 18~23%, 지방 3~10% 으로 이루어져 있다. 쇠고기의 주성분은 단백질과 지방이지만 소의 영양상태, 부위, 나이에 따라 상당한 차이가 있다. 쇠고기의 단백질은 미오신, 알부민, 미오글로빈 등 양질의 것으로 부위에 따라 다소 차이는 있으나 우수한 단백질 식품으로 꼽는다. 무기질 중에서는 철분이나 인, 유황 등 우리의 체내에서 산성 물질로 남는 원소가 많은 것이 특징이며 철의 함량은 고기의 붉기에 비례한다.

지방이 많은 곳은 41%, 적은 곳은 2~4%로 소의 부위에 따라 큰 차이가 있다. 부위별로 머리, 등심, 업진육 등에 지방이 많고 대접살과 홍두깨살에는 지방이 적다. 쇠고기의 소화율은 75%, 다른 육류에 비해 엽산이 많으며, 특히 쇠간에는 비타민 A, B1, C, D 및 철분이 풍부하다.

2) 돼지

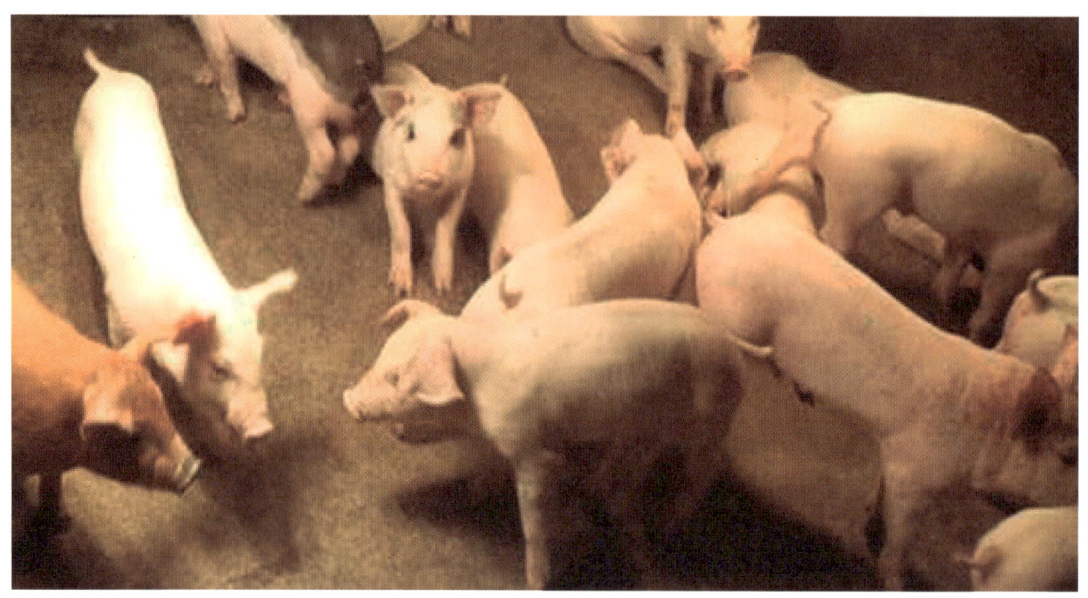

돼지(pig)의 품종은 크게 중국종과 서양종으로 분류되는데 현재는 양자를 교배시켜 얻은 개량종이 사육되고 있으며, 그 용도에 따라 정육용이나 가공용으로 적합한 품종을 선택하여 사육하고 있다.

돼지고기의 품질은 기르는 방법, 사료, 성별 등에 따라 차이가 있다. 암 돼지는 살이 많고, 고기와 지방의 비율이 알맞으며 지방의 질이 좋다. 수 돼지는 근섬유가 거칠고 딱딱하고 특유의 취미(臭味)가 있고 지방의 긴장도(緊張度)가 좋지 않다.

돼지고기의 성분은 다음과 같다.

돼지고기는 지방함량이 많다. 따라서 상대적으로 단백질(12~19%)과 수분(43~50%)로 부위에 따른 조성의 차이가 심하다. 예를 들어 복부살의 지방함량은 넓적다리살의 2배 정도에 이른다. 돼지고기 지방은 올레산(oleic acid), 리놀레산(linoleic acid) 등의 불포화지방산이 많이 함유되어 있다. 비타민 B1이 0.4~0.6mg% 정도로 다량 함유되어 있기 때문에, 비타민 B1의 급원이 될 수 있다.

돼지고기 부위와 용도는 다음과 같다.

①어깨살 어깨부분의 살은 근육 사이에 지방이 있어서 맛이 진하다. 목부분은 단단하기 때문에 갈거나 찜, 구이, 볶음, 편육, 불고기 등으로 사용된다.

②등심은 어깨살에 이어지는 등의 중앙 부분으로, 살의 결이 곱고 지방량이 적당하며, 부드러운 근육으로 되어 있고 살맛의 냄새가 없다. 철판구이, 구이, 찜, 볶음, 불고기, 로스트포크(roastpork), 돈까스, 스테이크 등으로 이용된다.

③삼겹살은 베이컨, 조림, 수프, 편육, 구이, 바비큐, 찜 등과 뼈붙은 살을 사용한 요리에서는 스테어리브 등으로 이용된다.

④방앗살은 튀김, 구이로 이용된다.

⑤뒷다리는 구이, 다진 고기요리에 이용된다(홍태희 외 5명, 2011).

돼지고기는 20% 정도의 단백질과 7~15%의 지방을 함유하고 있다. 단백질 함유량은 쇠고기에 비해 다소 떨어지지만 양질의 단백질원이라는 점에서는 쇠고기와 같다. 돼지고기 지방질은 어깨살이나 볼기살의 경우 지방 3~8%, 안심 부위 5% 정도, 비계가 들어있는 부위는 7~15% 정도이다. 돼지고기는 비타민 B1의 함유량이 높으며 돼지고기의 소화율은 95~96%이다.

3) 닭, 닭발

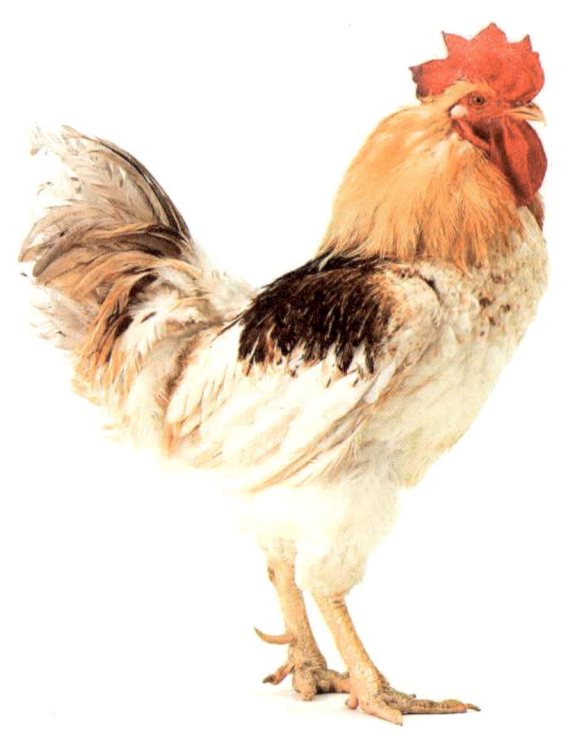

　　닭은 식육용 가금(家禽)으로 대표적이고, 그 밖에도 집오리, 칠면조, 꿩 등이 있다. 닭은 육용종, 난용종과 육란겸용종으로 구분되지만 육용종의 알도 난용종의 고기도 식용한다.

　　닭고기(chicken)의 고기는 지방이 적고 맛이 담백하다. 닭고기의 섬유는 가늘고 치밀하며 연하다. 닭고기 가슴살은 백색이고 지방이 적으며 맛이 담백하나, 다리살은 붉은색이고 특이한 풍미가 있다. 지방은 피하나 복강에 많고 근육 사이에는 적으며, 선황색이고 비타민 함량이 많다. 껍질은 결체조직이 주체로 되어 있으나 지방이 많고 연하므로 식용으로 한다.

　　닭고기는 다른 육류에 비해서 저칼로리, 고단백질로 필수아미노산을 조화롭게 함유하고 있다(홍태희 외 5명, 2011).

닭고기는 쇠고기, 돼지고기에 비해서 지방이 적을 뿐 아니라 소화 흡수가 좋은 양질의 단백질을 많이 함유하고 있는 좋은 영양 식품이다. 닭고기는 가식부분 100g당 126칼로리의 열량을 낸다.

성분상으로는 수분 73.5%, 단백질 20g, 지방 4.8g, 회분 1.3g 등이 들어 있으며 칼슘, 인, 티아민, 리보플라빈, 니아신 등을 함유하고 있다. 닭고기는 체내에서 비타민 A로 바뀌는 레티놀이 많이 함유되어 있으며 100g당 120~200IU의 비타민 A 효력이 확인되었다.

닭고기에는 동맥경화, 심장병 등의 예방효과를 가지는 리놀산이 다량으로 함유되어 있으며 닭고기는 어린이, 노인, 환자 등에게 좋다.

닭발한약액 닭발과 약초 한약 생약의 효과는 다음과 같다.

우리나라에서 닭발은 약초 한약 생약과 함께 중탕 하여 관절염 치료제로 많이 사용되고 있다. 닭발은 예로부터 무릎이 아플 때에 약초 한약 생약과 함께 중탕 하여 닭발한약액 건강식품으로 이용되어 왔다. 닭 연골 닭발에 있는 콜라겐이 관절염증 치료, 관절염, 퇴행성관절염에 효능이 있기 때문이다.

미국에서도 닭발을 관절염 치료제로 이용하고 있다. 하버드 의대 교수 데이비드 트렌탐은 1993년 임상실험에서 매일 아침 류머티스성 관절염이 있는 30명에게 오렌지 주스를 마시게 하였고, 다른 30명에게는 닭 뼈 닭발에서 추출한 콜라겐 추출물을 마시도록 했다. 임상실험 3개월 후 닭발 추출물을 마신 30명은 상태가 호전되는 효과를 얻을 수 있었다. 닭발을 이용한 약을 개발하여 미국에서도 사용되고 있다.

닭발의 콜라겐은 면역체계가 관절을 공격하지 못하도록 하는데 관절 주변 조직에 염증이 더 이상 생기지 않아 무릎 관절에 효과를 얻을 수 있다.

관절염증 치료, 관절염, 퇴행성관절염, 뼈, 근육, 항염증, 혈액순환에 사용되는 약초 한약 생약을 닭발과 함께 중탕 하여 닭발한약액을 규칙적으로 복용하면 닭발과 약초 한약 생약의 효과를 얻을 수 있다.

관절염증 치료, 관절염, 퇴행성관절염, 뼈, 근육, 항염증, 혈액순환에 사용되는 약초 한약 생약은 424 ~ 427페이지에서 자세히 설명한다(박윤선, 2025).

4) 오리

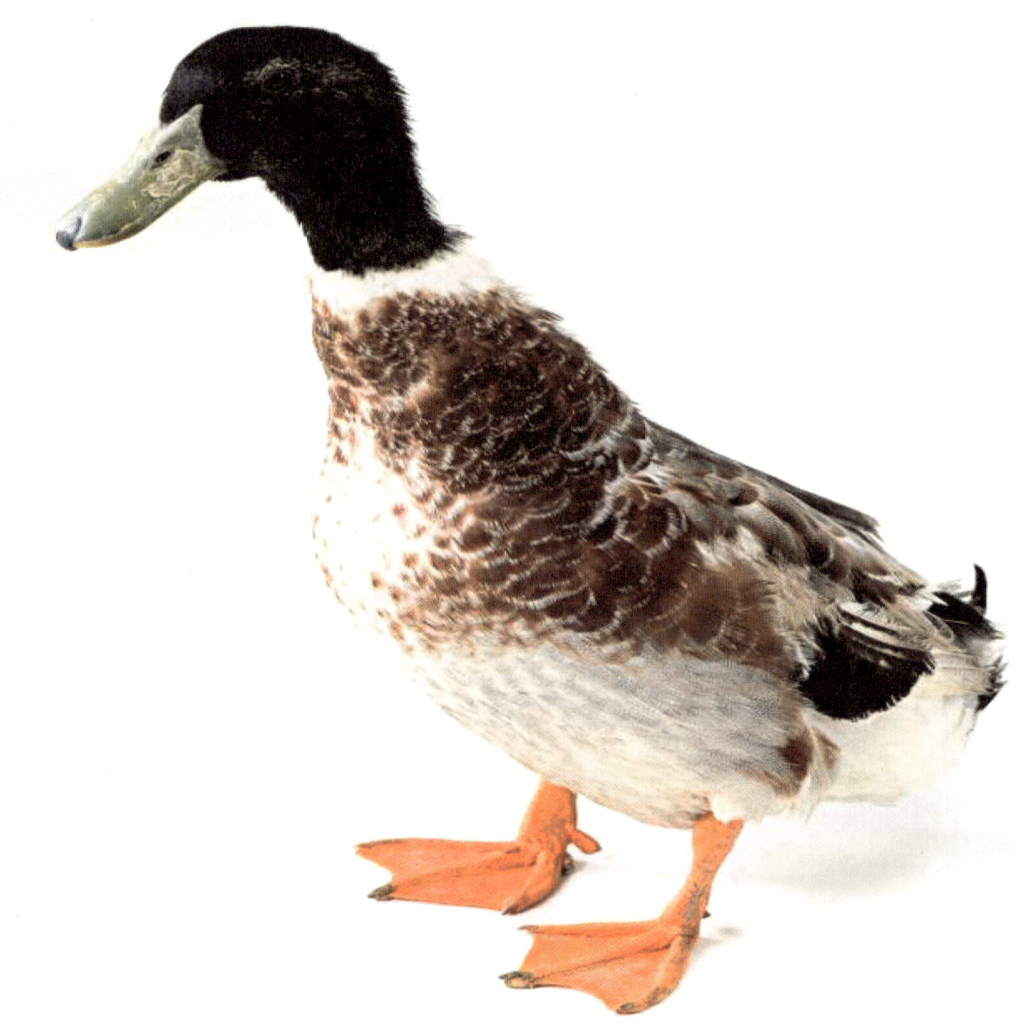

오리(duck)는 용도에 따라 육용종, 난용종, 애완용종 등으로 구분되며, 육용종은 다음과 같다. 오리고기는 새고기 중에서도 맛이 좋으며, 동서양을 불문하고 고급 식품이다.

영양성분적으로 집오리와 야생오리의 차이가 별로 없다. 고기는 단백질이 풍부하고 지방이 적으며, 비타민 B1, B2의 함량이 비교적 높다(홍태희 외 5명, 2011).

오리고기에 들어있는 지방은 불포화지방산으로 동맥경화, 고혈압인 사람에게 좋고 알칼리성 식품으로 단백질, 비타민 B1, B2를 많이 함유하고 있다. 오리고기는 풍에 걸린 사람에게 좋다.

오리고기의 일반성분은 다음과 같다.

오리고기의 영양 생화학적 가치에 관한 연구를 보면 구성 단백질의 아미노산이 우수한 것이 특징으로 되어 있다. 여러 가지 아미노산을 골고루 가지고 있으며 특히 라이신, 발린, 드레오닌, 로이신, 메치오닌 등 필수 아미노산 함량이 우수한 편이다. 소화성이 뛰어난 고단백 식품 오리고기는 강정, 강장식품이다.

오리의 지질을 구성하는 지방산은 포화지방산이 20%이며 불포화지방산은 70% 이상이다. 오리고기는 불포화지방산이 높다고 할 수 있다.

오리고기는 중풍이나 고혈압에 좋다. 유황오리는 항체형성에 큰 도움을 주어 내병성이 커지며 항암효과도 있다고 한다. 또 근육과 골격을 튼튼히 하므로 강장·강정효과를 얻을 수 있다.

5) 흑염소

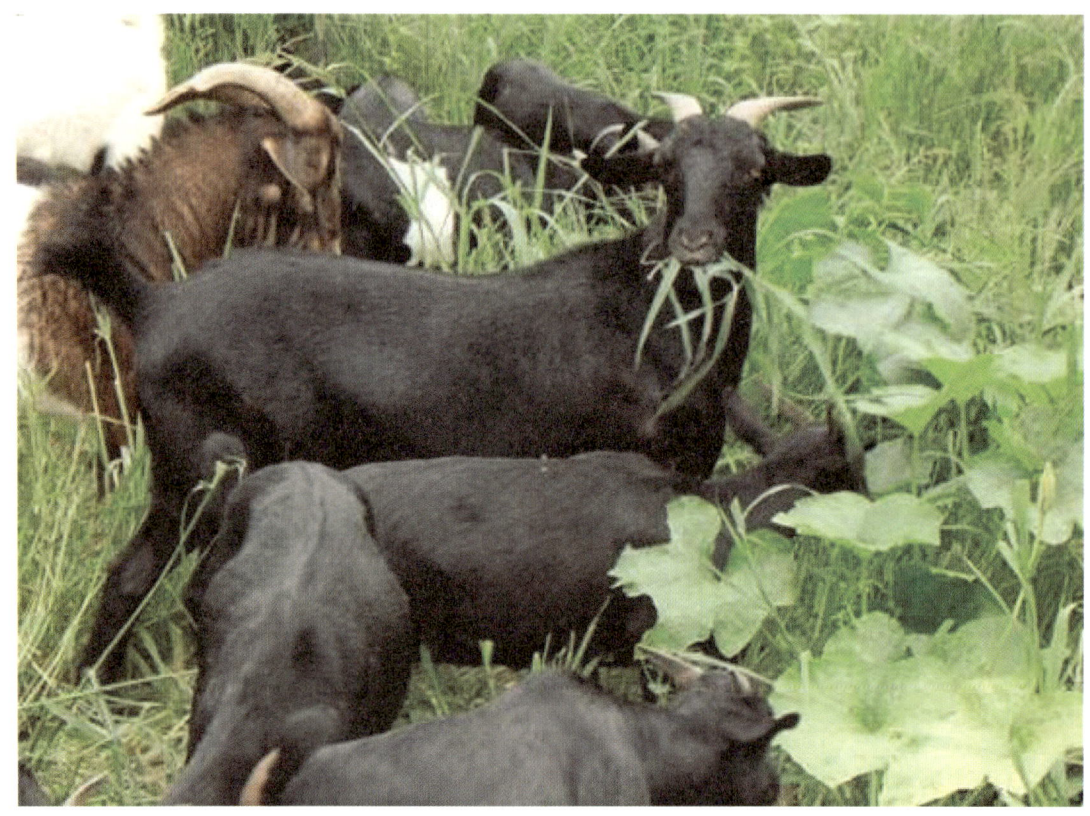

　본초강목에서는 염소고기가 원양(遠洋)을 보하며, 허약을 낫게 하고, 강장보약1)이 된다고 하였다. 뿐만 아니라 두뇌를 차게 하고, 피로와 추위를 물리치고 위장2)의 작용을 보하고, 마음을 평안케 한다고 하였다.
　염소고기에는 지방질의 함량이 적은 반면 단백질과 칼슘 그리고 철분이 많이 들어 있다. 때문에 임산부뿐 아니라 회복기의 환자나 어린이에게 좋은 식품이다. 철분은 빈혈을 막아주며, 칼슘은 임산부가 태아에게 빼앗긴 칼슘을 보충시키는 성장기에 있는 어린이에게 직접 필요한 영양소가 되는 것이다.

---

1) 강장보약에서 강장은 힘이 세고 혈기가 왕성해지는 보약을 의미한다. 허약한 몸을 회복시켜 영양 상대를 돕고 체력을 강하게 하는 약제를 강장제(强壯劑)라 한다.
2) 위장(胃臟)은 위와 창자를 아울러 이르는 말이다. 소화관 중 식도와 소장 사이에 위치한 주머니 모양의 팽창부분으로 위(stomach, 胃)는 음식물을 소장으로 보내기 전에 일시적으로 저장하면서 기계적으로 뒤섞는 역할과 위 소화샘은 화학적 소화과정도 수행한다.

흑염소 고기는 근육 섬유가 연해서 수화 흡수율이 높다. 지방함량도 쇠고기의 절반가량밖에 들어 있지 않아 소화 기능이 약해 고기를 잘 못 먹는 사람이나 위장병 환자, 허약한 사람에게도 좋은 식품이다.

비타민 E가 많아 세포의 노화를 방지하고 불임을 막아주는 작용을 한다. 비타민 A가 다른 동물의 간보다 월등히 많아 야맹증[3]과 노년기의 시력감퇴에 유효하다. 약효가 좋은 것으로는 생후 1년 이내의 염소가 좋다.

염소는 반추하는 가축동물로서 아시아 일대에 분포하는데 풀과 나뭇잎을 먹는다. 몽고에서는 염소고기가 필수적인 식품으로 이용되고 있다. 우리나라의 흑염소에는 지방질의 함량이 적은 반면 단백질과 칼슘, 철분 등이 많이 들어 있다.

지방의 함량도 쇠고기의 절반가량 밖에 안 들어 있어 소화가 잘 된다. 또 비타민 E가 많은 것이 특색이다. 흑염소의 간에는 비타민 A가 다른 동물의 간보다 월등히 많다.

표 7-1 흑염소 가식부분 100g 당

단백질	20.6g	지 방	3.8g
철 분	2.1mg	비타민 B1	0.15mg
비타민 E	45mg	니아신	6.7mg
칼 슘	112mg	비타민 B2	0.25mg

한방에서는 흑염소고기를 온양성(溫陽性) 식품으로 분류한다. 온양성이란 온열성을 갖는 다는 뜻으로 노인들의 몸이 차질 때에 흑염소고기를 먹으면 온몸이 따뜻해진다는 것이다.

---

[3] 야맹증(夜盲症)은 눈이 밝은 곳에서 어두운 곳으로 빨리 적응하지 못하여, 희미한 불빛 아래서나 밤에 시력이 떨어지는 현상이다. 망막에 있는 간상세포(桿狀細胞)의 능력을 떨어뜨리는 질병이나 간상세포(桿狀細胞)의 색소인 로돕신의 결핍으로 생긴다. 후천적으로는 비타민 에이(vitamin A)의 결핍으로 일어난다.

흑염소고기는 산전, 산후의 보혈에 좋고 늑막염이나 폐결핵에도 효과가 있다. 흑염소고기는 예로부터 보혈작용과 함께 근육을 튼튼하게 하는 것으로 알려져 있다. 또한 지방 함량이 적기 때문에 소화가 잘 안되어 고기를 잘 못 먹는 사람이나 위장병 환자 또는 허약한 사람에게 좋은 식품이다. 흑염소고기는 스태미너 식품이며 임산부와 중년층 부인들도 즐겨 먹어오던 좋은 식품이다.

흑염소의 성분은 다음과 같다. 단백질 19.5g, 지질 10.3g, 회분 1.0g, 칼슘 7mg, 인 170mg, 철 3.8mg 등이다.

흑염소에는 단백질, 칼슘, 철분이 많이 함유되어 있어 임산부, 회복기 환자, 어린이에게 아주 좋은 식품이다. 흑염소고기는 근육 섬유가 연해서 소화 흡수율이 매우 높은 것으로 알려져 있다. 흑염소는 지질 함량이 적은데 소화가 잘 안 되어 고기를 잘 먹지 못하는 사람과 위장이 좋지 못한 사람에게도 좋은 식품이다.

흑염소는 비타민 E가 많은데 비타민 E는 토코페롤이라고도 하는데 세포의 노화를 방지하고 불임을 막아주는 작용을 한다. 염소고기는 예로부터 보혈 작용과 함께 근육을 튼튼하게 하는 것으로 알려져 있다. 염소의 간에는 비타민 A가 다른 동물의 간보다 월등히 많아서 야맹증과 노년기의 시력 감퇴에 유효하다.

동의보감(東醫寶鑑)에서는 온양성 성분이며 신비스런 효능을 가지고 있어 보신에는 으뜸이라고 하였는데 허약체질에 좋으며 몸을 따뜻하게 하며 양기에 좋다고 하였다.

본초강목(本草綱目)에서는 원양을 보하며 허약을 낫게 하고 강장 보약이 된다. 두뇌를 차게 하고 피로와 추위를 물리쳐주며 위장의 작용을 보하고 마음을 평온케 한다고 하였다.

신농본초경(神農本草經)에서는 염소뿔은 마디속의 결기풍, 산후통을 다스린다. 골수는 양기 부족한 사람에게 좋다. 간질에 특효, 경기를 그치게 한다고 하였다.

흑염소는 강장, 강정, 노화예방, 노년기 시력저하, 건위, 임산부, 중년층 여성, 회복기 환자, 성장기 어린이에게 효과적이다.

흑염소와 약초 한약 생약을 중탕 하여 흑염소한약액 건강식품을 복용하면 흑염소와 약초 한약 생약의 효과를 얻을 수 있다(박윤선, 2025).

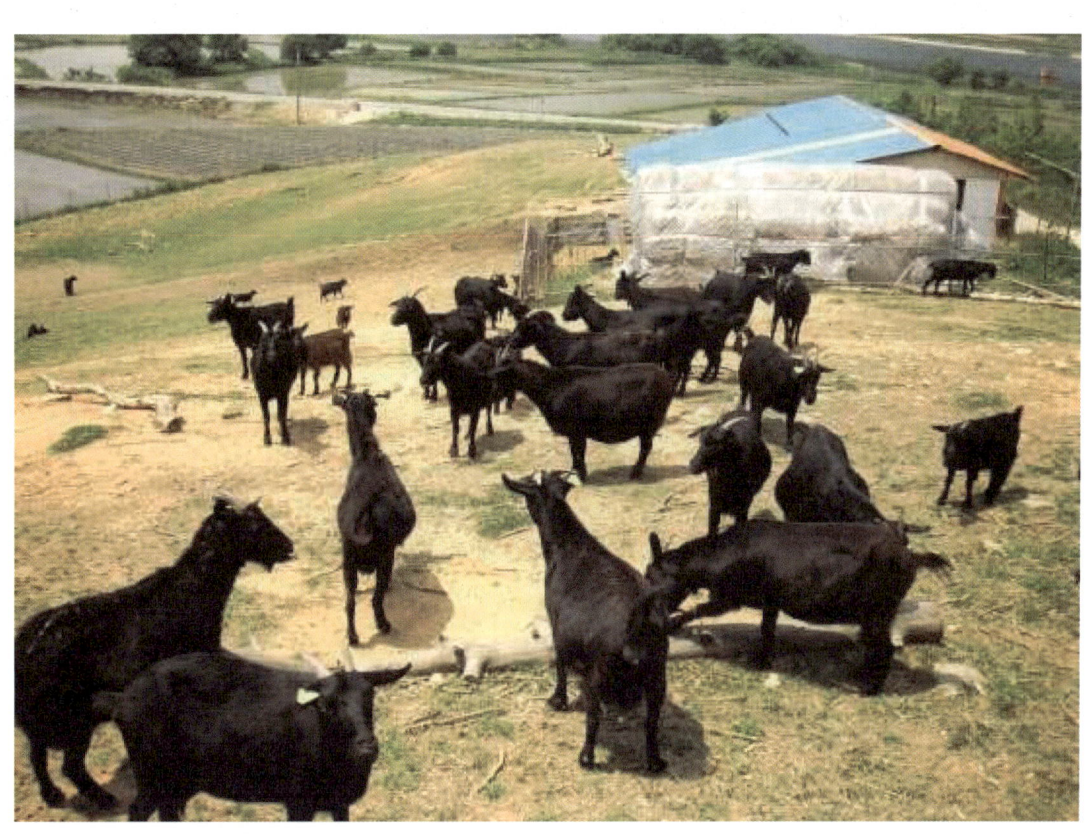

6) 사슴, 녹용

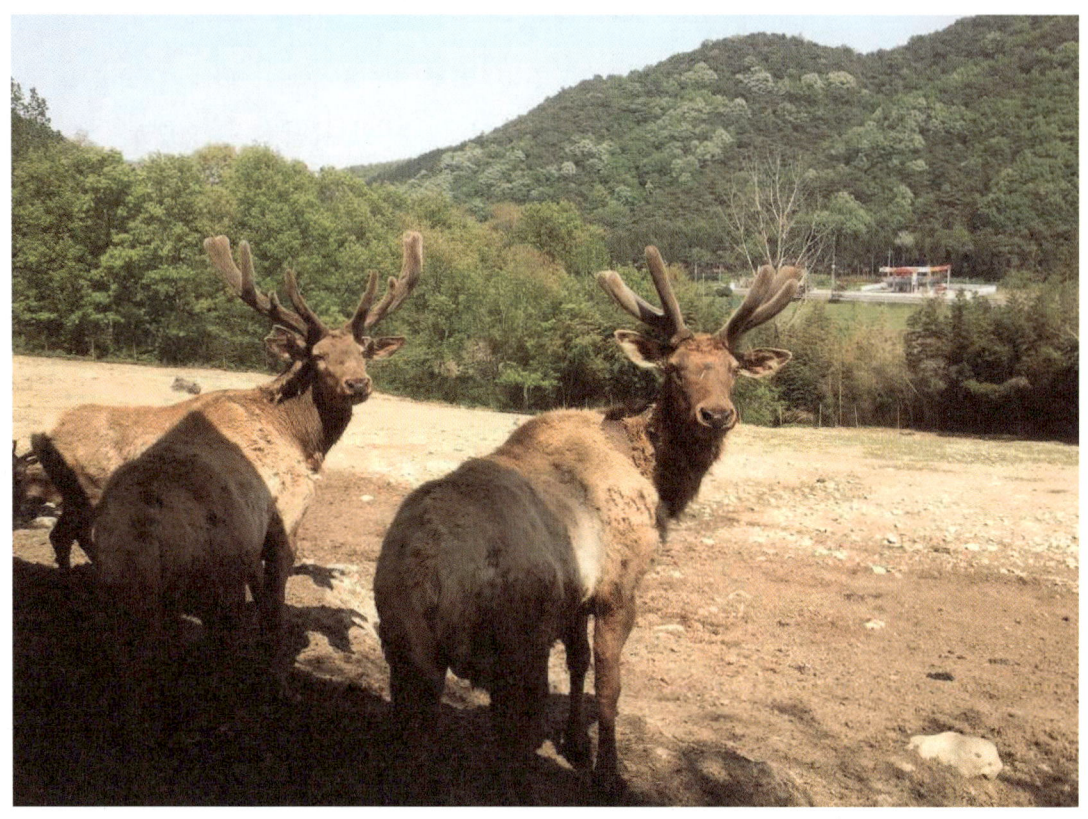

　사슴의 수컷에서 새로 돋아나와 아직 굳어지지 않은 어린 뿔을 녹용이라 한다. 사슴은 낳은 첫해에는 뿔이 나오지 않고 다음해부터 나오는데 3~4년이 되어서야 두 가지의 뿔이 나오며 5년생부터 3가지의 뿔이 나온다. 다자란 숫사슴(6년생)의 뿔은 4가지를 치는데 그 길이는 60~70cm이고 질량은 2kg 정도이다.

　사슴의 뿔은 매해 2~3월에 떨어지고 4~5월경에 다시 새 뿔이 나온다. 새로 돋아난 뿔은 삭뼈인데 말랑말랑하며 겉에는 털이 보시시하다. 이것을 녹용으로 쓰는데 6월 중순부터 8월 상순 사이에 뿔 자르기를 한다.

녹용은 예로부터 좋은 전신강장보약으로 특히 보양약으로 쓰였다. 몸이 허약하고 여위는 데, 허리와 다리, 무릎에 힘이 없고 시큰거리는 데, 앓고 난 뒤, 신경증, 신경쇠약, 저혈압증, 정신적 및 육체적 피로, 성기능장애(음위증), 유뇨증, 근무력증, 심근쇠약, 빈혈증, 자반병을 비롯한 출혈성 질병, 냉증 등에 쓴다. 그리고 중년기가 지나서 성기능을 높이고 노화를 막기 위해서도 쓴다.

녹용의 약리작용을 종합해 보면 몸무게를 늘리고 물질대사를 항진시키며 저항성을 높이는 작용과 중추신경계통에 대한 흥분작용, 강심작용이 있다. 또한 피로를 없애고 입맛을 돋우며 상처와 궤양을 빨리 아물게 하고 골절의 유합을 빠르게 한다. 그리고 피의 응고성을 높이고 콩팥의 오줌내기기능도 세게 하며 성선을 자극하여 성기능을 높인다는 것이 알려졌다(박영신 외 4명, 1993).

사슴은 주로 산림 속에서 살고 털빛은 대개 갈색에 흰 얼룩무늬가 깔린다. 숫사슴은 골질(骨質)의 뿔이 있는데 해마다 봄철에 갈아 나며 뿔 속에는 많은 혈관이 있다. 사슴고기는 심장, 위 등 모든 장기를 튼튼하게 해주고 혈액순환을 크게 돕는 것으로 알려져 있다. 중국에서는 숫사슴이 정력을 아주 좋게 하는 식품 중 하나로 알려져 있다.

한방에서 녹용은 하지에 고각(古角)이 탈락되고 신생하는 초각(初角)을 채취하여 음건(陰乾)한 것을 뜻하며, 녹각은 노각(老角)을 뜻한다. 또 녹각상은 사슴뿔을 분말한 것이고 녹각교는 사슴뿔을 고은 것이다.

녹용은 허로, 사지산통(四肢酸通), 요척통, 소변이 잦은 것, 설정(泄精), 요혈(尿血) 등을 다스린다. 속의 어혈을 파하고 방광결석을 흩어버리며 골중열(骨中熱) 등을 다스린다. 또한 정력을 강하게 하고 근골(筋骨)을 튼튼하게 하며 혈을 기르고 여인의 자궁출혈이나 대하증을 다스린다. 녹각은 심복통을 다스리며 몸이 가벼워지고 골수가 튼튼해진다(홍문화 외 1명, 1995).

녹용(鹿茸, Nok Yong)은 사슴 *Cervus nippon* Temminck 또는 큰사슴 *Cervus elaphus* L.(사슴과 Cervidae) 등의 구각(舊角)이 봄에 탈락된 뒤에, 새로 나오는 골질화(骨質化) 되지 않은 어린 뿔이다.

녹용은 원주형으로 가지가 갈라진다. 전체의 길이는 15~20cm이고 톱으로 자른 뿔의 지름은 약 3~3.5cm이다. 바깥면은 적갈색~갈색으로 되어 있고 회백색 세모로 덮여 있다. 절단면은 백색 또는 적갈색으로 많은 작은 구멍이 있다. 질은 가볍고 조금 비린내가 나며 맛은 짜다. 굵고 가벼우며 회갈색의 털이 많고 아래 부분에 능선과 주름이 없는 것이 좋다.

녹용의 효과는 다음과 같다.
강장, 보혈, 강정, 강심 흥분약으로 쇠약, 무기력, 현기증, 요슬의 위약(痿弱), 두통, 두중(頭重), 자율신경실조증, 저혈압증, 갱년기장애 등에 쓰인다.

①발육촉진작용, 강장작용, 조직의 성장, 특히 세망내피계와 백혈구의 증식을 촉진한다. 추출물은 신체의 활동기능을 높이고, 수면과 식욕을 개선하고 근육의 피로를 저하시킨다.
노화방지작용, 전제는 혈장 중의 testosterone의 수치를 높이고, 간과 뇌에서의 malondialdehyde의 수치를 낮추며, 간의 단백질 함량과 superoxide dismutase의 활성을 증가시킨다. 또한 간과 뇌세포의 세포막의 monoamine oxidase B의 활성을 감소시킨다(*in vivo*, male senile-prone mouse).[4] 전제는 간과 신장에서의 단백질의 합성을 촉진시킨다(*in vivo*, male senile-prone mouse).[5]

②조혈작용[6], 토끼에 녹용분말을 투여하면 적혈구수와 혈색소량이 증가된다.

---

[4] Wang B *et al.* (1988) Chem. Pharm. Bull. 36: 2587-2592.
[5] Wang B *et al.* (1988) Chem. Pharm. Bull. 36: 2593-2598.
[6] 조혈은 체내에서 피를 만들어 내는 것이다. 조혈작용(造血作用)은 골수내의 조혈자극에 의해 간세포에서 적아구를 거쳐 적혈구가, 골수구를 지나서 백혈구가, 거핵구를 지나서 혈소판이 만들어지는 작용이다.

③강심작용7), 물추출물은 일반적인 칼슘농도 (2.1 mM)에서는 심장에 별다른 영향을 끼치지 않으나, 비정상적인 칼슘농도 (0.5 mM)에서 심장박동이 감소한 경우에 있어서는 심장박동의 세기를 증가시킨다(*in vitro*).8)

④EtOH분획은 NO의 생산을 억제하고 세포 내 칼슘농도를 증가시킴으로써 복막대식 세포의 식작용(phagocytic activity)을 강화한다(*in vivo*, murine peritoneal macrophage).9) 알코올추출물에서 분리된 lysophosphatidylcholine (LPC)에는 혈압강하작용이 있다(3mg/kg, *i.v.*).10)

pantocrin은 부교감신경을 흥분시키고, 신경과 근육계의 기능을 개선시키며 내분비계의 활성을 항진시키고 그 운동을 증가시킨다. 그 밖에 면역기능을 향상시키며 상처의 치유를 돕는다. 또한 소화기계와 신장기능을 촉진하고, 신경쇠약이나 스트레스에 대한 감수성을 높여주며 정력감퇴, 무기력증, 성기능장애 등을 개선시킨다. pantocrin에는 신경계의 구성단위이자 콜린유사 작용을 가지고 있는 proteolipid, ganglioside, sphingomyelin류의 복합지질 성분이 많이 함유되어 있다.

고혈압이나 동맥경화증과 같이 피의 응고성이 높아진 경우나 중증의 신염에는 사용하지 않는 것이 좋다.

녹용과 25대보초 약초 한약 생약을 중탕 하여 녹용한약액 건강식품을 규칙적으로 복용하면 녹용과 약초 한약 생약의 효과를 얻을 수 있다.

25대보초 약초 한약 생약은 <부록 8> 481페이지에서 설명하였다(박윤선, 2025).

---

7) 강심은 심장을 든든하게 하고 그 작용을 세게 하는 일이다. 강심제(强心劑)는 약하거나 불완전한 심장의 수축력을 높이는 데 쓰이는 약제이다.
8) Huang SL *et al.* (1991) Chem. Pharm. Bull. 39: 384-387.
9) Suh JS *et al.* (1999) Biol. Pharm. Bull. 22: 932-935.
10) Tsujibo H *et al.* (1987) Chem. Pharm. Bull. 35: 654-659.

2. 우리 몸에 좋은 한국의 수산물

1) 미역

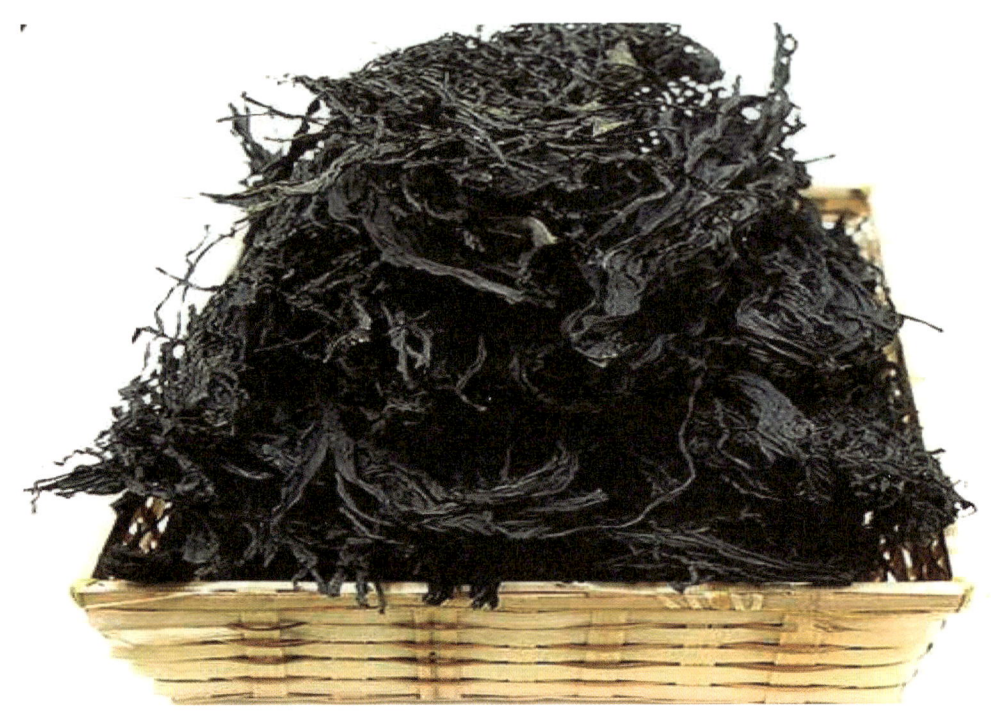

 미역(sea mustard)은 갈조류(Phaeophyta) 곤포과에 속하며, 일본 및 한국 특산으로 넓미역, 돌미역, 물미역, 보리미역, 양식미역 등이 있다. 우리나라에서는 서해안의 백령도에서 동해안 끝까지 분포한다. 바위나 돌에 착생하며 늦가을부터 이른봄까지 자라고 봄에서 여름에 걸쳐 성숙하는 일년생 해초로, 바다에 설치한 줄에 붙은 포자로부터 자라기 시작한다.
 봄철에 미역이 자라면 줄기의 밑부분 가장자리에 주름이 생겨 포자엽(sporophyll)으로 변하고 거기에 유주자(遊走子) 주머니가 생긴다. 14도 이상 되면 유주자가 방출되고 모체는 녹아버리는데, 이 현상이 22도까지 계속된다.
 가을이 되면 암수의 배우체(配偶體)에서 각각 알과 정자가 나와 수정하고 곧 발아하여 아포체(芽胞體)가 된다. 이것이 자라서 육안으로 볼 수 있는 엽상체가 되는데, 이것이 미역의 본체이다.

초봄의 미역은 생으로 판매되지만, 보통은 건조된 제품으로 판매된다. 식용해조류 중 가장 생산고가 많으며, 특히 양식업의 발전과 더불어 생산량이 증가하고 있다.

미역의 성상 및 성분은 다음과 같다.

미역의 내부구조는 표층과 피층 그리고 석 등의 3부분으로 구분된다. 표층은 작은 세포들로 치밀하게 배열되어 있고, 피층은 큰 세포로 된 유조직이며, 그 속은 사상세포로 되어 있다.

건조미역의 영양성분은 단백질 12.7%, 당질 52%, 지방 1.1%, Ca 1,300mg%, 비타민 A 470IU, B1 0.11mg%, B2 0.14mg%, C 15mg%, 니코틴산 10mg%를 함유하고 있다.

미역의 점질물질은 알긴(algin, alginic acid)인데, 이 물질은 점액선으로부터 분비되며 뿌리보다 잎이나 줄기에 많이 들어 있다. 미역의 다당류는 인체에 소화 흡수되지 않고 그대로 배설되므로, 열량원으로 이용되지 않는다. 그러나 알긴산과 같은 당류는 금속 흡수성이 강하여 유해금속 제거에 유효하다. 또 5~15% 정도 함유하고 있는 섬유질은 다당류와 함께 정장작용을 한다. 미량성분으로 Fe과 I 등과 같은 필수금속 외에 K, Ca, Na, Mg, P, S, Zn 등을 함유하여 좋은 영양소 공급원이 된다.

식품영양적으로 미역은 비타민 및 무기질의 급원, 정장작용, 알칼리성식품, 유해금속의 제거, 항콜레스테롤 효과 등을 나타내는 좋은 식품재료이다. 예로부터 산후 조리로 산모가 미역국을 먹는 이유도 Ca, 요오드, 무기질, 비타민 등의 효과 때문으로 보인다. 미역의 주요 색소는 카로티노이드계로 후코잔틴, 비오라잔틴(violaxanthin)이며 그 밖에 클로로필, 루테인, β-카로틴 등이 있다(홍태희 외 5명, 2011).

미역(brown seaweed)은 갈조류에 딸린 바닷말로 잎은 넓고 편평하며, 날개 모양으로 벌어져 있고 아랫부분은 기둥 모양의 자루로 되어 바위에 붙어 자란다. 빛깔은 흑갈색이나 황갈색이며, 전체 길이는 1~2m이며 너비 60cm 가량이다. 대개 가을에서 겨울 동안 자라고, 늦봄, 초여름에 홀씨로 번식한다.

깊이가 10m쯤 되는 바위에서 떼지어 붙어 사는데, 칼슘과 요오드가 많이 들어 있어 발육이 왕성한 어린이와 애기를 낳은 어머니의 건강에 매우 좋으므로 예로부터 즐겨먹는 바닷말이다. 뼈를 튼튼하게 해 주고 피를 맑게 해주기 때문이다(문순열, 2011).

예로부터 미역은 산모에게 좋은 식품으로 알려져 있는데 미역이 피를 깨끗하게 해주며 산후 자궁 수축과 지혈작용을 하기 때문이다. 미역의 표면에 알긴산이라는 미끈미끈한 성분은 성인의 변비를 치료한다. 미역을 오랫동안 먹으면 혈압을 내리고 심장병에 좋다고 한다.

2) 다시마

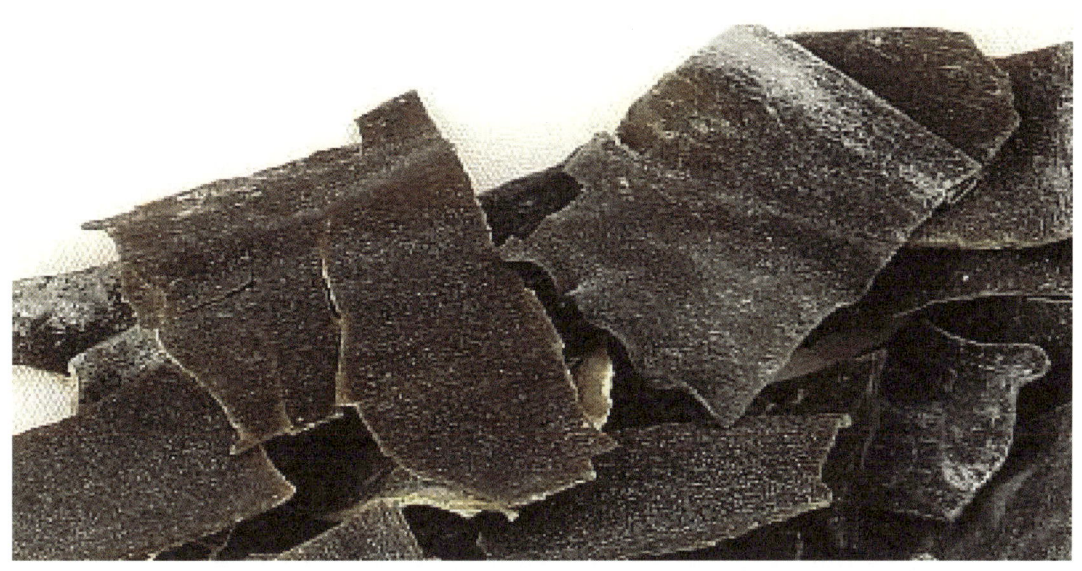

다시마(kelp, sea tangle)는 갈조류(Phaeophyta)에 속하는 2~3년생의 해조이다. 다시마류의 4과 14속 36종 가운데 식용으로 이용되는 것은 25~26종 정도인데, 중요한 식용은 다시마과 다시마속의 6종이다. 다시마는 알긴산을 많이 함유하며, 먹으면 혈중 콜레스테롤수치와 혈압을 내리는 작용이 있다. 음식물 섬유로서의 가치도 높다.

다시마의 성상 및 성분은 다음과 같다.
잎의 길이는 2~6m, 폭은 20~30cm 내외이다. 황갈색 또는 흑갈색의 띠 모양이다. 다시마는 외간상 잎, 줄기, 뿌리로 구분하며, 잎은 바탕이 두껍고 거죽이 미끄러우며 잎의 가장자리에 약간 쭈글쭈글한 무늬가 있다. 분포지역은 북아메리카 연안, 우리나라 동해안과 남해 도서지방이며 수심 20~30m, 수온은 물 표면보다 3~7도 더 낮으며 물살이 약한 바다 밑 바위에서 잘 자란다.
건조제품의 성분으로 단백질 5~7%, 지방 1.1%, 당질 51.9%, 섬유 3.0%, Ca 740~850mg%, Fe 5~10mg%, P 150mg%, I 200~500mg%, 비타민 A 10~560IU 등을 함유한다. 특히 칼륨과 요오드, 그 밖에 알칼리성 무기질이 많다.

구수한 맛의 주성분은 MSG로 420mg%를 함유한다. 이것의 함량과 다시마의 품질은 상관이 적다. 다시마에는 알긴산이라는 당질이 20%가량이나 들어있는데, 이것은 점질물이어서 거의 공업용 풀이나 식품첨가물로 이용된다. 표면의 백분은 만니톨이며, 염분도 있어서 짠맛이 있다.

다시마의 품질과 용도는 다음과 같다.
다시마는 빛깔이 검고 반듯하게 겹쳐서 말린 것으로 두껍고 만니톨 가루가 하얗게 앉은 것이 질이 좋은 것이다. 빛깔이 붉게 변한 것이나, 잔주름이 간 것은 좋지 않은 것으로 취급된다. 다시마는 튀각, 다시마 산자, 다시마 조림, 다시마 차 등으로 널리 이용된다(홍태희 외 5명, 2011).

다시마에는 혈압을 낮추는 작용이 있는 메타-호모베타인, 라미닌, 알긴산을 비롯하여 아연, 비타민 B12 등이 있다. 이와 같은 성분들은 짠 다시마의 소금기 때문에 제대로 자기의 작용을 하지 못하나 다시마의 소금기를 빼고 먹을 때에는 효과가 나타난다. 다시마에는 칼슘이 있는데 이것의 작용에 의하여 동맥경화증을 예방하고 고혈압을 치료한다. 다시마의 알긴산은 불소화분으로서 잘 소화되지 않으나 물기가 많은 것으로 하여 변비를 막는 데 큰 역할을 한다.
다시마에는 요드가 많다. 요드는 갑상선호르몬인 티록신을 만드는 기본성분으로 갑상선의 기능을 제대로 하도록 한다. 요드가 부족한 사람 특히 갑상선 기능항진이 있는 사람들에게 좋다.

다시마를 늘 먹으면 뇌에서의 피로를 모르고 정신노동을 할 수 있으며 육체적으로 피로한 것을 빨리 회복시키는 작용도 한다. 다시마는 또한 몸 안에서 영양물질들이 제대로 잘 쓰이도록 하며 몸 안에 해로운 물질들의 배설을 촉진한다. 특히 다시마는 콩팥기능을 높여줌으로써 오줌이 잘 나가도록 한다. 그러므로 콩팥기능이 나빠진 여러 가지 병에 쓰면 좋다.
다시마에는 암세포를 자라지 못하게 억누리는 작용이 있으며 다시마는 몸의 저항성을 높여주는 빨리 늙는 것을 미리 막으며 오래 살도록 하는 건강식품 중 하나이다.

3) 김

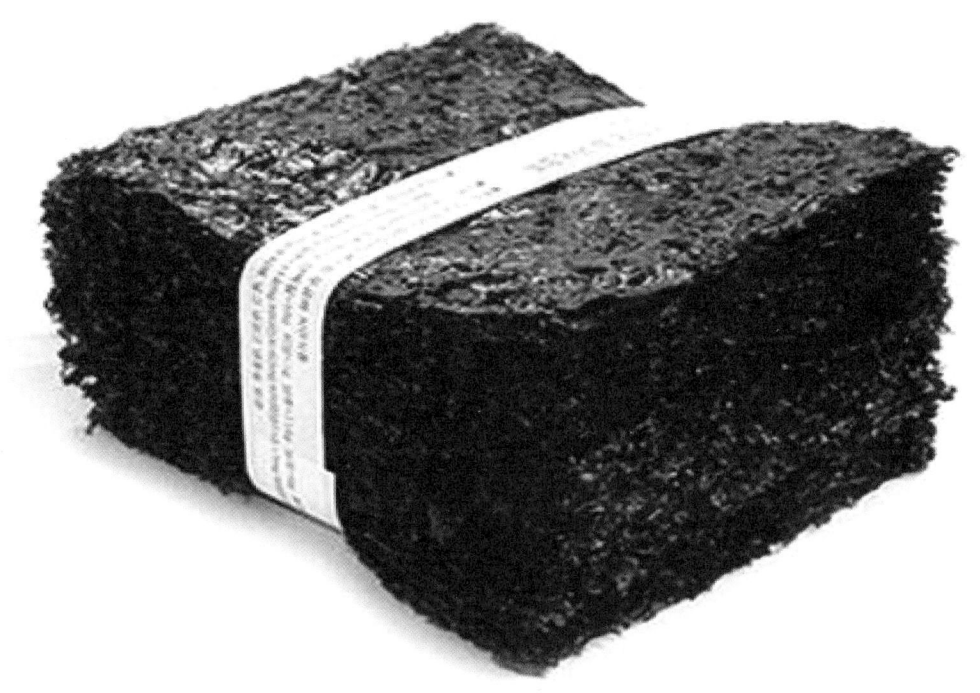

김(laver)은 홍조류에 딸린 바닷말로 깊이가 10m쯤 되는 바다의 바위에 이 끼처럼 붙어서 자란다. 몸길이는 30cm 가량이고 너비는 6cm 가량이며, 가장 자리에는 물결 모양의 주름이 져 있다. 빛깔은 붉은 자줏빛이거나 검은 자줏 빛이다. 10월경에 나타나기 시작하여 겨울부터 봄에 걸쳐 번식하고 그 후에는 차츰 줄어들어 여름철에는 보이지 않는다. 김을 따면 우선 잘게 썰어서 물에 푼 다음 발 위에 펴서 말리면 우리가 먹는 김이 된다(문순열, 2011).

김(laver)은 홍조류(Rhodophyta) 보라털과에 속하는 해초로 홍자색 또는 흑 자색을 띠고, 우리나라에서는 서해안, 남해안, 제주도에 많이 분포되고 있다. 김 양식은 약 300여 년 전인 조선 인조 때에 대나무를 사용하여 처음으로 양 식하다가 200여 년 전에 전남 완도에서 방염이라는 기구로 본격적인 양식을 시작했다고 한다.

김은 주로 해변가에 있는 돌, 막대기, 조개껍질 등에 붙어서 서식하는데, 양식방법으로는 대나무쪽을 엮은 대발(김발)이나 합성섬유 그물에 포자를 부착시켜 성장하도록 한다. 양식장소는 3~6m 깊이의 얕은 바다로 해저가 암초지가 아니고 파도가 없으며 조류의 소통이 잘되는 것이 좋고, 춥거나 바람이 강한 곳은 부적합하다. 채취기는 1, 2월이 최성기(最盛期)이고 3, 4월을 넘어서면 맛과 품질이 떨어진다. 1월 중순에 채취한 김이 핵산을 가장 많이 함유하고 있다.

김의 성분은 다음과 같다.

비타민류가 매우 풍부하며, 마그네슘, 인, 아연, 철분도 비교적 많은 알칼리성식품이다. 그 밖에 육상식품에는 함유되지 않은 요오드도 중요한 영양소이다.

김에는 한천이 많이 들어있고, 셀룰로오스, 소르비톨, 둘시톨 등도 들어 있으며, 단맛과 지미를 가진 아미노산인 글리신, 알라닌 함량이 높아 김 특유의 감칠맛을 나타낸다. 또 김에는 독특한 향미가 있는데, 고소한 맛은 시스틴과 마니톨 때문이다.

표 8-1 김의 일반 성분(구운김 100g 중)

성 분	함 량	성 분	함 량	성 분	함 량
수 분	6.2g	비타민A	13,000IU	칼 륨	2.4mg
단백질	40.7g	비타민E	4.6mg	나트륨	130mg
지 질	2.0g	비타민B1	1.10mg	철	12.7mg
탄수화물(당질)	41.7g	비타민B2	3.20mg	인	610mg
섬유질	1.9g	나이아신	9.0mg	칼 슘	410mg
콜레스테롤	22mg	비타민C	95mg		

김의 품질과 보장성은 다음과 같다.

김을 보관할 때는 습기가 없고 어둡고 서늘한 곳에 밀봉하여 보관한다. 김의 변질은 미생물 오염, 광선, 산소, 온도, 수분, pH 등의 요인에 영향을 받는데, 수분이 10% 이상일 때에는 화학적 변화가 일어나기 쉽다.

만약 건조한 김의 수분함량이 많을 때는 열풍건조로 재건조하여 가공원료로 사용하며, 장기보관을 위해서는 40~60도에서 4~10초 동안 구워서 수분을 제거한 구운김으로 저장해야 한다. 이때 구운김의 수분함량은 4% 정도이다.

김은 빛깔이 검고 광택이 나며 향기가 짙고 불에 구우면 청록색으로 변하는 것이 상품이며 날김이 황색을 띠거나 파래 등이 섞이고 두꺼운 것은 등급이 낮은 것이다(홍태희 외 5명, 2011).

김·미역·다시마에는 고혈압이나 동맥경화증을 예방하는 효과가 있다. 김·미역·다시마의 알긴산 성분이 콜레스테롤의 흡수를 방해하여 모세 혈관을 보호하고 높아진 혈압을 내려주는 역할을 한다.

4) 클로렐라

클로렐라는 라틴어의 작다는 뜻을 가진 chloros가 어원이며 녹조류(Chlorophyta)에 속하는 대표적인 조류이다. 단세포로 크기는 2~8μ 정도이고 형태는 구형이다. 분열에 의해서 무성생식을 하며 한 세포가 4~8개의 낭세포로 증식하며 편모는 없다. 고등식품과 같이 빛과 CO_2를 고정하여 광합성을 하면서 독립영양 생활을 하는 번식력이 강한 조류이다. 클로렐라는 건조물 중 단백질을 52.2% 정도 함유하고 있다.

표 8-2 건조 클로렐라의 비타민 함량

비 타 민	농 도
Ascorbic acid(Vit.C)	14.6mg/100g
비타민 B6	3.0μg/g
Thiamin(비타민 B1)	7.7μg/g
Pantothenic acid	11.2μg/g
β-carotin(provitamin A)	50.2mg/g

클로렐라의 성분은 다음과 같다.

건조 클로렐라의 일반성분 조성은 단백질 52.2%, 지질 6.5%, 당질 20%, 섬유 10%, 회분 10.1% 이고, 비타민류로는 프로비타민 A, 비타민 C, 니코틴산 등이 풍부하여 영양가가 높다. 단백질은 대단히 양질이다.

특수성분으로 AMP, GMP, CMP 등의 뉴클레오타이드를 함유하고 있다. 몇 종의 클로렐라에는 독성물질을 생산하는 것이 있기 때문에 식용으로 선택할 때는 주의가 필요하다. 클로렐라는 식품재료뿐만 아니라 사료용, 의약용 등으로 이용범위가 넓다(홍태희 외 5명, 2011).

5) 새우

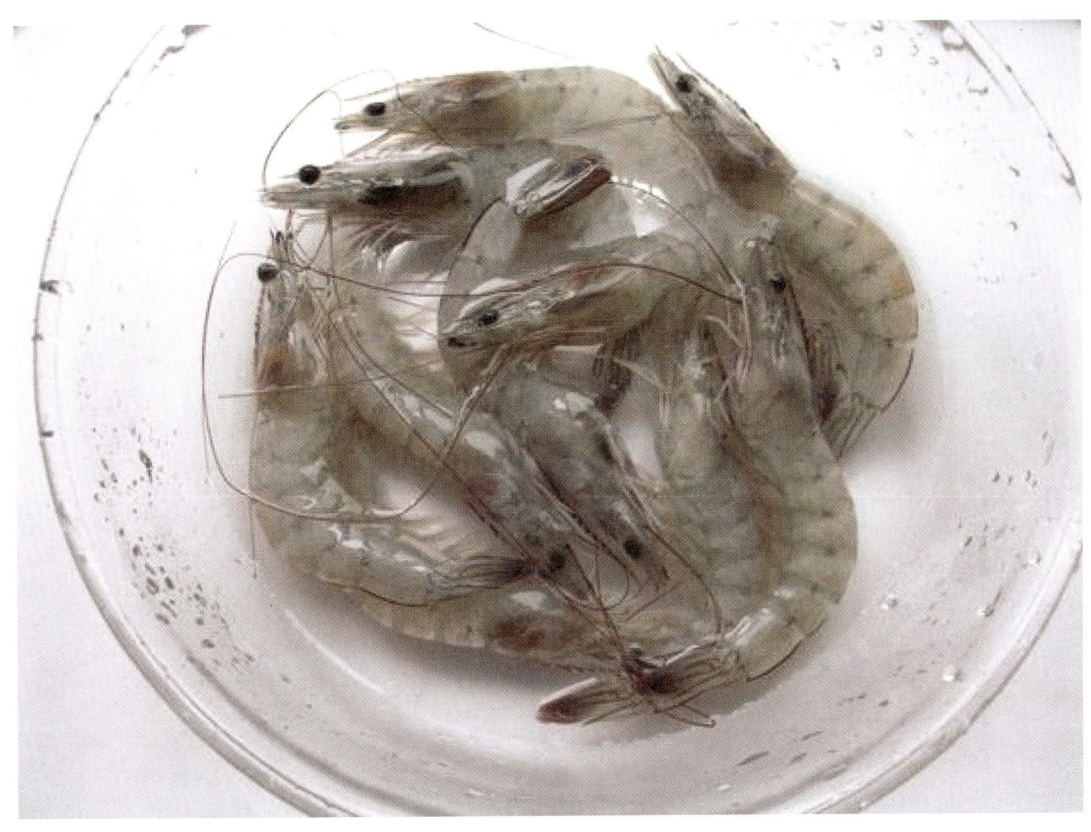

새우는 갑각류(甲殼類) 중 장미류(長尾類)에 속하는 종류를 말하는데, 두흉부(頭胸部), 복부(腹部), 미부(尾部)의 세 부분으로 형성되어 있고, 참새우·대하·보리새우 등 종류가 많다.

본초강목(本草綱目)에서는 새우는 양기를 왕성하게 하는 식품으로 남성의 양기를 북돋아주며 신장을 강하게 하는 식품이라고 하였다.

새우 속의 단백질은 필수 아미노산이 많은데, 글리신이라는 아미노산과 베타인이 있어 새우 고유의 풍미를 주게 된다. 대하는 대형 새우로 몸길이가 30~40cm되고 갑각이 딱딱하며 앞에는 갈퀴 모양으로 구부러진 가시가 한 쌍 있다. 고기 맛은 좋으나 먹을 수 있는 부분은 50% 정도이다.

새우의 성분은 다음과 같다.

단백질 20.1g, 지질 0.9g, 회분 1.7g, 칼슘 77mg, 인 260mg, 철 2.6mg이다.

새우에는 단백질과 칼슘이 많이 함유되어 있다. 새우의 맛은 바다보다 민물 새우가 맛이 좋다고 한다. 말린 새우는 여러 가지 요리로 사용되고 있다(유태종, 2009).

6) 조개, 굴, 홍합, 바지락, 전복

6-1) 조개

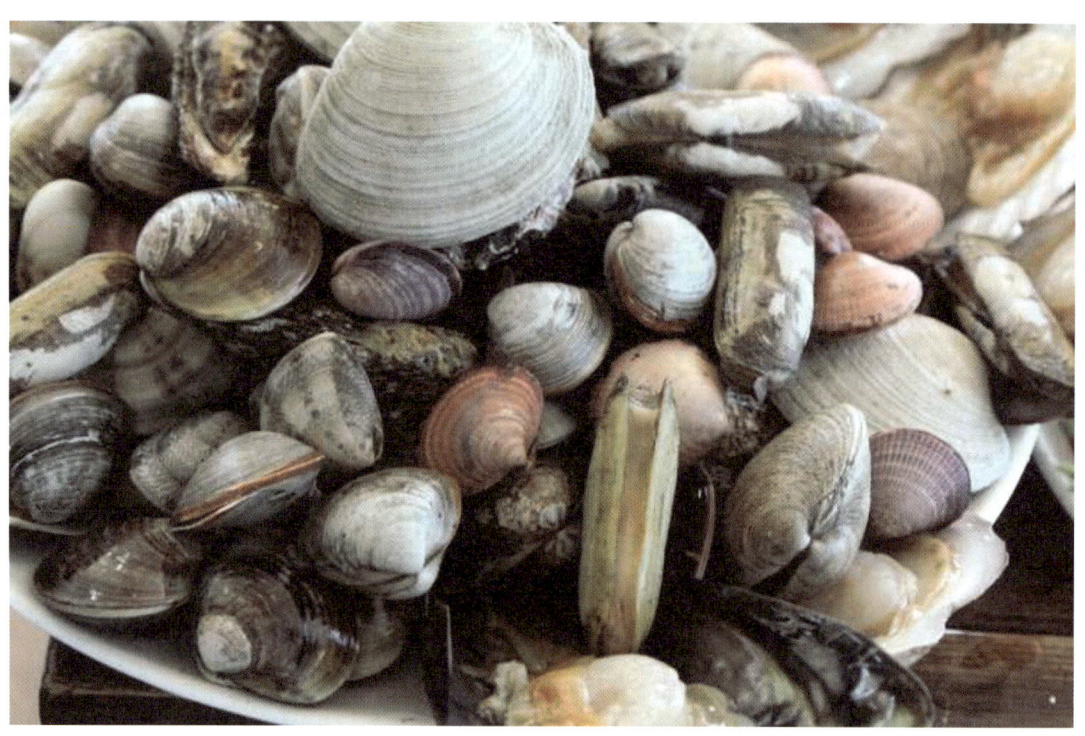

조개의 종류는 대단히 많다. 일반적으로 생조개에는 단백질 12.3%, 지방 2.1%, 비타민 B1이 0.06mg%, 비타민 B2가 0.08mg%, 비타민 PP가 1.2mg% 등이 들어 있으며 여러 가지 광물질들도 많이 들어 있다. 조개의 단백질에는 아미노산의 함량이 물고기와 비슷하며 아르기닌 함량은 많다.

조개의 기본 약효성분은 다우린이다.

다우린은 간에 장애가 왔을 때 그것을 개선하는 작용이 있으며 간세포막을 보호하는 작용도 있다. 그러므로 약물성 간장애, 만성 간염 등이 있는 사람들이 조개를 먹으면 간장애를 빨리 회복시킨다.

다우린은 또한 혈압을 낮추는 작용이 있다. 그것은 다우린이 직접 뇌에 있는 혈압중추에 작용하여 혈압을 조절한다. 조개에는 암세포를 자라지 못하게 하는 메르체인이라는 성분이 있는데 특히 메르체인 속에 있는 당단백이 암세포를 억누른다고 한다.

조개는 심장이 약한 사람들에게도 좋다고 한다. 그것은 다우린이 칼슘과 함께 작용하여 심장의 기능을 높이기 때문이다. 조개는 붓기, 황달, 술독을 푸는 데 쓴다(박영신 외 4명, 1993).

조가비를 가진 연체 동물을 조개라고 한다. 대합조개, 가막조개, 바지락조개, 모시조개, 피조개, 새조개, 참조개, 홍합 등 종류가 많다.

조개 단백질은 히스티딘·리신 등의 아미노산이 많고 글리코겐이 풍부해서 영양가가 높다. 특히 간장 질환과 담석증 환자에게 좋은 식품이다. 소화력이 없는 사람이라면 끓인 국물을 마셔도 좋다.

조개 국물의 시원한 맛은 질소화합물인 타우린, 베타인, 아미노산, 핵산류이다.

6-2) 굴

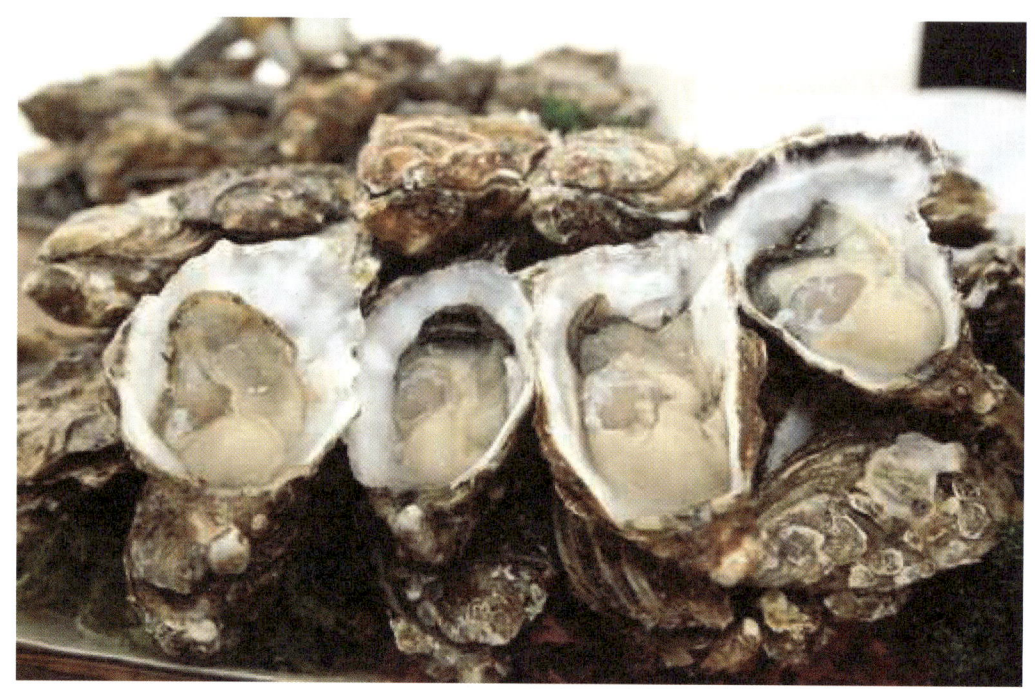

굴(Oyster, Ostreidae spp. and Crassostrea spp.)은 굴과에 속하는 조개류로 주로 참굴을 먹는다. 굴은 3~4년생으로 9월부터 그 다음해 4월까지 수확되는 굴이 최상품이다.

신선한 굴은 특유의 냄새가 나며 우윳빛을 띠고 주름이 많고 통통하며 가장자리의 색이 선명하다. 굴은 1%의 소금물에 넣어 남은 껍질을 잘 떼고 여러 번 잘 씻어 냉장 보관하여 쓴다.

굴은 다른 조개류보다 Fe와 Ca이 많이 함유되어 있으며, 우리나라에서 유통되는 대부분의 굴은 남해와 서해에서 양식된다(정혜정 외 6명, 2025).

6-3) 홍합

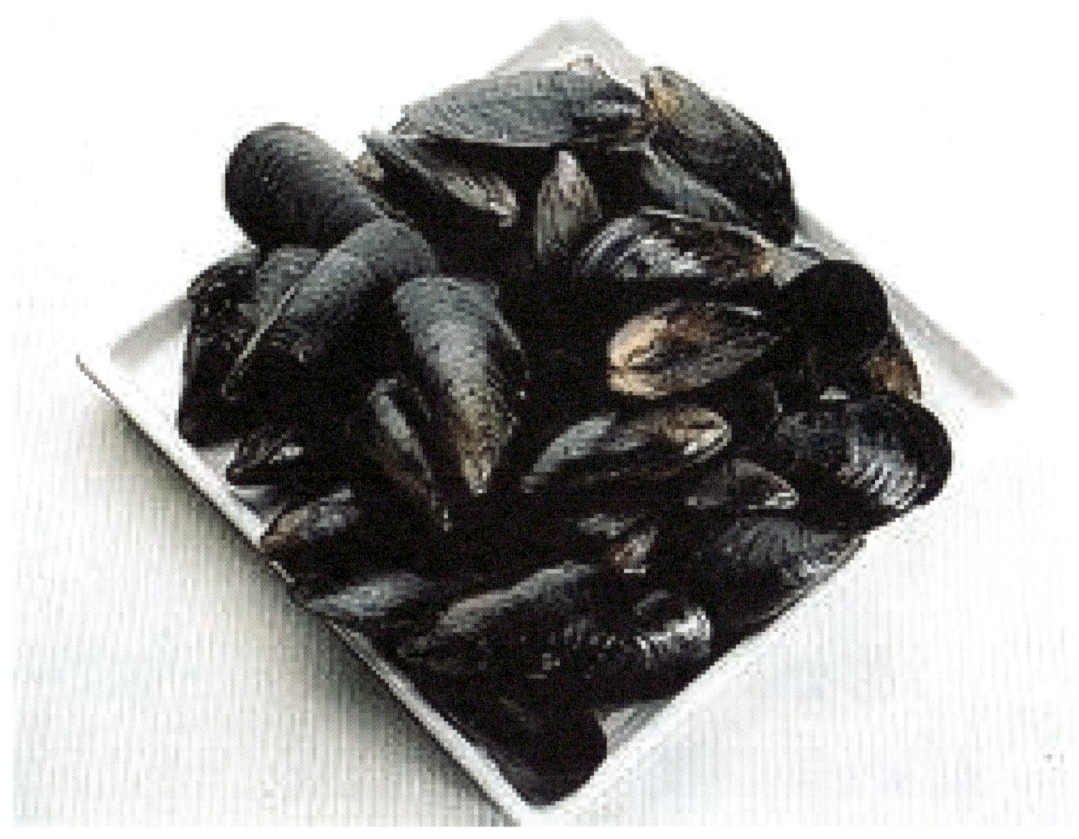

홍합(Mussel, Mytilus coruscus G.)은 홍합과에 속하는 조개류이다. 신선한 것은 입이 벌어지지 않고 껍질이 깨지지 않으며 살이 퍼지지 않는다.

홍합살을 삶아 말린 것을 담채라고 하며 이것을 불려 조리에 사용하기도 한다(정혜정 외 6명, 2012).

6-4) 바지락

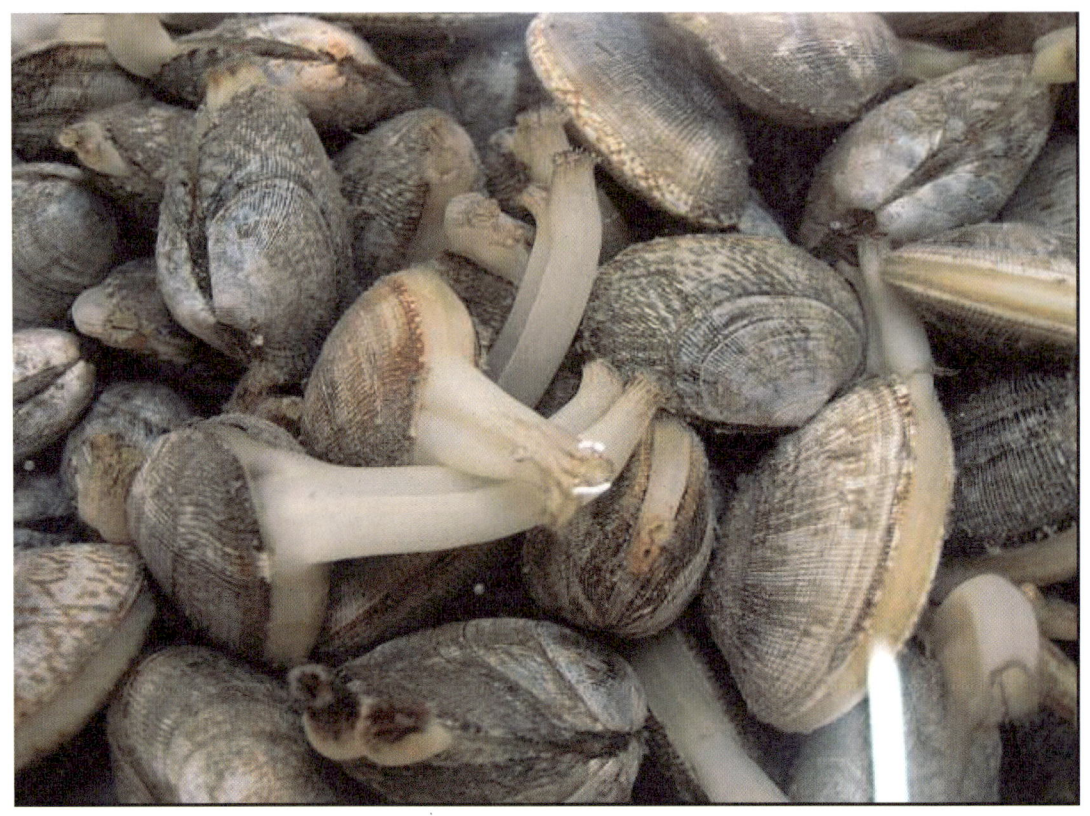

바지락(Shortnecked clam, Baby clam, Tapes philippinarum)은 우리나라의 여수, 고흥, 남양만, 화성, 삽교천, 안면도, 부안, 대천, 서신 등에서 주로 많이 생산된다.

바지락은 국물맛이 시원하기 때문에 국물요리에 많이 사용된다(정혜정 외 6명, 2012).

6-5) 전복

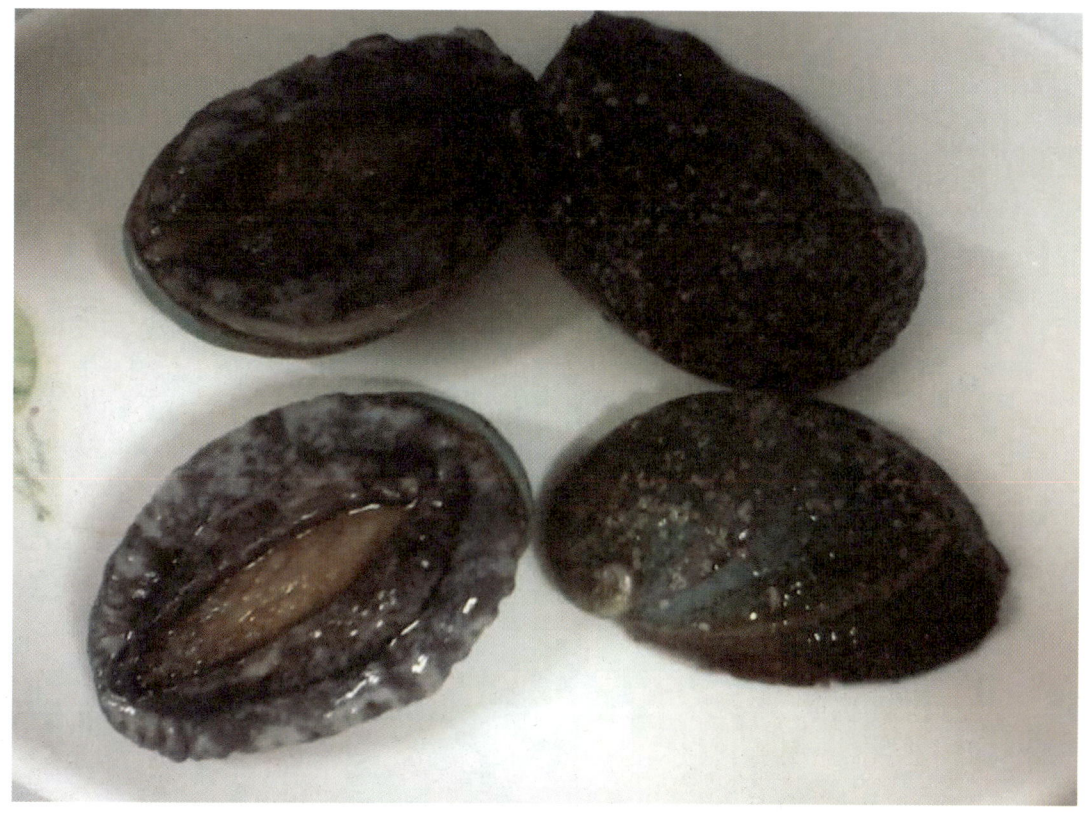

전복(Abalone, Haliotis spp.)은 전복과로 영양적으로 우수하다. 우리나라에는 5종의 종류가 있으며, 자연산의 대부분은 참전복이고 제주지방의 큰전복, 말전복, 오분자기 전복이 있다. 참전복은 주로 양식하여 사용된다.

좋은 전복은 살아 있고 광택이 있으며 탄력이 있다. 또한 껍질의 무늬가 짙고 발이 검은색이 좋다. 내장의 색은 암컷은 진녹색, 수컷은 황색이다(정혜정 외 6명, 2012).

7) 멸치

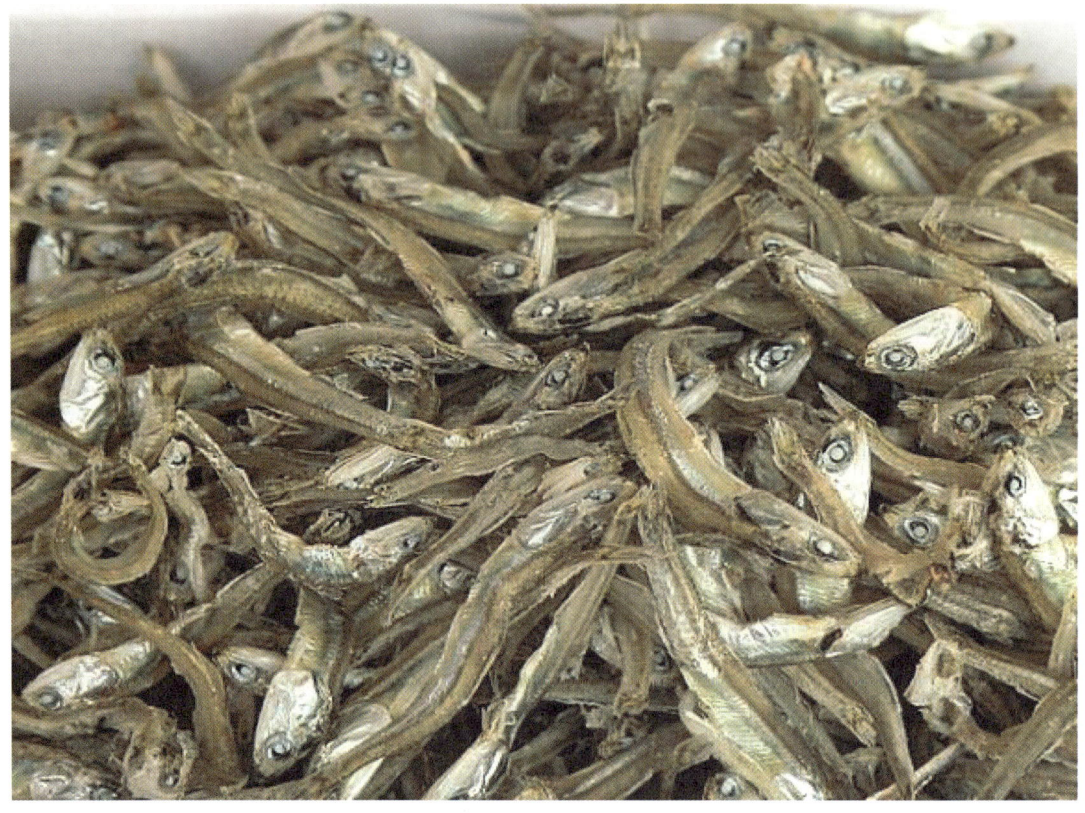

  멸치(蔑治)는 청어목에 속하는 어류인데 고너리·청멸·풀반지·북멸·반지·싱어·웅어 등이 같은 과에 속한다. 멸치는 등쪽이 암청색이고 배쪽은 은백색인데, 옆에서 보면 은백색의 가로줄이 있다. 멸치에는 단백질, 칼슘, 무기질이 풍부해서 임산부나 발육기의 어린이에게 권장되는 식품이다.

  멸치를 우려낸 국물은 감칠맛이 있어 국수 등에 활용되는데, 멸치에는 아미노산으로 글루타민산이 많이 들어있기 때문이다. 멸치는 생선 멸치를 조림하거나 소금구이로 이용하기도 하지만 우리나라에서는 주로 마른 멸치를 이용하고, 생선 멸치는 젓으로 담가 김치의 조미료로 많이 사용하고 있다. 마른 멸치는 굵은 것, 중간 것, 잔 것, 아주 희고 고운 멸치 등이 있다. 굵은 것은 주로 국물이나 장국물로 우려먹는데 쓰이고 잔 것과 중간 것은 조림으로 쓰인다.

마른 중간 멸치의 성분은 단백질 38.9g, 지질 5.1g, 탄수화물 4.8g, 회분 16.2g, 칼슘 1290mg, 인 1461mg, 철 15.9mg이다.

멸치 국물의 감칠맛은 여러 가지 아미노산의 맛 때문인데, 특히 글루타민산의 함량이 많다. 멸치는 칼슘의 함량이 높은 특징이 있으며 이에 반해서 소화 흡수율은 좋지 못하다.

멸치의 품질은 재료의 선도와 기름의 함량으로 크게 좌우된다. 멸치는 뽀얀 빛이 나는 것이 질이 좋고 붉고 검은빛이 나는 것은 기름이 산화된 것이다. 선도가 낮은 것은 잘 부서지고, 지질이 많은 것은 저장 중에 산화되어 냄새가 난다(유태종, 2009).

8) 오징어

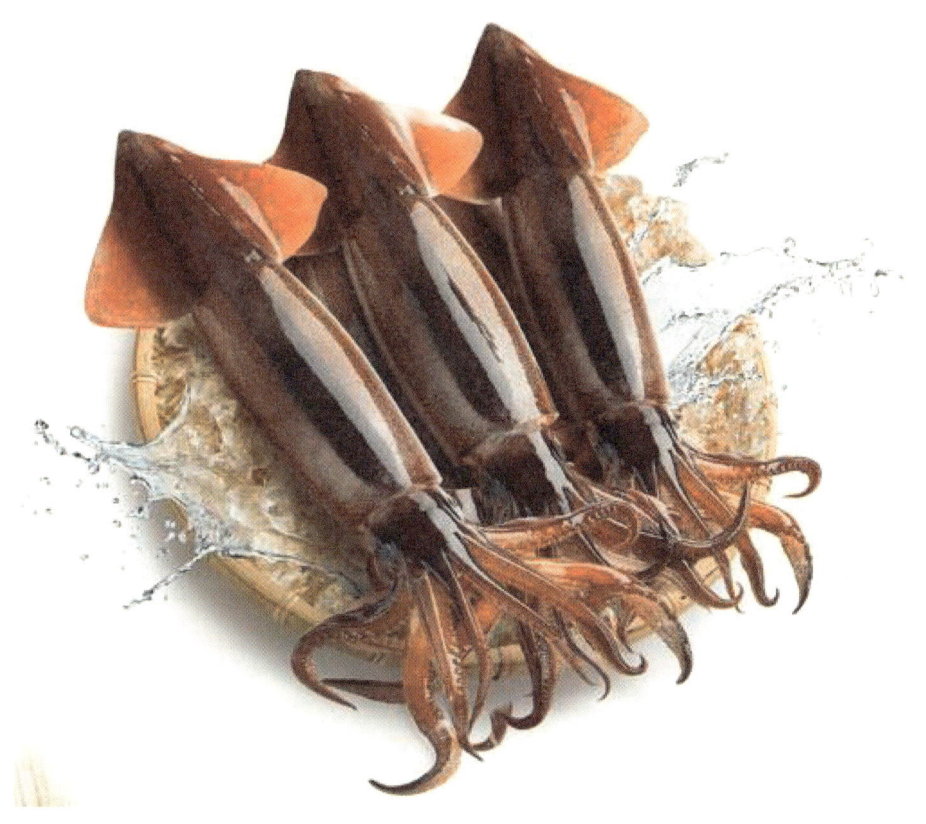

오징어는 연체동물의 일종이다. 몸은 원추형으로 길고 머리는 열 개의 팔이 달려 있는데, 그 중 두 개는 길다. 배에는 둥근 구멍이 있고 등은 회갈색이고 흰점이 많다. 몸에는 검은 진이 있어 호신용의 무기로 위급할 때 내뿜는다. 오징어는 흔히 말려서 먹으며 통조림, 찌개, 오징어탕, 오징어채, 오징어무침, 구이, 젓갈 등 다양하게 이용된다.

국립수산연구소가 분석한 발표에 의하면 오징어의 식품가치에 대한 연구에서 완전 단백질로 소, 돼지, 조류 등에 비해 영양이 떨어지지 않으며 소화흡수율도 생선과 같은 정도라고 하였다.

오징어 머리 쪽의 팔은 10개로서 2개는 유난히 길며 긴 팔은 먹이를 잡을 때와 교미할 때 사용한다. 오징어의 수명은 1년, 따라서 1년 이내에 성숙하여 산란한 오징어는 산란 후 은어처럼 죽는다.

오징어의 단백질은 우수하며, 쌀이나 밀가루 등의 곡류 단백질에 적은 리신이나 트레오닌·트립토판 등 중요한 아미노산이 많다. 오징어가 가장 맛이 좋은 시기는 가을이다.

9) 고등어

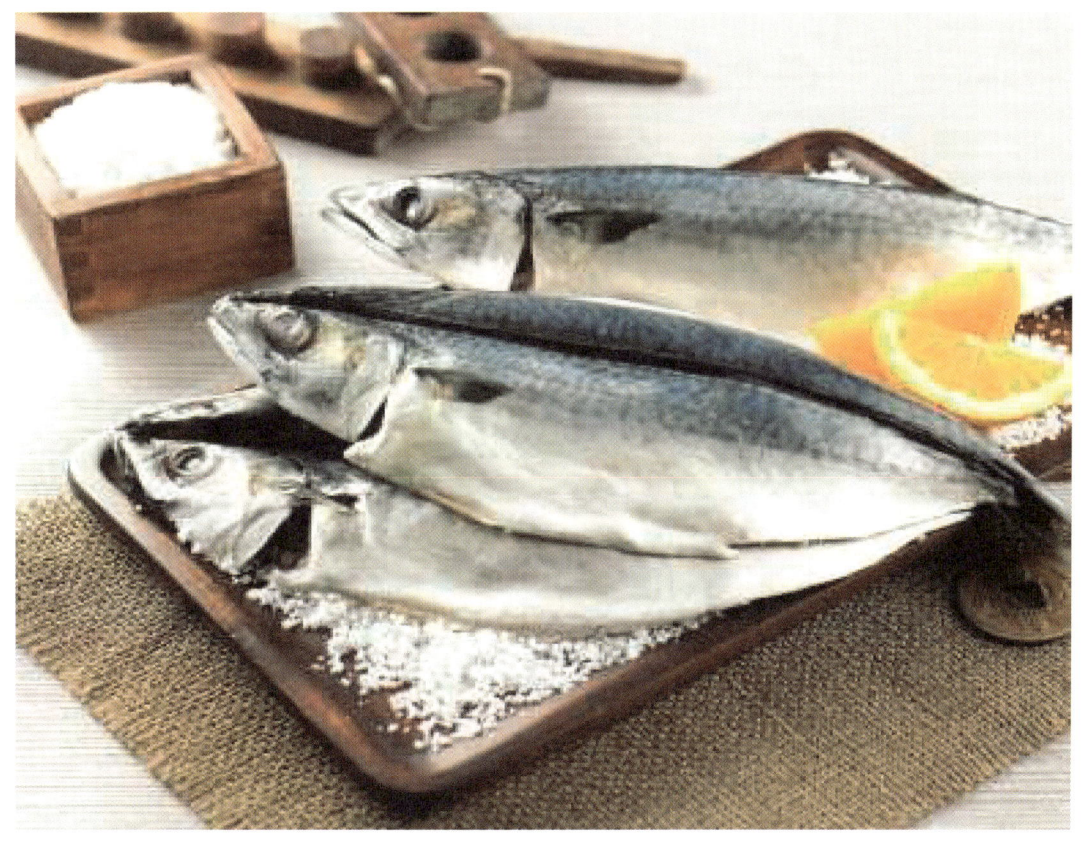

고등어(chub mackerel, scomber)는 고등어과에 속하며, 주요한 것은 고등어와 망치고등어 2종이다. 어느 것이나 해면 가까이에서 활발하게 활동하는 표층어로, 세계의 온대해역에서 서식하며 산란이나 먹이를 구해서 회유하는 것 외에 월동을 위해 적온수(15~23도)를 타고 남북으로 큰 무리를 지어 회유한다. 산란기는 3~8월경이고, 몸길이는 약 50cm, 무게는 약 1.1kg이다.

고등어류는 옆구리 밑부분의 살은 다른 부위의 살보다 색이 진하여 흑갈색을 띄고 혈합육이 많다(18% 정도). 혈합육은 담색인 보통의 살보다 미오글로빈(myoglobin), 지방 등이 많고 특이한 냄새를 가지고 있다.

가장 맛이 좋은 시기는 가을로서 지방 함량이 15% 전후이다. 고등어가 일반적으로 맛이 좋으나, 망치고등어가 여름철에는 고등어보다 더 맛이 좋다.

고등어 살에는 아미노산의 일종인 스티딘(stidine)이 많아서 선도가 떨어지면 산소에 의해서 히스타민으로 변화하여 알레르기를 일으킨다. 그러나 맛을 내는 글루탐산, 이노신산, 히스티딘 등도 많이 함유되어 있다(홍태희 외 5명, 2011).

고등어의 성분은 가식부분 100g 당, 수분 76%, 단백질 18g, 지방 4g, 당질 0.7g, 회분 1.3g, 칼슘 5mg, 인 190mg, 철분 1.9mg, 비타민 A 50IU, 비타민 B1 0.08mg, 바타민 B2 0.20mg, 나이아신 8mg 등이다.

고등어는 불포화지방산이 다량 함유되어 있기 때문에 콜레스테롤의 함량을 적절하게 조절하는데 좋다. 고등어에는 혈전을 예방하는 성분이 함유되어 있어 중풍예방에 도움이 될 수 있다.

10) 참치

참치(Bluefin tuna, Thunnus thynnus)는 고등어과에 속하며 다랑어라고도 한다. 종류에는 참다랑어, 황다랑어, 눈다랑어, 가다랑어 등이 있다. 어류 중 크기가 큰 것으로 길이가 1~3m 무게가 무거운 것은 1700kg이나 된다. 참치는 아열대성 어류로 태평양, 인도양, 대서양 등 전 수역에 분포한다. 고기의 맛은 참다랑어가 가장 좋아 서구 및 일본에서 고급 횟감으로 이용도가 높다. 참다랑어의 적색육은 지방이 적으나 배 부분인 지육에 지방이 20~40% 들어 있고 가장 맛이 좋다. 참치의 지방은 대부분이 불포화도가 높은 w3계열의 EPA와 DHA로 구성되어 있어 뇌세포 생성이나 심혈관질환 발생을 막는데 효과적이다.

참치는 통조림이나 냉동으로 주로 유통된다. 냉동 참치를 해동할 때는 낮은 온도에서 천천히 해동하여 육즙의 손실을 막아야 한다. 3% 정도의 소금물을 27도 정도로 하여 2~3분 담근 다음 0~5도의 냉장온도에 5시간 정도 해동시킨다(정혜정 외 6명, 2012).

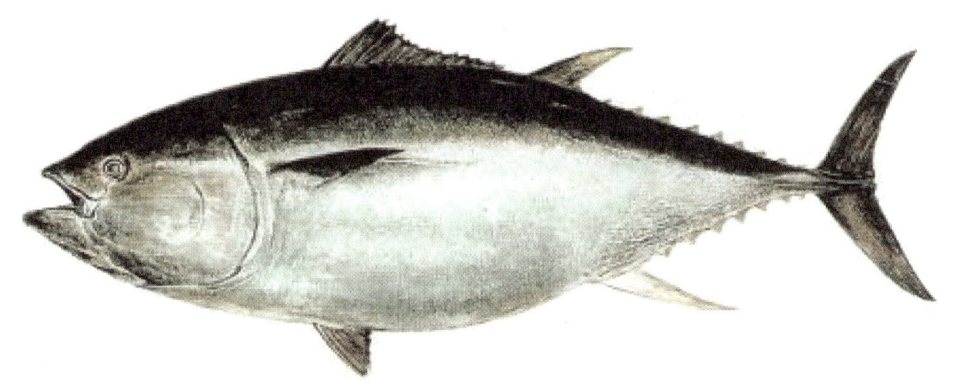

참다랑어 : 참치

참다랑어 참치는 육질이 진한 붉은색으로 참치 횟감 중에서 최고급품으로 이용된다.

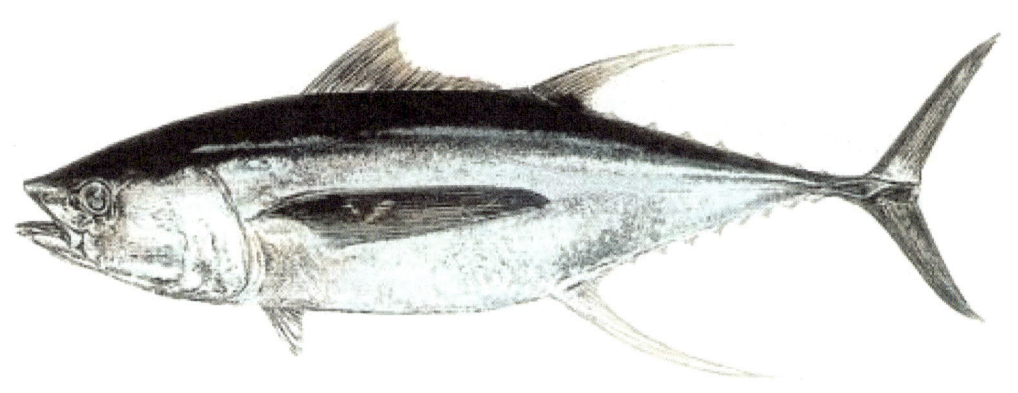

황다랑어 : 참치

황다랑어 참치는 육질이 복숭아색으로 단단하고 지방이 적어 고단백 참치로 이용된다.

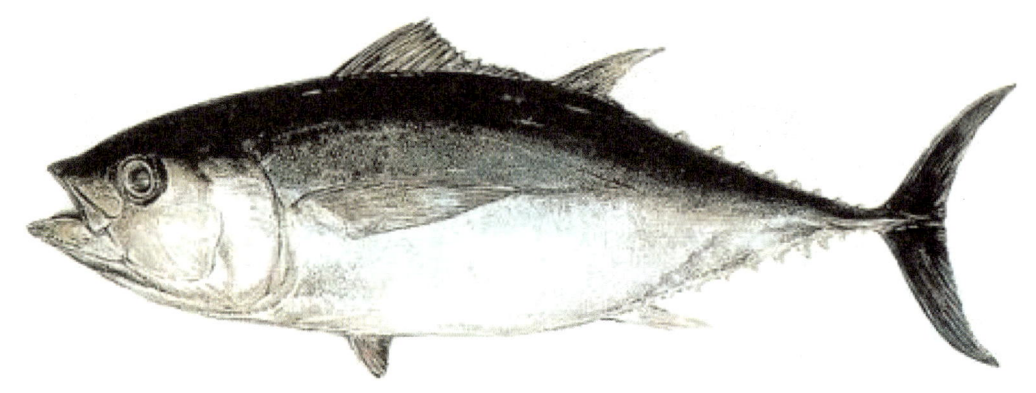

눈다랑어 : 참치

눈다랑어 참치는 육질이 붉은색으로 부드럽고 담백한 맛이 있으며 주로 횟감이나 초밥용으로 이용된다.

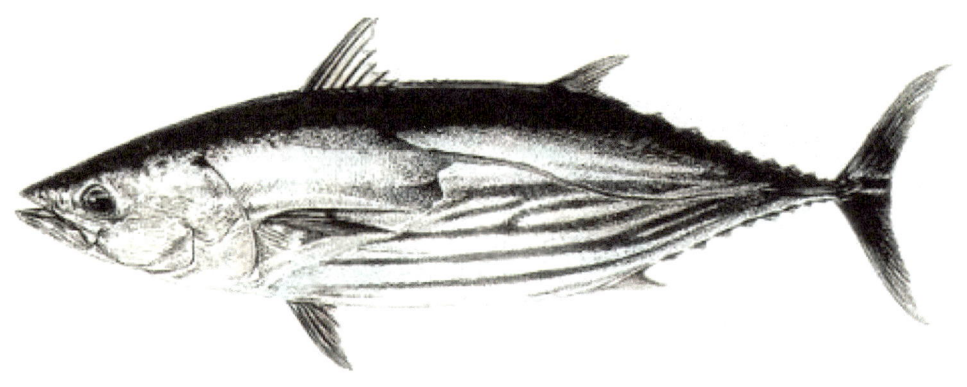

가다랑어 : 참치

가다랑어 참치는 육질이 검붉은색으로 통조림의 원료로 이용되며 내장은 젓갈로 이용된다.

11) 광어

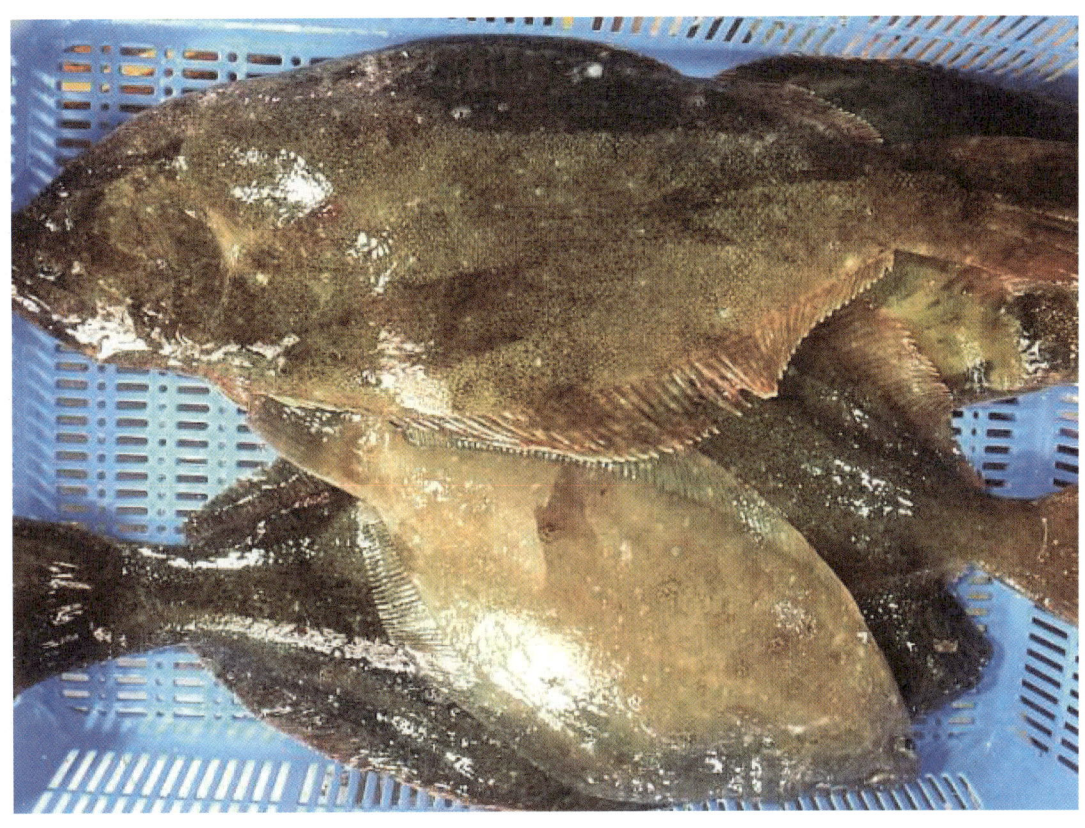

광어(Flat fish, Paralichthys olivaceus)는 가자미목 넙치과로 넙치, 도다리, 서대가 여기에 속하며, 가자미는 가자미과로 따로 분류된다.

넙치와 가자미는 모양은 비슷하나 눈의 위치가 달라 눈이 왼쪽에 있는 것이 넙치이고, 오른쪽에 있는 것은 가자미이다. 살이 희고 부드러우며, 콜라겐 함량이 많아 씹는 맛이 좋고 담백하여 횟감으로 사용된다(정혜정 외 6명, 2012).

12) 우럭

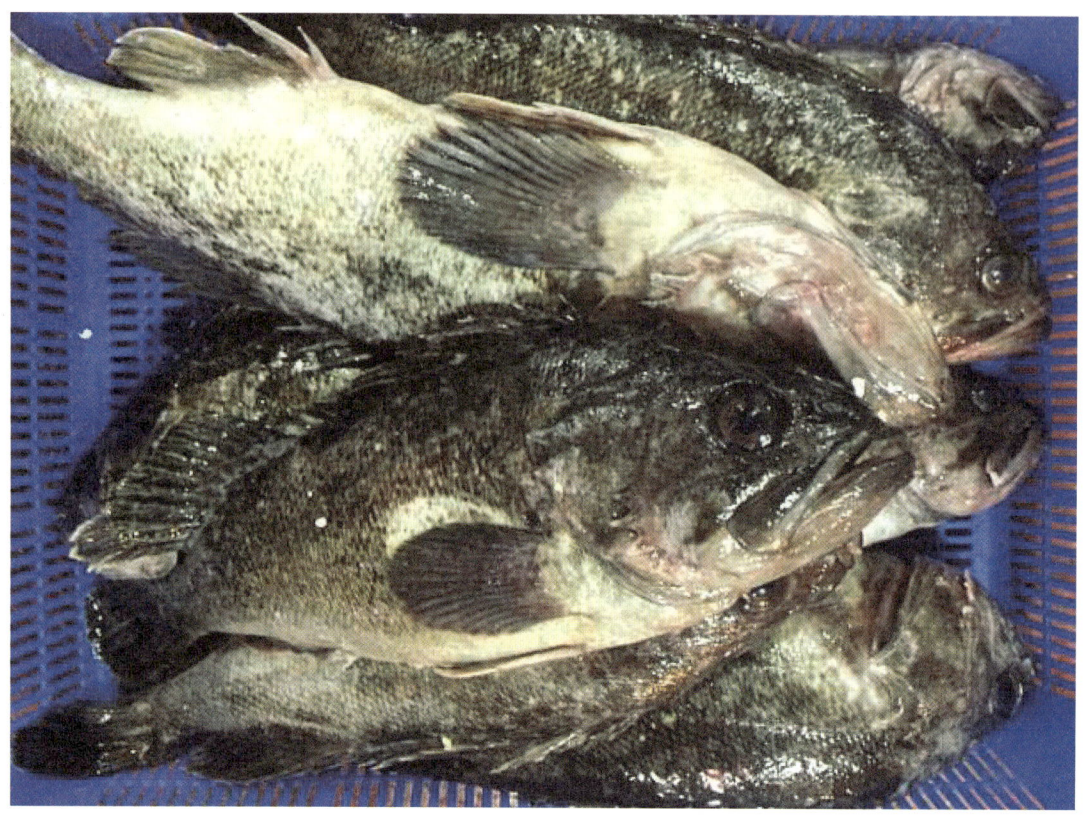

우럭(Mya (Arenomya) arenaria oonogai)은 복족류로 진흙 속이나 더 깊은 곳에서 잡힌다.

크기가 17~18cm 정도 최상품이고 이보다 크면 지방분이 쉽게 줄어들며, 작은 것은 지방분이 적어서 맛이 떨어진다. 주로 회나 매운탕에 사용된다(정혜정 외 6명, 2012).

13) 홍어, 가오리

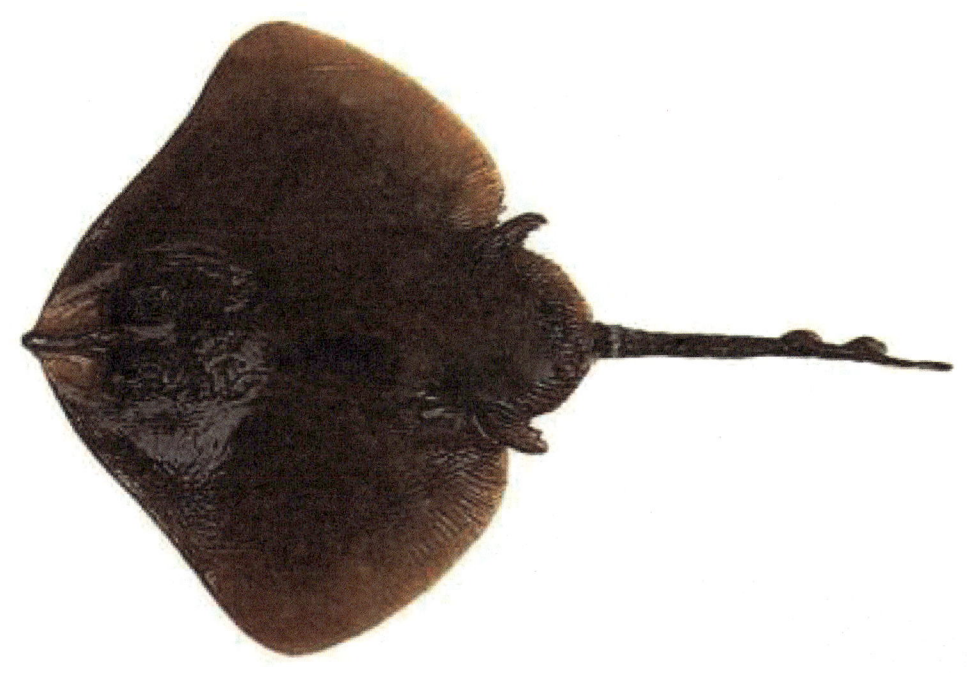

홍어(Skate ray, Raja kenojei S)는 홍어목 가오리과로 마름모꼴 모양인 것이 특징이다. 특히 전라도에서는 홍어를 생것으로 먹고, 말린 것, 또는 삭혀서 먹는 방법이 이용되고 있다.

가오리는 수구리목 가오리과에 속하는 것으로 모양이 홍어와 비슷하지만 생산량과 맛이 매우 차이가 난다.

홍어는 요소와 트리메틸아민 옥사이드(TMAO)가 많아서 자가소화되면 암모니아와 TMA가 만들어지므로 독특한 냄새가 난다(정혜정 외 6명, 2012).

14) 복어

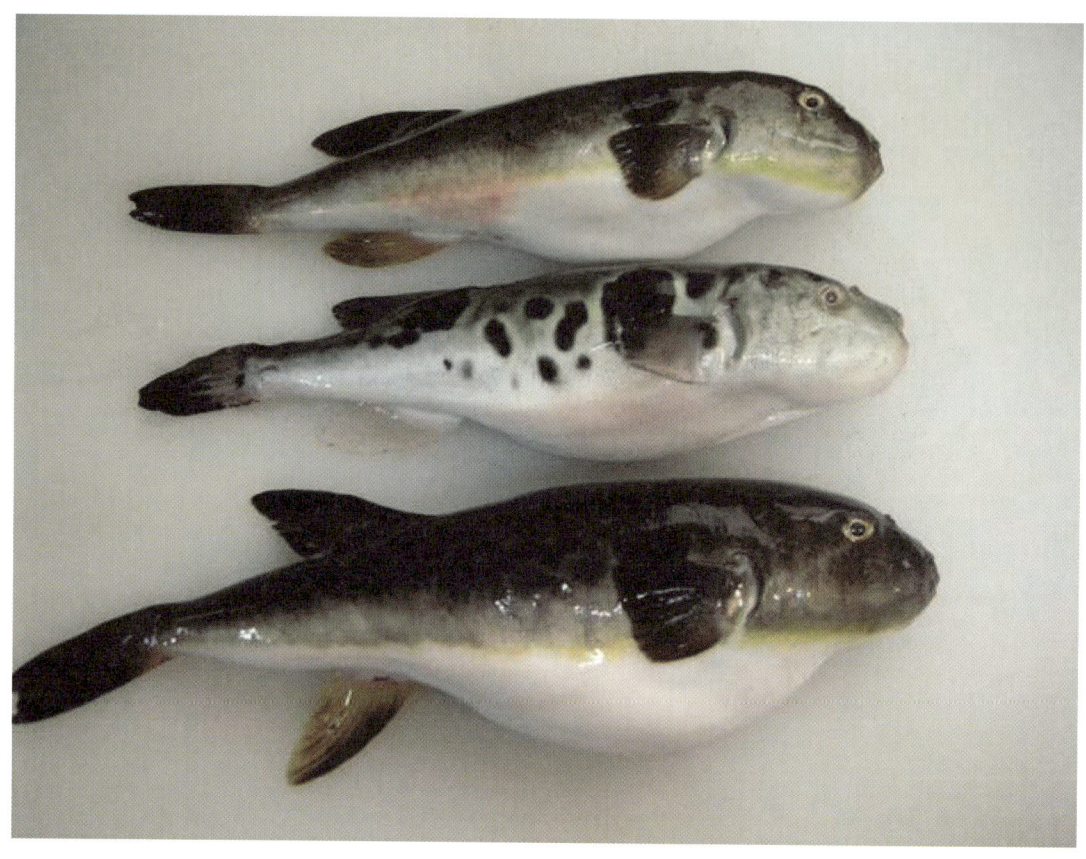

복어(Globe fish, Puffer, Fugu vermiculavis porphyreus)는 복어목 복과에 속하는 어류로 검복, 황복, 까치복, 밀복, 졸복 등이 있으며 우리나라에서 많이 먹는 종은 까치복과 밀복이다. 복어는 근육 중에 전 핵산성분 중 IMP(inosin mono phosphade)가 39.6%를 차지하여 감칠맛이 우수하며 복어 열수 추출물은 숙취해독 효과가 있고, 지방산은 DHA와 EPA가 많이 함유되어 있다.

복어의 부위 중에는 복어 독이 있는데 맹독성 물질인 테트로도톡신(tetrodotoxin)이 함유되어 있어 요리로 가열을 해도 분해되지 않는다. 복어의 요리 손질은 주의해야 한다(정혜정 외 6명, 2012).

15) 연어

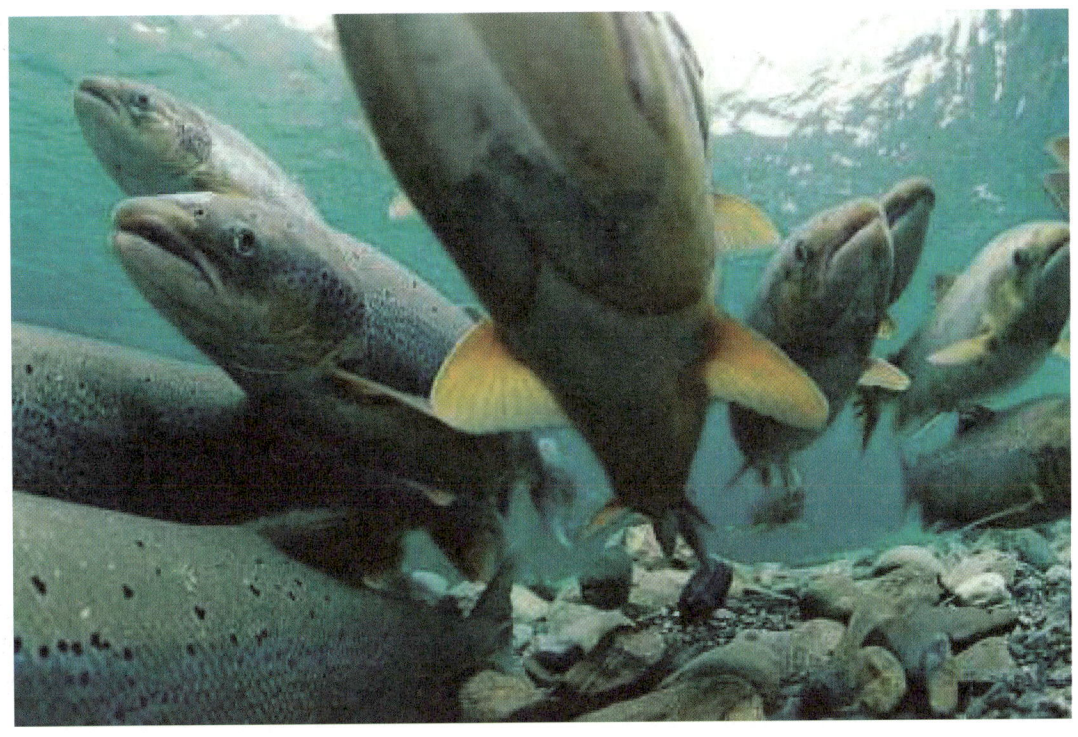

연어(Salmon, Oncorhynchus keta)는 연어목 연어과의 어류로 종류로는 참연어, 송연어, 은연어 등이 있다.

연어의 근육에는 다른 어류와 달리 아스타잔틴색소가 들어 있어 주황 색깔의 근육색을 나타내는 것이 특징이며 주로 구이나 훈제를 해서 사용한다(정혜정 외 6명, 2012).

16) 숭어

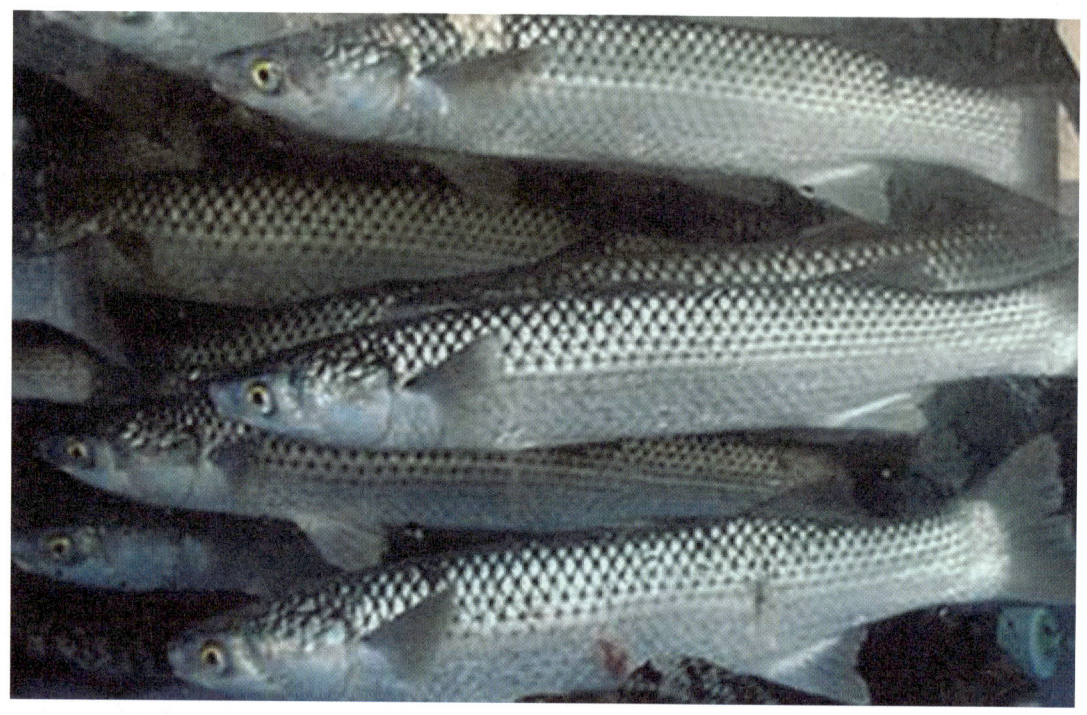

숭어(Flathead mullet, Mugil cephalus)는 농어목 숭어과에 속하며 유아기에는 강하구에 살다가 성장하며 바다로 나갔다가 산란기가 되면 돌아오는 회귀성 어종이다. 숭어는 1~2월에 가장 맛있다.

숭어알젓은 산란기의 난소를 꺼내어 소금에 하룻밤 절인 후, 다시 꺼내어 그늘에서 건조시킨 것으로, 3일 후면 숭어알젓 특유의 색을 나타낸다. 성숙된 숭어의 난소는 체중의 1/5 정도로 크다.

철분이 비교적 많이 들어 있어(100g당 2mg) 인체의 조혈작용에 도움이 되며 EPA, DHA 등 혈관에 좋은 불포화 지방이 들어 있다(정혜정 외 6명, 2012).

17) 갈치

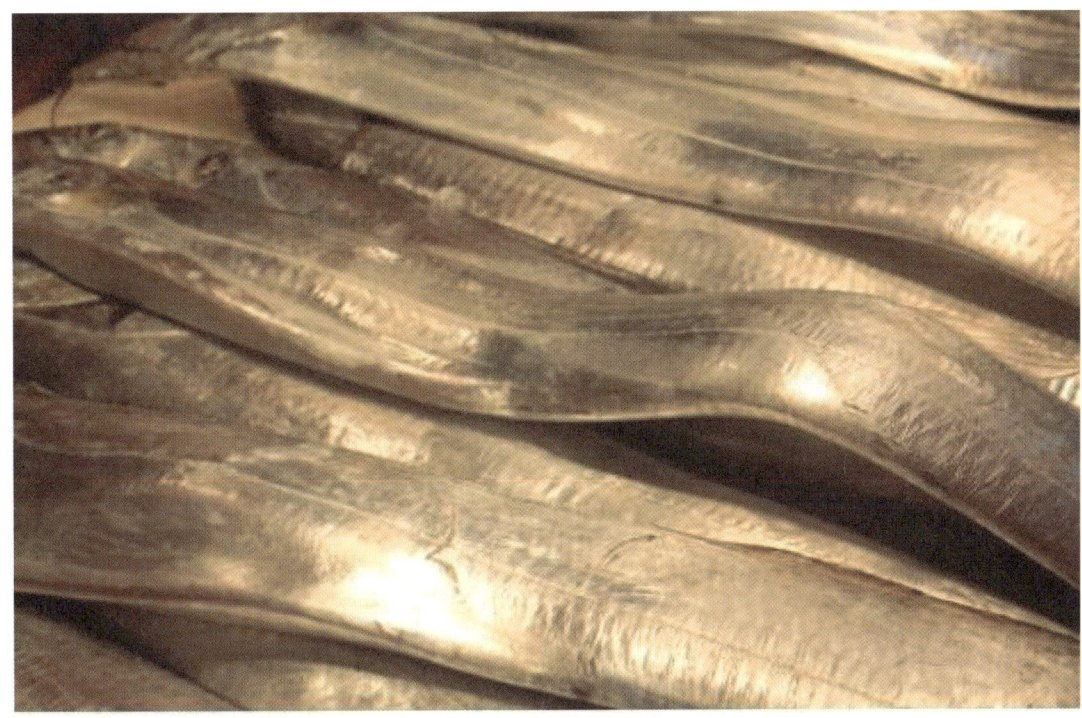

우리나라의 동서남연해 중에 특히 서남해에서 많이 나는 주요 어종으로 갈치과에 속하는 난해성(暖海性) 고기이다.

비교적 먼바다에서 서식하다가 8~9월 경에 산란기가 되면 다소 얕은 곳으로 이동해 온다. 몸길이가 아주 길어서 1.5m에 달하고 꼬리 쪽은 띠모양이며 꼬리 끝은 긴 끈과 같다.

갈치는 비늘이 없고 몸빛은 은백색으로 맛이 좋은 물고기로 가장 맛이 좋은 시기는 여름이며, 구이, 절임, 튀김, 찌개 등에 이용된다.

선도가 좋은 것은 은분(銀粉)이 벗겨져 있지 않으나, 오래된 것은 벗겨져 있다. 은분은 유기염기인 구아닌박으로, 모조 진주의 원료로 쓰인다(홍태희 외 5명, 2011).

갈치는 단백질의 함량이 많고 지방이 알맞게 들어 있어 맛이 좋다. 지방은 지느러미가 달린 쪽에 더 많다. 소량이나마 당질이 있어 고유한 풍미가 있다.

18) 장어

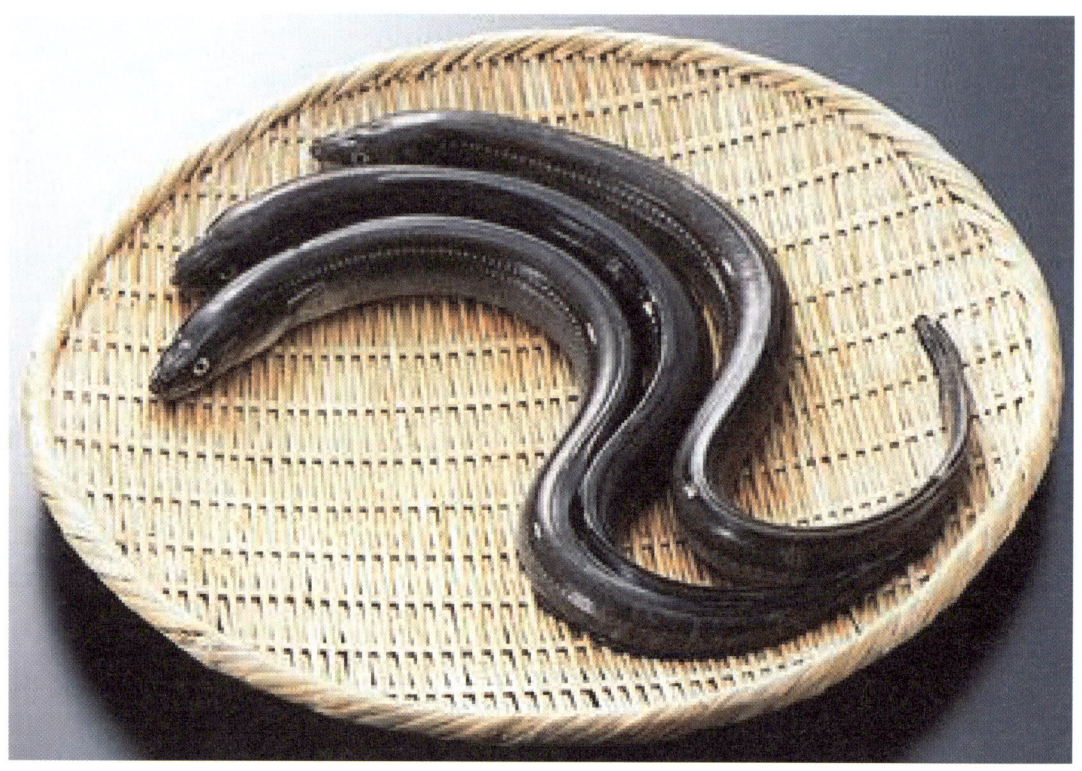

　예로부터 장어는 비타민 A가 가장 부족하기 쉬운 여름철에 비타민 A와 단백질, 지질이 풍부한 것으로 장어를 추천하였다. 가을이 되면 강에서 3~4년 자란 장어가 산란하기 위해 강을 내려가 바다로 향한다. 이때가 되면 장어 몸에는 영양이 풍부하게 저장되어 있는데, 바다로 향하는 동안 아무 것도 먹지 않고 머나먼 필리핀 등 깊은 바다까지 헤엄쳐 간다고 한다. 그 정력은 놀랄만한 것이며, 가히 신비적인 에너지라고 할 수 있다.

　장어는 참장어과에 속하는 물고기로 몸길이는 60cm 가량이다. 뒤쪽이 납작하여 뱀과 비슷하나 피하(皮下)에 묻힌 잔비늘로 덮였고 옆줄이 분명하다. 배지느러미가 없고, 눈이 아주 작다. 몸빛은 암갈색에 아랫부분은 은백색이다. 깊은 바다에서 산란하고 어린 새끼를 백자(白仔)라고 하는데 해류를 따라 육지 연안에 접근한다.

장어의 종류는 20여종이 있는데 우리나라에는 민물에서 많이 사는 뱀장어, 붕장어, 무태장어 등이 있다. 대개 암컷 한 마리가 700만~1200만 개의 알을 낳는다. 심해에서 부화된 것은 1년가량 바다에서 생활하다가 민물로 올라와서 자란다. 장어가 육지 연안에 가까이 왔을 때에는 몸이 투명하고 버들잎 같은 모양을 하고 있으며 하구에 가까이와 봄철에 강을 거슬러 올라갈 때에는 실뱀장어가 된다. 갯장어, 붕장어, 무태장어 등은 민물이 많이 섞인 바다 가까운 곳에서 산다.

뱀장어의 대표적인 성분은 단백질 16.2%, 지질 16.2%, 비타민 A 이다. 장어 100g은 210cal 이다. 장어의 단백질은 필수 아미노산이 골고루 들어 있어 영양가가 매우 높다. 비타민 A가 많은 장어는 비타민 A의 생리작용 성장과 생식작용, 점막·피부에 있는 작용으로 집약되고 있다. 장어에는 비타민 E도 풍부하다. 비타민 E는 체내에서 불포화 지방산의 산화작용을 억제하고 혈관에 대해 활력을 불어넣어 줄 뿐 아니라, 피부가 거칠어지는 것을 예방하고 노화방지에 효과가 있는 것으로 알려져 있다(유태종, 2009).

뱀장어의 주요성분은 단백질, 지방, 칼슘, 회분, 인, 비타민 A, B1, B2, 나이아신 등이 함유되어 있다. 뱀장어에는 비타민 A가 많이 들어있고, 예로부터 정력식품으로 널리 알려져 있다.

장어는 깊은 바다에서 부화된 후 육지의 하천이나 호수에 올라 와서 살다가 산란기가 되면 먹이를 전혀 먹지 않고 축적된 영양분을 공급받아서 심해로 다시 들어간다.

장어의 성분은 가식부분 100g 당, 수분 64.1%, 단백질 16.2g, 지방 16.1g, 회분 0.8g, 칼슘 26g, 인 137mg, 비타민 A 4,222IU, 비타민 B1 0.2mg, 비타민 B2 0.09mg, 나이아신 29mg 등이다.

장어에는 지방분이 많이 함유되어 있는데 이 기름기는 육류가 지니고 있는 것과는 전혀 다른 식물성 지방과 비슷한 성질을 띠고 있는 고급 불포화 지방산이다. 또 비타민 A의 함량도 많기 때문에 비타민 A가 가장 부족하기 쉬운 여름철에 장어가 추천되는 이유이다.

동의보감에서는 장어가 허로와 오치(五痔)에 약이 된다고 하였는데 오치란 여러 종류의 치질을 통틀어 하는 말이다. 장어의 영양학적 가치는 고급 지방산 뿐만 아니라 지극히 소화가 잘 되는 단백질을 다량 함유하였고 비타민 및 무기질, 정력강장제 등 풍부한 영양가를 지니고 있다. 뱀장어는 강정식품으로 정력증강 외에도 호흡기의 강화, 시력향상 등에도 효력을 지니고 있는 건강식품이다.

장어와 약초 한약 생약을 중탕 하여 장어한약액 건강식품을 복용하면 장어와 약초 한약 생약의 효과를 얻을 수 있다(박윤선, 2025).

19) 붕어

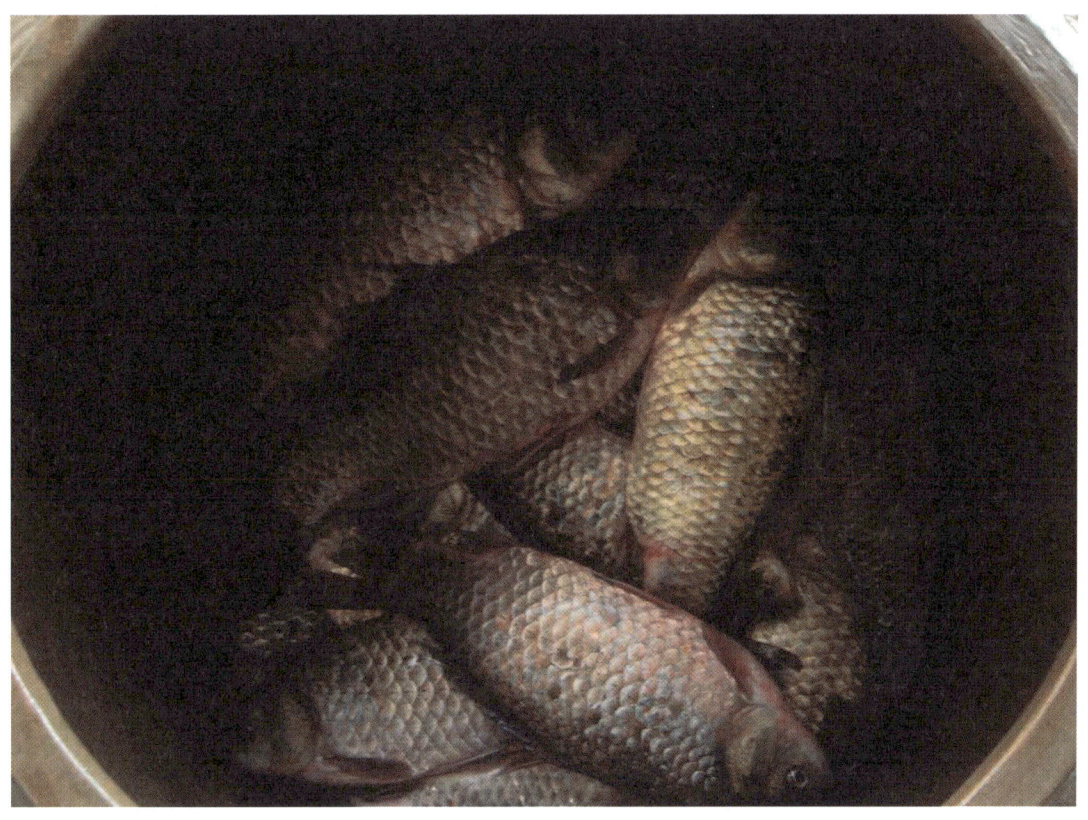

　붕어는 잉어과에 속하는 민물고기로 잉어에 비해 납작하고 수염은 없다. 살고 있는 물의 종류에 따라서 몸빛이 다를 수 있는데 흐르는 물에 사는 붕어는 누렇고 밝은 빛을 띤다.

　예로부터 붕어는 위를 튼튼하게 해주고 몸을 보하는 식품으로 알려져 있는데 그것은 풍부한 단백질과 지질 때문이다. 붕어의 성분은 단백질 18.1g, 지질 1.8g, 회분 1.1g, 칼슘 56g, 인 193mg, 철 2.4mg 등이다.
　붕어의 단백질은 소화 흡수가 잘 되는 우수한 것으로 평가되고 있다. 지질은 3.4% 대부분 불포화 지방산으로 되어 있기 때문에 고혈압이나 동맥경화 등 혈관질환을 앓는 사람에게 좋은 것으로 알려져 있다.

붕어에는 칼슘과 철분이 많이 함유되어 있어 발육기의 어린이나 빈혈인 사람에게 좋다. 중국에서는 복수증과 만성신장염, 폐결핵 치료로도 이용되고 있다. 붕어는 하천, 호수, 저수지 등에 살고 있는데 붕어 맛이 좋은 계절은 4~7월까지 산란기인 봄철의 붕어는 맛이나 영양가가 가장 좋다고 한다(유태종, 2009).

붕어의 모양은 잉어와 비슷하나 작고 수염이 없으며 몸길이는 보통 10~15cm이나 30cm이상 되는 경우도 있다. 붕어는 세계적으로 널리 분포되어 있는데 우리나라에서는 하천과 호수 및 저수지 등에 고루 살고 있는 민물고기이다.

붕어의 성분은 가식부분 100g 당, 수분 77%, 단백질 16.7g, 지방 3.4g, 당질 0.1g, 회분 2.9g, 칼슘 251mg, 인 190mg, 철분 2.6mg, 나이아신 2.4mg, 비타민 B1 0.14mg, 비타민 B2 0.20mg 등이다.

예로부터 붕어는 위를 튼튼하게 해주고 몸을 보하는 식품으로 이용되어 왔는데 그것은 풍부한 단백질과 지방 때문이다.

붕어의 단백질은 소화 흡수가 잘 되는 우수한 것으로 평가되며, 지방은 비교적 적은 편이지만 대부분이 불포화지방산으로 되어 있기 때문에 고혈압이나 동맥경화증과 같은 혈관질환을 앓는 사람들에게 좋다.

붕어는 칼슘과 철분이 많기 때문에 발육기 어린이나 빈혈이 있는 사람들에게도 좋다.

붕어는 한방에서 약용으로 많이 사용하는데, 위를 보하고 장을 실하게 하며 복수(腹水)와 단독(丹毒)에 좋다. 중국에서는 붕어를 복수증, 만성신장염(몸이 붓는 병), 폐결핵 등 치료에 이용되어 왔으며 위가 허약하여 소화되지 않을 때 오래된 이질의 치료에도 쓰였다. 붕어는 당뇨병에도 좋은 효과가 있다고 한다.

붕어와 약초 한약 생약을 중탕 하여 붕어한약액 건강식품을 복용하면 붕어와 약초 한약 생약의 효과를 얻을 수 있다(박윤선, 2025).

< 붕어한약액 중탕 : YS건강식품 >
010-9955-5673, yunesunpark@hanmail.net

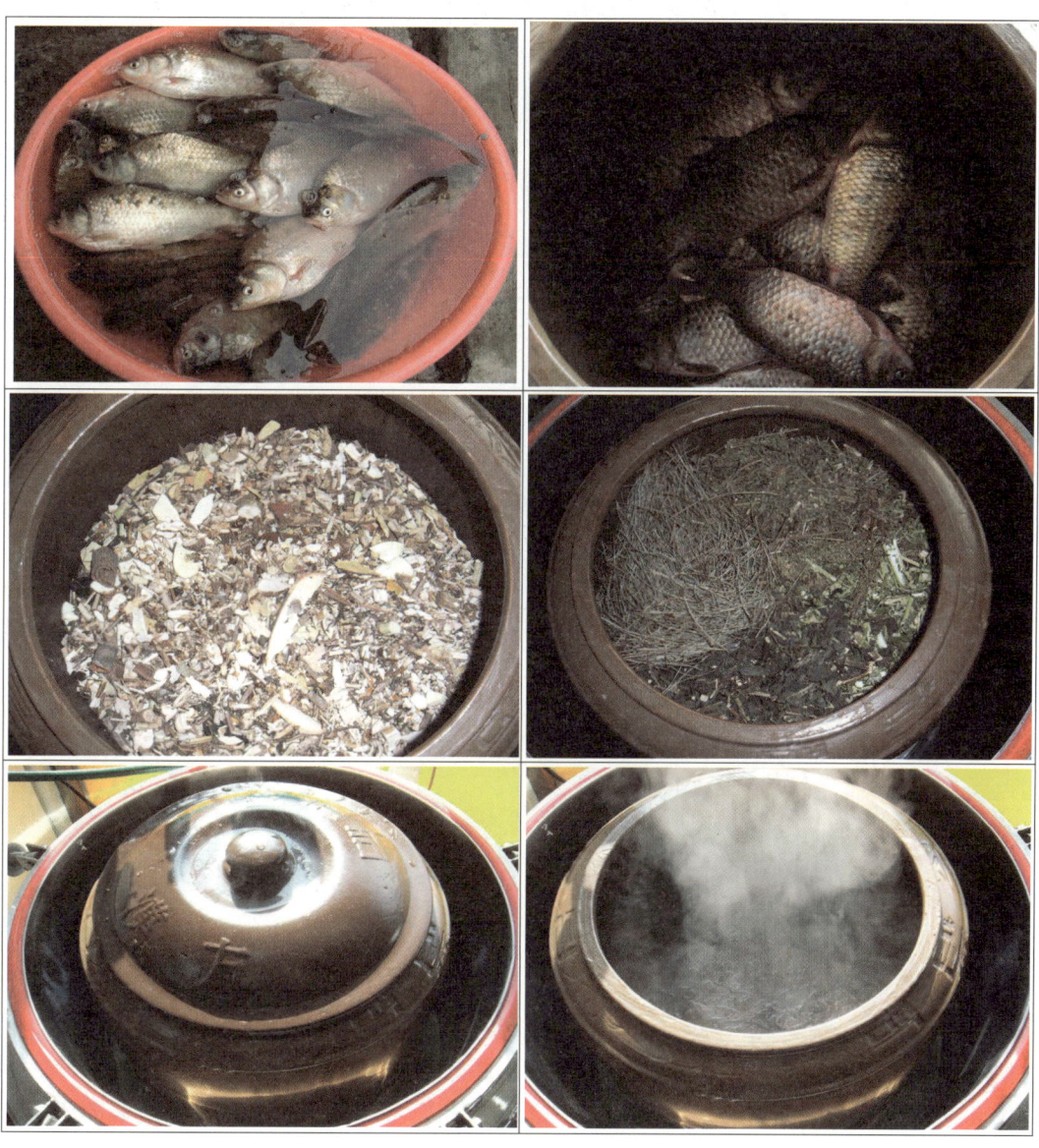

20) 잉어

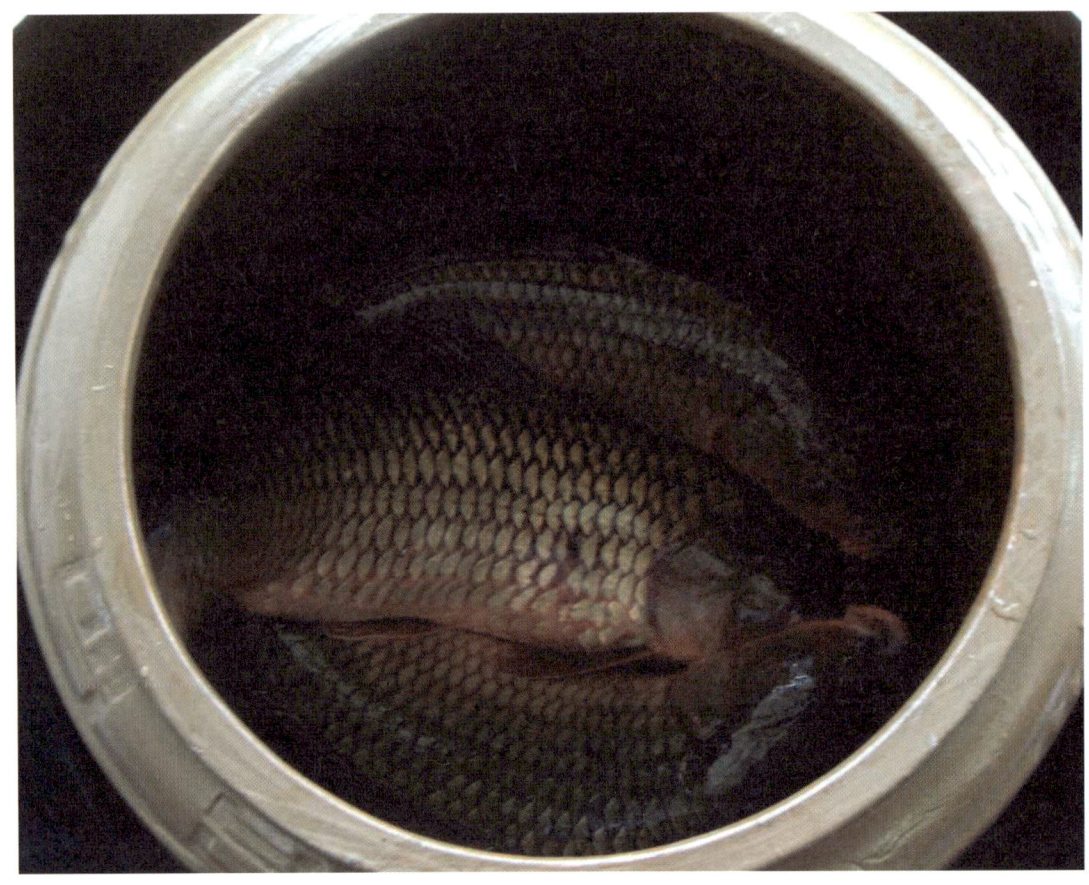

잉어는 몸빛이 대개 주홍빛이 섞인 갈색이고 배 쪽은 엷다. 입가에 두 쌍의 수염이 있다. 황금색의 것이 맛이 좋고 큰 것은 1m 이상인 것도 있다. 세계적으로 많이 분포하고 아시아 극동 지방에서 많이 난다.

잉어의 성분은 단백질 17.5g, 지질 4.0g, 칼슘 50mg, 인 225mg 등이다. 잉어는 단백질이 풍부한데, 소화 흡수가 잘 되는 것으로 회복기의 환자, 임산부, 어린이들에게 좋다.

잉어는 남자가 먹으면 정력이 강해지고 정자의 수효가 늘어난다고 한다. 정자의 구성분으로 가장 많은 아미노산이 아르기닌과 히스티닌인데 잉어에는 바로 아르기닌과 히스티닌·라이신 등이 풍부하게 들어 있다.

잉어에는 지질이 2% 들어 있으며, 불포화 지방산이 주성분이기 때문에 동맥경화와 고혈압인 사람에게도 좋은 영양 공급원이 될 수 있다. 특히 비타민 B1이 많아 당질 대사에 크게 도움을 준다.

잉어는 산모의 젖이 부족할 때 몸이 쇠약해졌을 때 잉어를 먹으면 젖이 많아지고 건강이 쉽게 회복될 수 있다. 잉어는 12월부터 다음 해 3월까지가 가장 맛이 좋고 영양이 높다고 한다(유태종, 2009).

잉어의 성분은 가식부분 100g 당, 수분 76.3%, 단백질 18.9g, 지방 1.1g, 회분 1.6g, 칼슘 72mg, 인 195mg, 철분 1.8mg, 비타민 A 20IU, 비타민 B1 0.4mg, 비타민 B2 0.07mg, 나이아신 3.0gm 등이다.

예로부터 잉어는 250년 산다고 전해지는데 잉어의 생명력은 건강식품으로 인정받고 있으며 스태미너식품으로도 유명하다. 잉어는 영양분도 풍부하고 주성분인 단백질 외에도 칼슘, 철 등의 미네랄과 비타민 A, B, D 가 포함되어 있다. 비타민 B1은 정신안정, 체력증강에 효과가 있다.

잉어의 젤라틴질은 세포막이나 말초신경을 활성화하고 신진대사를 촉진시키는 역할도 하며 신장병이나 성병에 효과가 있다고 한다.

잉어와 약초 한약 생약을 중탕 하여 잉어한약액 건강식품을 복용하면 잉어와 약초 한약 생약의 효과를 얻을 수 있다(박윤선, 2025).

< 잉어한약액 중탕 : YS건강식품 >
010-9955-5673, yunesunpark@hanmail.net

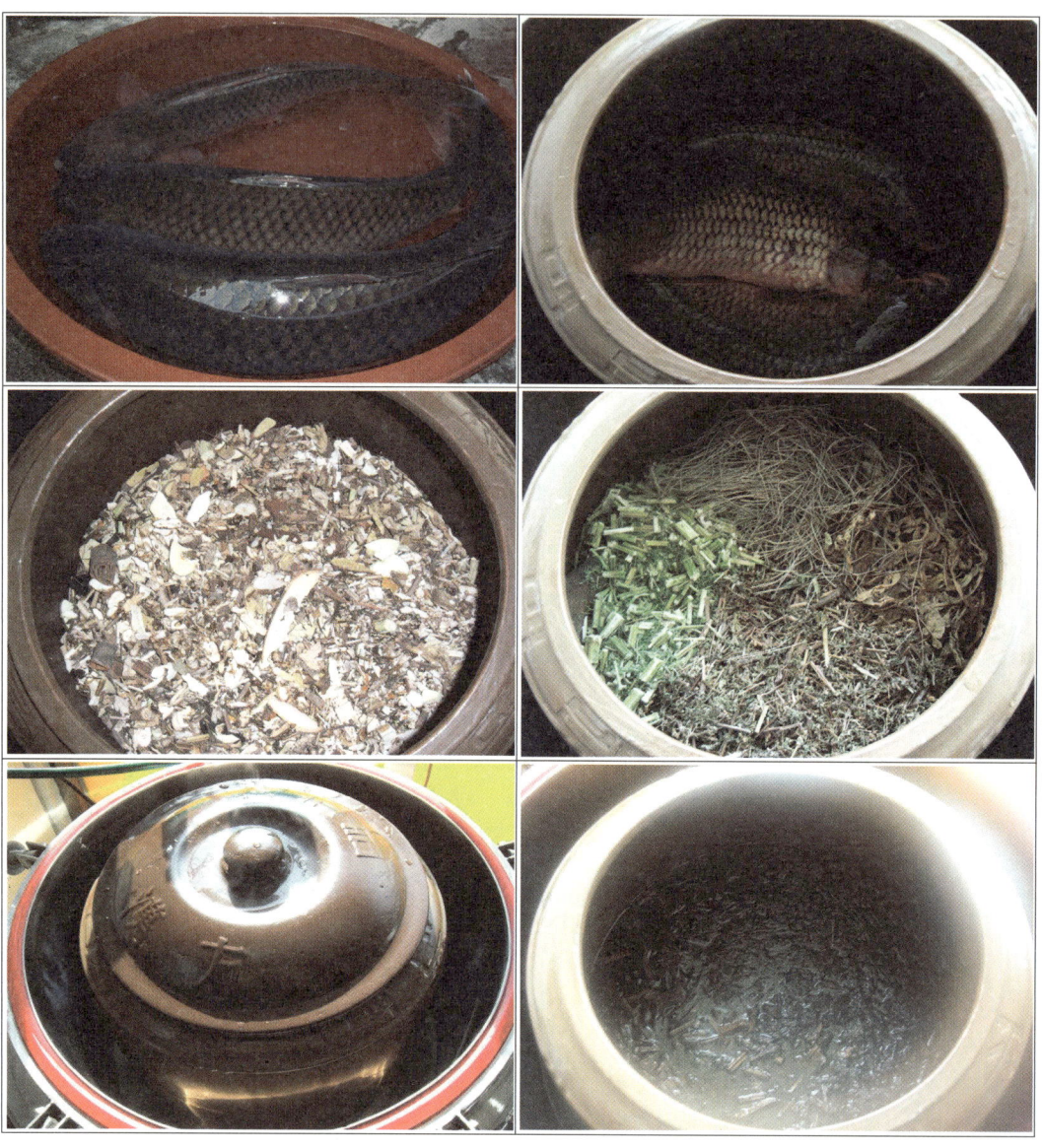

21) 가물치

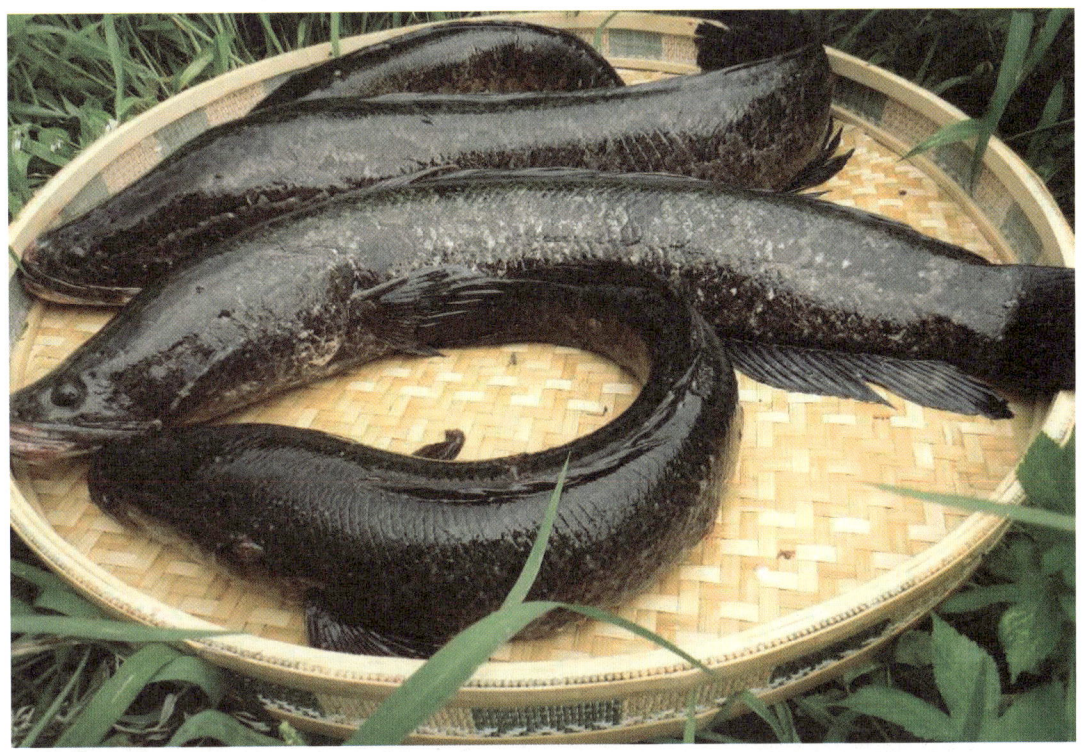

가물치는 기운이 세고 용맹한 물고기이다. 가물치는 가물치과에 속하는 민물고기로 큰 것은 60cm 가량 된다. 몸빛은 짙은 암청갈색이며, 배는 백색 또는 황백색이다. 옆에서 보면 위아래에 가로로 된 불규칙한 무늬가 한 줄 있고 등지느러미 양쪽에 여덟 개의 무늬가 있다.

가물치는 산모의 보혈 식품으로 많이 이용되어왔다. 가물치는 단백질 함량이 많고(18~20%) 그 질도 우수하며 소화성도 좋다. 다른 생선에 비해서 칼슘의 함량이 높다. 임산부나 발육기의 청소년에게 아주 좋은 식품이다.

가물치는 이뇨와 몸이 퉁퉁 붓는 증세에 사용되어 왔다. 가물치 쓸개는 급성 인두염에 좋은 것으로 알려져 있는데, 쓸개즙을 목구멍 언저리에 떨어뜨리는 방법으로 치료한다. 가물치 쓸개는 다른 종류의 쓸개와는 달리 쓰지 않고 단맛이 난다. 가물치는 만성 신장염에도 좋다고 한다(유태종, 2009).

가물치의 성분은 가식부분 100g 당, 수분 78%, 단백질 19.8g, 지방 0.4g, 회분 1.3g, 칼슘 265mg, 인 100mg, 철분 2mg, 비타민 A 40IU, 비타민 B1 0.03mg, 비타민 B2 0.1mg, 나이아신 10mg 등이다.

가물치는 칼슘성분이 많으며 양질의 단백질을 함유하고 있는데 소화율이 좋고 임산부나 발육기의 청소년들에게 좋은 식품으로 이용되고 있다. 예로부터 가물치는 소변을 고르게 하고 신장염을 앓고 있는 사람의 부종을 없애주는 해독의 효능이 있다고 하였다.

우리나라에서는 임산부, 부종, 이뇨, 신장염, 발육기 청소년에게 좋은 건강식품 가물치한약액이 사용되고 있다(박윤선, 2025).

22) 미꾸라지

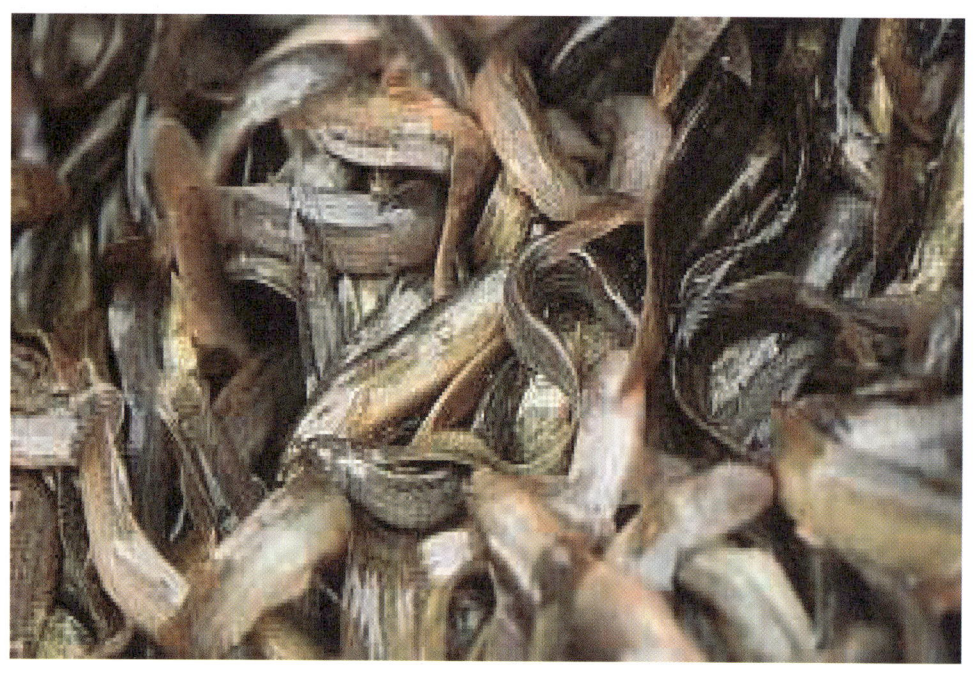

미꾸라지의 성분은 가식부분 100g 당, 수분 77.4%, 단백질 16.1g, 지방 1.167mg, 회분 3.6g, 철분 8.5g, 비타민 B2 0.20mg, 지방 2.4g, 비타민 D 110mg, 비타민 B1 0.15mg, 비타민 A 100IU, 인 90mg 등이다.

미꾸라지는 강장식품으로 스테미너의 상승, 체내효소의 활성화에 도움을 주는 것으로 알려져 있다(유태종, 2009).

미꾸라지는 다른 동물성 식품에서는 보기 드문 비타민 A를 다량으로 함유하고 있어서 피부를 튼튼하게 보호하고, 세균의 저항력을 높여 주며 호흡기도의 점막을 튼튼하게 해준다. 또 칼슘도 많이 함유되어 있는데 이는 현대인에게 가장 필요한 무기질(미네랄)이므로 미꾸라지는 장수식품이라 할 수 있다.

미꾸라지의 성분은 양질의 단백질이 주성분이며, 소량의 지방, 칼슘, 철분, 회분, 인분, 비타민 A, B2, D 등이고 지방은 고급 불포화지방산으로 고혈압, 동맥경화, 비만증에 좋다.

예로부터 정력을 높여주는 강장·강정식품으로 미꾸라지는 맛이 달고 독이 없으며, 오장(五臟)을 보하고 소화에 도움을 주며 설사를 멎게 한다고 알려져 있다.

미꾸라지와 약초 한약 생약을 중탕 하여 미꾸라지한약액 건강식품을 복용하면 미꾸라지와 약초 한약 생약의 효과를 얻을 수 있다(박윤선, 2025).

23) 다슬기

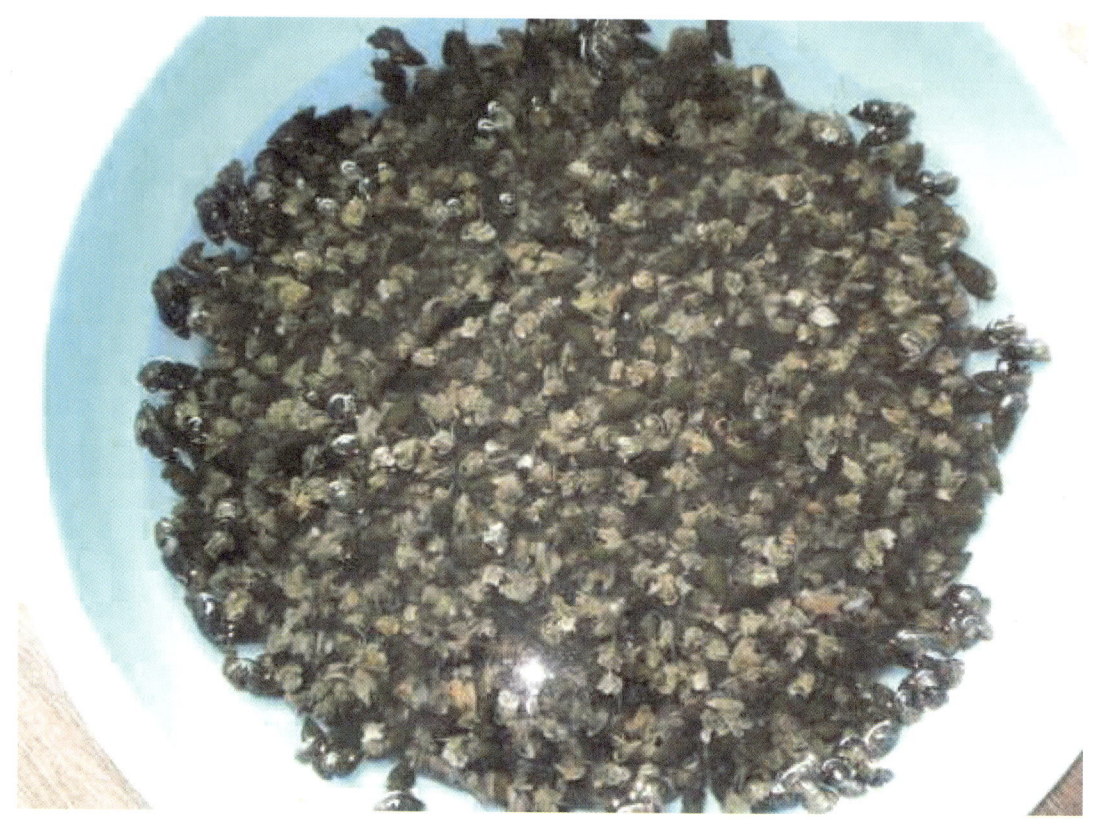

다슬기는 한국과 일본에 분포하는데 고동, 대사리, 와라(蝸螺), 올갱이 등의 이름이 있다. 하천이나 연못에서 볼 수 있는데 높이 3cm, 직경 1.2cm 가량이다. 패각은 황갈 내지 흑갈색이고 때로는 백색무늬가 있기도 한데 각구는 긴 달걀꼴이며 나탑은 높으나 끝부분이 침식된 것이 많다. 맑은 냇물의 돌 밑에 많이 난다.

다슬기의 주성분은 단백질이며 다슬기는 예로부터 간의 기능이 떨어지는 사람에게 좋다고 하였다(유태종, 2009).

24) 우렁이

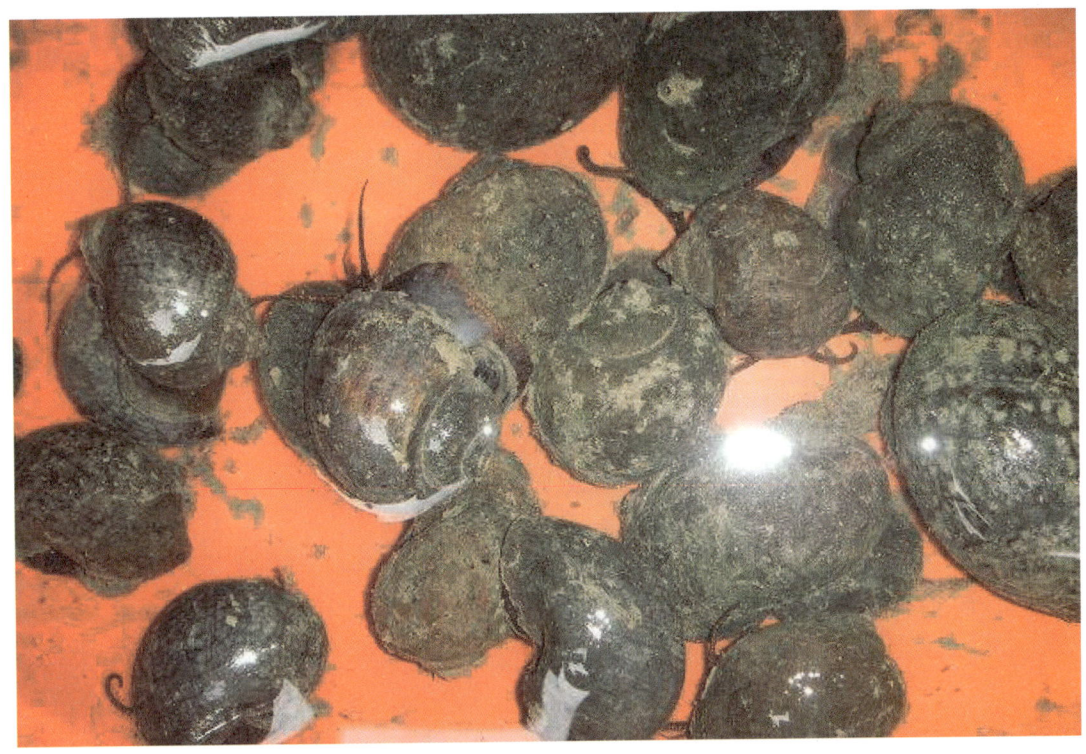

　우렁이과에 속하는 고동을 우렁이라고 하는데 우렁은 광족류(廣足類)에 속하는 연체동물이다. 우리나라에는 참우렁이 가장 많다. 참우렁은 껍질이 직경 3cm, 높이 4cm 가량의 난형이고, 나층(螺層)은 약 6개이다.

　우렁의 표면은 매끈매끈하고 녹색을 띤 회색이나 암색이다. 우렁을 귀안정(鬼眼睛), 전라(田螺), 토라(土螺)라고 하는데 영양가가 높아 이것을 먹으면 귀신 눈같이 밝아진다고 해서 귀안정이라고 붙인 것 같다. 주로 논이나 못에 살며, 살은 내장을 빼어버리고 식용한다.

　친환경유기농산물 벼농사 방법으로 오리농법 오리, 우렁이농법 우렁이가 많이 사용되는데 친환경 무 농약으로 벼 쌀을 재배할 수도 있다.

우렁의 성분은 수분 80.6%, 단백질 10.5g, 탄수화물 3.8g, 회분 3.7g, 칼슘 1202mg, 인 87mg, 철 5.8mg 등이다. 우렁은 육류와 비슷한 정도의 단백질 함량을 갖는다. 지질의 함량은 적어 담백한 맛을 갖는다.

우렁은 칼슘과 철분이 많아 골격형성을 도와주는 식품으로 예로부터 우렁을 먹으면 각기병에 걸리지 않고 각기병 치료에 효과가 있다고 하였다(유태종, 2009).

우렁이는 각기병에 삶아 먹으면 대단한 효과가 있으며 눈약으로도 쓰인다. 우렁이를 삶아 먹으면 대소변에도 이롭다고 하며 우렁이 껍질은 위경련, 위확장, 장렴, 경풍 등에 쓰이기도 한다.

우렁이한약액 건강식품을 복용하면 우렁이와 약초 한약 생약의 효과를 얻을 수 있다(박윤선, 2025).

3. 우리 몸에 좋은 한국의 농산물

곡류

1) 쌀, 현미

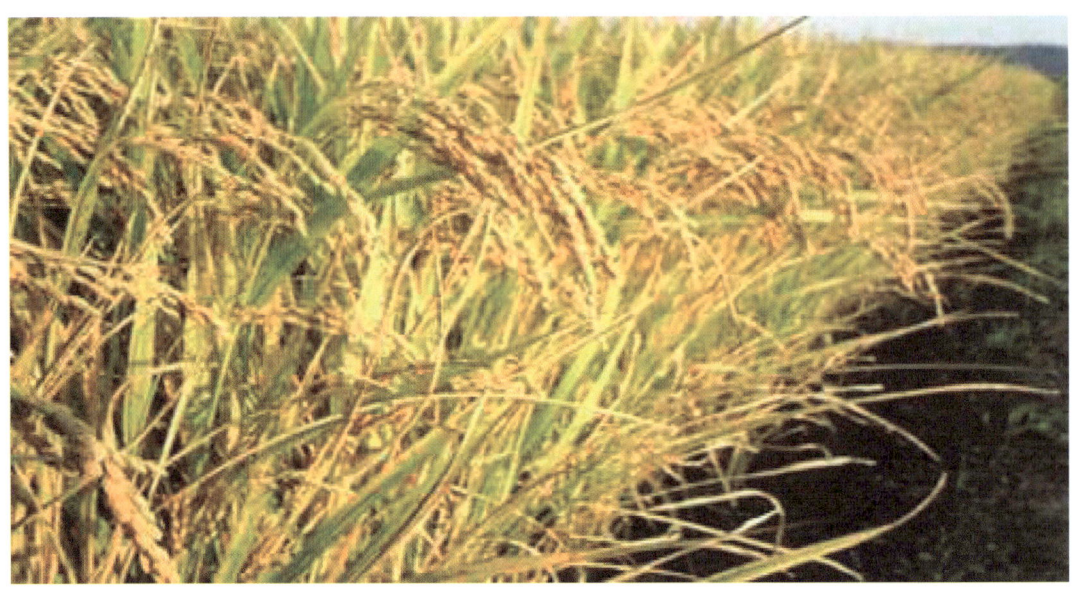

벼(rice plant)는 벼과에 딸린 한해살이식물로, 우리나라 농작물 중에서 가장 오래 되고 중요한 곡식이다. 키는 70~1m로 줄기는 곧게 서고 포기를 이루며, 속은 비어 있다. 잎은 어긋나며 긴 칼 모양이고 평행맥이 있다. 7~8월에 줄기에서 이삭이 나와 흰색의 작은 꽃이 피고 이삭이 패어 벼가 여물어 간다. 꽃이 진후 녹색 열매가 누렇게 익는데, 열매를 벼, 찧은 것을 쌀 이라고 한다. 대체로 5~6월경 못자리에서 논에 옮겨 심어 준다.

농부들은 처음에 좋은 볍씨를 고른다. 3월에는 못자리를 만들고 볍씨를 뿌린 뒤 추위를 막기 위해 비닐을 덮어 준다. 5월이 되면 소와 함께 논갈이를 한다. 그리고 못자리에서 자란 모를 모판에 담아 논에 옮겨 심는데 이 일을 모내기 라고 한다. 요즈음에는 이앙기라는 기계로 모내기를 하는 농촌이 많이 늘었다.

벼가 차츰 자라면 잡초를 뽑아 주고 벼가 잘 크도록 정성을 다한다. 7월에는 이삭이 패고 여름에 해가 뜨거울 때 벼가 여물어 간다. 10월에 벼가 황금빛으로 물들면 농부들은 벼베기를 한다. 요즈음에는 콤바인이라는 기계로 벼베기와 함께 낟알과 짚을 따로 모으는 탈곡이 동시에 이루어진다. 벼의 껍질인 왕겨를 벗겨 내면 밥을 지어 먹을 수 있는 쌀이 된다(문순열, 2011).

벼는 화본과 벼속 식물에 속하고 학명으로는 Oryza sativa L. 이며 원래는 열대성 식물이지만 품종개량, 재배기술의 진보에 따라 다양한 품종이 개발되어 아시아 지역뿐만 아니라 미국과 열대지방 모두에 널리 재배되고 있다.

벼를 도정하여 얻은 쌀은 예로부터 우리 식생활에서 없어서는 안 될 가장 중요한 주식으로 자리 잡고 있지만 육류의 과다섭취, 인스턴트식품, 패스트푸드 등과 같이 생활양식이 서구화되어 감에 따라 쌀 소비량이 급격히 줄어들면서 쌀 생산량도 감소되는 경향을 보이고 있다.

또한 이러한 식생활 패턴의 변화에 따라 성인병도 증가하는 추세에 있어 기능성을 갖춘 건강기능식품 뿐만 아니라 유기농식품, 발효식품과 같은 자연식품에 대한 수요도 점차 증가할 것으로 예상된다.

따라서 쌀의 가치에 대한 인식변화와 더불어 고부가가치 산업화를 위한 노력과 함께 우리전통식품의 우수성을 보다 다양한 분야에 응용할 수 있는 신기술개발이 요구되고 있다.

쌀의 형태와 성상은 다음과 같다.

벼알은 안껍질과 겉껍질이 서로 포개져 있다. 탈곡에 의하여 껍질을 제거한 것을 현미(玄米)라 하고, 벗겨진 껍질을 왕겨라 한다.

현미는 겉으로부터 과피, 종피, 호분층, 배유, 배아로 구성되어 있다. 배유는 현미의 대부분으로 외층에는 종피에 접하여 배유의 일부를 이루고 있는 호분층이 있다. 이 층은 전분으로 되어 있지 않고 단백질, 지방, 비타민 등이 많이 들어 있다.

도정(搗精, milling)이란 곡규를 도정기에 통과시켜 배유를 얻어내는 수단을 말하며 곡류의 피부, 즉 과피, 종피, 호분층을 제거하는 과정으로 제거되는 정도에 따라 5분도정, 7분도정, 9분도정, 10분도정 등으로 도정하며, 이 때 제거된 부분을 쌀겨라 한다.

현미는 배아 3%, 피부 5%, 전분저장세포 92%로 되어 있다. 5분도정이라 함은 피부 부분과 배아 부분의 50%를 제거함으로써 전체 현미 100%에서 4%가 제거되고 96%가 남겨진 쌀을 말한다. 9분도정은 과피와 배아부분의 90%를 제거함으로써 8 × 90/100 = 7.2%, 따라서 잔류부분은 0.8%가 되고, 그러므로 현미 100%에서 92.8%가 남게 된 것이다.

또한 10분도정이란 과피와 배아를 모두 제거한 것이 되므로, 92%에 해당하는 배유 부분만 남게 되고 이런 쌀을 정백미(精白米, polished rice)라고 부른다. 도정도가 높을수록 단백질, 지방, 회분, 비타민류 등 영양의 중요한 성분은 적어지나 그 반면 소화율은 높아진다. 이상 영양성분과 소화율, 그리고 맛 등의 여러 가지 점을 종합하여 보면, 7분도미가 어느 정도 이상적이라 생각된다.

쌀의 일반성분은 다음과 같다.

쌀의 일반성분은 품종 및 재배지역에 따라 다소 차이는 있으나 백미의 경우 가식부인 전분이 75~80%, 단백질, 지질뿐만 아니라 필수아미노산을 다량 함유하여 영양학적으로 우수하며 비타민 B1 0.36mg%, 비타민 B2 0.1mg% 등을 함유한다.

정백미는 전분의 함유량은 많지만 다른 성분들은 쌀겨와 함께 제거되어 정백미에는 적다. 현미의 표피는 물이 통하기 어렵고 또한 소화도 좋은 편이 아니다. 그러나 현미는 단백질·무기질·비타민 등이 많이 함유되어 있기 때문에 영양학적으로는 유리하나, 기호상으로는 정백미에 비하여 좀 떨어진다.

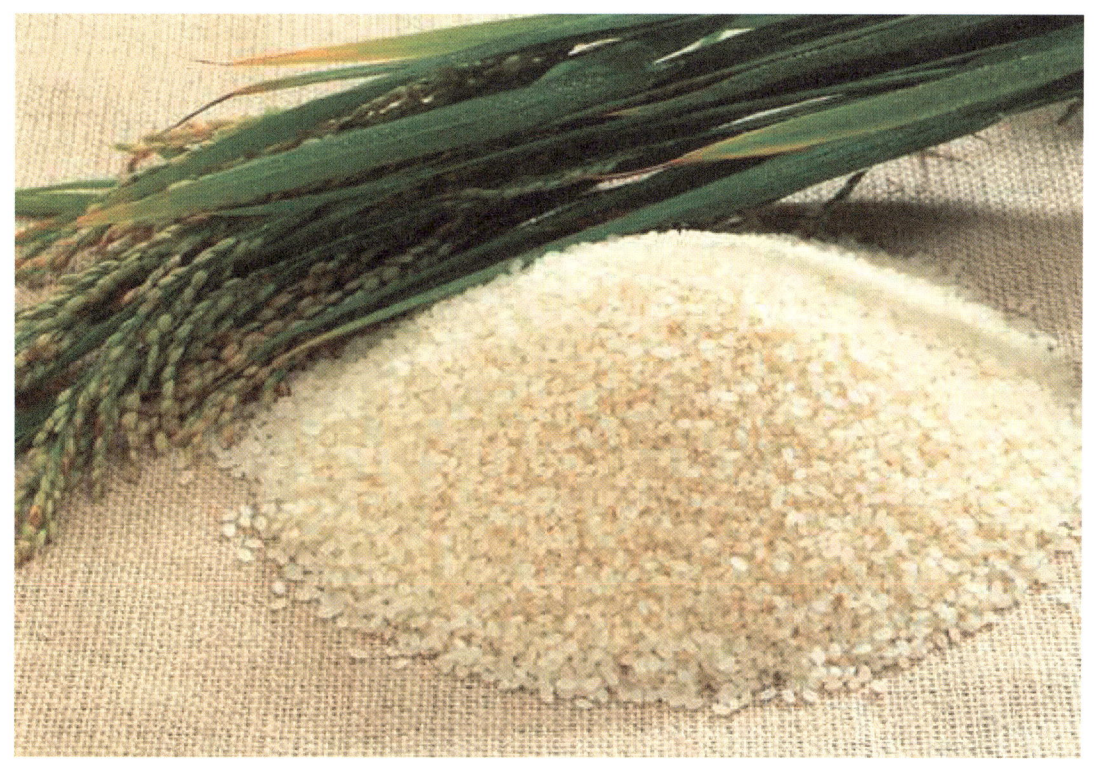

쌀의 화학적 특성은 다음과 같다.

쌀의 수분함량, 전분, 단백질 및 기타 성분과 특성 또는 끈기와 같은 물리화학적 성상을 살펴보면 다음과 같다.

①수분 수분함량은 쌀의 저장성과 깊은 관계를 나타내는 중요한 품질 척도가 된다. 수분함량이 높은 것은 병충해의 침입을 쉽게 받으며 분해와 호흡이 활발하여 발열(發熱)하고, 가수분해에 하여 수분이 다시 증가하며 점점 저장성이 더 떨어지게 된다. 곡류의 저장성에 가장 좋은 표준 수분함량은 약 13~14%가 된다.

②전분 쌀알의 75% 내외를 차지하는 전분은 밥을 지을 때 호화의 변화, 끈기, 맛 등에 영향을 주는 중요한 성분이다. 쌀 전분의 특성 중에서 물에 팽윤되고 가열에 의해 호화되며 파괴되는 상태나 끈기의 차이를 아밀로그래프(viscograph)라는 계측장치로 측정한 아밀로그램에 의해 판단한다.

멥쌀과 찹쌀의 전분의 성질은 차이를 나타내는데 이는 amylose와 amylopectin의 함유비의 차이에 의한다. 즉 멥쌀은 amylose와 amylopectin의 비는 28이지만 찹쌀은 거의 amylopectin뿐이다. 또 찹쌀의 점성이 항상 멥쌀보다 강하다. 그러므로 떡을 만들 때에는 찹쌀을 더 많이 사용한다.

Amylose는 요오드 용액에 의하여 청색 내지 청자색 반응을 나타내며, amylopectin은 적살색을 나타낸다. 찹쌀종과 멥쌀종의 중간형인 극량식미미(極良食味米)라는 쌀이 있다. 이 쌀은 amylose의 함량이 16%보다 더 낮아서 찹쌀종인지 멥쌀종인지 구별이 안 될 정도로 점성이 강하다. 이것이 중국에서 말하는 연미(軟米)이다. 현재 태국이나 라오스 사람들이 좋아하는 쌀인 amylose 함량이 적은 중간 찹쌀종이 개발되고 있다.

③단백질 현미의 단백질 함량은 8.5~9.2%이고, 백미의 경우는 7.6~8.5% 함유되어 있다. 쌀의 단백질 함량은 생산지의 환경에 따라 조금씩 다르고, 아미노산의 함량 중에서 lysine, histidine, methionine, threonine은 조금 부족하다.

④지질 쌀의 지질 함량은 약 1% 내외로 적다. 그러나 배아와 그 피부(皮部)에는 비교적 많은 지질이 들어 있어, 이것에서 지방을 추출하여 미강유(米糠油)를 얻는다. 배아에서 얻은 기름에는 비타민 E가 많이 함유되어 있다. 쌀의 지질함량을 측정하는 이유는, 바로 이들 지질의 산화에 의해 묵은쌀이 되고 저장성과도 관계가 있기 때문이다.

⑤무기질과 비타민 무기질로 인(燐, P)이 많고 Ca과 Fe는 적은 편이다. 비타민류는 현미에 비타민 B1 및 비타민 B2가 많으나, 이들이 분포되어 있는 곳이 배아나 호분층이어서 도정으로 깎여 나감으로써 정백미에는 매우 적다.

⑥밥의 기호성 맛을 판정하기 위하여 쌀알의 가열흡수율과 팽창용적, 용출되는 전분과 고형물의 양, pH 등을 측정한다(홍태희 외 5명, 2011).

표 9-1 쌀의 화학적 조성

	현 미	칠분도미	정백미
탄수화물	72.8g	75.1g	75.8g
수 분	15.5g	15.5g	15.5g
단백질	7.4g	6.9g	6.8g
지 질	3.0g	1.7g	1.3g
회 분	1.3g	0.8g	0.6g
비타민E	1.6mg	-	0.4mg
비타민B1	0.54mg	0.32mg	0.12mg
비타민B2	0.06mg	0.04mg	0.03mg
나이아신	4.5mg	2.4mg	1.4mg
칼 륨	250mg	140mg	110mg
인	300mg	190mg	140mg
칼 슘	10mg	7mg	6mg

현미를 이용하는 장점은 다음과 같다.

현미라고 하면 벼알의 껍데기만 벗긴 것을 말한다. 현미의 겉은 막(피막)으로 둘러싸여 있고 그 밑에는 교질층이 있으며 또 그 밑에는 배유가 있다. 그리고 배유의 한쪽 끝에는 쌀눈이 있다.

벼는 정미하는 정도에 따라 현미, 7분도미, 배아미, 백미로 나눈다. 백미라고 하면 피막, 교질층, 쌀눈이 떨어져나가고 배유 부분만 남은 것을 말한다. 현미로부터 백미가 되기까지 정미를 하면 비타민 B1은 76%, B2는 57%, PP는 63%나 없어진다. 그렇기 때문에 백미는 현미보다 영양가가 훨씬 낮아진다. 쌀겨를 그대로 가지고 있는 현미는 맛이 백미보다 못하고 소화도 백미 만큼은 잘 되지 않으나 단백질과 지방, 비타민 B1, B2, 광물질인 철, 인, 칼슘 그리고 아미노산 특히 리진이 백미보다 훨씬 많이 들어있다.

쌀 현미와 백미의 영양소 함량을 보면 다음과 같다.

표 9-2 쌀 현미와 백미의 영양소 함량

영양소 정미도	3대영양소(%)			광물질(%)	비타민(mg%)		
	단백질	지방	탄수화물		B1	B2	PP
현미	8.2	2.6	71.6	1.2	0.35	0.09	5.5
백미	6.5	0.9	77.0	0.6	0.05	0.03	1.5

오늘날 백미의 부족점이 알려지고 현미가 건강에 더 유익하다는 것은 상식으로 되었다.

현미의 쌀겨에는 식물성 기름이 대단히 많이 들어 있을 뿐 아니라 이 기름들은 피 속에서 콜레스테롤량을 낮추며 동맥경화증을 비롯한 지방간을 예방하는 데 중요한 작용을 한다. 또한 쌀겨층에 있는 섬유들은 위장관을 자극하여 위장관의 운동을 항진시키며 대변을 무르게 한다.

현미는 쌀보다 단백질이 많이 들어 있을 뿐 아니라 단백질속에는 필수아미노산이 모두 들어 있으며 그 조성도 매우 합리적으로 되어 있다. 단백질을 보충하는 데서도 현미가 백미보다 좋다.

2) 밀

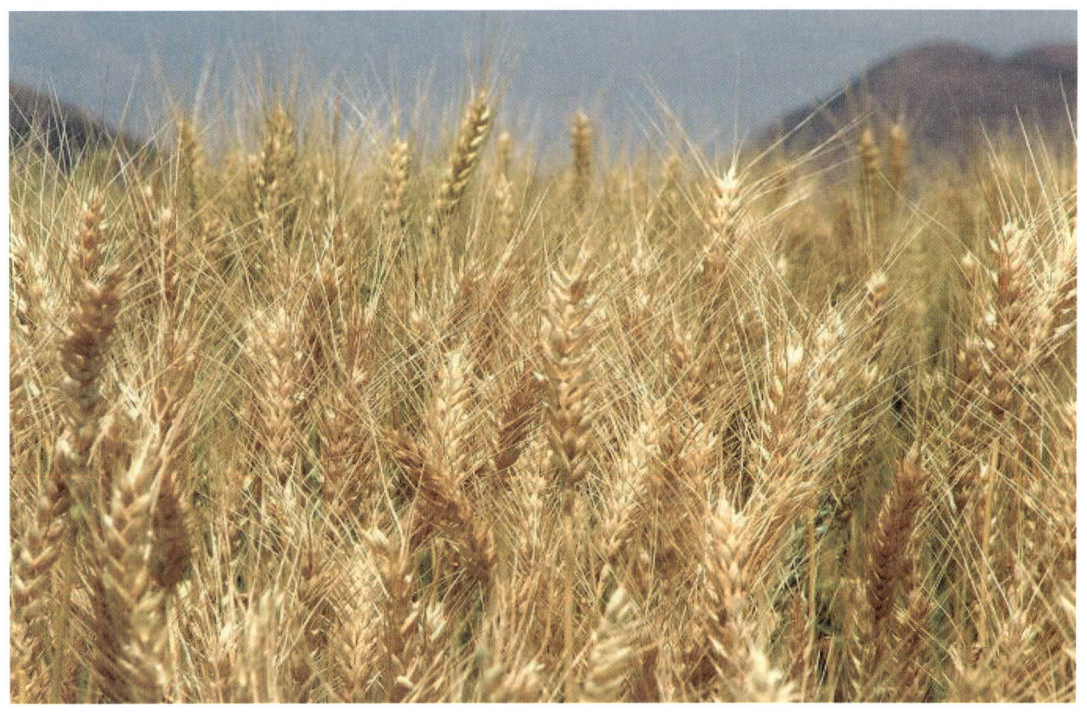

 밀은 일반적으로 온대지역 내지 한냉지역에 적합한 것이지만 기후에 대한 적응성이 강하여 널리 재배되고 있다. 밀의 성상과 성분은 밀의 종자는 타원형으로 종구(從溝, crease)가 있다. 내부 조직의 구조는 쌀과 비슷하다. 즉, 표피, 배아, 배유의 세부분으로 대별된다. 그 중량비율은 16 : 2 : 82이다. 배유는 밀가루의 원료가 되고 나머지 부분은 배유와 분리되어 가축의 사료로 사용된다. 밀은 일반적으로 약 70%의 전분과 10% 내외의 단백질, 수분 12%, 지질 2%를 함유하고 있다.

 밀의 단백질인 gluten은 주로 알코올에 용해되는 gliadin과 알칼리에 용해되는 glutenin이 혼합된 것으로, 물로 반죽하면 점탄성(粘彈性)이 강한 반죽(dough)을 만드는 특성이 있어서 성형(成形)의 장점이 있다.
 무기질은 회분으로서 약 1~2% 정도이며, 비타민과 함께 피부 배아부에 많으며 비타민 E는 배아에 함유되어 있다.

밀의 품질 물리적 특성은 다음과 같다.

①입질(粒質) 입질의 성상에 따라 유리질, 중간질, 분상(粉狀)질로 나눈다. 유리질은 반투명한 모양을 보이며, 분상질은 백색 불투명하다. 밀의 입질은 품종에 따라 다르지만, 재배환경에 많이 좌우된다. 일반적으로 유리질은 한냉하고 건조한 지방에서 많이 생산되고, 분상질은 기후가 고온다습(高溫多濕)한 지방에서 잘 성장하는 것 같다.

②분질(粉質) 밀이 경질인가 혹은 연질인가에 따라 가루의 성질도 달라진다. 경질에 따라 강력분, 중력분, 박력분으로 분류한다. 이들의 gluten 함량도 조금씩 다르다.

③입형(粒形) 입형에는 길이와 폭의 비(比)가 2.2 이상이 되는 장형과 비가 2.0~2.1인 중간형, 비가 1.9 이하인 원형으로 분류한다.

④용적중량(容積重量) 1L의 중량은 550g 내외로, 용적중량이 클수록 밀가루의 수득량(收得量)이 많아진다.

⑤제분율(製粉率, extration rate) 원료 밀로부터의 밀가루 중량백분율이다. 우리나라의 밀은 약 70~75% 정도가 된다.

⑥제분율과 비타민 함량 미량원소와 비타민 대부분은 배아와 피부에 많이 함유되어 있어, 제분 중에 제분율이 낮아지면 이들의 함량도 적어진다.

밀의 화학적 특성은 다음과 같다.

①수분 습도 65%인 공기 중에서 평형수분함량은 13.0~14.4%이며, 미생물 오염이 우려되고 저장성에도 문제가 된다.

②단백질 함량 6~18%의 넓은 범위로 함유되어 있으며, 이것은 재배환경에 따라 달라진다. 재배환경은 밀의 주단백질인 글루텐의 성질에도 영향을 주어 밀가루의 성상과 품질을 크게 좌우하게 된다. 단백질의 아미노산 조성에서 글루탐산은 비교적 많다. 그러나 lysine, tryptophan, 함황아미노산 등의 필수아미노산이 부족하다.

③전분 전분입자는 2~50μ 정도이고, amylose와 amylopectin의 함량비는 30 : 70이다. starch는 냉수에 녹지 않으며, 뜨거운 물에는 팽윤(膨潤)되고 더욱 가

열하면 파열된다.

제분과정 중에 부스러진(staling) 밀가루는 효소의 작용을 받기 쉬워서 밀가루의 2차 가공에 큰 관련을 갖는다. 손상된 전분의 비율을 측정하는 데는 (maltose)가를 사용한다. 맥아당값은 밀가루 10g당 환원당량을 맥아당의 mg수로 나타낸다. 이 수치가 200~250인 것이 제빵용으로 좋다. 강력분은 박력분보다 맥아당값이 높다.

④지질 함량과 색소 지질은 대부분 배아와 호분층에 들어 있고, 지방산의 조성은 올레인산이 많다. 밀가루의 색소는 주로 황색인 carotene이다. 제분공장에서 탈색하고 산화 표백하여 상품화하고 있다.

⑤효소 주요한 효소는 전분 분해효소인 amylase와 단백질 분해효소인 protease가 있고 이들은 2차 가공할 때에 매우 중요한 역할을 하게 된다(홍태희 외 5명, 2011).

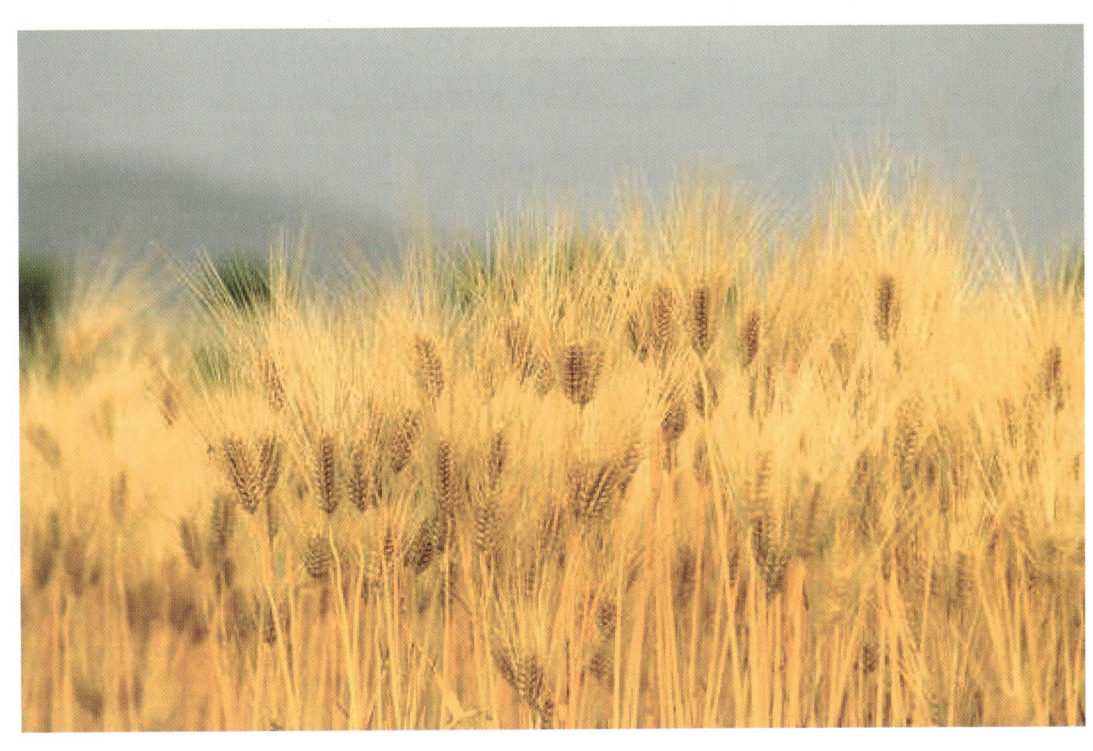

3) 보리

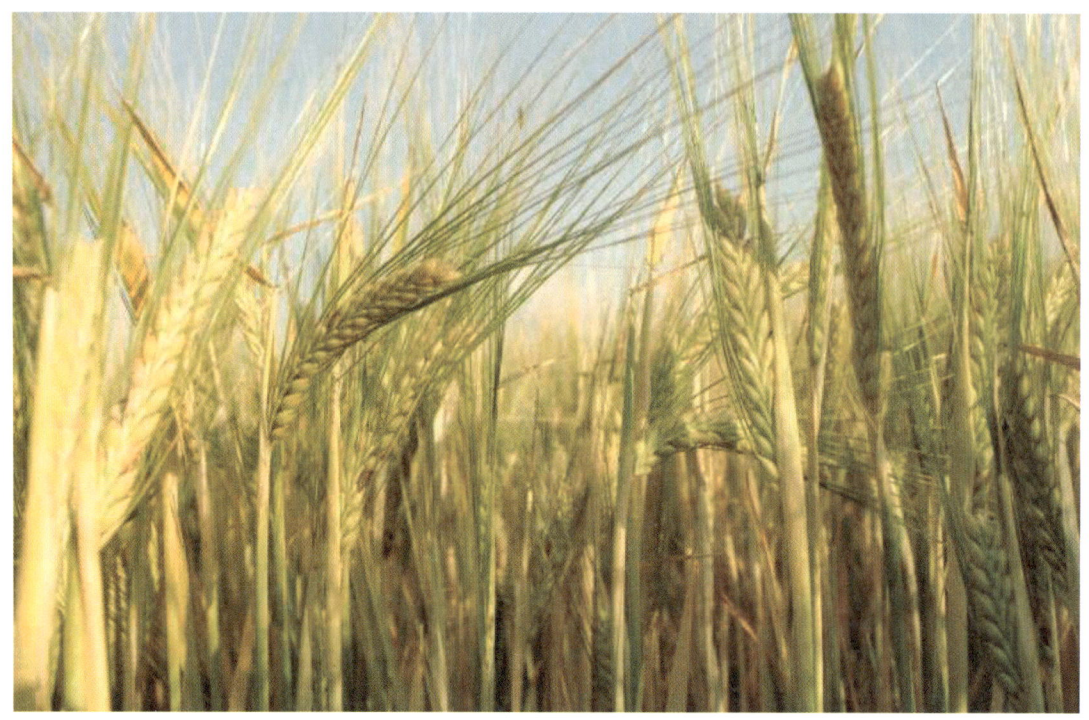

보리(barley)는 벼과에 딸린 두해살이농작물로 키는 1m 가량이며, 곧은 줄기는 마디가 있고 속이 비어 있다. 잎은 어긋나고 긴 칼 모양이며 평행맥이 있다.

보리의 종류에는 봄보리와 가을보리가 있는데, 우리나라에서는 가을보리를 많이 재배한다. 가을보리는 10월에 씨앗을 뿌리면 이듬해 5월에 줄기에서 이삭이 나와 누런꽃이 피는데 이것을 보리가 팬다고 말한다. 이삭에는 긴 까끄라기가 있고 6월에 여물어 간다.

여물어도 낟알이 껍질에 붙어서 잘 떨어지지 않는 것을 겉보리라고 하며, 탄알이 껍질에서 잘 떨어지는 것을 쌀보리라고 한다. 그리고 껍질을 벗기지 않은 보리도 겉보리라고 하며, 껍질을 찧어서 벗긴 보리를 쌀보리라고 한다. 보리는 곡물로서 보리밥, 맥주, 된장, 빵 등의 원료이고, 줄기는 여름모자, 공

예품, 땔감, 제지용, 퇴비 등에 쓰인다(문순열, 2011).

보리(barley)는 밀과 마찬가지로 중앙아시아 근방에서 오랫동안 경작되어 왔던 작물로, 처음에 재배된 보리는 겉보리인 것으로 추정되며, 16~17세기 이후부터 맥주보리(2조대맥)가 널리 재배되었다. 우리나라에서는 삼한시대 이후부터 재배되었던 것 같다.

보리의 모양과 종류는 다음과 같다.
보리는 키가 약 1m 정도의 한해 또는 두해살이 풀로, 이삭은 4~8cm로 곧게 서고, 이삭 줄기에 이삭이 달린다. 이삭의 배열에 따라 육조대맥, 사각대맥, 이조대맥 등의 구별이 있다.

보리의 화학적 성분은 다음과 같다.
보리는 먹을 수 있는 부분은 약 75%정도인데 이 중 60%는 전분(starch)이고 그 밖에 호정(糊精)과 당류도 존재한다. 단백질은 약 10% 내외로 주성분은 prolamin과 glutelin이다.
보리의 아미노산 조성은 쌀보다 못하고 지방은 2% 내외로 배아에 많이 함유되어 있다. 비타민은 비타민 B1, 비타민 B2가 많고, 니코틴산은 쌀보다 많이 함유하고 있다. 또한 무기물인 Ca이 쌀보다 많고, 섬유소도 일반적으로 많아서 소화율이 떨어지는 편이다. 겉보리 전분은 쌀보리 전분에 비해서 amylose 함량이 다소 높으나, 호화 온도는 낮다(홍태희 외 5명, 2011).

보리의 성분은 단백질, 지방, 섬유, 회분과 다량의 전분, 비타민 B1, B2, B6, 판토텐산 등이 함유되어 있어서 당뇨병, 변비 등을 예방하는 좋은 식품이다. 보리는 성질이 온(溫)하고, 기(氣)를 보호하며, 설사를 멎게 한다. 또 장을 튼튼하게 하며 소화를 돕는 알카리성 식품이다.

4) 옥수수

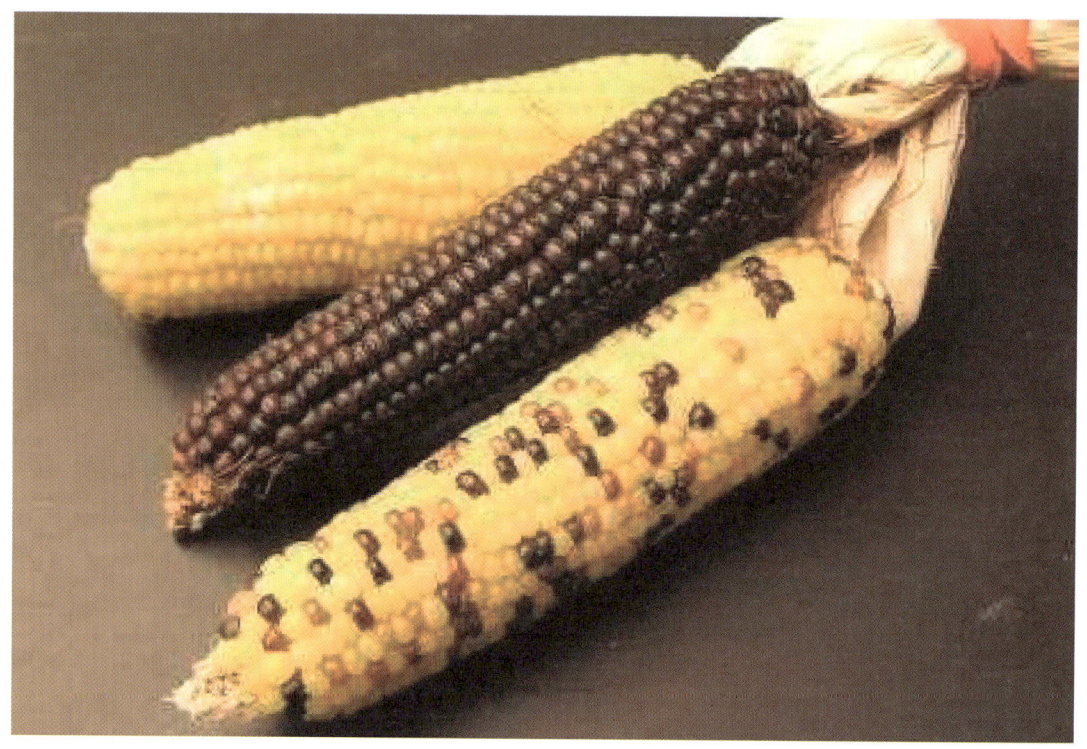

옥수수(Corn, Zea mays L.)의 원산지는 아메리카 지역이며, 북아메리카에서는 콘(corn), 그 밖의 지역에서는 메이즈(maize)라고 한다.

옥수수의 성분 및 특성은 다음과 같다.
옥수수는 수분이 64%이고, 당질이 29%, 단백질이 5%, 지방이 1.2%이다. 당질은 대부분 전분이나, 감미종 옥수수(sweet corn)의 경우는 전분이 6%이다. 옥수수의 단백질은 제인(zein)으로 리신, 트립토판 함량이 부족한 불완전 단백질이다.
옥수수는 도정이 필요 없고 다른 곡류에 비해 배아 부분이 커서(12~14%), 1차 가공 시 배아만 분리하여 유지 재료로 사용하고 있다.
옥수수의 저장은 냉장보관하면 당분이 전분으로 변하므로, 장기 저장 시에는 냉동저장 -20~-40도로 저장하는 것이 좋다(정혜정 외 6명, 2012).

5) 율무

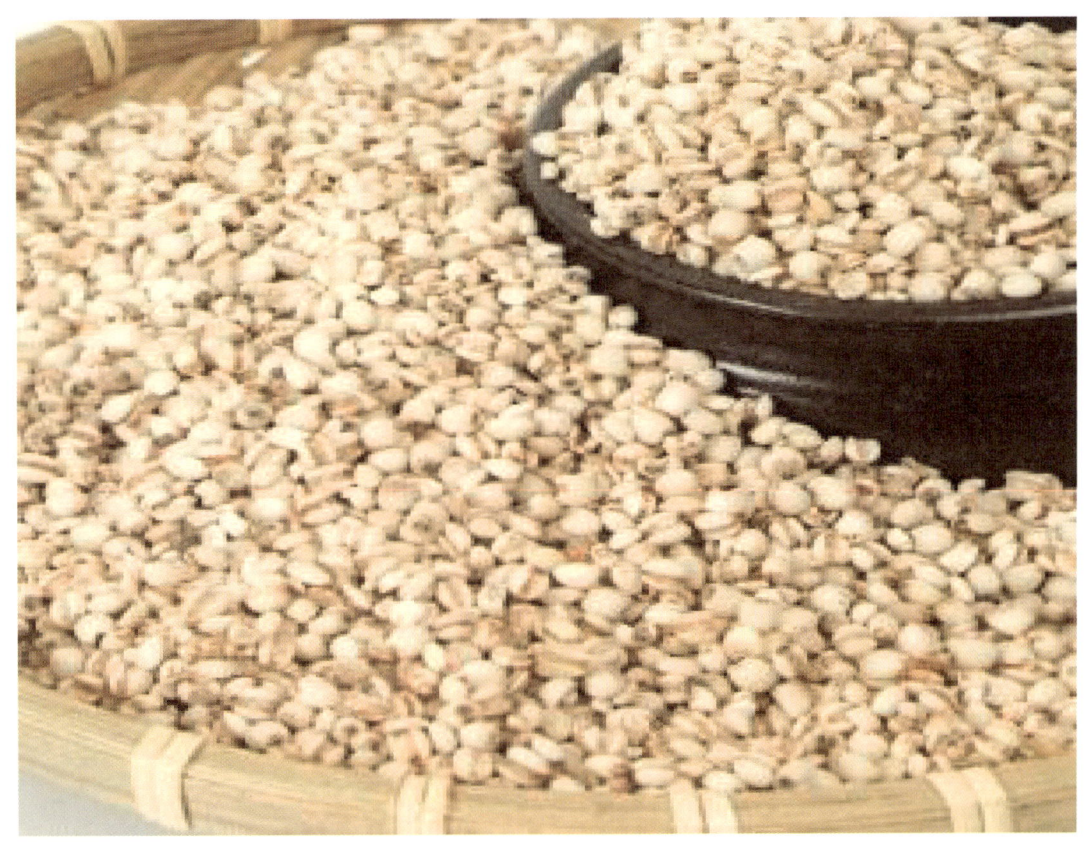

율무(Coix lachryma L.)는 화본과의 일년생 초본으로 원산지는 인도의 동남부이고 우리나라에는 약 300년 전 중국을 통해 전해져 왔다. 율무는 도정이 용이하고 잘 건조되어 동할미가 적은 것이 좋다.

율무에는 수분이 8.8%, 탄수화물이 69.5%, 단백질이 15.1%, 조지방이 6.4%로 다른 곡류에 비하여 지방 함량이 비교적 높다. 율무는 다양한 용도로 활용되고 있는데 건위, 건습, 물사마귀, 신경통, 류마티즘 등의 한약재, 율무차, 율무과자, 율무국수 등의 건강식품, 율무팩 등의 미용제품으로 사용한다(정혜정 외 6명, 2012).

서류

6) 고구마

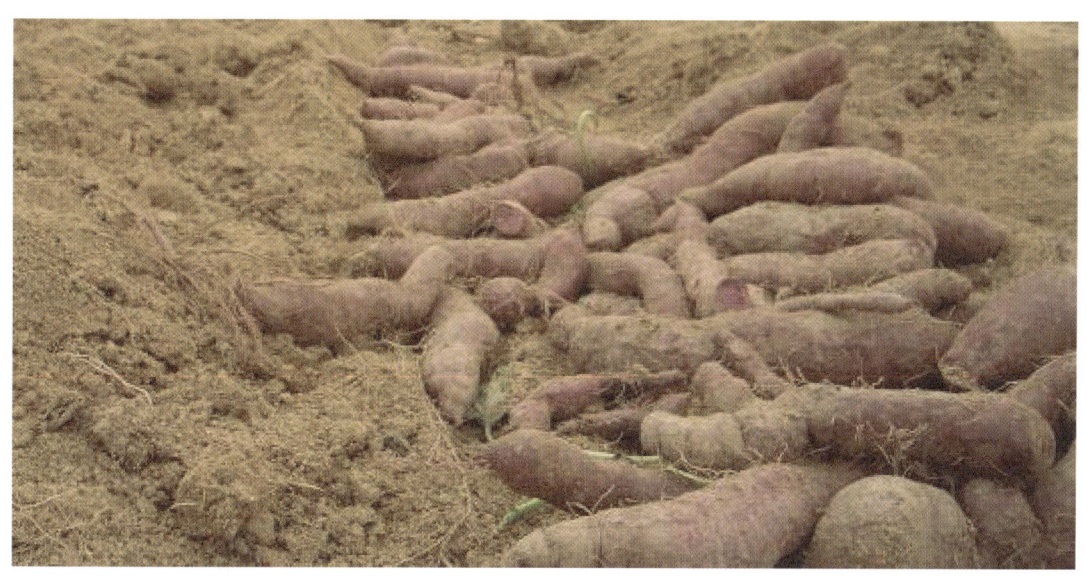

고구마(sweet potato)는 메밀꽃과의 여러해살이풀로 줄기는 덩굴이 되어 땅 위로 길게 뻗으면서 뿌리를 내린다. 잎은 어긋나며 심장 모양이고 보통 꽃은 피지 않으나 때로 7~8월에 나팔꽃과 비슷한 자줏빛 꽃이 핀다.

땅속뿌리의 일부가 비대해져서 덩이뿌리를 이루는데 고구마라 하며 전분이 많아 먹거나 공업용으로 쓰이고 잎과 줄기도 나물로 한다. 북아메리카 중부가 원산지로, 우리나라에는 조선시대 영조 39년, 조엄이 일본에 사신으로 다녀올 때 쓰시마 섬에서 종자를 들여왔다(문순열, 2011).

고구마(sweet potato)는 중앙 아메리카 및 남 멕시코의 열대원산으로, 우리나라에는 1763년에 조엄이라는 통신사(通信使)가 대마도에서 부산으로 보내 온 것으로부터 재배하기 시작하였다.

고구마는 단위면적당 전분생산량이 다른 전분작물에 비하여 가장 많고, 재배관리도 비교적 쉽고 비료도 적게 들며 기상조건의 변화에도 강하다. 그러나 이용면에서 보면 간식에 알맞고 주식으로서는 부족하다. 과거에는 중요한 에너지원이었으나, 하루 필요 에너지를 섭취하기 위해서는 쌀의 약 3배가 요구된다.

고구마는 100g 중 2.3g의 식물섬유를 함유하는 시금치 정도의 고섬유 식품이며, 고구마 전분의 섬유효과를 함께 가진다. 따라서 소장의 활동을 자극하여 변비예방, 대장암예방, 콜레스테롤의 저하작용을 가져오는 점에서 주목되고 있다.

고구마의 성상 및 성분은 다음과 같다.

고구마의 구조는 가운데 줄기에는 대부분 전분이 풍부하고 대형의 유세포(柔細胞)로 되어 있다. 외부는 사부(篩部), 피층(皮層), 표피(表皮)로 되어 있다. 표피는 콜크층으로 각종의 색소를 함유하고 있고 피층은 탄닌을 함유하며 공기와 접촉하면 갈변한다.

고구마의 성분함량은 다른 곡류에 비하여 다양하다. 수분함량은 64~82%, 전분함량은 10~30%, 단백질 0.4~2.8%, 섬유 0.8~1.2%, 회분 0.5~1.0%의 범위로 되어 있다. 또 비타민 B와 C가 상당량 함유되어 있으며, 특히 비타민 C는 100g 중에 30mg 정도 함유되어 있다.

황육종(黃肉種)의 색은 carotene에 의한 것으로 1,00IU에 달하는 것도 있다. 무기질로는 K와 Ca 상당히 많다. 효소는 강력한 당화효소인 β-amylase와 소량의 ɣ-amylase, maltase가 함유되어 있다. 또 구구마를 전단한 부분에서 나오는 유액(乳液)은 수지(樹脂) 성분인 jalapin이다.

고구마의 갈변현상은 chlorgenic acid를 주로 하는 polyphenol 성분이 polyphenoloxidase에 의하여 질소화합물과 화합하여 멜라닌색소를 형성하는 데에 그 원인이 있다(홍태희 외 5명, 2011).

고구마의 효과는 다음과 같다.

민간에서는 고구마를 먹으면 통변(通便)이 잘 되는 것으로 알려져 있다. 고구마는 대장, 소장을 보호하는데 삶아 먹는 것보다 구워 먹는 것이 효과가 좋다고 한다.

특히 고구마를 원료로 하는 고구마엿은 신경통에 좋다고 한다. 고구마는 섬유분이 많은 관계로 통변이 잘 되며 아마이드 성분이 세균의 번식을 도와주기 때문에 창자 안에서 발효를 일으켜 가스발생이 되기도 한다. 고구마는 열량이 많으며 발육기에 있는 청소년에게는 아주 좋은 간식이라고 할 수 있다.

7) 감자

감자(potato)는 가지과의 재배식물로 원산지에서는 여러해살이풀이지만 우리나라에서는 한해살이풀이다. 키는 60cm~1m 가량이며, 잎은 어긋나고 깃 모양의 겹잎이다. 6월에 줄기 위쪽의 잎겨드랑이에서 흰빛 또는 자줏빛 꽃이 피는데 수술은 5개, 암술은 1개이고 꽃밥은 노란색으로 암술대를 둘러싼다.

땅속줄기의 일부가 비대해져서 덩이 모양을 이룬 것을 감자라고 하는데 쪄서 먹기도 하고 당면을 만들기도 하며, 의약품이나 공업 원료로 널리 쓰인다. 페루, 칠레 등의 안데스 산맥이 원산지이다(문순열, 2011).

감자(potato)는 가지과 가지속으로 남아메리카가 원산인 다년초이다. 유럽에서는 15세기 말의 신대륙 발견 이후에 우리나라에는 1824년경 순조 24년에 만주의 간도지방으로부터 도입되었다고 한다. 세계의 생산량은 약 2억6,000만 톤(1992년)으로 주요 식품 중의 한 작물이며 감자는 생육기간이 짧은데 비해서 수확량이 많다.

감자의 성상과 성분은 다음과 같다.
감자의 식용부위는 땅속의 지하경(地下莖)이다. 감자의 괴경의 외피에는 담홍색이나 담자색의 색소를 함유하며, 괴경의 내부에는 피층이 있고 다음에 수

심부(髓心部)가 있으며, 수심부는 내수와 외수의 구별이 있고 괴경의 대부분을 차지한다. 외수는 치밀하고 전분함량이 많으나 내수는 수분함량이 많고 전분 알갱이가 적으므로 투명도가 크며 단면은 별 모양을 이룬다.

감자는 수분이 70~84%, 전분 14~25%이다. 감자 단백질의 주 단백질은 globin의 일종인 tuberin 이며, 함량은 1.4~2.5%, 지방 0.1~0.2%, 섬유 0.3~0.7%, 회분 0.7~1.1%의 범위이고 아미노산 조성은 매우 양호하다. 무기질으로는 칼륨이 많고 인산도 상당히 들어 있으나, 그 밖의 것은 일반적으로 적다.

비타민은 일반적으로 적게 들어 있는 편이지만, 비타민 B1은 100g 중 0.1mg, 비타민 C는 100g 중 15~23mg으로 풍부하게 들어 있으며, 가열에도 잘 파괴되지 않는다. 또 감자 속에는 pectin질이 0.4mg/100g 정도 들어 있어 건강식품으로 인식되고 있다.

감자를 직접 날것으로 먹으면 아린 맛을 내는 특수성분이 있는데 이 성분이 solanin이다. 이 독성물질은 씨눈, 껍질에 분포되어 있으며, 씨눈에 특히 많이 들어 있다. 솔라닌은 solanin배당체(당알칼로이드)로 100g 중 2~13mg 정도가 들어 있다. 감자의 껍질을 제거하면 70% 이상의 solanin이 제거되며, 중독현상 즉, 설사, 복통, 어지러움증, 마비 등을 일으키는 함량은 20~30mg 이상이 되어야 한다. 그렇지만 솔라닌은 soladinine, glucose, galactose, rhamnose가 각각 1분자씩 결합된 상태로, 산이나 가열에 의해 쉽게 가수분해되어 독성이 제거된다.

감자를 취급할 때 일어나는 현상 중의 하나가 갈변현상이다. 갈변현상은 감자를 자를 때 tyrosinase 산화효소의 작용으로 tyrosine이 산화된 다음에 중합하여 melanin 색소를 만들기 때문인데, 이 색소는 물에 녹기 때문에 물에 담가 놓으면 갈변을 막을 수 있다(홍태희 외 5명, 2011).

감자는 우리나라 어디에서나 생산된다. 감자의 주성분은 탄수화물이며 그의 대부분이 녹말이다. 감자에는 단백질이 다른 성분보다 많지는 못하나 쌀보다는 많을 뿐 아니라 그 질이 좋다. 감자에는 비타민 C가 대단히 많은데 사과의 3배가량 된다. 이와 같은 비타민 C는 감기를 예방하고 간에 해로운 물질이 들어온 것을 독풀이하는 작용이 있다. 감자 속에 들어 있는 비타민 C는 잘 파괴되지 않는 것이 특징이며 감자를 말려도 비교적 안정하게 보존할 수 있다. 감자에는 비타민 A가 1.01mg%, B1은 0.1mg%, B2는 0.03mg%, PP는 0.4mg% 들어 있다.

감자에는 광물질로서 칼슘과 인이 많다. 칼슘은 나트륨의 배설을 촉진하여 혈압을 낮추는 작용을 한다. 이 밖에도 감자 속의 칼슘은 심장의 활동과 호르몬의 분비를 조절하여 몸의 전반적 기능을 좋게 한다. 특히 감자에는 칼슘과 인의 비가 1 : 54로 인이 많기 때문에 인의 흡수가 잘 된다.

감자에는 펙틴이라는 물질이 있다. 이 펙틴은 장의 운동을 세게 하여 음식물의 소화흡수를 잘 되게 한다.

또한 펙틴은 장 속에 있어야 할 미생물들이 잘 자라도록 하면서 장 속에 들어온 음식물이 부패되지 못하게 한다. 펙틴은 변비를 막는 데도 좋은 작용을 한다.

감자에는 철이 많이 들어 있다. 이 철은 비타민 C와 함께 몸에 흡수 되어 피를 만드는 작용을 하기 때문에 감자는 빈혈의 예방과 치료에도 좋다. 감자의 여러 가지 성분들은 콩팥염, 붓기를 치료하는 데 좋을 뿐 아니라 아세틸콜린과 같은 성분이 있으므로 동맥경화증의 예방과 고혈압의 치료에 쓰인다(박영신 외 4명, 1993).

감자는 주로 삶아서 먹고 감자볶음, 스프, 감자떡, 감자국 등 여러 가지 요리의 재료로 쓰이며 우리 주위에서 쉽게 먹을 수 있는 식품이다.

감자에는 단백질, 지방, 당질, 섬유질, 비타민 B, C 등이 함유되어 있어서 변비 예방제이기도 하다. 얼마 전 미국에서는 충치를 앓는 사람이 없다는 남대서양의 트리스반 섬 주민들을 조사 연구해 본 결과, 그들의 주식이 감자였다는 사실을 발견했다. 감자 스프는 유아의 영양 부족에 좋으며, 고혈압, 심장병, 구내염, 피부병을 예방하는데 좋다.

두류

8) 콩

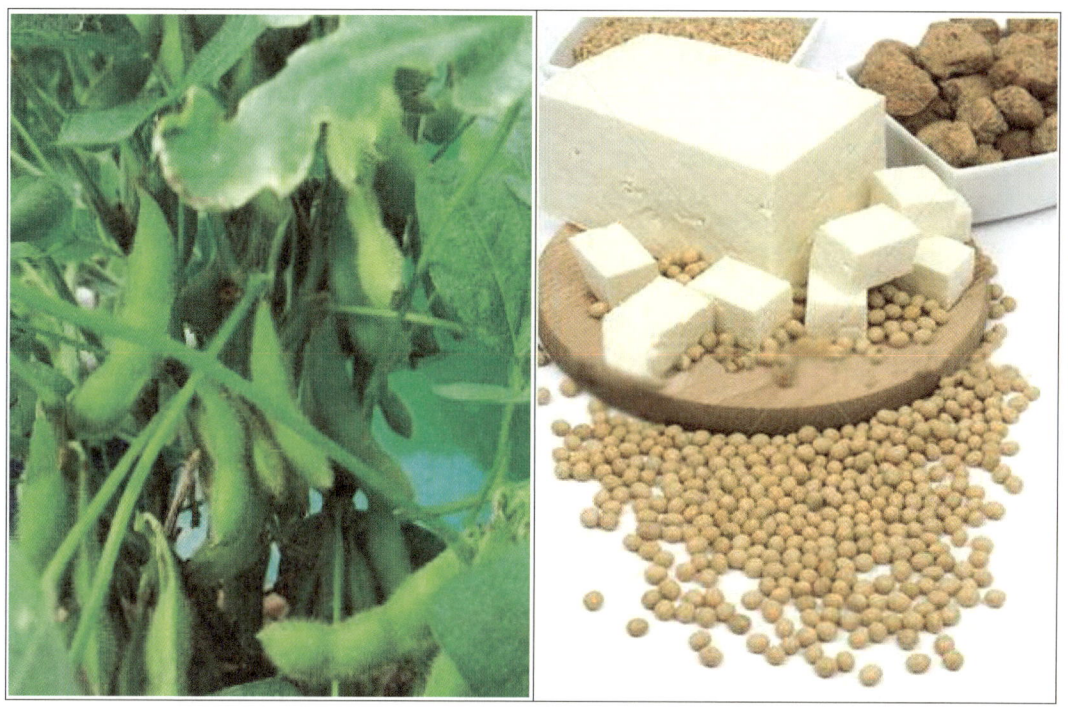

콩(soybean)은 동양이 그 원산지로 약 5,000년 전부터 재배하여 왔다. 2008년에 콩의 세계 생산량 2억 3900만 톤 중에서 미국의 생산량이 8050만 톤으로 가장 많았으며, 브라질(5990만 톤), 아르헨티나(4620만 톤) 및 중국(1550만 톤) 순이었다. 미국산의 콩은 소립(小粒)으로 비장이 많아서 유지원료에 적합하고, 우리나라와 중국 및 일본산의 콩은 단백질 함량이 높아서 두부나 조미료 등의 원료로 사용되고 있다.

대두의 구조 및 성상은 다음과 같다.

콩의 가식부는 떡잎이고 2장의 떡잎 사이에 배아(胚芽)가 있다. 종피의 표면은 각피(cuticula)층으로 되어 있어서 물이 침투되지 않으며, 묽은 산이나 알칼리에 가용성이다.

우리나라의 평균 1,000립중은 320g으로, 대개 대립종이며 입형(粒形)은 길이, 폭, 두께에 따라 그 이름을 정한다.

콩의 빛깔은 단색인 것과 2색인 것이 있으며 그 빛깔에 따라 우리나라에서는 흰콩, 누런콩, 푸른콩, 청태, 밤콩, 붉은콩, 검은콩 등 여러 가지 이름으로 불린다. 콩의 주요 성분은 단백질(35%), 탄수화물(35%), 지방(21%) 등이며 g당 약 4.3 칼로리의 열량을 가지고 있다.

표 9-3 콩의 부위별 성분(%)

부 위	수 분(%)	단백질	탄수화물	지질	회분
떡잎(cotyledon)	10.6	41.3	14.6	20.7	4.4
배아(embryo)	12.0	36.9	17.3	10.5	4.1
종피(testa)	12.5	7.0	21.0	0.6	3.8

①단백질 콩의 성분 중 가장 중요한 것은 단백질이다. 콩 1g 중 단백질은 약 0.35g이다. 탄수화물과 함께 콩 단백질의 대부분은 수용성으로, globulin(glycinin)이 전체 단백질의 84%를 차지한다. 5.4%가 albumin, 4.4% proteose, 비단백질은 6%로 구성되어 있다.

대두 단백질 중의 필수아미노산은 달걀흰자에 비하여 함황아미노산이 적게 들어 있다는 것을 알 수 있지만, 모유(母乳)의 단백질 조성과 비교하면 전혀 다른 점이 없이 영양가가 많다.

②탄수화물 대두의 탄수화물 함량은 약 20%이며, 종피 중에서 pentosane 2.5~4.9%, galactane 1.1~5.2%, 그리고 hemicellulose 0.04~5.95%로 되어 있다. 전분 함량은 대두의 품종과 성숙도에 따라 다르고 대략 0~5.6% 정도이다. sucrose는 3.3~6.3% 정도이며, 3탄당인 raffinose는 0.1~2.0% 가량 함유되어 있다. 환원당이나 dextrin은 발아되지 않은 완숙된 대두에서 미량 검출되는 정도이다.

③지질 콩이 지질 함량은 약 19% 정도로 제유(製油)원료로서 중요한 의미를 갖는다.

콩 중의 지질은 상온에서 황색의 액체로 구성지질의 88%가 불포화지방산이며 오메가 3 지방산 대 6 지방산의 비율은 1 : 7 가량이며 linoleic acid 50% 이상, oleic acid 24% 등을 포함한다.

④비타민 콩은 thiamine 혹은 비타민 B1, 엽산(folic acid) 등이 상대적으로 많이 들어있다. 비타민 B1은 신경계통을 원활하게 만들어주고 에너지대사를 돕는 작용을 한다. 또한 엽산은 임산부에게 필수적인 성분으로 심혈관계를 튼튼하게 만들어주는 성분이다.

⑤이소플라본 콩의 이소플라본은 제니스타인(genistein)과 다이드제인(daidzein)과 같은 식물성 에스트로겐 성분들이다. 건조콩 기준으로 이소플라본(isoflavone)은 약 3mg/g 수준이다. 폴리페놀류인 이소플라본은 다양한 식물에서 발견되나, 제니스타인과 다이드제인은 콩을 비롯한 몇 가지 식물에서만 검출된다(홍태희 외 5명, 2011).

콩은 단백질과 식물성 기름의 주되는 공급원천일 뿐 아니라 비타민과 광물질, 이 밖에 알려지지 않은 미량성분이 많이 들어 있다. 콩단백질은 동물성 단백질과 거의 비슷한 것이 특징이다. 콩의 단백질에는 필수아미노산인 리진, 트레오닌, 트립토판, 발린, 로이신, 페닐알라닌, 메티오닌과 같은 것들이 있으며 이 가운데서도 식물성 단백질에는 적게 들어 있는 리진을 비롯한 10여 가지의 아미노산이 들어 있다. 콩단백질은 소고기나 돼지고기, 달걀, 우유에 맞먹는 우수한 식품이다. 또한 콩단백질을 먹은 사람은 고기단백질을 먹은 사람에 비하여 순간힘을 내는 데는 떨어지지만 그 대신 오래 지구적인 힘을 내는 데는 더 좋다고 한다.

콩기름에는 리놀산, 리놀레인산과 같은 불포화지방산이 80% 이상 들어 있으며 그 절반 이상이 또한 리놀산이다. 콩기름에는 인지질도 있는데 그 대부분이 레시틴이다. 이와 같은 기름성분들은 동맥 핏줄벽에 있는 콜레스테롤을 녹여서 피 속에 풀리게 하여 동맥이 경화되는 것을 막는다.

콩에는 여러 가지 비타민이 있는데 특히 비타민 E는 기름이 산화되어 동맥경화증이나 뇌연화증이 오는 것을 막는다. 또한 비타민 E는 심장병, 고혈압병, 혈전증 등을 예방하는 데도 작용한다.

콩에는 다이젠인이라는 성분이 있는데 이 물질은 식물신경을 조절하는 작용을 한다. 내장이나 핏줄을 지배하는 식물신경 실조증상이 생겨 내장기능이 약해졌을 때 콩 식품을 먹으면 효과가 있다.

당뇨병은 취장에서 인슐린이 적게 분비되어 피 속에 당이 많아지기 때문에 생기는 병이다. 콩에는 인슐린이 잘 분비되게 하는 트립신 저해인자라는 것이 있다. 이 인자는 십이지장으로부터 판크레오지민이라는 호르몬이 잘 분비되게 하며 취장의 기능을 높여 인슐린이 더 많이 나오게 한다. 그러므로 당뇨병의 위험이 있거나 당뇨병을 앓고 있는 사람들이 매일 콩을 50~60g씩 먹으면 대단히 좋다고 한다.

이 밖에도 콩에는 항암작용이 있으며 충치도 예방한다고 한다. 또한 콩은 임신중독증에도 효과가 있다. 특히 검은 콩은 감기로 열이 나고 가슴이 답답하며 기침이 날 때 쓴다. 오늘날 콩이 몸에 이롭다는 것이 밝혀지자 여러 나라에서 콩 가공식품의 수가 늘어나고 건강에 좋은 식품으로 많이 이용되고 있다.

9) 팥

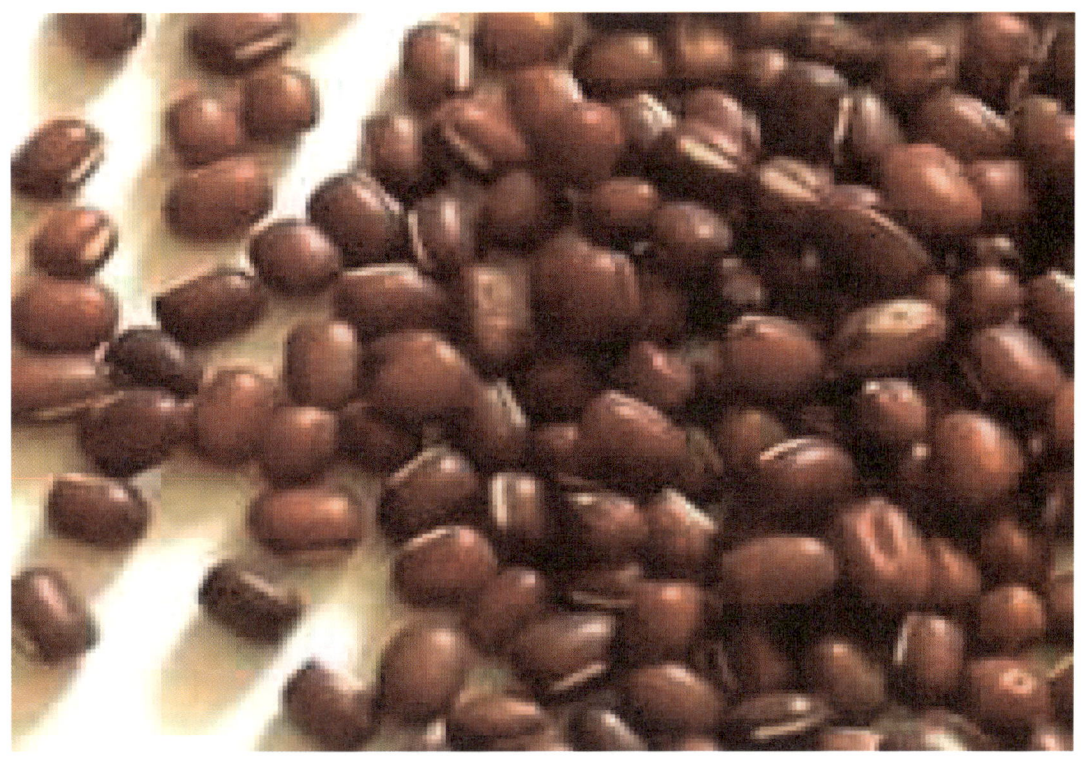

　팥(red bean)은 콩과에 딸린 한해살이 재배식물로 길이는 50~90cm 가량이다. 잎은 어긋나고, 3개의 작은잎으로 된 겹잎이며 아래쪽에 한 쌍의 작은 턱잎이 있다. 여름에 잎겨드랑이에서 긴 꽃줄기가 나와 나비 모양의 노란꽃이 4~6개 가량 핀다. 꽃받침은 통 모양이고 끝이 얕게 갈라지며 씨방은 꾸불꾸불하며 끝에 털이 있다. 열매인 꼬투리 안에 3~10개의 종자가 들어 있는데 밭이라 하여 먹으며, 빛깔은 붉은 갈색, 노랑, 검정, 얼룩밭 등이 있다(문순열, 2011).

　강낭콩과 더불어 Phaseolus속(屬)에 속하는 팥(azuki bean, small red bean)은 한국, 일본, 대만, 중국북부, 히말리야산맥에 분포한다. 2,000년이 넘는 재배역사를 볼 때 중국을 원산지로 보는 견해가 유력하며 중국으로부터 우리나라를 거쳐 일본에 전파되었을 가능성이 크다.

팥의 성상과 성분은 다음과 같다.

열매는 가늘고 길며 털이 없는 꼬투리로 10개 정도의 종자가 들어 있다. 보통은 원통형이며 껍질은 팥색인 것이 보통이나 품종에 따라 엷은 황색, 검정색, 황색, 회백색 등 여러 가지가 있다.

성분 중 54%가 당질이며 그 중 전분이 약 34%를 차지한다. 특수 성분으로는 saponin이 0.3% 정도 들어 있다. 단백질은 21% 정도이며, 그 중 80%는 globulin이다. 함황아미노산은 부족한 편이나, Lys과 Trp은 상대적으로 풍부하다. 지질은 팥 100g 중 0.7g으로 많지 않으나 linoleic acid만은 높은 함량을 나타낸다. 강낭콩과 마찬가지로 식이섬유의 함량이 높으며 비타민 B1의 함량이 높아 각기병 예방에 도움이 된다. Cyanidin 3-O-beta-D-glucoside와 같은 cyanidin 배당체는 황산화력이 있는 것으로 평가되고 있다.

팥의 효능은 다음과 같다.

팥은 한방에서 적소두(赤小豆)라고 하며, 독성이 없고 소변을 잘 배출시켜 부기를 내리며 당뇨 등으로 갈증을 치료하고, 부종을 완화시키는 효과를 가지고 있다. 그러나 장기간 섭취할 경우에는 몸이 마르고 살결이 검게 되는 부작용이 있을 수 있다고 알려져 있다(홍태희 외 5명, 2011).

한방에서는 팥 열매뿐만 아니라 잎과 꽃도 약재로 사용하는데, 잎은 적소두엽(赤小豆葉) 혹은 곽(藿)이라고도 하며, 소변을 자주 보는 증상을 완화시키고 눈을 맑게 한다. 또한 꽃은 적소두화(赤小豆花)라 하여 음력 7월에 채취한 후 그늘에 말려 약으로 쓰는데 주로 숙취해소, 특히 갈증을 완화시킨다(東醫寶鑑 탕약편).

팥에는 단백질이 많이 들어 있으며 이 단백질에는 필수아미노산과 많은 불필수아미노산이 들어 있다. 팥에는 지방이 적은데 지방의 약 24%가 인지질이다. 팥에 있는 인지질들은 간에 기름이 끼는 것을 막으며 피 속에서 콜레스테롤을 분해하여 나르는 작용이 있기 때문에 팥을 많이 먹으면 콜레스테롤대사를 정상화하는 데 이롭다고 한다.

팥에는 비타민 B1이 많이 들어 있는 것이 특징이다. 또한 팥에는 플라보노이드가 3.24g%로 매우 많다. 이와 같은 성분들은 위산이 높아진 것을 낮추어 주며, 위가 제대로 자기 일을 하지 못하게 되었을 때 위가 자기 일을 제대로 하는데 좋은 영향을 준다. 그러므로 과산성 위염, 위 및 십이지장궤양에 좋다. 팥은 껍질이 두껍기 때문에 소화가 잘 되지 않으나 섬유질이 있기에 대변을 무르게 한다.

한방에서 약으로 쓰는 팥은 적소두라고 하여 색이 벌건 것인데 오줌을 잘 나가게 하고 부은 것을 내리는 작용, 독을 푸는 작용이 있는 것으로 알려져 있다. 때문에 간경변증이나 콩팥염으로 몸이 붓고 배에 물이 차는 데 쓰인다. 팥은 각기나 펠라그라, 황달에도 쓰이며 당뇨병의 예방과 치료에도 쓰인다(박영신 외 4명, 1993).

10) 땅콩

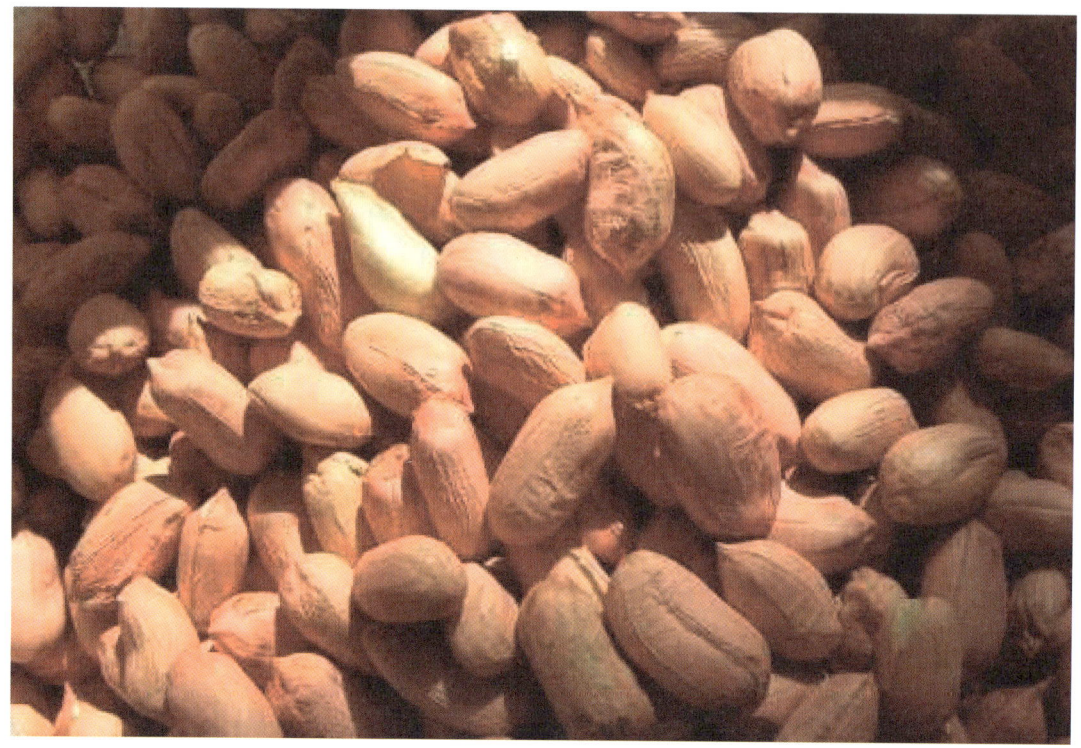

땅콩(Peanut, Arachis hypogaea L.)의 원산지는 브라질 또는 페루이며 두류 중 유일하게 열매가 땅 속에 들어 있는 종류이다. 꼬투리 1개에 1~3개의 알이 들어 있고, 알맹이는 전체 중량의 50% 정도이다. 땅콩에는 지방이 45% 이상, 단백질이 35%, 탄수화물이 20~30% 들어 있다. 땅콩의 지방을 추출하여 식용유, 피넛버터 등에 이용한다(정혜정 외 6명, 2012).

채소류

 11) 배추

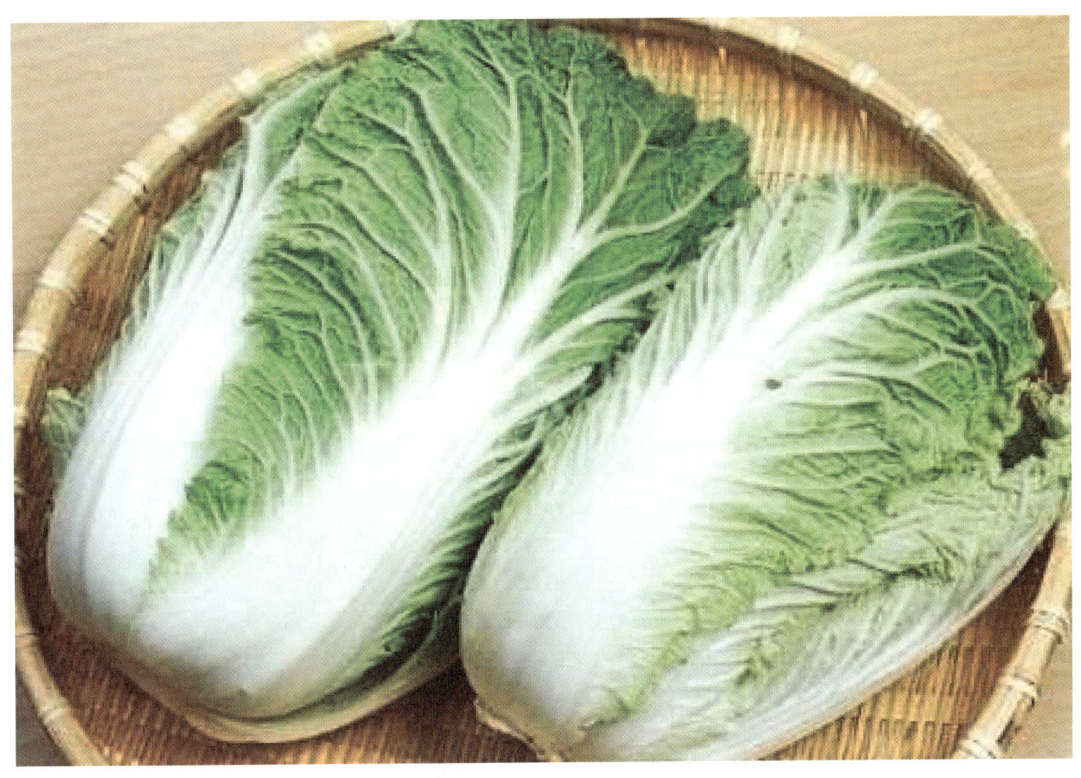

　배추(Chinese cabbage)는 원산지는 중국 북부이며 십자화과에 속하는 2년생 초본이다. 고려시대 때부터 우리나라에서 널리 재배되기 시작한 작물로 현재 우리나라에서는 가장 중요한 채소류의 하나이다.

　배추의 성분 및 특성은 다음과 같다.
　배추에는 식이섬유소가 많이 들어 있어 장의 운동을 촉진하여 정장작용을 한다. 배추에는 황화합물이 들어 있으며, 가열에 의해 황화가스와 기타 황화합물이 발생되어 유황냄새가 난다. 배추에는 Ca, K, Na, Cl 등의 무기질이 들어 있다.

배추의 품종은 불결구종, 반결구종, 결구종으로 나눌 수 있으며, 지금은 주로 결구종이 재배된다. 결구종은 결구형태에 따라 포합형과 포피형으로 나눈다.

배추는 2~8월에 파종하여 2~3개월 재배하여 4~11월에 수확한다. 호냉성 채소이므로 여름에는 고랭지에서 주로 재배된다.

배추의 보관은 다음과 같다.

배추의 저장 시에는 온도 0~3도, 습도 95%가 이상적이다. 겉잎은 2~3장 떼어내고, 물기를 제거한 뒤 보관하는 것이 좋다(정혜정 외 6명, 2012).

12) 양배추

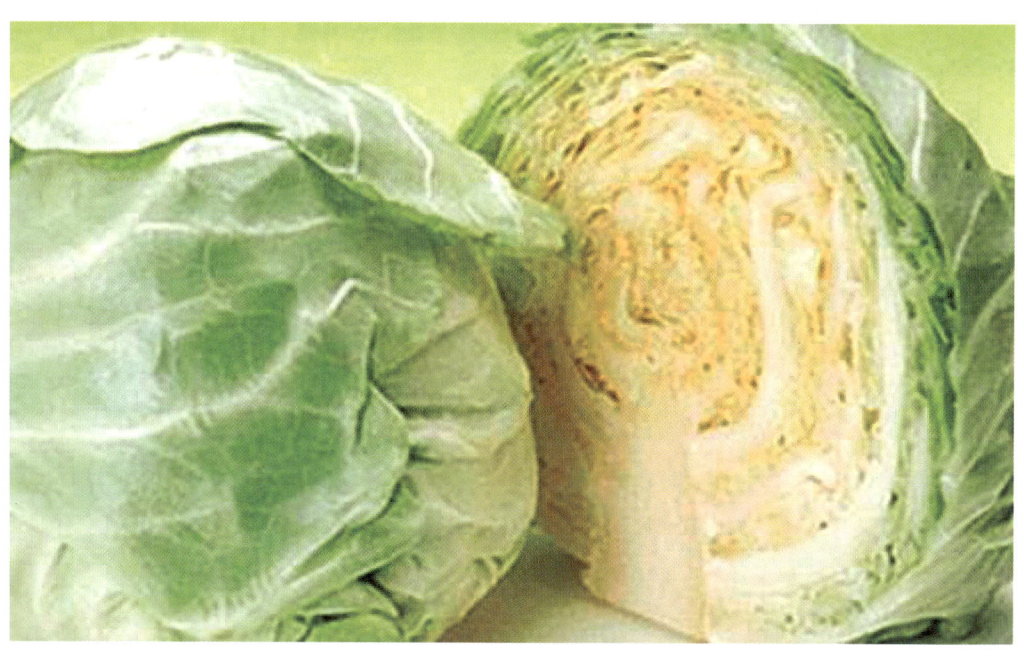

양배추(Cabbage)의 원산지는 서유럽과 지중해 연안으로 300여 종의 품종이 있으며, 우리나라에 도입된 것은 20세기 이후 유럽, 미국 등지와 교역이 이루어진 뒤로 보고 있다. 세계적으로 생산량이 5위가 되는 채소류로 러시아, 중국, 한국, 일본, 폴란드, 미국이 주 생산 국가이다.

양배추의 성분 및 특성은 다음과 같다.

녹색 양배추에는 클로로필 색소가, 자색 양배추에는 안토시아닌 색소가 발달되어 있다. 녹색 양배추의 경우 녹색부는 전체의 85% 정도이며, 백색 부분보다 질기다. 양배추는 황성분의 배당체에 의해 독특한 향미가 나며, 리신, 비타민 C가 풍부하다. 고이트로젠(goitrogen)도 소량 함유되어 있다. 독일에서는 김치와 유사한 사우어크라우스(sauerkraut)를 만들어 먹고 있다.

브라셀 스푸라우트(brussels sprouts, Brassica oleracea V.)는 방울양배추로 양배추와 유사하며 유럽 및 미국에서 주로 재배되고, 우리나라에서는 강원도와 제주도에서 주로 재배된다. 결구가 단단하고 색이 선명한 것이 좋다. 가식부 100g당 칼륨이 580mg으로 함량이 높다. 5도 정도에서 2주 정도 저장이 가능하다.

양배추의 보관은 다음과 같다.

양배추는 온도 0~3도, 습도 95%에서 저장하는 것이 이상적이다(정혜정 외 6명, 2012).

13) 무

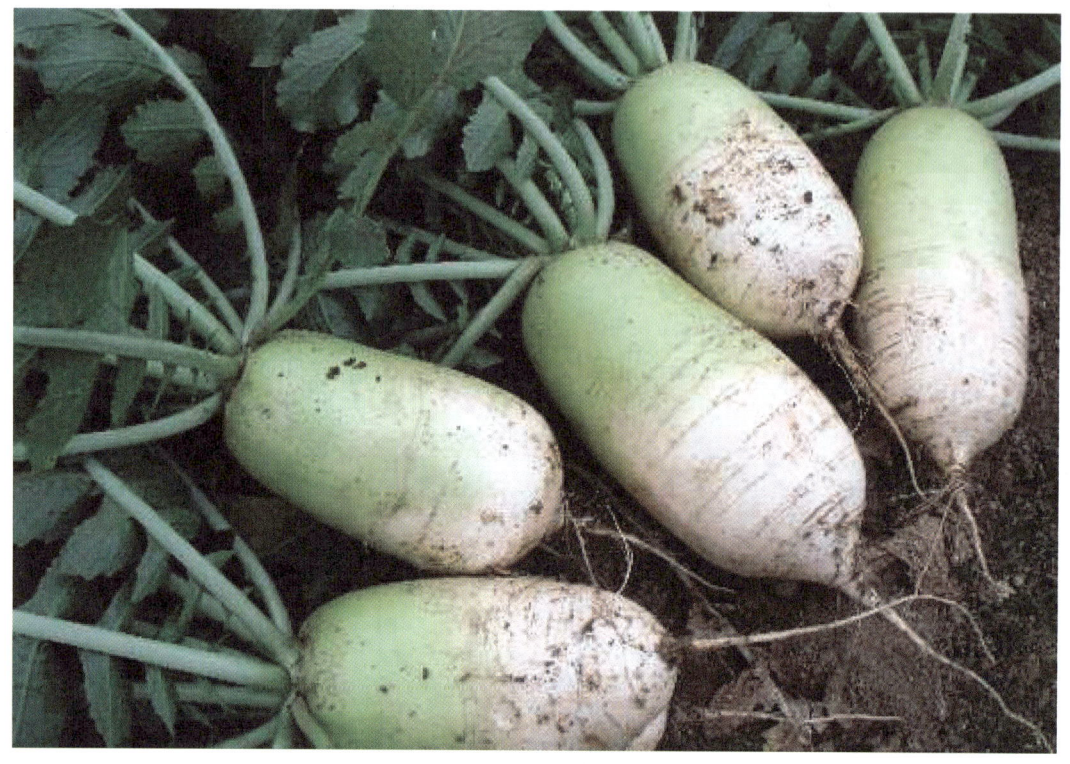

무(Radish, Raphanus sativus L.)의 원산지는 중국이며, 겨자과에 속하는 1년생 초본으로 배추와 함께 우리나라의 2대 채소 중에 하나이다.

무의 성분과 특성은 다음과 같다.
디아스타아제(diastase)는 무에 들어 있는 아밀라아제(amylase)로 소화를 도와준다. 또한 메틸메르캅탄(methyl mercaptan), 머스타드 오일(mustard oil)은 무 특유의 매운맛과 향기 성분이다. 알타리무와 열무, 순무 등은 김치조리에 많이 이용되며, 래디시(radish)와 비트(beet)도 음식에 널리 사용된다.

무의 보관은 다음과 같다.
무는 온도 0도, 습도 90~95%에서 약 3개월간 저장이 가능하다. 보관 시 수분 증발이 심하므로, 비닐이나 종이에 싸서 보관한다(정혜정 외 6명, 2012).

14) 고추

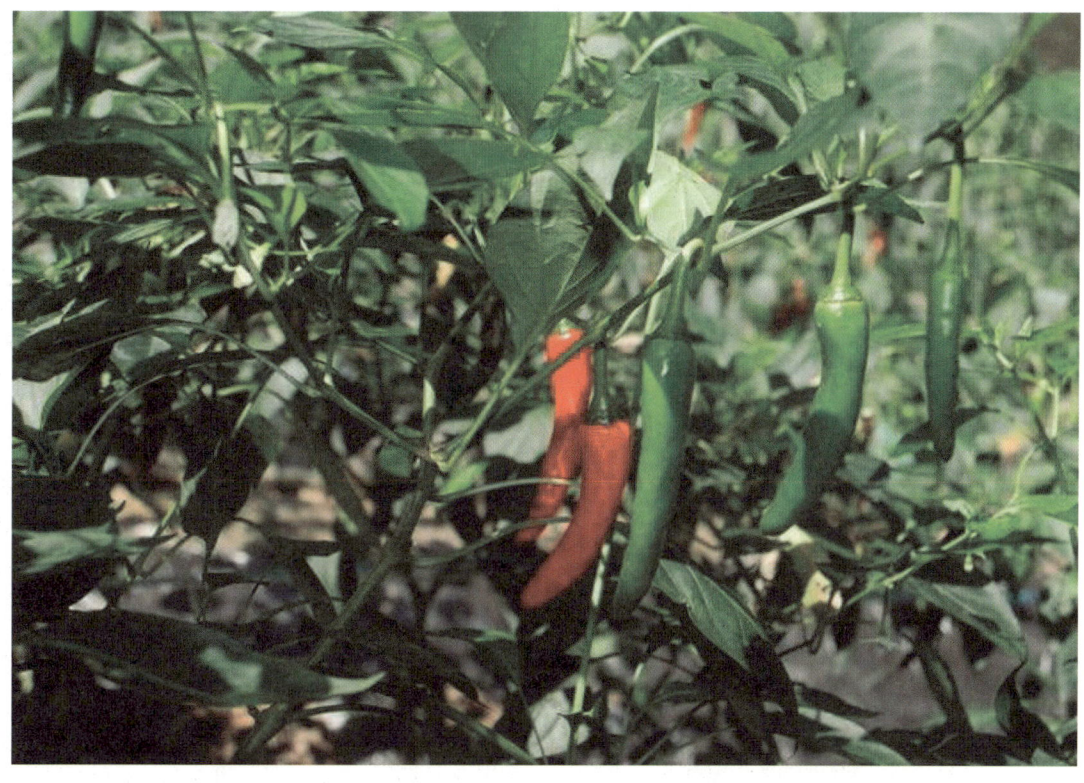

고추(capsicum, chilly pepper)는 고추 *Capsicum annuum* L. 또는 그 변종(가지과 Solanaceae)의 열매이다. 긴 원추형~방추형을 이루고 때때로 구부러져 있다. 완숙한 과피의 바깥면은 어두운 적색~어두운 황적색을 띠며 광택이 있다.

과피의 속은 비어 있고, 보통 2방으로 나누어졌으며, 지름 약 5mm의 얇은 황적색의 편평한 씨가 많이 들어 있다. 보통 꽃받침과 과병이 붙어 있다. 특이한 냄새가 있고 맛은 매우 맵다.

①소화기관에 대한 작용. ②발적작용, 말초혈관수축·확장작용. ③항암작용 등의 효과를 얻을 수 있다.

15) 당근

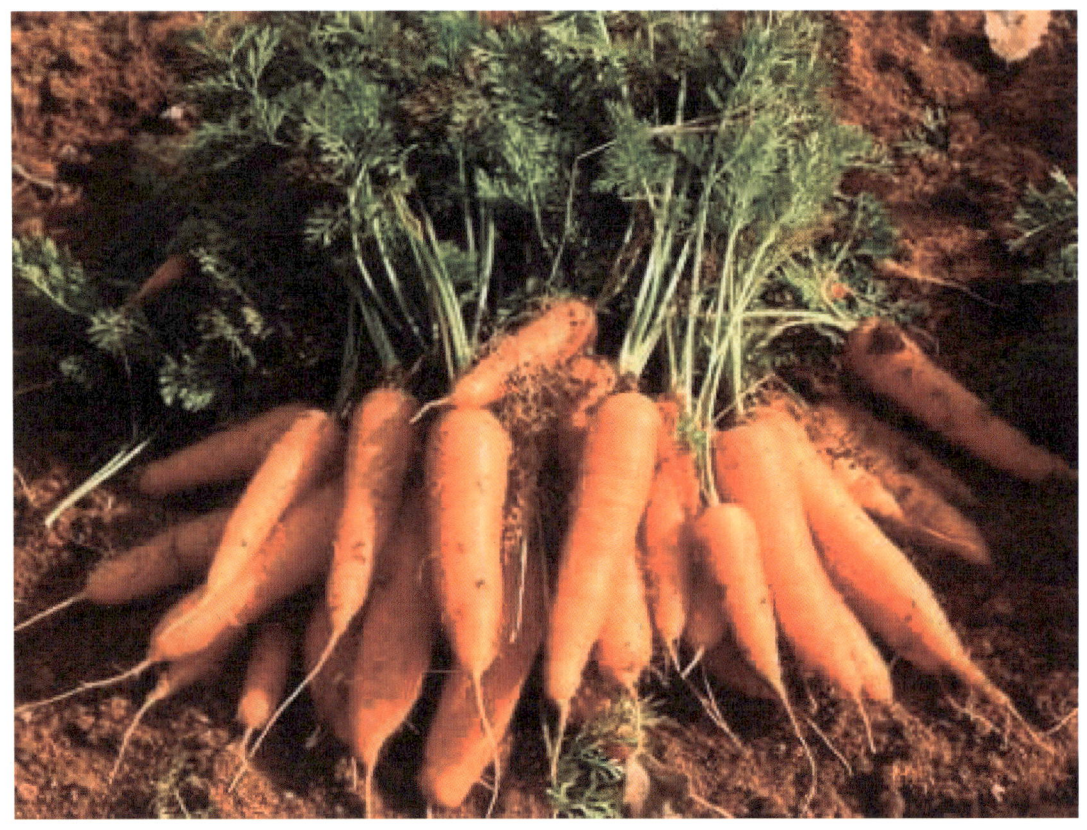

당근(carrot)은 미나리과 당근속으로 원산지는 서아시아의 아프가니스탄(Afgahnistan)이며, 2천년 이상 재배하여 온 채소이다. 대표적인 유색채소인 당근은 비타민 A의 급원으로 매우 중요하게 여기며, 품종은 아시아형과 유럽형으로 대별된다. 우리나라의 2005년도 총 재배면적은 5,617ha이며, 생산량은 145,491톤이다.

당분의 일반성분은 다음과 같다.
비타민 A의 함유량은 야채 중에서도 뛰어나고, 그밖에 비타민도 함유하고 있다. 당근의 비타민 A는 지용성이기 때문에 날로 먹기보다는 기름과 함께 조리하는 편이 효율적으로 섭취할 수 있다. 아시아형보다는 유럽형이 비타민 A의 공급원으로 우수하다. 당근의 열량은 134kJ(32Kcal)/100g이다.

표 9-4 당근의 일반성분(100g 중)

성 분	함 량	성 분	함 량	성 분	함 량
수 분	90.4	비타민 A	4,000IU	칼 륨	400mg
단백질	1.2	비타민 B1	0.07mg	나트륨	26mg
지 질	0.2	비타민 B2	0.05mg	철	0.8mg
탄수화물당질	6.1	비타민 C	6mg	인	36mg
섬유소	1.0	나이아신	0.9mg	칼슘	39mg
콜레스테롤	-	비타민 E	0.4mg		

당근의 품질과 용도는 다음과 같다.

잎은 거의 이용되고 있지 않지만, 영양적인 면으로 보면 우수하다. 심부는 단단하기 때문에 육질이 많으며 심부가 적은 것일수록 좋다. 나물로서 또는 김치, 샐러드 등에 넣고, 삶아서 쓰기도 하며, 서양요리에서 수프 등으로 많이 쓰이기도 한다(홍태희 외 5명, 2011).

16) 양파

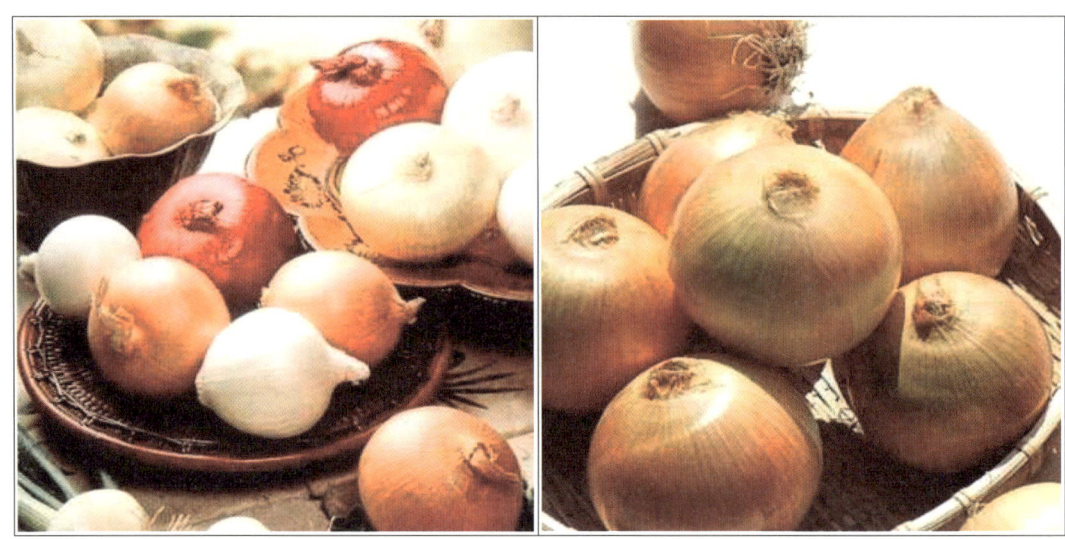

　양파(onion)는 백합과에 딸린 두해살이풀로 땅 속에 지름 10cm쯤 되는 둥근 비늘줄기를 가지고 있다. 비늘줄기의 겉에 있는 얇은 비늘잎은 갈색이지만 안쪽에 있는 것은 두껍고 층층이 겹쳐 있으며 매운맛이 강하다.

　원기둥 모양의 잎은 가늘고 길며 속이 비어 있는데 꽃이 필 때는 대개 말라 버린다. 9월에 잎 사이에서 나온 30~70cm의 꽃줄기 끝에서 흰빛이나 연자줏빛 꽃이 공 모양으로 둥글게 모여 핀다. 양파는 비늘줄기를 먹는데, 매운맛이 있고, 탄수화물, 인, 칼슘, 염분, 비타민 C 등이 들어 있다(문순열, 2011).

　양파(onion)는 백합과 파속으로 중앙 아시아가 원산지이다. 그 후 여러 곳으로 전해져서 이집트에서는 피라미드 건설 노동자가 대량으로 소비했다고 전해진다. 우리나라에서는 조선 말엽에 미국과 일본으로부터 도입된 것으로 짐작되며, 독자적 육종으로 신품종이 육성되어 재배면적이 늘어나고 있다. 1998년도의 우리나라 총 재배면적은 14,806ha이며 생산량은 872,143톤이었다.

양파는 봄에 씨를 뿌려서 가을에 거두는 것과 가을에 씨를 뿌려서 초여름에 거두는 재배가 있으며, 양파는 오래 저장하기 쉬우며 야채와 양파즙으로 많이 사용되고 있다.

양파의 성분은 다음과 같다.

탄수화물이 비교적 많고 갈락탄, 자일란, 메틸 펜토오스(methyl pentose) 등이 주이며, 헤미셀룰로오스도 많다. 자극성분은 황화 알리 및 알릴 프로필(allylpropyl) 이황화물이다.

색소 성분으로 케르세틴[quercetin($C_{15}H_{10}O_7$)]이라는 성분이 껍질 부분에 들어 있는데, 지방성분의 산패를 막아주며 고혈압의 예방에 효과가 있다고 알려져 있다. 양파의 열량은 146KJ(35Kcal)/100g이다.

표 9-5 양파의 일반성분(100g 중)

성 분	함 량	성 분	함 량	성 분	함 량
수 분	90.4g	비타민A	-	칼 륨	160mg
단백질	1.0g	비타민B1	0.04mg	나트륨	2mg
지 질	0.1g	비타민B2	0.01mg	철	0.4mg
탄수화물(당질)	7.6g	비타민C	7mg	인	30mg
섬유소	0.5g	나이아신	0.1mg	칼 슘	15mg
콜레스테롤	1mg	비타민E	-		

양파에는 색소 성분으로 퀘르세틴이라는 성분이 껍질 부분에 들어 있는데 이것은 지방 성분의 산패를 막아주며 고혈압의 예방에 효과가 인정되고 있다. 등산이나 근육 운동을 할 때 양파를 먹으면 피로가 덜하다고 한다. 따라서 양파는 중년 이후에 건강 유지에 좋은 식품이며 젊은이에게는 미용식이라 할 수 있다.

양파의 유화알린 성분은 매운 맛에 관여하는 것으로서 세균 속의 단백질에 침투하여 살균·살충 효과를 낸다. 뿐만 아니라 고기나 생선의 냄새를 없애주는 작용도 한다. 양파의 성분은 유화알린, 알리신, 바타민 A, B1, B2, C, 이눌린 등이 있다. 알리신은 장에서 비타민 B1과 결합하여 알지아민으로 되어 비타민 B1의 소화흡수를 돕는다.

양파의 성분 중 비타민 A 와 B1은 영양학적으로 중요한 성분이기도 하지만 비타민 A는 정자의 생성에 필요하고 비타민 B1은 섹스 활동을 장악하는 부교감신경의 기능을 왕성하게 하는 사실이 밝혀져 양파는 정력에 좋다고 한다. 또한 모세혈관을 튼튼하게 보호하여 피의 흐름을 좋게 할 뿐 아니라 고혈압, 동맥경화증의 예방과 치료에 도움을 주며 콩팥의 기능을 증진시켜 준다.

양파와 약초 한약 생약을 중탕 하여 양파즙, 솔잎대추양파즙, 양파한약액을 복용하면 양파의 약효 혈액순환, 스태미너강화, 고혈압, 동맥경화증, 당뇨, 위장기능의 활성화, 혈관강화, 항알레르기 작용 등 효과를 얻을 수 있다(박윤선, 2025).

17) 부추

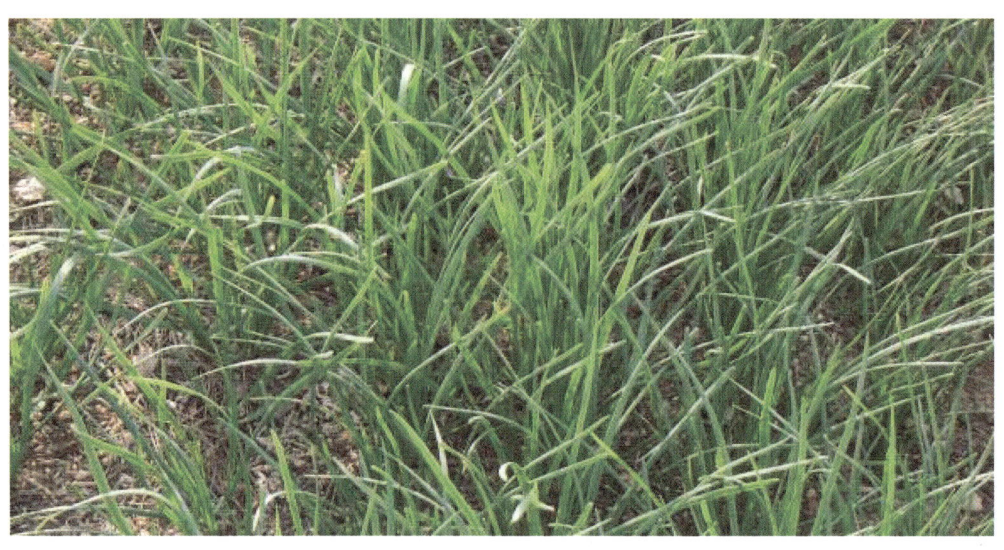

부추(leek)는 백합과의 여러해살이풀로 키는 30~40cm이다. 가늘고 긴 잎은 비늘줄기에서 나오며, 7~8월에 꽃줄기 끝에 흰빛의 작은 여섯 잎꽃이 우산 모양의 꽃차례로 핀다. 잎을 먹는데 염분, 칼슘이 많이 들어 있고 특이한 냄새가 난다. 비늘줄기는 위장약으로 쓰이며, 불에 데었을 때 바르는 약으로 사용되기도 한다(문순열, 2011).

부추는 백합과(Liliaceae)에 속하는 여러해살이풀로, 높이는 30~40cm로 자라고 꽃은 백색으로 8~9월에 핀다. 분포는 우리나라 산야, 중국, 일본 등이며, 이용 부위는 잎이다. 전초에 비타민 B1, B2와 카로틴(carotin), 아스코르빈산(ascorbic acid)이 들어 있으며 민간요법으로 위장염, 기관지염, 신경쇠약, 구충제로 쓰인다(홍태희 외 5명, 2011).

부추의 성분은 가식부분 100g 당, 수분 89.8%, 단백질 4.3g, 지방 0.4g, 당질 3.9g, 섬유 1.2g, 회분 0.6g, 칼슘 34mg, 인 27mg, 철분 2.9mg, 비타민 A 7286IU, 비타민 B1 0.41mg, 비타민 B2 0.06mg, 비타민 C 40mg 등이다.

부추는 체력증강, 강정에 뚜렷한 효과를 나타내는데 그 약효의 비밀은 비타민 A, B1, B2, C, 카로틴 등의 풍부한 비타민 때문이다. 부추의 독특한 냄새는 유화(硫化) 아릴의 작용에 의한 것으로 이것은 비타민 B1의 흡수를 활성화하는 작용을 지니고 있다. 체력증강 외에도 빈혈, 냉증, 위장의 강화에 좋은 식품이다.

18) 달래

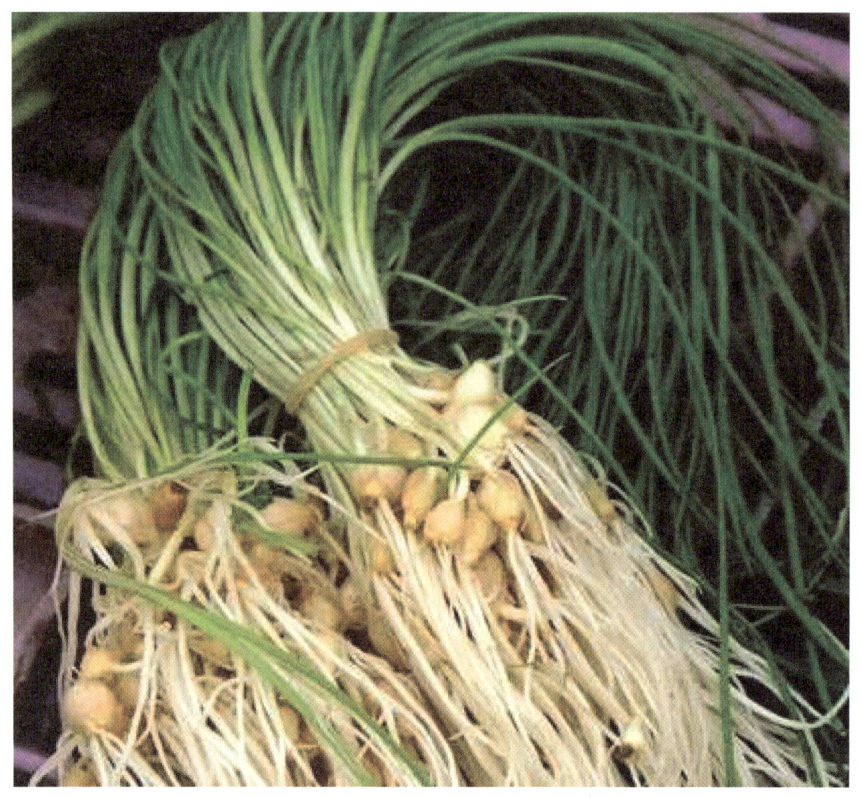

달래는 높이 5~12cm. 뿌리는 비늘줄기이며 둥글고, 여러 덩이가 뭉쳐서 자라며, 아래쪽에 수염 같은 잔털이 있다. 줄기는 여러 개가 겹쳐서 나고, 어릴 때는 잎모양이 부추와 비슷하게 생겼지만 폭이 좁다. 꽃은 4~5월에 길게 올라온 꽃대 끝에 백색 또는 연한 자주색의 작은 꽃들이 여러 송이 모여서 둥근 공처럼 뭉쳐서 달린다. 6월 말이면 30~40일간 휴면기에 들어가 땅 위의 잎이 말라버리고, 8월초에 다시 발아하여 7~8cm 정도 자라면서 겨울을 맞이한다.

한방에서는 비늘줄기를 야산(野蒜) 또는 소산(小蒜)이라고 한다. 간장, 위장, 신장 기능을 활성화시키고, 피를 잘 돌게 하며, 피부가 윤택해지고, 눈이 밝아지며, 몸을 따뜻하게 해주고, 통증과 독을 없애는 효능이 있다.

장염, 마른 구역질, 설사, 체했을 때, 빈혈, 몸이 허약하여 기운이 없을 때, 심장병, 몽정을 할 때 약으로 쓰인다(솔뫼, 2006).

19) 엉겅퀴

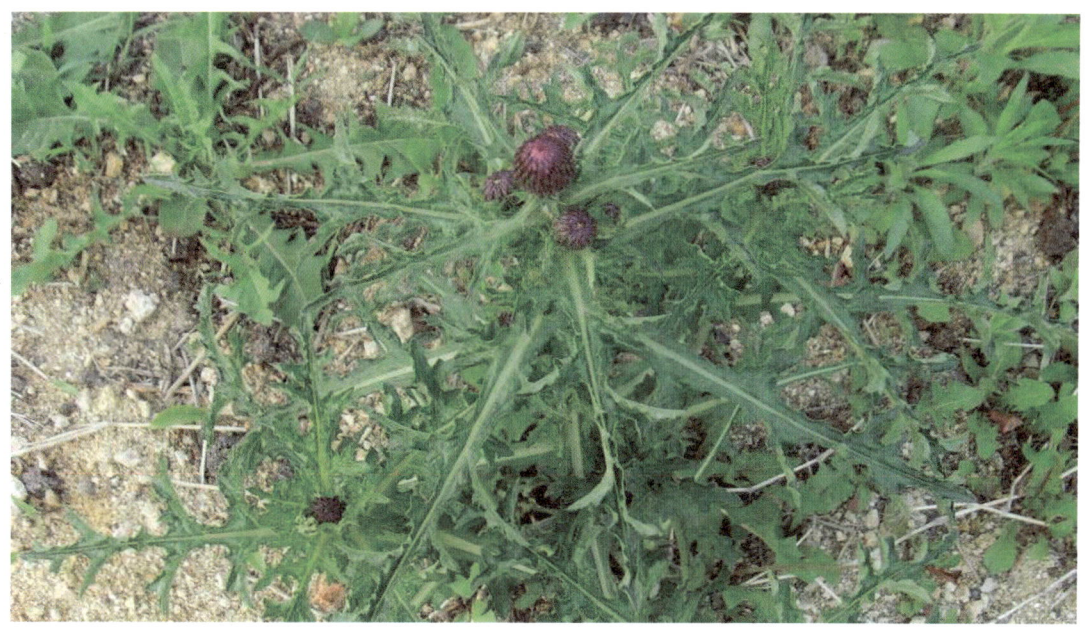

　엉겅퀴는 높이50~100cm. 뿌리는 노랗고 굵으며, 땅 속 깊이 자란다. 생명력도 매우 강하다. 줄기는 곧게 서고, 몸 전체에 하얀 털과 거친 가시가 있다. 잎은 매우 두툼하며, 잎자루가 없고, 긴 타원형에 창날처럼 여러 갈래로 갈라지면, 잎 끝마다 굵은 가시가 있어 찔리면 아프다. 꽃은 7~10월에 분홍색이나 붉은색으로 핀다. 다른 꽃들과는 달리 꽃에서 끈적끈적한 점액이 묻어난다. 열매는 8~9월에 익는데, 낙하산처럼 생긴 갓털이 붙어 있어 바람에 날려 멀리 번식한다.

　한방에서는 뿌리가 작은 것은 소계, 큰 것을 대계라고 한다. 피를 멎게 하고, 열을 내리며, 독을 풀고, 어혈을 삭히며, 염증을 가라앉히고, 균을 없애며, 피를 맑게 하고, 소변이 잘 나오게 하며, 양기를 북돋우는 효능이 있다.
　폐, 위장, 자궁의 출혈, 어혈, 폐결핵으로 피를 토할 때, 관절염, 위염, 장염, 고혈압에 약으로 쓰인다. 뿌리는 햇빛에 말려 사용한다(솔뫼, 2006).

20) 브로콜리

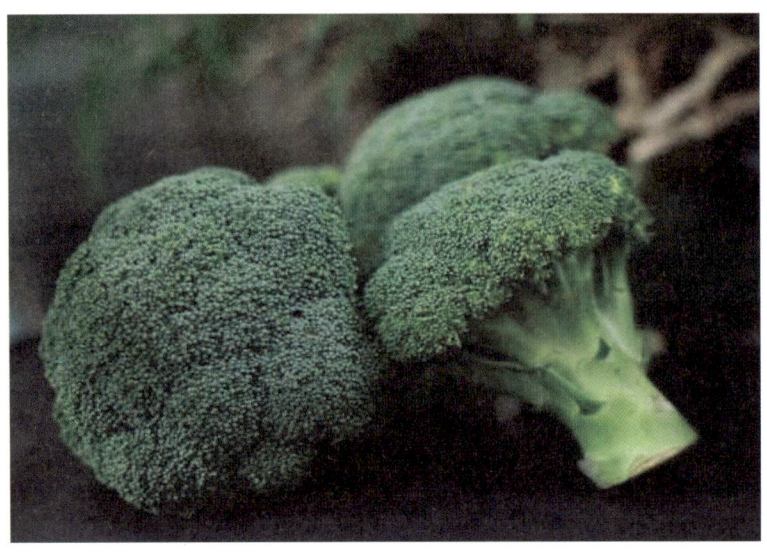

브로콜리(broccoli)는 꽃봉오리, 꽃줄기를 먹는 양배추의 부류의 원형으로 콜리플라워는 이것에서 발달한 것이다. 일찍부터 남유럽에서 이용되었으며 20세기에 들어 미국에서 급속히 소비가 증가되었다.

꼭대기에 큰 꽃봉오리만 나는 것, 차례차례로 꽃봉오리를 분기하는 것과 그 중간형이 있다. 꽃봉오리는 푸른색이 주체이며 황록, 백색, 자색 등의 품종도 가끔 있다. 샐러드나 무침 및 볶음 등으로 많이 이용되며 비타민 함량이 높고 특히 비타민 C 함량이 높다(홍태희 외 5명, 2011).

표 9-6 브로콜리의 일반성분(100g 중)

성 분	함 량	성 분	함 량	성 분	함 량
수 분	84.9g	비타민 A	400IU	칼 륨	530mg
단백질	5.9g	비타민 B1	0.12mg	나트륨	6mg
지 질	0.1g	비타민 B2	0.27mg	철	1.9mg
탄수화물당질	6.7g	비타민 C	160mg	인	120mg
섬유소	1.1g	나이아신	1.2mg	칼슘	49mg
콜레스테롤	-	비타민 E	1.8mg		

21) 수세미

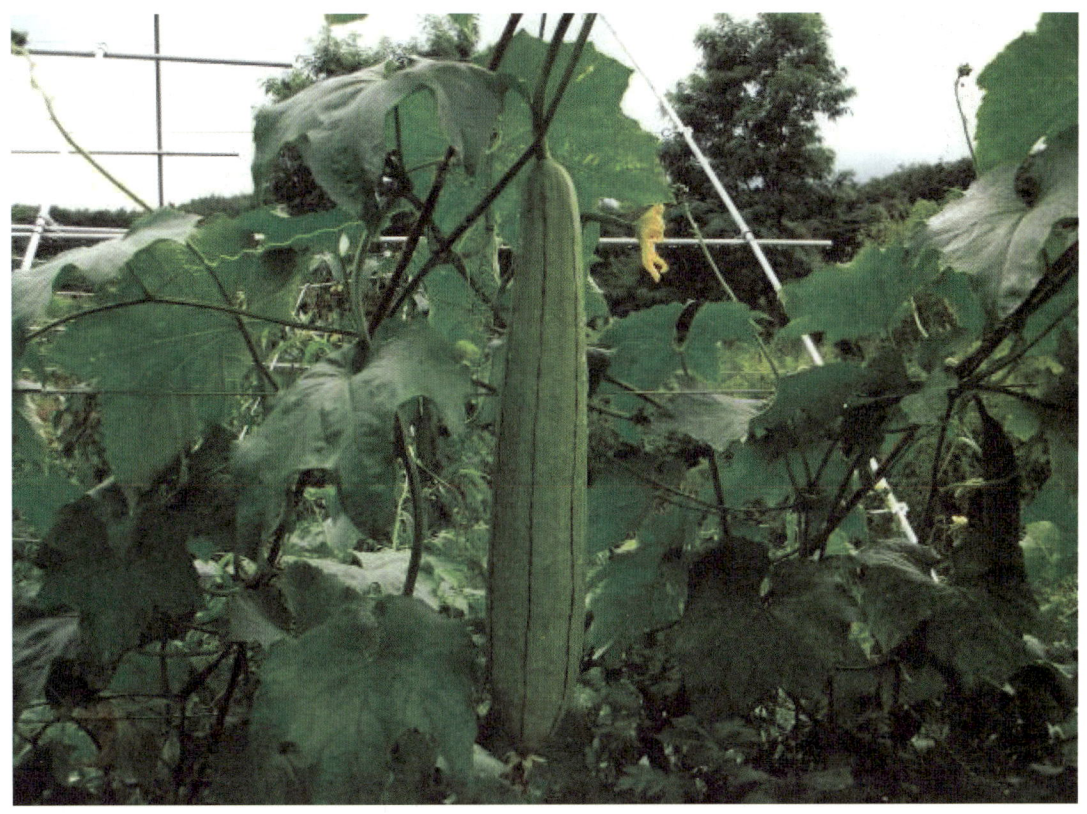

　수세미(sponge gourd)는 박과에 딸린 덩굴성 한해살이 재배식물로 수세미외라고도 한다. 줄기는 덩굴손으로 다른 나무를 감아 올라가며, 잎은 어긋나고 5~7개로 갈라진 손바닥 모양이다.
　8~9월에 다섯잎의 암꽃과 수꽃이 한 그루에 피며, 처음에는 수꽃이 많이 피고 여름이 지나면 암꽃이 많이 핀다. 열매는 50cm~1m 가량의 긴 원통 모양인데 몇 개의 세로줄이 있다. 어린열매는 녹색이며 익으면 누런색으로 변한다. 질긴 열매의 섬유로는 수세미를 만들고, 줄기에서 나오는 즙은 향수의 원료로 또는 해열제의 약재로 사용한다(문순열, 2011).

　수세미는 진해제, 각기, 수종, 이뇨제로 효과가 있으며 두통이나 감기에도 효과를 얻을 수 있다.

22) 호박

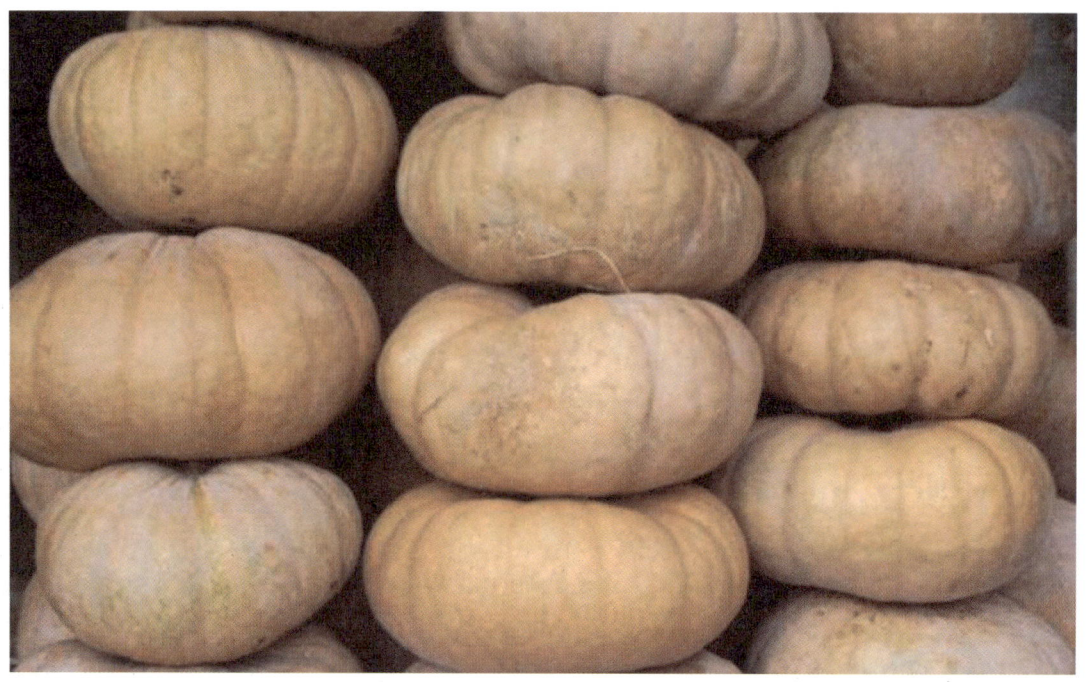

호박(pumpkin)은 박과로 중앙 아메리카 또는 멕시코 남부의 열대 아메리카가 원산지이다. 고온다습지대에 적응하여 온 동양계 호박(C.moschata DUCH.)과 페루, 볼리비아, 칠레 북부의 지대에 적응하여 온 서양계 호박(C.maxima DUCH.), 멕시코 북부와 북아메리카 서부를 원산지로 하는 페포계 호박(C.pepo L.) 및 믹스타(C. mixta) 등 4종이 재배되고 있으며, 이는 식물분류상의 이름이다.

호박의 성상 및 성분은 다음과 같다.
품종에 따라 크기, 색, 형태가 다양하다. 동양계 호박의 과육은 황색이고, 육질은 점성이 높은 것이 많으며, 서양계 호박은 방추형, 편원형 등의 모양을 가지고 있다.

당질 11.9%, 단백질 1.1%, 칼슘 24mg, 인 37mg, 칼륨 370mg, 비타민A 470IU, 비타민 C 39mg 등을 함유하고 있다. 열량은 305KJ(73Kcal)/100g이다.

호박씨는 단백질 23%, 지질 38%로 높은 함량을 나타내며, 특히 레시틴과 필수아미노산이 많이 들어 있다. 호박의 황색은 카로틴, 잔토필(xanthophyll)에 의한다.

호박의 수확과 저장은 다음과 같다.

보통 동양계와 페포계통의 호박은 촉성재배를 할 경우에 7~10일이면 생식용으로 사용할 수 있고, 20~30일이면 황갈색으로 익어 가공에 쓸 수 있다. 서양계통은 개화 후 50~70일이 경과하여 과피가 황갈색이 될 때 수확한다. 우리나라 1998년도의 호박 재배면적은 7,701ha에 총생산량은 141,698톤이었다.

저장은 익힌 다음 4~8도의 낮은 온도와 70% 이하의 습도에서 저장하며, 상온에서도 2~3개월은 저장할 수 있다. 우리나라에서는 예로부터 산후에 부기가 난 사람에게 가장 흔은 식품으로 늙은 호박을 먹어 왔다(홍태희 외 5명, 2011).

호박은 높이 5~10m. 농가에서 재배한다. 줄기는 굵고 홈이 파여 있으며, 굵은 털이 있다. 줄기 마디마디에 덩굴손이 2개씩 있어 다른 나무에 붙거나 옆으로 퍼지는 성질이 있다. 잎은 어긋나고, 폭이 아주 넓으며, 손바닥모양으로 갈라진다. 꽃은 6~10월에 노랗게 잎겨드랑이에 핀다. 열매는 아주 크고, 가을에 노란빛이 나는 갈색으로 여무는데 씨앗이 많다.

호박은 떡잎 때 옮겨 심는데 거름을 많이 주어야 하며, 호박이 덩굴로 뻗어나갈 때 손으로 줄기방향을 옮겨주면 열매가 맺지 않으므로 건드리지 않는 것이 좋다.

한방에서는 열매·꽃·줄기·뿌리를 남과(南瓜)라고 한다. 피가 맑아지고, 위·비장이 건강해지며, 혈당을 조절하고, 부기를 내리며, 통증·염증을 없애고, 독과 균을 다스리는 효능이 있다.

동의보감에서는 맛이 달고 독이 없으며 오장을 편안하게 한다고 하였다. 산후에 부기가 빠지지 않거나 젖이 안 나올 때, 심한 기침과 가래, 고혈압, 병후에 몸이 허할 때, 혈압이나 당 수치가 높을 때, 황달이 왔을 때 약으로 쓰인다고 하였다. 잎과 줄기는 그늘에, 씨앗은 햇빛에 말려 사용한다. 호박은 비타민 A, B1, B2, C, E, 섬유질, 철분, 칼슘 등이 풍부하여 비만과 미용에 좋다(솔뫼, 2006).

호박은 불면증을 치료하고 산후부종, 당뇨병, 이뇨제 등의 약재로 쓰이며 호박씨는 백일해, 구충제로 쓰인다.

호박의 성분은 가식부분 100g 당, 수분 95%, 단백질 2%, 지방 0.6g, 당질 3.5g, 섬유 0.4g, 칼슘 15mg, 인 23mg, 철분 0.7mg, 비타민 A 930IU, 비타민 B1 0.06mg, 비타민 B2 0.15mg, 비타민 C 8mg 등이다.
호박은 백일해, 구충제로 쓰이며 회복기의 환자나 산후에 부기가 있는 사람에게 좋다고 한다.

우리나라에서는 예로부터 산후의 부기, 부종, 이뇨작용, 강정, 당뇨, 중풍, 수술 후 회복에 효과가 있는 호박을 중탕 하여 호박즙, 호박한약액 건강식품으로 많이 이용하고 있다.

호박즙, 호박한약액 건강식품을 복용하면 호박과 약초 한약 생약의 효과를 얻을 수 있다(박윤선, 2025).

23) 토마토

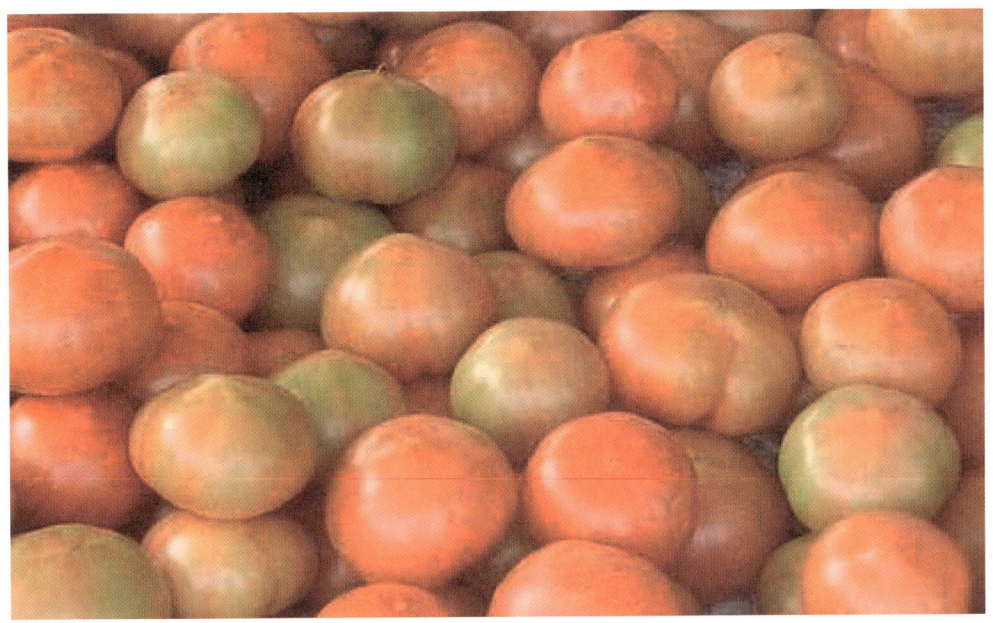

토마토(tomato)는 가지과에 딸린 한해살이풀로 키는 1.5~2m 가량이며, 가지가 많이 갈라지고 땅에 닿으면 어디에서나 뿌리를 내린다. 잎은 어긋나며 5~9개의 작은 잎으로 된 깃 모양의 겹잎이다. 6~8월에 노란꽃이 몇 개씩 모여 핀다.

5~10cm 가량의 붉은 열매가 달리는데, 품종에 따라 노란색인 것도 있다. 남아프리카 열대 지방 원산으로, 보통 밭에서 재배한다. 토마토는 맛이 좋고 비타민이 많다(문순열, 2011).

토마토(tomato)는 가지과 토마토속으로 남미의 페루, 에콰도르가 원산지이다. 우리나라도 수요가 급격히 증가하고 있는 채소이다. 16세기에 처음 관상용으로 도입되었으나, 이탈리아를 중심으로 품종개량이 진행되고 영국에서는 저온과 일조량이 적은 곳에서 잘 견디는 조생품종이 육성되었다.

미국에는 19세기에 도입되어 교배에 의해 다양한 품종이 육성되어 병해저항성 품종의 개발에서도 선두를 달리는 등, 토마토 육종의 중심이 되고 있다. 미국계인 폰데로자 등은 단맛이 풍부하며, 토마토 냄새가 적기 때문에 이를 기본으로 복숭아색의 알이 큰 토마토 품종이 육종되어 보급되었다.

토마토의 성상은 다음과 같다.

식물 전체에 황록색의 샘털이 총총하게 나 있고, 누른 점액을 분비하여 독특한 냄새를 풍긴다. 초여름부터 가을에 걸쳐 가지 중간에서 황색의 꽃을 피운다.

과실의 크기는 재배형태나 수확시기에 따라 차이가 있으나 보통 60~300g이다. 색깔은 주로 붉은색과 복숭아색이며, 등홍 및 황색도 있다. 또한 20도에서 인공적으로 색을 짙게 한 것도 있다.

토마토의 일반성분은 다음과 같다.

과실의 복숭아색은 리코틴(함유량 7~12mg%)이다. 20~25도에서 가장 선명하게 착색되며, 30도 이상이나 12도 이하에서는 카로틴이 많아져서 과실은 적등색이 된다. 토마토의 열량은 67KJ(16Kcal)/100g이다.

표 9-7 토마토의 일반성분(100g 중)

성 분	함 량	성 분	함 량	성 분	함 량
수 분	95.0g	비타민A	220IU	칼륨	230mg
단백질	0.7g	비타민B1	0.05mg	나트륨	2mg
지 질	0.1g	비타민B2	0.03mg	철	0.3mg
탄수화물(당질)	3.3g	비타민C	20mg	인	18mg
섬유소	0.4g	나이아신	0.5mg	칼슘	9mg
콜레스테롤	-	비타민E	0.8mg		

토마토의 수확은 다음과 같다.

토마토의 과실은 꽃이 피고 30일 정도면 완전한 크기로 발육하고 45~50일이면 수확할 수 있다. 아침이슬이 있을 동안에 완전한 색상의 것을 수확한다. 우리나라 1998년도 총 재배면적은 4,106ha이며 총 생산량은 166,047톤이다(홍태희 외 5명, 2011).

토마토는 비타민 B1, B2, C 가 많이 들어 있어 변비나 피부미용에 아주 좋으며 혈액 순환을 도와 소화를 촉진한다. 매일 토마토 3개씩을 먹으면 혈압을 내려주는 역할을 한다. 토마토는 양기부족을 치료하며 피부를 아름답게 한다.

토마토는 중탕 하여 토마토즙, 과일야채즙 건강식품 건강음료를 복용하면 토마토의 효과를 얻을 수 있다(박윤선, 2025).

24) 수박

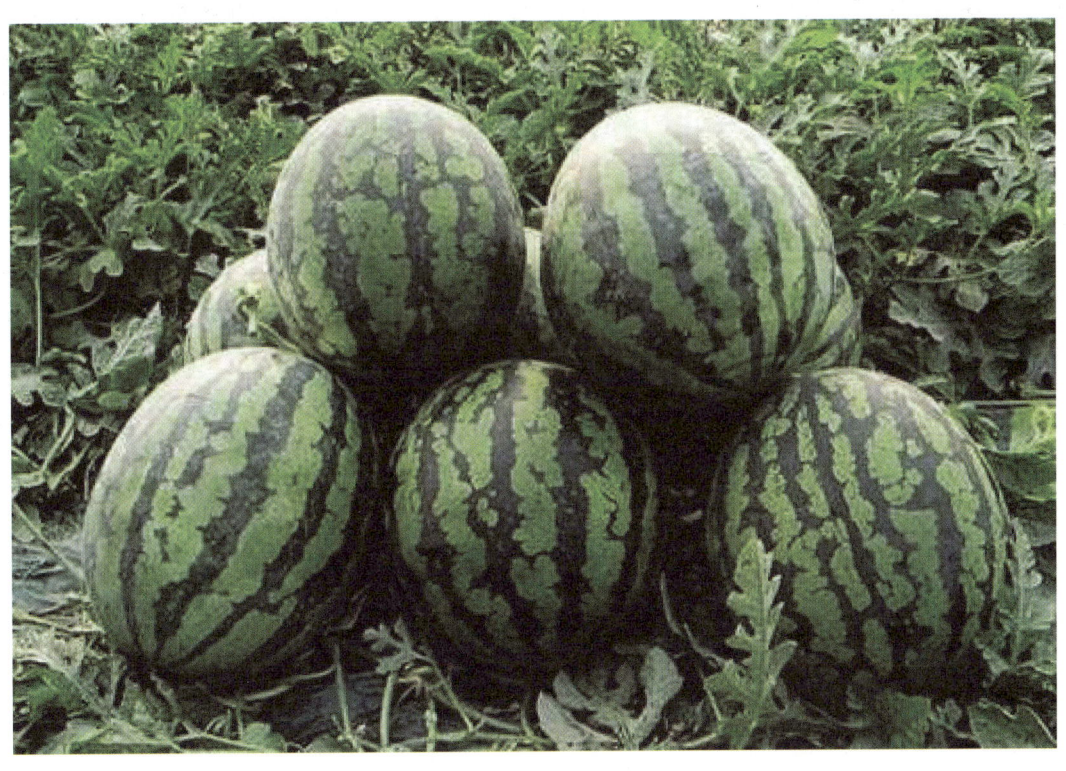

수박(Watermelon, Citrullus vulgaris S.)의 원산지는 아프리카이며, 우리나라에서도 많이 재배되고 있다. 수박은 껍질이 얇고 탄력이 있으며 꼭지 부위의 줄기가 싱싱한 것이 좋으며 수박의 외과피를 벗겨내고 난 껍질 부분은 생채로 이용하기도 한다.

수박은 수분 함량이 많고 고형분이 적어서 워터메론(water melon)이라고도 하며, 과육은 적색, 황색, 백색이 있으나 일반적으로 적색, 황색이 많이 이용된다. 수박의 과육 중에 있는 성분인 시트룰린(citrulline), 아르기닌(arginine)은 이뇨작용을 하므로 부종 등에 효과적이다. 또한 리놀레산(linoleic acid)은 수박씨에 많이 들어 있는 필수지방산으로 동맥경화 예방에 효과가 있다(정혜정 외 6명, 2012).

25) 딸기

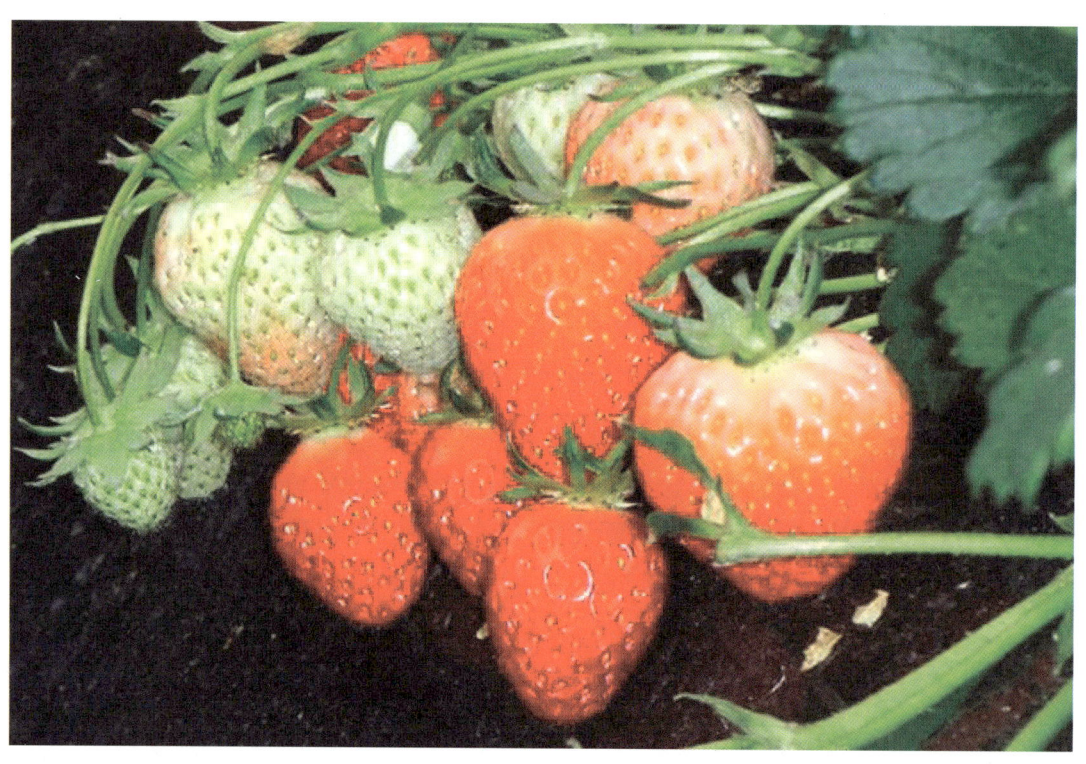

딸기(Strawberry, Fragaria grandiflora E.)의 원산지는 남미지역으로 우리나라에는 19세기 중엽 이후에 도입되었다.

수확된 딸기는 수송 중 품질 저하나 손실량이 많기 때문에 원거리 수송이나 장기 저장이 어렵고, 과립에 물이 묻으면 더욱 빨리 상한다. 딸기의 장기저장을 위해서는 급속 동결하여야 한다.

딸기에는 비타민 C가 99mg% 정도로 과일 중에서 많이 들어 있다(정혜정 외 6명, 2012).

과일류

26) 포도

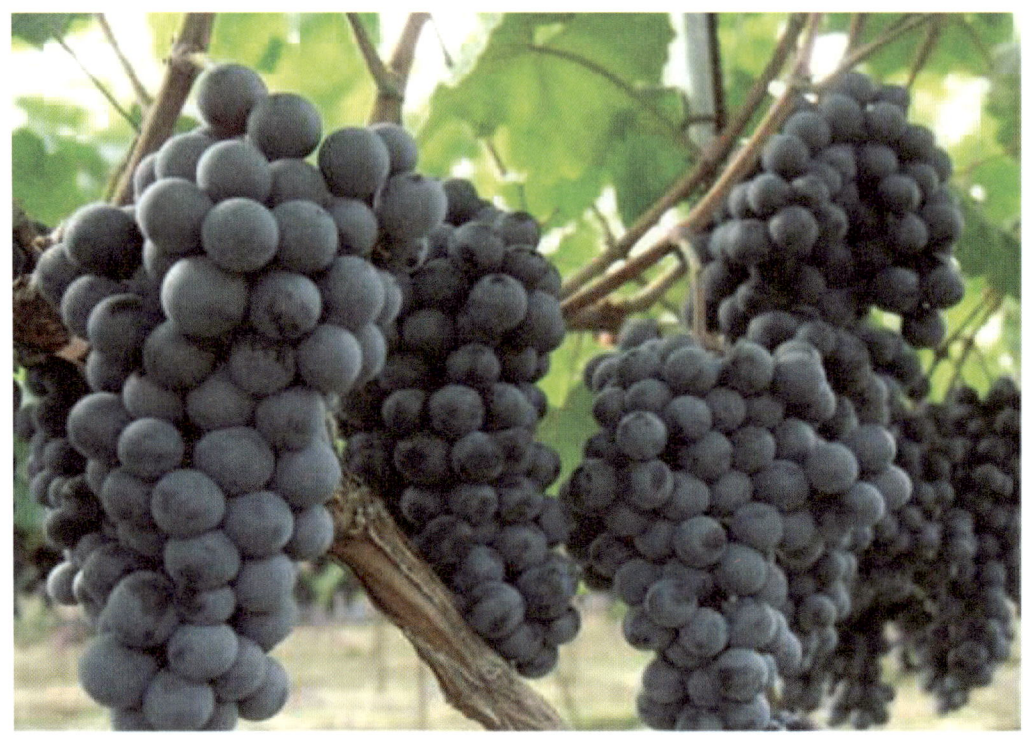

포도나무(grape vine)는 포도과에 딸린 갈잎덩굴나무로 줄기는 다른 물체를 감아 올라간다. 잎은 어긋나고 손바닥 모양으로 깊게 갈라졌으며 쭈글쭈글하다.

5~6월에 녹색의 잔꽃이 원뿔 모양으로 모여 피며 꽃이 진자리에서 구슬 모양의 열매가 다닥다닥 붙어 송이를 이룬다. 열매는 품종에 따라 검은 자주색, 녹색, 보라색 등으로 9~10월에 익어 간다(문순열, 2011).

포도(grape)재배의 역사는 유사(有史) 이전부터라고 하며, 수천 종의 품종이 분화되었는데, 이들은 어느 것이나 아시아의 서남부가 원산지인 유럽종과 북아메리카의 동부가 원산지인 미국종에서 유래되었다.

포도나무속 식물은 갈매나무(Rhamnales), 포도과(Vitaceae)에 속하는 넝쿨성 식물로서 주로 열대 및 아열대지방에 자생하지만, 온대지방에도 일부 분포하고 있다. 포도과는 11속에 약 700여 종이 있는데, 그 중에서 경제적으로 이용할 수 있는 것은 포도속뿐이며 재배종 포도는 모두 이에 속한다.

우리나라의 포도 재배 품종은 다음과 같다.
우리나라에는 2006년도 약 29,871ha가 있고, 397,784톤의 포도가 생산되고 있다. 유럽종은 겨울의 저온 때문에 재배가 극히 제한되어 있어서 대부분이 구미잡종이 재배되고 있다.
우리나라의 주요 재배품종은 재배면적의 60% 정도가 캠벨얼리(Campbell Early)이고 그 다음이 거봉(巨峰), 타노레드(Tano Red), 시벨9110(Seibel 9110) 등의 순이다. 과거에는 주로 생식용으로 이용되었으나, 현재에는 가공기술의 발달로 인해 깐포도, 주스, 포도주, 포도와인, 포도즙 등으로 점차 용도가 다양해지고 있으며, 수요가 증가함에 따라 겸용종 및 양조용 품종의 재배면적이 증가되고 있다.

포도의 성분은 다음과 같다.
포도의 주요성분은 대부분이 포도당, 과당으로 10~18%를 함유한다. 유기산은 주석산, 사과산이 주이고, 그밖에 미량의 구연산을 함유하며 이들 유기산의 총량은 0.4~0.95% 정도이다. 떫은 맛은 탄닌성분에 의하며, 색소는 안토시안계 적자색 색소인 oenin과 그 분해물이다.

포도의 용도는 다음과 같다.
생식하는 외에 가공식품으로 포도주, 포도와인, 포도즙, 주스(grape juice), 젤리(grape jelly), 건포도, 잼 등이 있다(홍태희 외 5명, 2011).

포도의 성분은 가식부분 100g 당, 수분 81.5%, 단백질 0.5g, 지방 0.1g, 당질 17.1g, 섬유 0.3g, 회분 0.5g, 칼슘 5mg, 인 14mg, 철분 0.3mg, 비타민 A 15IU, 비타민 B1 0.06mg, 비타민 B2 0.02mg, 나이아신 0.2mg, 비타민 C 5mg이다.

포도는 당질이 주성분이며 독특한 맛을 내는 것은 대부분이 포도당과 과당이다. 포도에는 주석산과 사과산, 펙틴, 고무질, 이노시톨, 타닌 등이 있으며 무기질로는 칼슘, 칼륨, 철분이 많은 알칼리성식품이다.

포도는 기를 늘리고 힘을 배양하며 지(志)를 굳게 한다. 한방에서는 포도씨를 강장제로도 이용해왔는데 그 속의 지방의 주성분은 리놀산과 스테아린이다. 포도의 뿌리와 잎도 약이 되는데, 뿌리를 달여 먹으면 이뇨제가 되고 신경통, 관절통에 좋다. 포도 잎사귀 말린 것을 달여 먹으면 이뇨작용에 좋다.

포도를 생산가공하는 포도주, 포도와인, 포도즙은 알칼리성 식품으로 강장제, 식욕증진제가 된다. 포도주, 포도와인, 포도즙을 곡류나 육류와 같은 산성식품과 함께 곁들여 먹으면 좋은 건강식품이다.

포도에 함유된 당분은 피로회복에 좋고 신진대사를 활발하게 해준다. 빈혈에도 효과가 있으며 바이러스 활동을 억제해 충치 예방작용도 하고 레스베라트롤이라는 항암성분이 있어 암 예방에 효과를 얻을 수 있다.

포도의 폴리페놀 성분은 항산화 작용을 해 동맥경화나 노화 방지에 효과를 얻을 수 있다. 포도는 해독작용이 뛰어난 것으로 알려져 있으며 손상된 간세포와 간의 보호 치료 효능이 있다. 포도에는 각종 영양성분이 풍부하며 독소를 분해시켜주는 효과로 체질개선에 효과를 얻을 수 있다.

포도는 중탕 하여 포도즙 건강식품 건강음료를 복용하면 포도의 약효 강장, 식욕증진, 피로회복, 빈혈예방, 항암, 동맥경화, 노화방지, 간세포보호, 체질개선의 효과를 얻을 수 있다(박윤선, 2025).

27) 사과

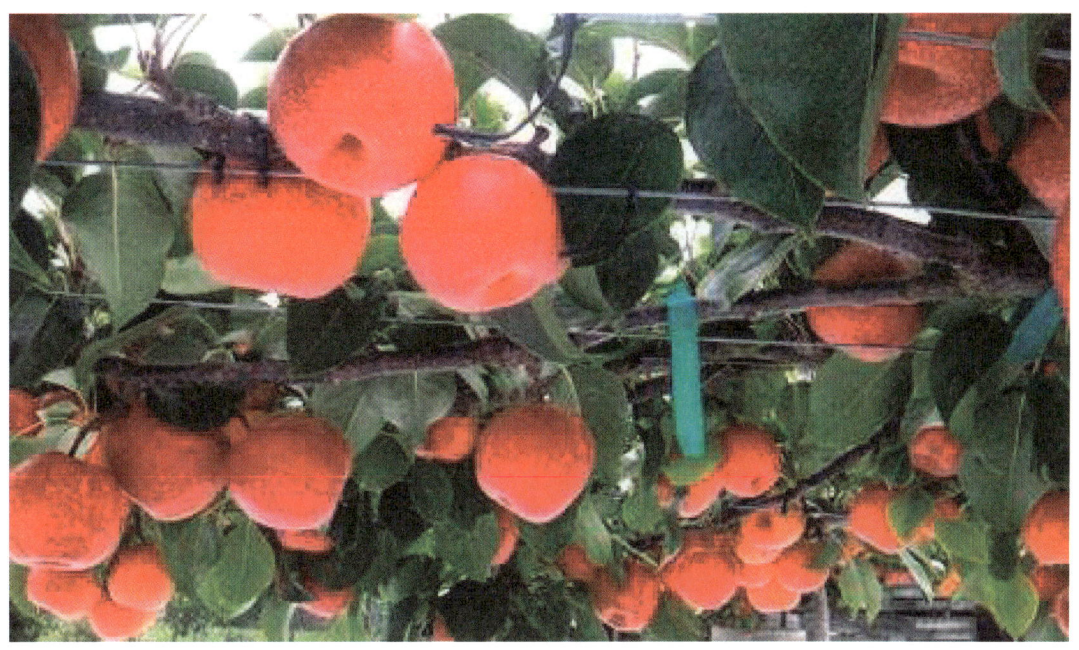

　사과나무(apple tree)는 장미과에 갈잎큰키나무로 약간 차고 건조한 곳에서 잘 자란다. 키는 10m에 이르며, 작은가지는 처음에는 털이 있고 자줏빛이 돈다. 잎은 어긋나며, 끝이 뾰족한 타원 모양이고 가장자리에는 얕고 둔한 톱니가 있다. 어린잎은 잔털로 덮여 있지만 곧 없어지며 윗면은 짙은 녹색인데 뒷면에는 털이 있다. 잎자루는 길이 2~3cm이며 턱잎은 일찍 떨어진다.
　4~5월에 가지 끝 잎겨드랑이에서 다섯 잎 흰꽃이 잎과 함께 우산 모양의 꽃차례로 한데 모여피는데 발그레한 꽃봉오리가 활짝 피면 눈송이처럼 하얗게 가지 위에 흩어진다.

　꽃이 지고 나면 그 자리에서 열매인 사과가 열리고 8~9월에 익어 가는데 지름 3~10cm로 양끝이 오목하다. 사과는 우리 몸에 좋은 비타민 C가 많이 들어 있고, 빛깔도 붉은색, 노란색, 연두색 등 여러 가지가 있다(문순열, 2011).

사과(Apple)는 원산지가 카프카즈(Kavkaz, 코카서스) 북방지대라고 알려져 있다. 유럽과 중부지방에서 발견된 호서(湖棲)시대의 유물 중에서 발견된 것으로 미루어 보아 그 재배역사는 대단히 오래 되었다고 여겨진 장미과 사과 속은 약 25종(種) 정도가 분포되어 있고, 현재 재배되고 있는 품종은 주로 유럽과 서부 아시아에 분포된 원생종 중에서 개량된 것이다.

사과의 재배현황은 다음과 같다.
우리나라는 온대 북부에 위치하고 있어서 기후적으로 사과재배에 알맞으며, 사과재배가 가능한 유휴경사지(遊休傾斜地)가 많기 때문에 2006년도 현재 전 과수재배면적 175,708ha의 19%에 해당하는 34,692ha를 차지하고 있다. 생산량은 459,010톤이다.

우리나라의 사과품종은 사과재배가 시작된 이래로 국광(國光), 홍옥(紅玉), 축(祝), 왜금(倭錦) 등이 주종을 이루었지만, 그 후에 인도, 델리셔스(Delicious), 골든델리셔스(Golden Delicious) 등의 품종도 재배되기에 이르렀다. 최근에는 후지나 쓰가루 등의 신품종이 점차 주종을 이루어가고 있다.

사과의 성분 및 용도는 다음과 같다.
사과의 주성분은 탄수화물이고, 단백질과 지방은 적으며, 비타민C와 무기염류의 함량은 다른 식품에 비하여 특히 많다. 사과 가식부(加食部)의 수분함량은 85.8%이므로 각종음료와 양조의 원료로도 이용되며, 그밖에 잼, 건과, 분말, 통조림 등의 가공품으로 이용된다.

사과의 열량은 209KJ(50Kcal)/100g 으로 상당히 높으며, 소화 및 흡수되기 어려운 섬유와 펙틴이 많아 정장작용을 하여 변비해소, 혈당치의 정상화, 칼륨에 의한 혈압강하, 사과산의 소염효과 등이 있다고 한다(홍태희 외 5명, 2011).
사과는 소화흡수를 잘되게 하는 작용뿐만 아니라 변통(便通)을 돕고 정장(整腸)에도 효과가 있는 펙틴(pectin)이 포함되어 있다.

표 9-8 사과의 성분함량 (가식부 100g 중)

성 분	함 량	성 분	함 량	성 분	함 량
수 분	85.8g	비타민E	0.21IU	칼 륨	110mg
단백질	0.2g	비타민B1	0.01mg	나트륨	1mg
지 질	0.1g	비타민B2	0.01mg	철	0.1mg
탄수화물(당질)	13.1g	나이아신	0.1mg	인	8mg
섬유질	0.5g	비타민C	3mg	칼 슘	3mg

사과에는 사과산, 구연산 등 대사촉진, 피로회복에 도움이 되는 유기산, 미네랄, 효소 등 유기성분이 포함되어 있다고 한다(홍문화 외 1명, 1995).

사과는 날것으로도 먹고 사과즙, 사과주 등 건강식품으로도 많이 이용한다. 사과에는 칼륨이 들어 있어서 혈압을 내리게 하며 변비가 심한 사람이 먹으면 변비치료제, 아울러 소화제의 역할도 한다.

사과즙은 회복기 환자에게 좋고 두통시에 먹으면 효과를 얻을 수 있다. 사과, 사과즙, 사과주는 남성과 여성에게 좋은 식품으로 효과를 얻을 수 있다(박윤선, 2025).

28) 배

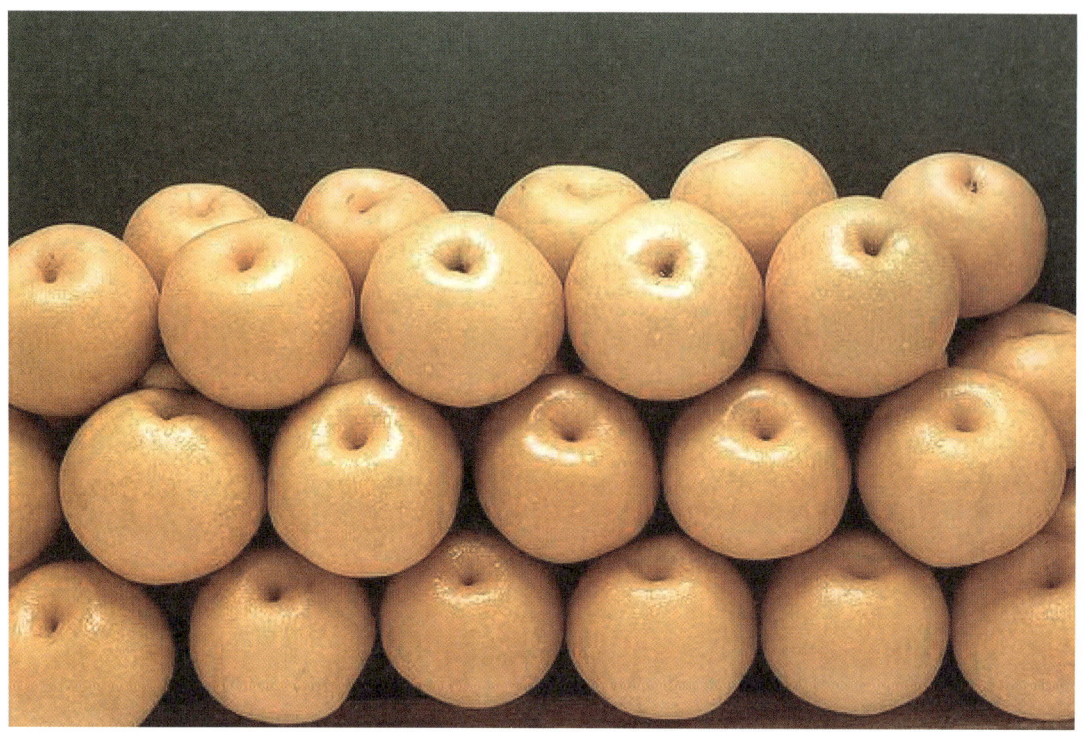

　배나무(pear tree)는 장미과에 딸린 갈잎큰키나무로 키가 10m에 이르지만 과수원에서 기르는 배나무는 2~3m 가량이다. 이것은 배를 따기 쉽게 가지치기를 하여 가꾸기 때문이다. 잎은 끝이 뾰족한 타원 모양이며, 가장자리에는 톱니가 있고 4~5월에 흰빛의 다섯 잎꽃이 잎겨드랑이에 3~7송이씩 한데 모여 핀다. 열매인 배는 익으면 갈색 껍질에 작은 점이 생기며, 단맛이 있고 수분이 많다. 여름에 배가 어느 정도 자라면 다 익을 때까지 깨끗하게 보존하기 위하여 신문지나 봉지로 싸 준다(문순열, 2011).

　배(pear)는 그 원산지에 따라 동양종과 서양종으로 구분되고, 동양종은 다시 한국고유종, 일본종, 중국종으로 구별된다. 서양종은 주로 유럽 및 서부 아세아에서, 동양종은 주로 아세아 동부의 원산종(原産種)이다. 2006년 우리나라의 배 재배면적은 24,612ha이고 총 생산량은 259,770톤이다.

우리나라 배의 품종 구성은 다음과 같다.

우리나라 배품종의 주종을 이루고 있는 장십랑(長十郞) 및 만삼길(晩三吉)의 구성비율은 점차 감소되고 있으며, 그 대신에 신고(新高), 행수(幸水), 풍수(豊水) 등의 재식비율이 증가되고 있다. 대체적으로 대전 이남의 남부지방에서는 만삼길이 많이 재배되고 있고, 중부지방이나 북부지방에서는 장십랑 등의 중생종 품종이 많이 재배되고 있다.

배의 성상 및 성분은 다음과 같다.

배의 과육 세포 중에는 석세포(石細胞, stone cell)가 있는데 거칠거칠한 석세포의 많고 적음에 따라서 배의 촉감과 맛이 결정될 수 있다.

배의 주요성분은 포도당, 과당, 서당이다. 품종, 산지, 숙기(熟期)에 따라 당의 함량과 조성이 다르다. 유기산은 구연산(citric acid)이 주로 많지만, 그 함량은 0.12~0.31%로 적다. 비타민류는 전체적으로 사과보다 약간 적다.

표 9-9 배의 성분함량 (가식부 100g 중)

성 분	함 량	성 분	함 량	성 분	함 량
수 분	88.6g	비타민E	0.11IU	칼 륨	140mg
단백질	0.3g	비타민B1	0.03mg	나트륨	2mg
지 질	0.1g	비타민B2	0.01mg	철	0.1mg
탄수화물(당질)	10.1g	나이아신	0.2mg	인	11mg
섬유질	0.6g	비타민C	3mg	칼 슘	3mg

석세포는 pentosan으로 되어 있고, 분해되면 xylose와 arabinose가 생긴다. 향기성분으로는 acetaldehyde가 대부분이며, 그밖에도 각종 알콜, 휘발산 등이 있다. 열량은 167KJ(40Kcal)/100g이다(홍태희 외 5명, 2011).

배에는 과당·자당·사과산을 주로 한 주석산(酒石酸)·구연산·효소 등의 성분이 포함되어 있으며 비타민 B, C 등이 함유되어 있다.

배는 수분이 많아 식후에 먹으면 산뜻하고 특히 소화를 돕는다. 비만증인 사람에게 배가 좋고 기침을 멈추게 하는 효과도 있다. 배는 고기를 먹을 때 곁들이면 소화를 도우며 식사 후에 디저트로 먹어도 좋다.

배를 먹을 때 까슬까슬하게 느껴지는 것은 오돌도돌한 석세포(石細胞)가 있기 때문이다. 이 석세포는 리그닌, 펜토산이라는 성분들로 된 세포막이 두꺼워진 후막세포(厚膜細胞)이다.

예로부터 배는 변비에 좋고 이뇨작용이 있다고 알려져 왔는데 변비에 좋은 것은 석세포 때문이다. 한방에서 배는 기침이 심할 때, 소화를 돕는 외에 해열의 효과, 갈증이 심하거나 술 먹고 난 다음에 소갈증에도 좋다고 한다.

감기, 기관지, 기침, 천식 등에 효과가 있는 배, 도라지, 은행, 생강을 중탕하여 배즙, 약도라지배즙 건강식품 건강음료를 복용하면 과일과 농산물 약초 한약 생약의 효과를 얻을 수 있다(박윤선, 2025).

29) 감귤, 진피

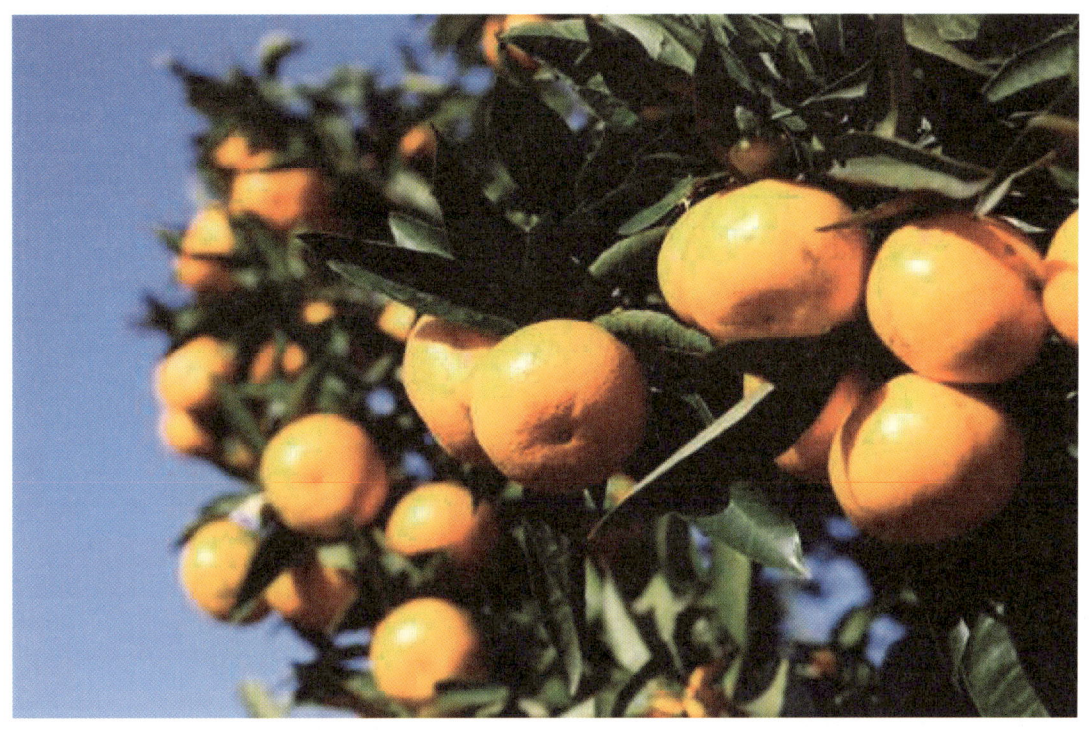

감귤류는 운향과(芸香科, Rutacae) 감귤아과(柑橘亞科)에 속하는 식물을 말한다. 감귤류로 취급되는 것은 감귤속(Citrus), 금귤속(金橘屬, Fortunella), 탱자나무속(Poncirus) 및 클리메니아(Clymenia)의 4속이나 재배대상은 앞의 3가지이다.

감귤의 원산지는 인도로부터 중국 중남부에 이르는 아시아 대륙의 동남부와 그 주변으로 추정되고 있다. 우리나라에서 감귤이 재배되기 시작한 것은 오래된 듯하지만, 옛 기록이 없기 때문에 재래귤의 도입경로나 도입연대는 분명하지 않다. 일본이 야사(野史)를 보면, 금귤, 감자(柑子), 유자(柚子), 탱자 등이 우리나라를 거쳐 일본에 도입되었다고 기록되어 있다.

2006년도에 우리나라의 감귤 재배면적은 25,800ha이고, 총생산량은 511,872톤이다. 우리나라에서 재배될 수 있는 밀감류(Mandarins)는 온주밀감(Satsuma Mandarin)이며 제주도에서만 주로 재배되었는데, 최근 일부 남부지역에서도 재배하고 있다.

귤의 성상 및 성분은 다음과 같다.

귤은 두꺼운 외과피에 의해서 과육부가 보호되고 있고, 과육부의 내부는 여러 방으로 나뉘어져 있다. 외과피에는 정유(精油, essen tial oil)를 함유한 유포(油胞)가 있다. 가식부는 종류에 따라 상당한 차이가 있다. 밀감은 76%, 네이블오랜지는 71%가 가식부이다.

성분은 과당과 포도당 및 서당이 주성분이며, 그 전당량은 8~12%이다. 유기산은 구연산을 1~2% 함유하고, 사과산과 호박산도 소량 함유한다. 산과 당의 함유량은 성숙도(成熟度)에 따라 달라지며 미숙과에 산이 많고 당분이 적으나, 숙성되면 산은 적어지고 당분이 많아지게 된다.

외과피에는 펙틴질이 많아서 마멀레이드 제조에 이용되고 있다. 비타민은 비타민 C가 평균적으로 35mg/100g 으로 많고 특히 비타민 P는 과피에 많아 2,030mg%나 된다.

표 9-10 감귤의 성분함량 (가식부 100g 중)

성 분	함 량	성 분	함 량	성 분	함 량
수 분	87.5g	비타민A	65IU	칼 륨	150mg
단백질	0.8g	비타민E	0.4mg	나트륨	1mg
지 질	0.1g	비타민B1	0.10mg	철	0.1mg
탄수화물(당질)	10.9g	비타민B2	0.04mg	인	17mg
섬유질	0.3g	나이아신	0.3mg	칼 슘	22mg
콜레스테롤	-	비타민C	35mg		

밀감의 쓴맛은 hesperidin과 naringin에 의하며, hesperidin은 비타민 P의 효과를 나타낸다. 가식부 100g 밀감의 열량은 184KJ이다.

감귤 과피에서는 펙틴, 정유 등을 얻으며 과숙과나 미숙과에서는 구연산(citric acid)을 얻는다. 과피를 건조한 것은 진피(陳皮)라고 하여 기침과 감기에 좋은 한약재로 사용한다(홍태희 외 5명, 2011).

귤은 초여름에 향기로운 흰 오판화(五瓣花)가 피고 열매가 맺는데 차차 익어감에 따라 노란색으로 변하고 신맛이 난다. 귤은 각기병이나 동맥경화 예방약으로 이용된다.

감기 치료에 좋은 귤, 귤껍질은 감기 치료에 특효이다. 생강과 함께 먹으면 구토가 멎고 소화를 돕는다. 귤은 어류 중독의 해독제, 귤껍질을 진하게 달여서 마시면 어류중독의 해독제이고 비염에도 효과를 얻을 수 있다(이준호, 1993).

진피(陳皮, citrus unshiu peel)는 귤나무 *Citrus unshiu* Marcow. 또는 기타 동속 근연식물(산초과 Rutaceae)의 성숙한 과피이다. 건조한 것은 정량할 때 hesperidin 4.0% 이상을 함유한다. 진피는 형태가 일정하지 않은 껍질로 두께 약 2mm이다. 바깥면은 황적색~어두운 황갈색이고 유실에 의한 작은 오목한 자국이 많다. 안쪽은 백색~엷은 회갈색이다. 질은 가볍고 부스러지기 쉽다. 진피는 특이한 냄새가 있고 맛은 쓰면서 약간 자극성이 있다. 잘 마르고 바깥면이 황적색이며 방향이 강하고 오래 묵은 것이 좋다.

진피의 효과는 다음과 같다.
소화불량증, 가래가 많은 기침을 하는 경우에 쓰인다.

①건위·구풍작용[11], 정유 성분과 flavonoid 성분은 소화액의 분비와 연동운동을 촉진한다.
②항알러지작용, hesperidin은 type I reaction에 의한 알러지반응을 억제한다(*in vitro, in vivo*).
③모세혈관강화작용, 항염증작용, 항종양작용, 혈중지질저하작용 등의 효과를 얻을 수 있다.

---

11) 건위는 위를 튼튼하게 하는 것이다. 구풍은 창자 안의 가스가 차있는 것이다.

30) 복숭아

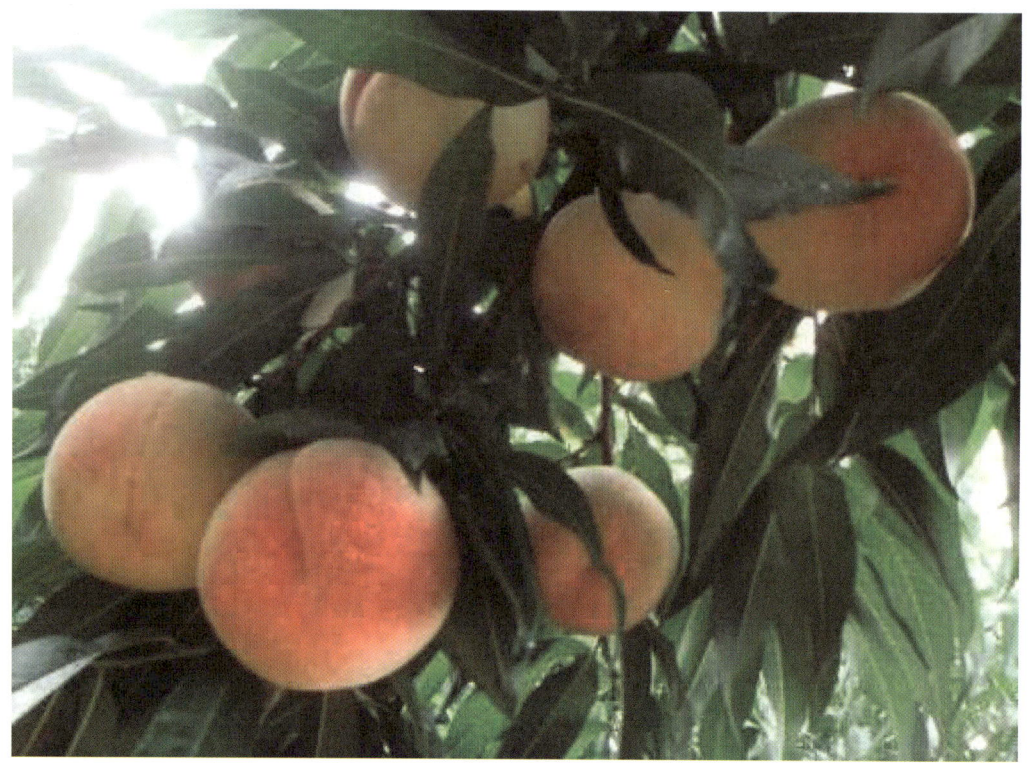

복숭아나무(peach tree)는 장미과에 딸린 갈잎큰키나무로 복사나무라고도 부르며, 꽃은 흔히 복사꽃이라고 부른다. 키는 6m에 달하고, 겨울눈에는 털이 있다. 잎은 어긋나며, 끝이 뾰족한 타원 모양이며 가장자리에 둔한 잔톱니가 있다. 잎자루는 길이 1~1.5cm로 꿀샘이 있으며 처음에는 털이 있다. 4~5월에 잎겨드랑이에서 지름 3cm의 연분홍빛 다섯 잎꽃이 잎보다 먼저 핀다.

열매인 복숭아는 둥근 모양이며 털이 많고, 8~9월에 분홍빛으로 익어 간다. 씨는 딱딱하고 끝이 뾰족한 달걀 모양이며 속살로부터 잘 떨어지지 않는다. 연노랑색을 띤 흰빛의 복숭아를 백도라고 하며, 흰꽃이 핀다. 복숭아의 맛은 시고 달며 씨는 한약재로 쓰인다(문순열, 2011).

복숭아(peach) 나무는 원예학적으로 핵과류에 속하지만, 식물학적으로는 도이과(桃李科)의 도이속 도아속에 속한다. 복숭아의 원산지는 중국 서부라고 하며, 현재 우리나라에서 사과·배·포도 다음으로 많이 재배하는 과수이다. 2006년도 현재 총 재배면적은 12,012ha이며 총 생산량은 151,313톤이다.

복숭아의 성분은 다음과 같다.
핵 주위의 과육부에는 anthocyan 색소를 함유하며, 그 부분이 붉은 복숭아는 통조림 제품으로 만든 후에 그 부분이 자색(紫色)으로 되기 때문에 상품가치를 떨어뜨린다.
전 당함량은 7.6~11.5% 정도로 서당, 과당, 포도당이 주성분이다. 유기산은 백육종에는 적어서 사과산으로 0.15~0.21%이고, 황육종에는 많아서 0.65~0.83%를 함유하고 있다.

방향성분은 초산(acetic acid)이나 카프릴산(caprylic acid) 등의 유기산과 리날로올(linalool)과의 ester를 비롯하여 acetaldehyde 등이 있다. 씨에는 단백질과 지질도 많이 함유하고 있고, 한약에는 도인(桃仁)이라 하는데, 진해(鎭咳)효과[12]가 있다고 알려져 있다(홍태희 외 5명, 2011).

---

[12] 진해효과는 기침을 그치게 하는 효과이다.

31) 감

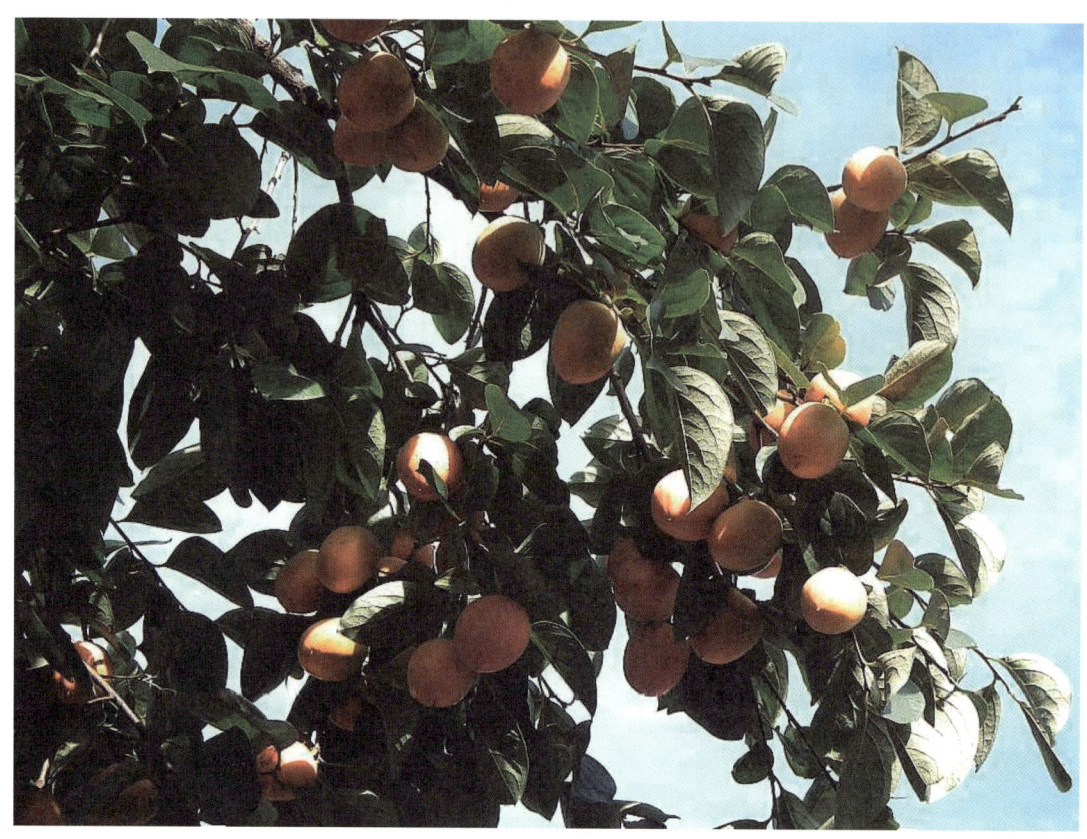

　세계적으로 분포되어 있는 감과 감나무속 식물은 약 190종으로 대부분 열대나 아열대에 분포되어 있고, 온대에 분포되어 있는 것은 비교적 적다. 식용으로서 재배가치가 있는 감나무의 원산지는 한국, 중국 및 일본이며, 일본에서 우량품종들이 많이 선발되어 오늘에 이르렀다. 동아시아 지역 외에도 미국의 일부, 브라질, 이스라엘, 뉴질랜드 등에서 재배되고 있으며, 유럽에서도 재배되고 있다.

　식용종 감에는 떫은 감과 단감이 있는데, 우리나라의 재배종 감은 대개 떫은 감이고, 외래종 단감은 1970년대에 도입되어 남부 일부 지역에서 재배되고 있다. 우리나라의 지역별 재배현황은 경남이 가장 많고 그 다음이 전남, 경북의 순서이며, 총 재배면적은 2006년도 30,031ha이며 총 생산량은 260,671톤이다.

감의 성상 및 성분은 다음과 같다.

감꽃은 자웅이화(雌雄異花)로 대부분의 품종은 암꽃만 피고, 숫꽃을 함께 피우는 품종은 적으며 우수품종은 웅성기관이 퇴화하여 자성기관의 완전한 암꽃만을 착색하는 경우가 많다. 재배품종 중에서 종자가 생기지 않아도 결실을 맺는 종류가 있는데, 결실을 위해서는 종자가 생기도록 화분(花粉)이 공급되어야 한다. 인공수분을 하거나, 수분수와 함께 섞어 심는 방법이 있다.

표 9-11 감의 성분함량 (가식부 100g 중)

성 분	함 량	성 분	함 량	성 분	함 량
수 분	83.1g	비타민 A	65IU	칼 륨	170mg
단백질	0.4g	비타민 B1	0.03mg	나트륨	1mg
지 질	0.2g	비타민 B2	0.02mg	철	0.2mg
탄수화물당질	15.5g	비타민 C	70mg	인	14mg
섬유소	0.4g	나이아신	0.3mg	칼슘	9mg
콜레스테롤	-	비타민 E	0.1mg		

감의 단맛은 포도당, 과당 및 서당에 의하며, 그 함량은 14~16% 정도로 높고, 그 조성은 포도당 6%, 과당 2~3%, 서당 5% 비율이고, 단감 표면의 백분(白粉)은 mannit에 의한다. 유기산 함량은 품종에 따라 달라서 0.1%(pH 6.3)에서 0.15% (pH 5.8)의 범위이고, 펙틴의 함량도 품종에 따라 1.3~1.8%의 범위이다.

과육의 색은 carotene, cryptoxanthin 등의 카로티노이드류 함량이 많기 때문이고, 떫은 맛의 성분은 타닌성분인 shibuol($C_{14}H_{20}O_9$)이며, 그 함량은 0.39~0.77%이다. 비타민 함량은 다음 표와 같으며, 비타민 C의 함량은 비교적 매우 높으며, 또 감잎에는 800mg% 정도가 함유되어 있다. 감의 가식부 100g의 열량은 251KJ(60Kcal)로 매우 높다(홍태희 외 5명, 2011).

32) 매실

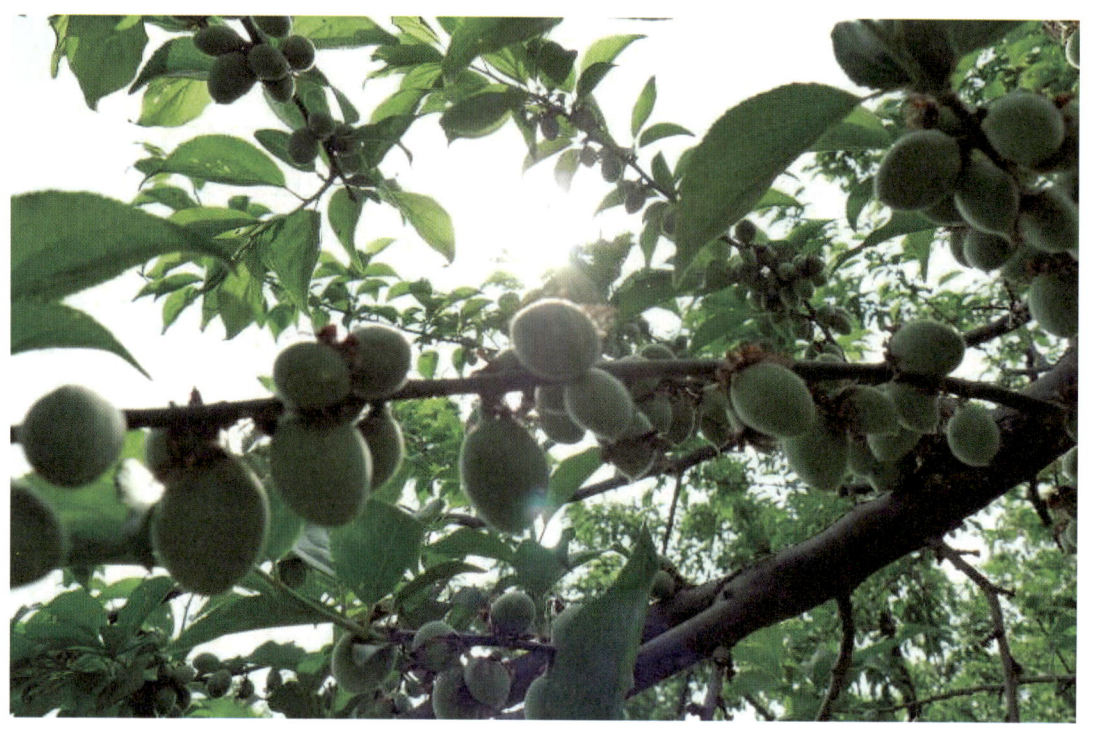

매실은 원산지가 중국 강남지방이며, 우리나라에서는 신라 때부터 관상용으로 재배되어 왔고, 생식용으로는 부적당하여 과수로서 재배한 예는 극히 적었으나 최근에는 매실차, 매실즙, 매실주, 매실 장아찌 등 건강식품으로 많이 가공해서 먹고 있다.

품종 중에서 대표적인 것은 백가하(白加賀), 소매(小梅), 화향실(花香實), 풍후(豊後) 등이 있다. 백가하와 풍후 등은 알이 크고, 소매는 알이 작다.

매실의 성상과 성분은 다음과 같다.
주성분은 유기산으로 주로 구연산이며 4.8~6.8% 정도 함유하고 있다. 당은 0.7~1%, 비타민 C는 10mg, 단백질과 지질 함량은 비교적 많다.

미숙 과실의 씨에는 시안배당체(cyanogenic glycosides)인 아미그달린(amygdalin)이 들어 있으며, 효소 등의 작용으로 분해되어 시안산(hydrocyanic acid, HCN)이 분리됨으로써 독성물질을 생성하는데, 성인에 대한 치사량은 200mg 으로 추정된다.

수확시기는 6월 중순부터 7월 상순경이며, 매실은 저장성이 없으므로 과육이 물러지기 전에 수확하여야 한다. 매실주(酒)나 매실즙을 위한 매실은 빛깔이 누렇게 변하기 시작하고 과육이 물러지기 전에 수확하여야 한다.

산이 많아서 생식하는 경우는 거의 없으며, 일본에서는 매실절임(우메보시) 및 매실주 등으로 이용한다. 또 훈제(燻製)한 것은 조매(鳥梅)라고 하는데, 예로부터 한방약으로 이용되어 왔다(홍태희 외 5명, 2011).

33) 바나나

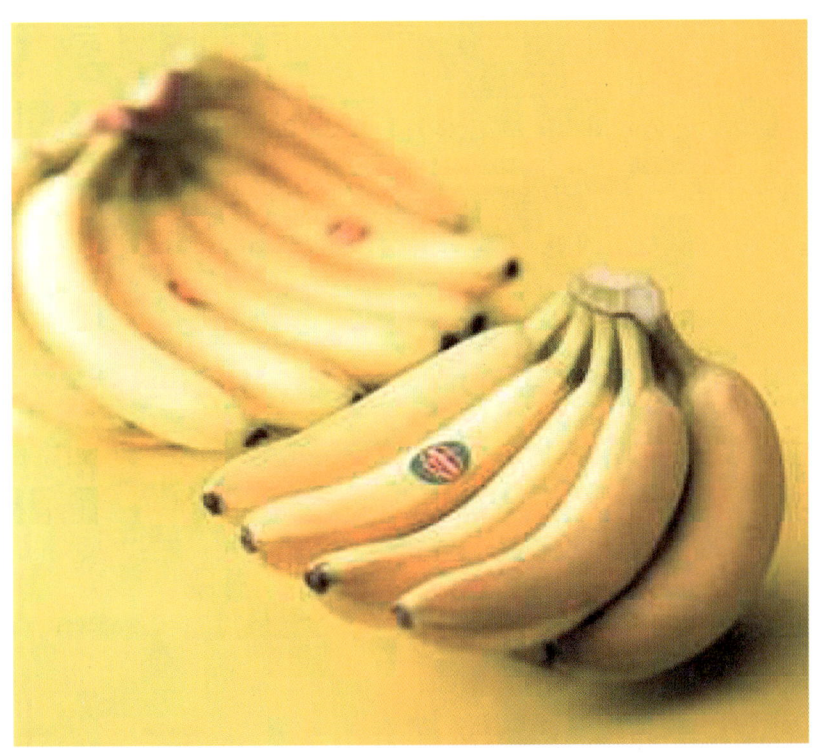

바나나(banana)는 파초과의 늘푸른여러해살이풀로서 원산지는 인도, 말레이시아, 세일론 등지이며, 키는 4~6m 가량이다. 땅속의 알줄기에는 죽순 모양의 싹이 나와 긴 타원 모양의 잎이 8~10개가 모여난다.

여름철에 커다란 꽃줄기가 나와 엷은 노란색 잔꽃이 이삭꽃차례로 핀다. 열매는 한 꼭지에 수십 개가 달리며 모양은 초승달에 가까운 긴 타원형이고, 익으면 노란빛이 되며 향기가 있고 맛이 좋다(문순열, 2011).

바나나는 열대 및 아열대지방의 대표적인 과수로, 말레이반도 또는 인도의 아샘지방과 인도지나에 걸친 고온 다습한 열대아시아가 원산지로 추측된다. 생식용 바나나는 브라질, 인도, 필립핀 등지가 주산지이고, 요리용 바나나는 우간다, 콜롬비아, 르완다, 자이레 등지가 주산지이다.

우리나라에서는 1978년부터 제주도 서귀포에서 시설재배가 시작되었으며, 한 때는 고소득작물로 인식, 재배면적이 300ha가 넘었으나, 현재는 외국산 수입의 증가로 가격경쟁이 되지 않기 때문에 농가에서 거의 재배를 포기하였다.

바나나의 성분은 다음과 같다.
과육은 약 60%이고, 수분이 비교적 적다. 수용성의 당이 많고, 당질은 전분을 포함하여 21% 정도이다. 후숙한 것에는 구연산과 사과산이 있지만 신맛은 거의 없다. 미숙과육에는 없지만 완숙과육에는 α-carotene이 많아서 담황색을 띠고 있으며, 펙틴은 0.7~1.2% 정도이지만, 완숙되면 반감한다. 바나나 특유의 향기 성분은 초산 amyl이 주가 된다.

바나나 100g의 열량은 약 364KJ(87Kcal) 전후이며, 식이섬유가 비교적 많다. 생식용 바나나에 함유되어 있는 당질은 소화흡수가 잘 된다(홍태희 외 5명, 2011).

34) 밤

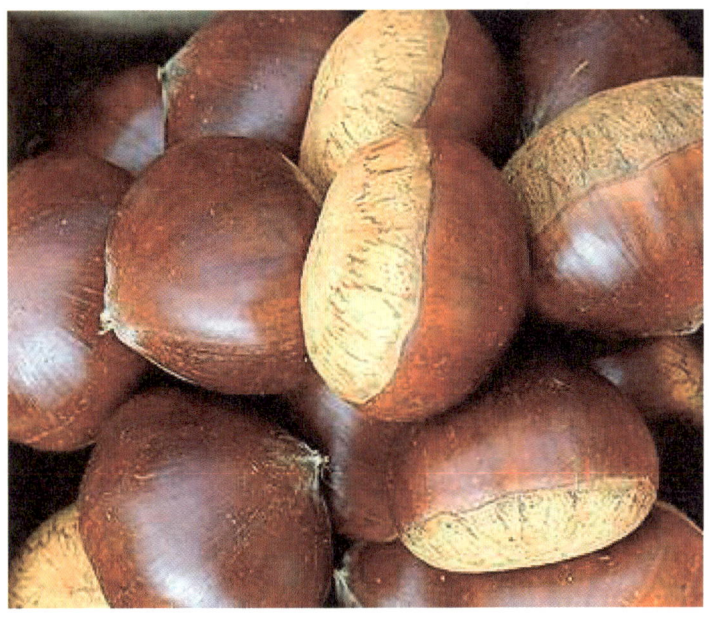

밤나무(chestnut tree)는 참나무과의 갈잎큰키나무로서 키는 5~15m이며 잎은 마주나고 긴 타원 모양이며 가장자리에는 톱니가 있다. 암수한그루로 5~6월에 긴 꽃이삭에는 수꽃이, 그 아래에는 암꽃이 각각 따로 핀다. 열매인 밤은 9~10월에 익으며, 알밤은 두세 개가 가시가 많은 밤송이에 싸여 있다.

밤나무는 단단하고 습기에 잘 견디어 선박, 침목, 토목, 건축, 조각 등에 쓰이며 열매는 날로 먹거나 쪄서 먹고 한약재로 쓰이며, 꽃은 약용 또는 염료용으로 사용한다(문순열, 2011).

밤(chestnut)은 종류에 따라 원산지가 다른데, 밤나무속 식물은 아시아, 유럽, 북아메리카, 북부 아프리카 등지의 온대지역에 자연 분포되어 13종에 달하고 있으나, 그 중 과실로 이용되는 주요 밤으로는 한국밤, 일본밤, 중국밤, 유럽밤, 미국밤 등이 있다.

밤재배의 수익성은 생산량의 증가에 따라 가격도 많이 떨어졌으므로 경영에 어려움을 주고 있다. 2006년도에 밤 총 생산량은 109,956톤이다.

밤의 가식부 100g의 열량은 653KJ이며, 일반성분은 다음과 같다

표 9-12 밤의 성분함량 (가식부 100g 중)

성 분	함 량	성 분	함 량	성 분	함 량
수 분	60.2g	비타민A	26IU	칼 륨	500mg
단백질	2.7g	비타민E	0.2mg	나트륨	2mg
지 질	0.3g	비타민B1	0.32mg	철	0.8mg
탄수화물(당질)	34.5g	비타민B2	0.11mg	인	65mg
섬유질	1.0g	나이아신	0.8mg	칼 슘	23mg
콜레스테롤	-	비타민C	22mg		

밤의 성분 및 용도는 다음과 같다.

밤에는 풍부한 탄수화물과 각종 염류와 비타민이 함유되어 있고, 독특한 맛과 단맛이 있어서 군밤, 삶은밤, 밤밥, 황률(말린밤), 각종 과자(불란서 과자 마론그랏세), 통조림 등으로 가공되고 있다(홍태희 외 5명, 2011).

밤나무는 높이 17m. 줄기껍질이 어두운 갈색이며 세로로 깊이 갈라진다. 가지를 많이 친다. 잎은 긴 타원형으로 앞면에 광택이 난다. 잎 가장자리에는 초록색 가시톱니가 있다. 꽃은 6월에 기다란 솜털모양으로 하얗게 피고, 깊은 향이 난다. 열매는 9~10월에 여물고, 겉껍질에 길쭉한 가시가 있다. 다 익으면 열매껍질이 벌어지고, 그 안에 열매가 2~3개씩 들어 있다.

밤나무는 산에서 자생하는 재래종과 산비탈에 심어 관리하는 재배종이 있다. 재래종은 열매껍질이 잘 벗겨지며 열매가 재배종보다 잘지만 맛이 달고 구수하다. 재배종은 열매가 굵다.

한방에서는 열매를 율자(栗子), 줄기껍질을 율수피(栗樹皮), 열매껍질을 율각(栗殼)이라고 한다. 위와 비장을 튼튼히 하고, 신장을 보하며, 양기를 북돋우고, 피를 활성화시키며, 피를 멎게 하는 효능이 있다.

위암, 위염, 기관지염, 혈액 순환이 안 될 때, 신장 기능이 약할 때 약으로 쓰인다. 열매, 뿌리, 줄기껍질은 햇빛에 말려 사용한다. 밤을 그대로 보관하면 벌레가 생기므로 오래 보관하며 먹으려면 소금물에 하루 정도 담근 후 냉장고에 보관하는 것이 좋다(솔뫼, 2006).

35) 은행, 은행엽

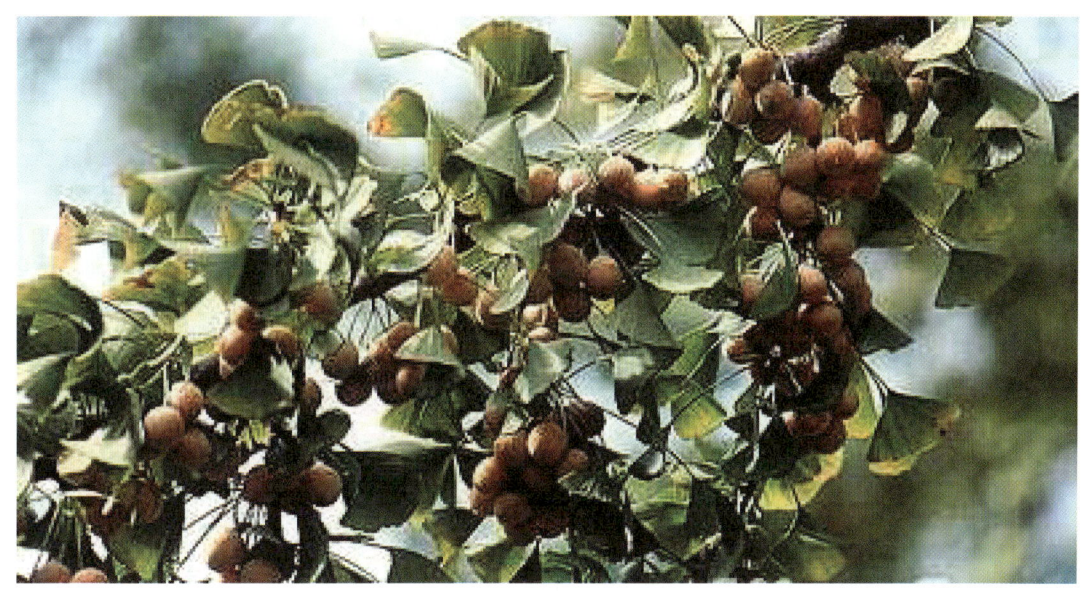

은행나무는 수명이 수천 년이나 되며, 약효가 뛰어나 황금의 나무라고 불린다. 은행은 기침에 특효가 있고, 뇌혈관을 맑게 해주며, 혈액순환을 좋게 하여 폐를 튼튼하게 해 준다. 그러나 은행에는 독성이 있어서 날로 먹거나 한꺼번에 많이 먹지 않도록 주의해야 한다. 그늘에서 말린 은행잎과 감초를 넣고 달인 물을 마시면 몸 안에 쌓인 독을 없애고 혈압을 내리는 데 효과가 있다(문순열, 2011).

은행의 성상과 성분은 다음과 같다.
은행나무는 5월경에 새잎이 돋아나고 꽃이 피며, 구형(球形)의 과실이 10월에 익으면 노란색의 살이 많은 외종피로 둘러싸이고, 그 속에 씨가 들어 있게 된다.

외종피(外種皮)는 즙이 많고 악취가 나며, 옻을 타기 쉽기 때문에 피부에 닿지 않도록 주의하여야 한다. 내종피는 딱딱하고 흰색이며 그 속에 씨가 들어 있다.

은행에는 전분이 약 68%로 대부분을 차지하고 단백질 및 지방은 적다. 무기질로는 K와 P 많으며, 카로틴 및 비타민 C를 함유하고 있다.

은행의 용도는 다음과 같다.
식용부위는 외종피를 제거한 껍질 안의 황록색을 띤 배유조직으로 간식용으로 구어서 먹거나 볶아서 먹는다. 한방에서는 기침과 천식을 그치게 하는 데 사용된다(홍태희 외 5명, 2011).

은행잎이 황금빛으로 곱게 물들면 가을이 깊어 간다. 은행나무는 은행나무과에 딸린 갈잎큰키나무로 키는 5~6m에 달하고 긴 가지를 친다. 잎은 한 군데에서 여러 개가 돋아나며 부채 모양인데, 가운데가 갈라지고 평행맥이 있다. 나무는 암수 딴 그루이며, 5월에 수꽃은 이삭꽃차례로 피고, 암꽃은 꽃줄기 끝에 두 송이가 핀다. 열매는 은행이라 하며, 구슬 모양으로 10월에 익는다.

은행은 우수한 스태미너식품이며 부스럼 종기나 피부병에 효과가 있다. 은행이 강장(强壯)[13], 강정(强精)[14] 효과의 바탕을 이루고 있는 것은 인지질(燐脂質)의 작용에 의한 것으로 알려져 있다. 은행은 기침과 천식에 효과가 있으며 은행의 하루 권장량은 어른이 5~6알 정도가 적당하다(홍문화 외 1명, 1995).

은행엽(銀杏葉, ginkgo leaf)은 은행나무 *Ginkgo biloba* L. (은행나무과 Ginkgoaceae)의 잎이다. 은행엽은 부채모양을 하고 길이 3~8cm, 너비 4~8cm, 잎자루는 2~7cm이고 초록색이다. 엽맥은 부채살 모양으로 갈라진 나란히맥이며 엽연은 끝쪽 부분이 얕게 1~3개로 갈라졌다. 기부는 쐐기형이고 잎은 부서지기 쉽다. 은행엽은 특이한 냄새가 있고 맛은 조금 떫다.

---

13) 강장효과는 허약한 몸을 회복시켜 영양 상태를 돕고 체력을 강하게 하는 효과이다.
14) 강정효과는 남성의 정력이 강화되는 효과이다.

은행엽의 효과는 다음과 같다.

진해15), 거담16), 활혈약(活血藥)으로 고지혈증17), 심장질환(협심증) 등에 쓰인다.

①관상동맥확장작용, 동맥의 혈관은 확장하고, 정맥의 혈관은 수축시킨다. 모세혈관의 신축성을 증진시키고 혈소판이나 적혈구의 응집을 억제한다. 또한 모세혈관의 과다투과성을 줄여주고, 조직으로의 혈행을 원활하게 하여 세포대사를 촉진한다. quercetin, kaempferol, isorhamnetin 등의 ginkgogenin은 심부전증상이 있는 관상동맥을 확장한다. 은행엽 추출물(EGb 761)은 phosphodiesterase (PDE4)를 억제하고 사람의 혈관상피세포에서의 세포내 칼슘농도의 증가를 억제한다(*in vitro*, HUVECs).[18]

②혈액순환개선작용, ginkgolide B는 혈소판응집인자(PAF, 혈소판과 백혈구, macrophage, 혈관상피세포 등에서 분비되는 인지질로 세포간 매개인자)의 작용을 억제한다. PAF는 혈소판응집, 혈전증, 염증반응과 알러지반응에 관여한다. 혈중 cholesterol치를 낮춘다(ginkgetin).

③은행엽 추출물에는 항산화, 혈관벽의 이완, 혈소판응집억제, 말초혈관순환 촉진, 신경전달촉진, 항염증, LDL 분해촉진, 신경세포보호작용이 있다.[19] 뇌세포보호작용, 은행잎 추출물(EGb761)은 Aβ의 응집과 caspase-3의 활성화를 억제함으로써 뇌신경세포를 보호한다(*in vitro*).[20]

은행나무 은행엽(銀杏葉)은 방충작용, 진해, 거담, 고지혈증, 고혈압, 심장질환, 심장병, 혈류개선, 혈액순환 등에 효과를 얻을 수 있다.

---

15) 진해는 기침을 그치게 하는 것이다.
16) 거담은 가래를 없어지게 하는 것이다.
17) 고지혈증(高脂血症)은 필요 이상의 지방성분 물질이 혈액에 존재하여 염증을 일으키는 상태를 말한다. 최근에는 이상지질혈증으로도 정의하기도 한다. 공복시 혈청 콜레스테롤이 220mg/dl 이상이거나 중성지방이 150mg/dl이상인 경우 고지혈증으로 진단한다.
18) Campos-Toimil M *et al.* (2000) Arterioscler. Thromb. Vasc. Biol. 20: E34-E40.
19) Yoshikawa T *et al.* (1999) Antioxid. Redox. Signal. Winter 1: 469-480.
20) Luo Y *et al.* (2002) Proc. Natl. Acad. Sci. Sci. USA 99: 12197-12202.

4. 우리 몸에 좋은 한국의 약초 한약 생약

근류(根類, Radix) 식물의 뿌리 약초 한약 생약

뿌리(root)는 식물체의 줄기와 반대방향으로 자라고, 그 끝은 근관(根冠, root cap)이라는 특수한 조직으로 되어 있다. 뿌리는 식물체를 고정시키고 땅속의 수분과 무기양분을 섭취하며, 측근(側根, lateral root)이 나와 있다. 뿌리 중에서 특히, 영양분으로 전분 등을 저장하고 있는 비대한 뿌리를 저장근(storage root)이라 하며, 그 모양에 따라서 여러 가지 이름을 붙인다.

뿌리의 내부구조는 일반적으로 표피와 피층 그리고 중심주(中心柱, central cylinder)로 나눈다. 내피(endodermis)에 둘러싸인 중심주 안에 사부(Phloem)와 목부(xylem)가 교대로 방사상으로 배열되는 방사유관속(放射維管束, radical vascular bundle)을 이루고, 중앙 부위에는 수(髓, pith)가 있는 것과 없는 것이 있다.

뿌리의 목부는 처음에 생기는 원생목부(protoxylem)가 내피 안쪽의 내초(內鞘, pericycle)에 접하여 가장 바깥쪽에 있고, 형성되는 순서가 바깥에서부터 시작하여 안쪽으로 향한다(구심적, centripetal)는 점에서 줄기와 다르다. 즉, 줄기의 경우, 원생부(原生部)가 안쪽에서부터 바깥쪽(원심적, centrifugal)으로 형성된다.

단자엽 식물의 뿌리는 제 1기 조직으로 끝나지만 쌍자엽 식물과 나자식물의 뿌리는 원생사부(原生篩部)와 원생목부(原生木部, primary xylem) 사이에 형성층(cambium)이 형성되어 환상(ring)으로 되고, 바깥쪽에는 사부(phloem)가, 안쪽에는 목부(xylem)가 만들어져 줄기와 같은 부피생장을 한다. 완전히 자라면 그 원생부가 파괴되어 관찰하기 힘들게 되어 줄기와 내부구조가 비슷해진다.

1) 도라지

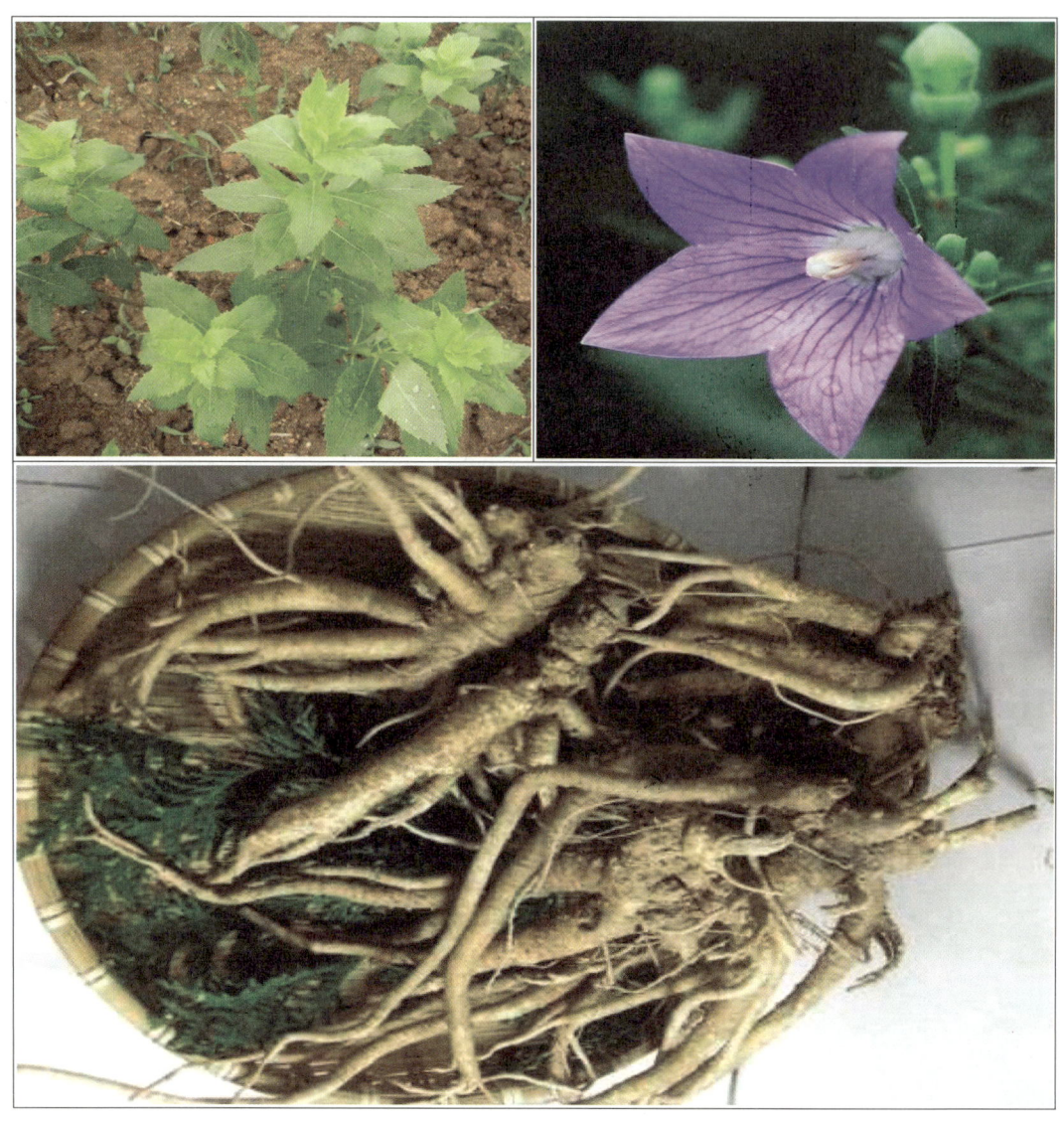

초롱꽃과에 속하는 도라지는 여러해살이풀로, 우리나라 전역, 중국, 일본 등에 분포되어 있고, 높이 40~100cm로 자란다. 잎에는 톱니가 있으며, 줄기를 자르면 흰 유액이 나오고 뿌리는 직근성(直根性)이다. 파종한 후 2년째부터 언제든지 수확할 수 있고, 꽃은 흰색 또는 보라색으로 피며, 우리나라에는 보라색 꽃을 피우는 도라지가 대부분이다.

도라지 성분으로는 뿌리에 사포닌, 이눌린, 플라티코딘, 플라티코디닌 등이 있으며 줄기에도 사포닌이 있으며 특히 꽃이 필 때 많다(홍태희 외 5명, 2011).

도리지 꽃말은 영원한 사랑·미소이다. 도라지 열매는 거꾸로 세운 달걀모양이며, 익으면 5개로 벌어져 씨가 땅에 떨어진다. 뿌리는 나물로 먹기도 하고, 기침약으로 쓰기도 한다(문순열, 2011).

도라지는 높이 40~100cm. 뿌리는 매끈하고 크다. 줄기는 외대로 길게 올라오고 꺾으면 하얀 점액이 나온다. 잎은 긴 달걀형으로 빙 둘러나거나 어긋나며, 잎 가장자리에 날카로운 톱니가 있고, 뒷면은 하얗다. 꽃은 7~9월에 원줄기 끝에 종모양의 자주색 꽃이 1송이 또는 여러 송이가 모여 하늘을 향해 달린다. 하얀 꽃이 피는 백도라지는 재배용이 많고 산에서는 거의 볼 수 없다. 열매는 10월에 여문다.

한방에서는 뿌리를 길경(桔梗)이라고 한다. 위와 심장이 튼튼해지고, 가래와 염증을 없애며, 열을 내리고, 통증을 가라앉히는 효능이 있다. 기관지나 편도선이 아플 때, 천식이나 감기로 인한 심한 기침과 가래, 설사, 술독을 풀 때, 심장이 약할 때 약으로 처방한다. 뿌리는 봄, 가을에 캐어 햇빛에 말려 사용하는데 가을에 캔 것이 좋다.

도라지는 뿌리의 맛이 쌉쌀하고 칼칼하면서도 은은한 향이 있어 입맛을 돋우며, 섬유질, 칼슘, 철분, 사포닌을 함유하고 있다.

뿌리를 캐어 물에 우려낸 뒤 날로 초장에 찍어 먹거나, 초고주창에 나물로 무친다. 소금을 뿌려 참기름에 볶거나, 더덕처럼 납작하게 두드려서 초장을 발라 구워도 맛있다. 고추장으로 장아찌를 담거나, 매콤하게 김치를 담그기도 하고, 엿물에 졸여 정과를 만들기도 한다(솔뫼, 2006).

길경(桔梗, platycodon root)은 도라지 *Platycodon grandiflorum* A. DC. (도라지과 Campanulaceae)의 뿌리 또는 주피를 제거한 것이다. 도라지는 냄새가 약간 있고 맛은 처음에는 없으나 나중에는 아리고 쓰다.

도라지의 효과는 다음과 같다.

거담, 진해 약으로 기침, 기관지염에 사용한다.

①거담작용 위점막을 자극하고 기관지분비를 촉진하며 거담작용을 나타낸다.[21]

②진통작용 platycodin D를 척수에 투여하면 통증에 대한 감수성이 현저하게 낮아진다.[22]

③알코올추출물에는 혈당강하작용, 간장 내의 cholesterol 함량저하, 말초혈관확장작용, 용혈작용, 항궤양작용이 있다.[23] 항염증작용 등의 효과를 얻을 수 있다.

도라지는 기침을 멎게 한다. 길경과에 속하는 도라지는 우리나라, 일본, 중국 등지에 분포되어 있으며 식용·약욕으로 널리 쓰인다. 도라지의 성분은 단백질, 지방, 탄수화물, 칼슘, 인, 철분과 비타민 A1, B, B2, C, 나이아신 등이 함유되어 있다.

도라지는 호흡기 질환에 좋으며 특히 기침을 멈추게 하고 거담제(祛痰劑)로 효과적이다. 약도라지즙, 약도라지배즙, 약도라지한약액 건강식품을 복용하면 도라지와 약초 한약 생약의 효과를 얻을 수 있다(박윤선, 2025).

---

21) Takagi K, Lee EB (1972) Yakugaku Zasshi 92: 961-968.
22) Choi SS *et al.* (2002) Planta Med. 68: 794-798.
23) Kato H *et al.* (1973) Jpn. J. Pharmacol. 23: 709-716.

2) 더덕

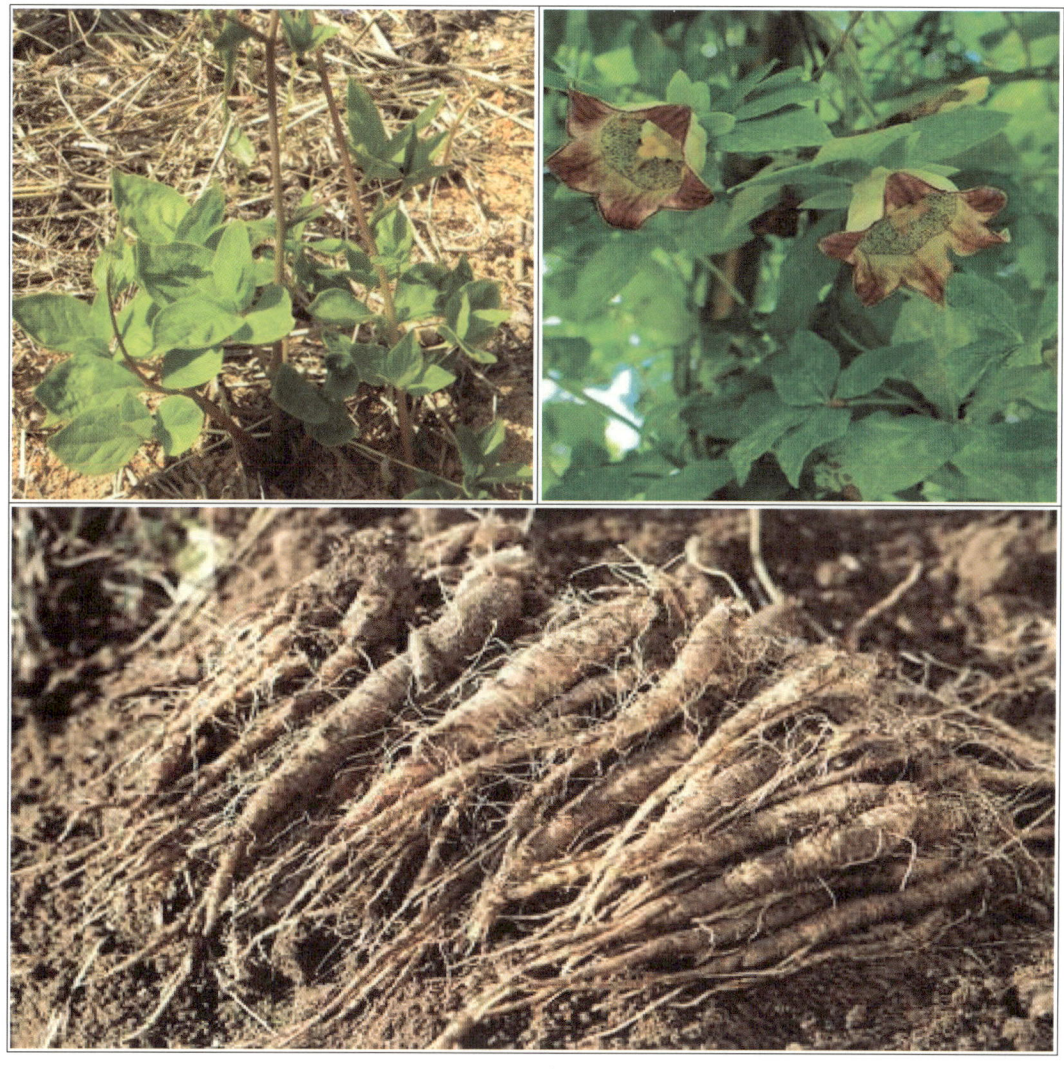

 더덕(codonopsis)은 초롱꽃과의 여러해살이 덩굴식물로 깊은 산 숲 속에서 자란다. 뿌리는 살이 많으며, 줄기는 덩굴져서 다른 나무를 감아 올라간다.
 줄기의 길이는 2m 이상이고, 잎은 어긋나며 짧은 가지 끝에서는 서너 개가 가까이 붙어 있어서 모여나는 것처럼 보인다. 8~9월에 종 모양의 녹색을 띤 흰색 꽃이 아래쪽을 향해 피는데, 꽃잎 끝에는 자줏빛 무늬가 있고 안쪽에는 반점이 있다.

9월에 열매가 익으며, 봄에는 어린잎을 나물로 먹고, 가을에는 뿌리를 먹는다. 뿌리는 향긋한 냄새가 나며, 더덕구이를 해 먹으면 맛이 좋다. 뿌리는 위장을 보호하는 한약재로 쓰인다(문순열, 2011).

더덕은 초롱꽃과(Campanulaceae)에 속하고, 백삼(白蔘) 혹은 사삼(沙蔘)이라고도 불리 운다. 우리나라의 깊은 산, 중국, 일본, 러시아 등에 분포하는 덩굴성의 여러해살이풀로, 8~9월경에 종 모양의 꽃이 바깥쪽은 백녹색, 안쪽은 자색으로, 꽃잎 끝이 다섯 갈래로 갈라져서 피며, 씨는 10월에 익는다. 더덕의 수확은 가을의 첫서리가 내린 후에 줄기가 마른 다음부터 이듬해 싹이 나오기까지 시기가 가장 좋다.
뿌리에 사포닌(saponin)과 이눌린(inulin)이, 잎에는 플라보노이드가 함유되어 있다(홍태희 외 5명, 2011).

더덕은 길이 2m. 뿌리는 굵은 덩이이다. 줄기나 뿌리를 꺾으면 특유의 향이 나고, 하얀 점액이 나온다. 잎은 긴 타원형으로 마주나는데 겉은 초록색, 뒷면은 회색빛이 나는 백색이며, 잎 주위가 매끈하다. 꽃은 8~9월에 종모양의 꽃이 아래를 향해 도르르 말려서 핀다. 꽃잎의 겉면은 연초록, 안쪽에는 자주색 반점이 있다. 열매는 9월에 여문다.

숲이 우거지면 더덕 줄기가 가늘어지고 뿌리가 작아지는데, 이는 숲이 울창해지면 산소동화작용을 하지 못하여 뿌리가 녹아버리기 때문이다. 간혹 붉은 뿌리가 발견되는데 다른 종보다 향미와 약효가 뛰어나다. 자연산 더덕은 1년에 촉이 1~2씩 올라오는데, 몸체에 비해 귀두(목)가 길게 자란다. 귀두는 나이테처럼 1년에 1개씩 올라오며 억세어서 먹을 수 없다. 뿌리에는 잔털이 많으며, 향이 강하고, 맛이 쓰다. 재배용 더덕은 몸체가 굵고 잔뿌리도 굵으며, 귀두가 매우 짧다. 향기는 자연산보다 약하고, 쓴맛도 덜하다. 중국산 더덕은 향이 적고, 심이 있으며, 가로로 주름골이 깊다.

한방에서 뿌리를 양유(羊乳, 흰즙이 양젖과 비슷하다)라고 한다. 폐의 열을 내리고, 기운을 보하며, 신장·비장이 강해지고, 염증을 삭히며, 가래와 기침이 멈추고, 양기를 북돋우는 효능이 있다. 동의보감에서는 중기와 폐를 보하는 약으로서 고름을 빼고 부은 것을 내리게 하며 해독작용을 한다고 하였다.

폐결핵, 폐렴, 독감이나 천식으로 인한 심한 기침과 가래, 기관지염, 유방염에 약으로 쓰인다. 뿌리는 그늘에 말려 사용한다.

더덕은 사포닌이 함유된 건강식품이다. 봄에 어린잎을 데쳐서 초장에 찍어 먹거나 갖은 양념으로 나물을 무친다. 뿌리는 껍질을 벗겨서 날로 초장을 찍어 먹거나, 찬물에 담가 쓴맛을 우려낸 뒤 납작하게 두들겨 고추장을 발라 구워 먹는다. 껍질 벗긴 뿌리는 소금에 절였다가 물김치를 담그기도 한다. 뿌리를 말렸다가 간장이나 고추장으로 장아찌를 만들거나, 생뿌리를 우유에 함께 갈아 마셔도 독특한 향과 맛을 즐길 수 있다. 향이 매우 뛰어나고 첫맛은 달다가 나중에는 쌉쌀한 맛이 돌아 입 안이 개운하다(솔뫼, 2006).

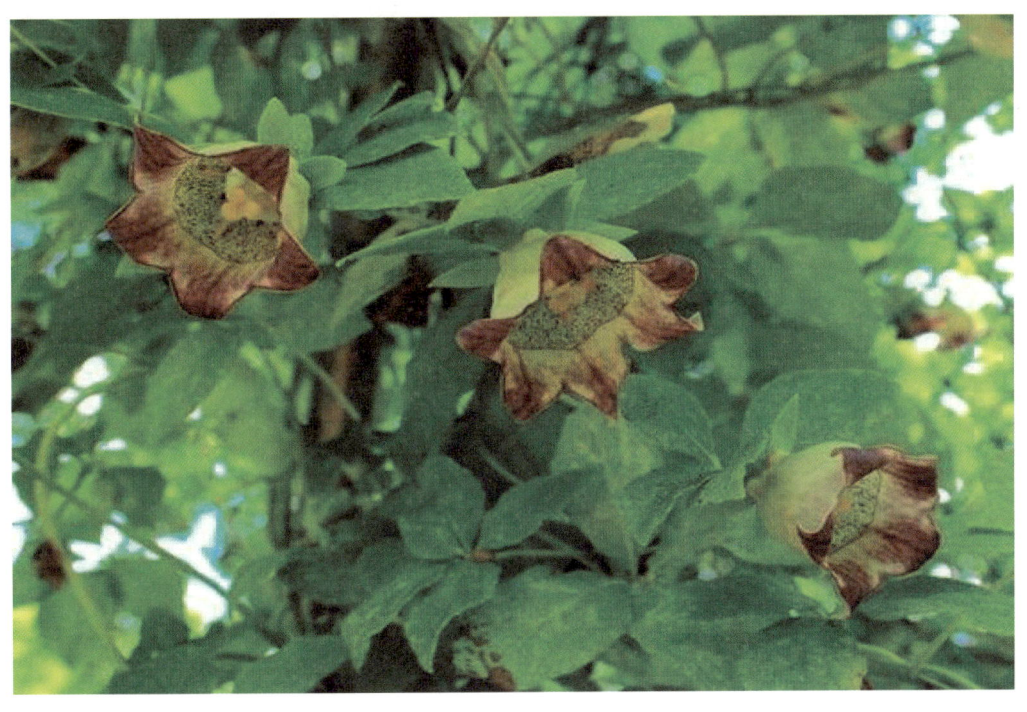

3) 잔대

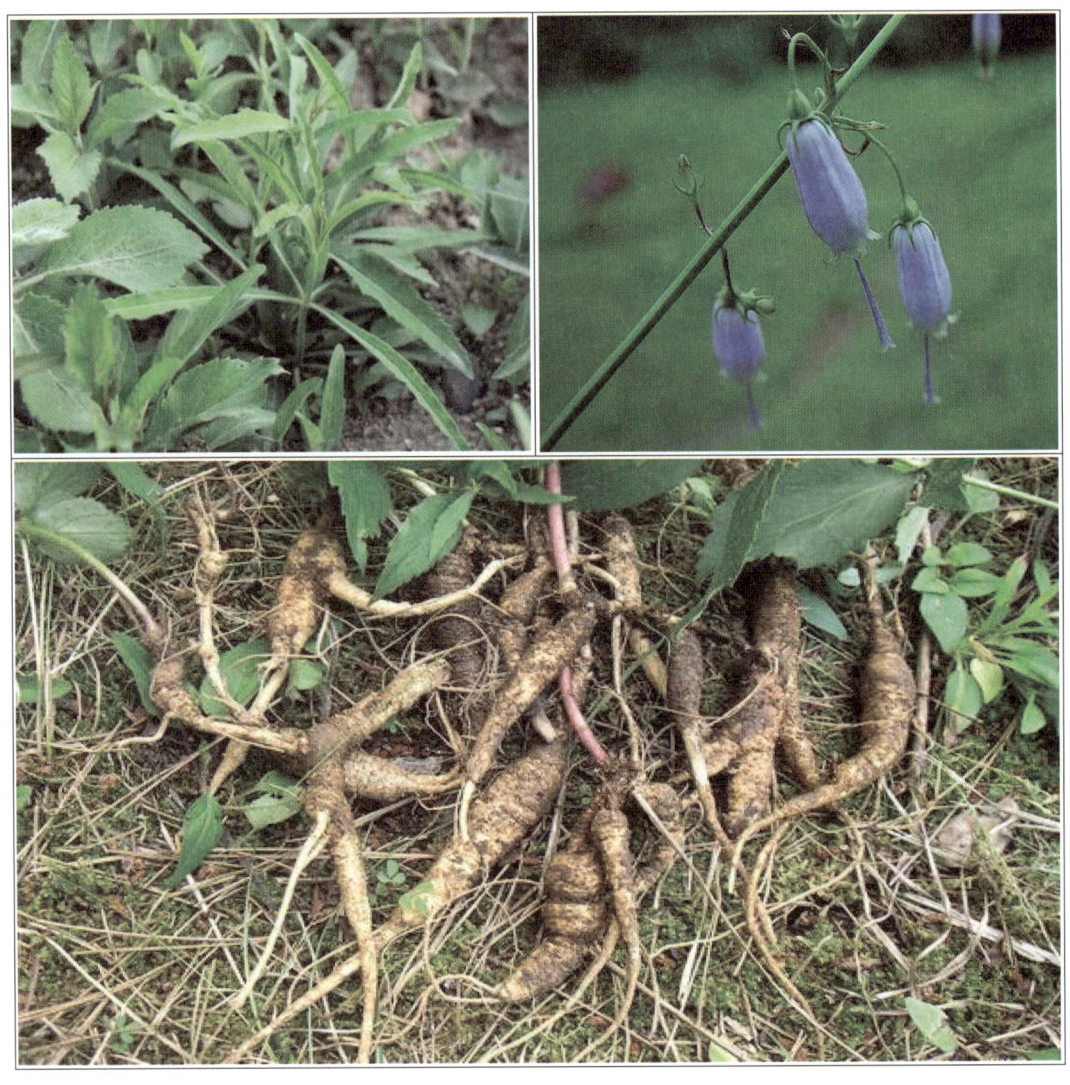

　잔대(adenophora triphylla)는 초롱꽃과에 딸린 여러해살이풀로 뿌리는 굵고, 키는 50~1m 가량이다. 뿌리에서 나오는 잎은 잎자루가 길며 둥근 모양으로 줄기에서 나는 잎은 마주나거나 돌려나거나 또는 어긋나며, 긴 타원 모양으로 끝이 뾰족하고 가장자리에는 톱니가 있다. 7~9월에 종 모양의 보랏빛이나 연보랏빛 꽃이 줄기 끝에 대롱대롱 모여 핀다.
　잎은 나물로 먹으며, 뿌리는 해독, 거담제로 쓰인다(문순열, 2011).

잔대는 높이 70~120cm. 뿌리는 도라지와 똑같이 생겼으나 거친 겉껍질이 많고, 속살은 아주 희며 껍질은 벗기면 하얀 점액이 나온다. 몸 전체에서 잔털이 있다. 잎은 긴 타원형 또는 다원형이며, 잎 가장자리에 톱니가 있다. 꽃은 7~8월에 연보라색 작은 종모양으로 아래를 향해 달린다.

잔대는 2종류가 있는데, 한 종은 마디마다 잎이 5장씩 빙 둘러나고, 마디마디 긴 꽃대가 빙 둘러나와 꽃이 핀다. 또 다른 한 종은 잎이 엇갈리게 나고, 꽃대도 어긋나게 나오며, 마디마디 꽃이 1송이씩 핀다. 열매는 10월에 여문다.

한방에서는 뿌리는 사삼(沙蔘)이라고 한다. 위를 튼튼히 하고, 음기를 보하며, 폐를 맑게 하고, 가래와 기침을 없애는 효능이 있다.

기침이 오래되어 잘 낫지 않을 때, 목이 아프고 가래가 나올 때, 고혈압에 약으로 처방한다. 가을에 뿌리를 캐어 껍질을 벗겨내고 그늘에 말려 사용한다 (솔뫼, 2006).

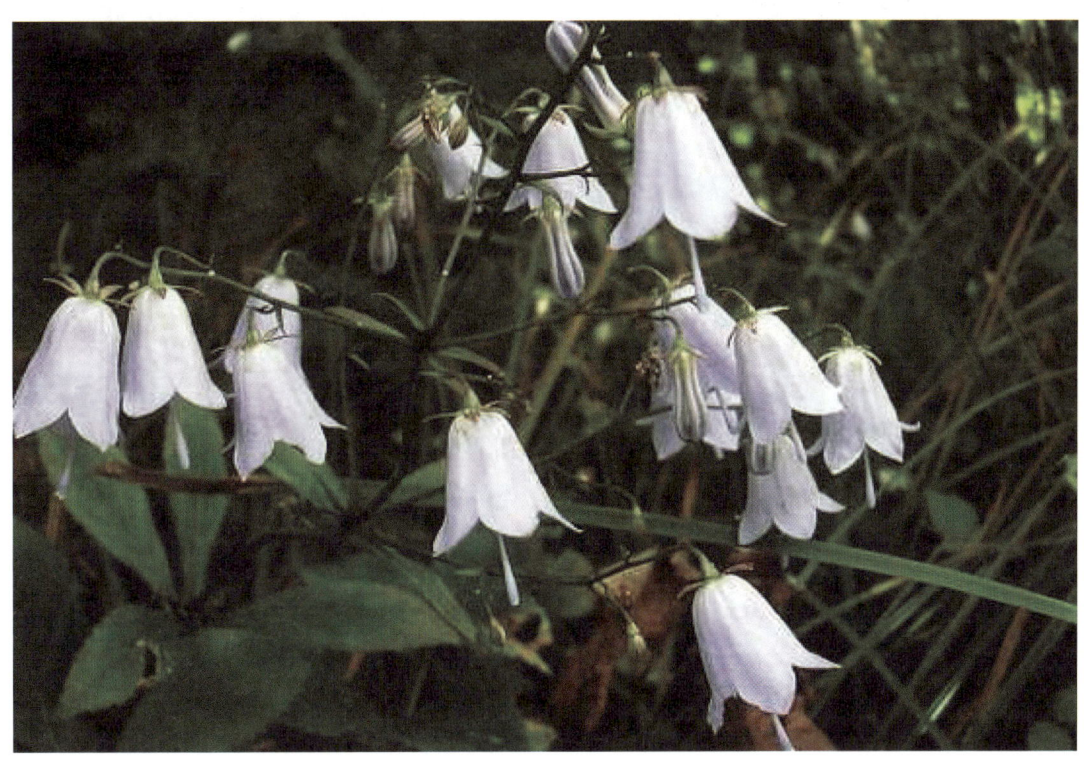

4) 고삼

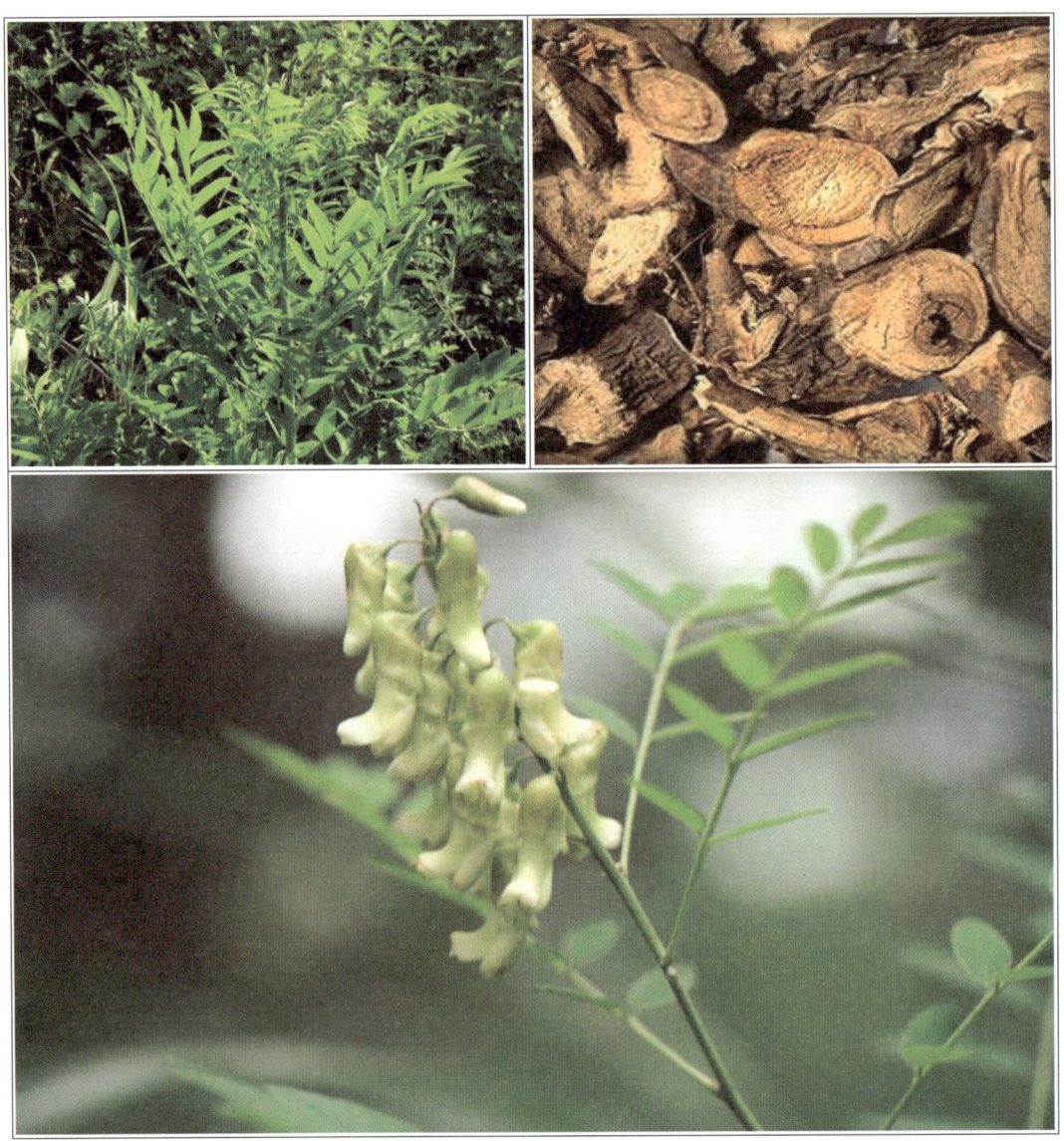

　고삼(sophora flavescens)은 햇볕이 잘 드는 곳에서 자라는 다년초로서 높이가 1m에 달하고 녹색이지만 어릴 때는 검은빛이 돈다. 잎은 호생하며 엽병이 길고 기수우상복엽으로서 길이는 15~25cm이다.

소엽은 15~40개이며 긴 타원형 또는 긴 난형이고 둔두 또는 예두이며 원저이고 길이는 2~4cm, 너비가 7~15mm로서 양면 또는 뒷면에만 복모가 있으며 가장자리가 밋밋하다.

꽃은 6~8월에 피고 길이는 15~18mm로서 연한 황색이며 원줄기 끝과 가지 끝의 총상꽃차례에 꽃이 달린다. 꽃받침은 통 같고 겉에 복모가 있으며 길이는 7~8mm로서 끝이 5개로 얕게 갈라지고 꼬투리는 선형이며 길이는 7~8cm, 지름은 7~8mm로서 짧은 대가 있다.

뿌리를 건위 및 구충제로 사용하거나 신경통에 사용한다. 아메바성 이질에 사용되는 고삼자는 고삼의 씨가 아니고 인도네시아에서 자라는 식물로부터 얻은 것이다. 손발이 화끈화끈해서 잠을 못 이룰 때 사용한다(문순열, 2011).

고삼(苦蔘, Go Sam)의 효과는 다음과 같다.
고미건위약[24], 소염지사약[25], 심한 가려움이 있는 피부질환(백선, 습진), 해열, 이뇨, 구충 등에 쓰인다.

①항부정맥작용.
②항미생물작용, 항세균작용, 항원충·항진균작용.
③항종양작용.
④이뇨·해열작용 등의 효과를 얻을 수 있다.

---

24) 건위는 위를 튼튼하게 하는 것이다. 고미건위제(苦味健胃劑)는 위의 운동과 분비를 도와 소화와 흡수작용을 왕성하게 하는 약초 한약 생약이다.
25) 소염은 염증을 없애는 것이다. 소염제(消炎劑)는 염증을 치료하거나 방지하는 약초 한약 생약이다.

5) 칡

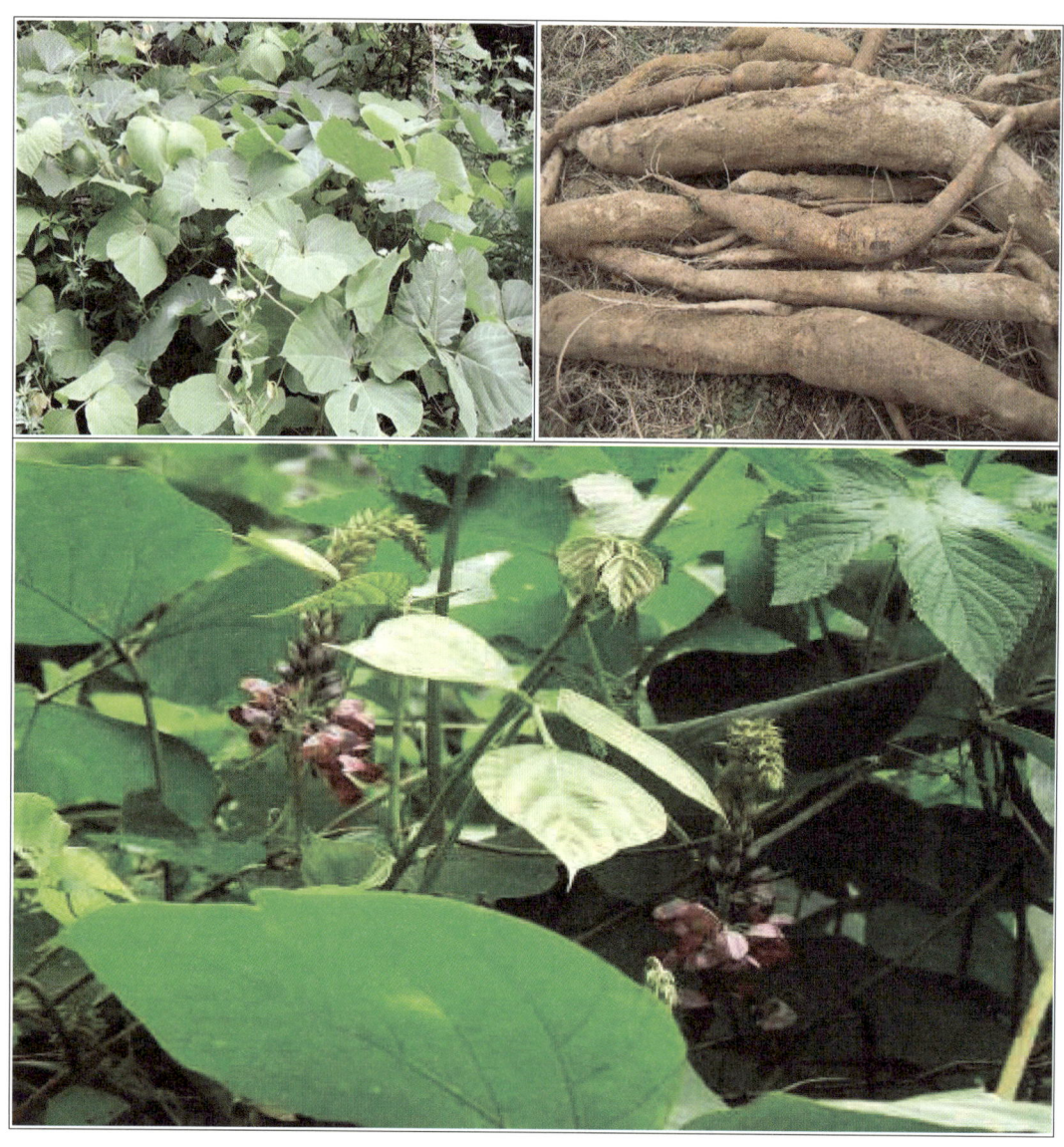

　칡(kudsu)은 콩과에 딸린 갈잎덩굴나무로서 줄기가 길게 뻗으며 다른 물체를 감고 올라간다. 잎은 어긋나고 잎자루가 길며 세 개의 작은잎으로 이루어진 겹잎이다. 작은잎은 둥글고 끝이 뾰족한데 밋밋하거나 얕게 3개로 갈라진다.

8월에 자줏빛 꽃이 잎겨드랑이에서 이삭 모양의 꽃차례로 아래에서 위로 피어 올라간다. 열매는 10월에 콩과 같은 꼬투리로 익는데 편평하며 굵은 털이 있다. 칡뿌리는 갈근이라고 하며 칡즙으로 먹고 또한 열을 내리게 하는 약재로도 쓰인다(문순열, 2011).

칡은 길이 20m. 뿌리가 굵고 질기며 땅 속 깊이 자란다. 줄기는 덩굴성으로 다른 나무를 감아 올라가는데 심하면 다른 나무를 말라 죽게 한다. 줄기껍질은 짙은 갈색이며, 겉면에 털이 잔뜩 있다. 잎은 큼직한 달걀형으로 3장식 붙어 난다. 꽃은 8월에 붉은빛이 나는 자주색으로 긴 꽃대 끝에 꽃들이 하늘을 향해 모여 달린다. 열매는 9~10월에 콩꼬투리처럼 생긴 열매가 여문다.

뿌리는 겨울에만 캐는데, 토질이 좋은 곳에는 전분이 많은 가루칡이 나고, 토질이 나쁜 곳에는 전분이 적은 나무칡이 난다.

한방에서는 뿌리를 갈근(葛根)이라고 한다. 열을 내리고, 땀이 나게 하며, 갈증을 풀어주고, 술독을 푸는 효능이 있다. 동의보감에서는 허해서 나는 갈증은 칡뿌리가 아니면 멈출 수 없다. 술로 인해서 생긴 병이나 갈증에 쓰면 아주 좋다고 하였다.

간질환, 혈압이 높고 머리가 아플 때, 열이 심하게 날 때, 설사를 할 때 약으로 쓰인다. 뿌리는 햇빛에 말려 사용한다.

칡뿌리의 첫맛은 쌉쌀하면서도 시원하고 오래 씹으면 단맛이 나며 깊은 향이 있다. 비타민 C, 탄수화물, 무기질이 풍부하다. 칡뿌리는 날로 씹어 먹거나 칡즙을 내어 먹는다. 뿌리와 꽃으로 차를 끓여 마시기도 한다(솔뫼, 2006).

칡의 성분은 가식부분 100g 당, 수분 67%, 단백질 1.7g, 지방 0.2g, 당질 27.5g, 섬유 2.0g, 회분 1.2g, 칼슘 15mg, 인 18mg, 철분 1.9mg, 비타민 B1 0.13mg, 비타민 B2 0.02mg, 비타민 C 7mg 등이다.

칡뿌리의 주성분은 전분이며 당분과 섬유, 단백질, 회분, 칼슘 등이 들어 있다. 칡뿌리는 주로 위장약으로 쓰이며 정장제로 이용된다. 또한 갈분은 부인의 하혈이나 열병에 쓰이며 구갈을 없애 주고 구토와 두통을 없애 준다.

한방에서는 칡뿌리를 주로 발한, 해열제, 타박상, 절상, 감기로 오한(惡寒)이 나고 땀이 없을 때와 내열이 있어 팔, 다리, 어깨 등이 뻐근할 때 갈근한약액으로 많이 쓰고 있다.

칡뿌리는 땅 속 깊이 들어가 있는 것일수록 약효가 좋다고 하며 뿌리와 꽃을 함께 달여 먹으면 숙취해독, 식중독 등에 좋다. 칡뿌리를 칡즙으로 먹으면 여러 가지 칡뿌리의 약효를 얻을 수 있다.

갈근(葛根, pueraria root)은 칡 Pueraria lobata (Willd.) Ohwi (= P. thunbergiana Benth.) (콩과 Leguminosae)의 주피를 제거한 뿌리이다. 칡뿌리 갈근은 냄새가 거의 없고 맛은 달다.

칡뿌리 갈근의 효과는 다음과 같다.
해열, 발한, 진경작용, 감기약, 해열·진통·소염약으로 쓰인다.

①해열작용·진경작용 물현탁액은 해열작용을 타나내고 물 또는 MeOH 추출물에는 진경작용이 있으며 이 작용은 daidzein의 함량에 비례한다(*in vivo*).
②순환계에 대한 작용 flavonoid분획은 뇌와 심장으로 가는 혈류량을 증가시키고 심근의 산소소비량을 줄여 준다. 임상적으로 갈근은 isoflavonoid는 편두통, 협심증과 고혈압, 심근경색에 효과가 있다.
③혈당강하작용 puerarin은 인슐린이 결핍된 C2C12 세포의 α1A-adrenoceptor를 활성화시켜 포도당의 uptake를 증가시킨다(*in vitro*).[26] puerarin을 streptozotocin으로 당뇨를 유발한 흰 쥐에 정맥주사하면 용량의존적으로 혈당이 감소한다(*in vitro*).[27]
④간세포보호작용, 항혈전작용, 항알러지작용, 알코올섭취억제작용, 항세균작용 등의 효과를 얻을 수 있다.

---

26) Hsu HH *et al.* (2002) Planta Med. 68: 999-1003.
27) Hsu FL et al. (2003) J. Nat. Prod. 66: 788-792.

갈화(葛花)는 칡 Pueraria lobata (Willd.) Ohwi (콩과 Leguminosae)의 꽃봉오리이다. 갈화는 고르지 않은 꽃봉오리이며, 긴 타원형으로 길이 5~15mm, 너비 2~6mm, 두께 2~3mm이다. 꽃받침은 어두운 녹색으로 기부가 연결되었고, 끝은 6개로 갈라지고 2개는 합쳐진 것 같이 보이며 뾰족하다. 바깥면은 황백색의 털로 덮여 있다. 갈화는 풀 냄새가 조금 있고 맛은 조금 달다. 꽃이 피지 않은 봉오리로서 엷은 자색을 띠고 꽃대나 그 밖의 이물이 없는 것이 좋다.

갈화의 효과는 다음과 같다.

숙취에 의한 구토, 식욕부진, 장출혈 등에 쓰인다. 갈화는 갈증을 없애주고 주독을 풀어주는 작용이 있다. tectorigenin은 백혈병세포의 분화와 세포사멸을 유도한다(*in vitro*, leukemia HL-60 cells).[28]

칡은 숙취해독, 감기, 해열, 진통, 소염, 건위, 고혈압에 효과적이다. 칡을 중탕 하여 칡즙 건강식품 건강음료를 복용하면 칡의 약효를 얻을 수 있다.

우리나라에서는 칡즙 건강식품 건강음료를 예로부터 이용하고 있다.

---

28) Lee KT *et al.* (2001) Biol. Pharm. Bull. 24: 1117-1121.

6) 감초

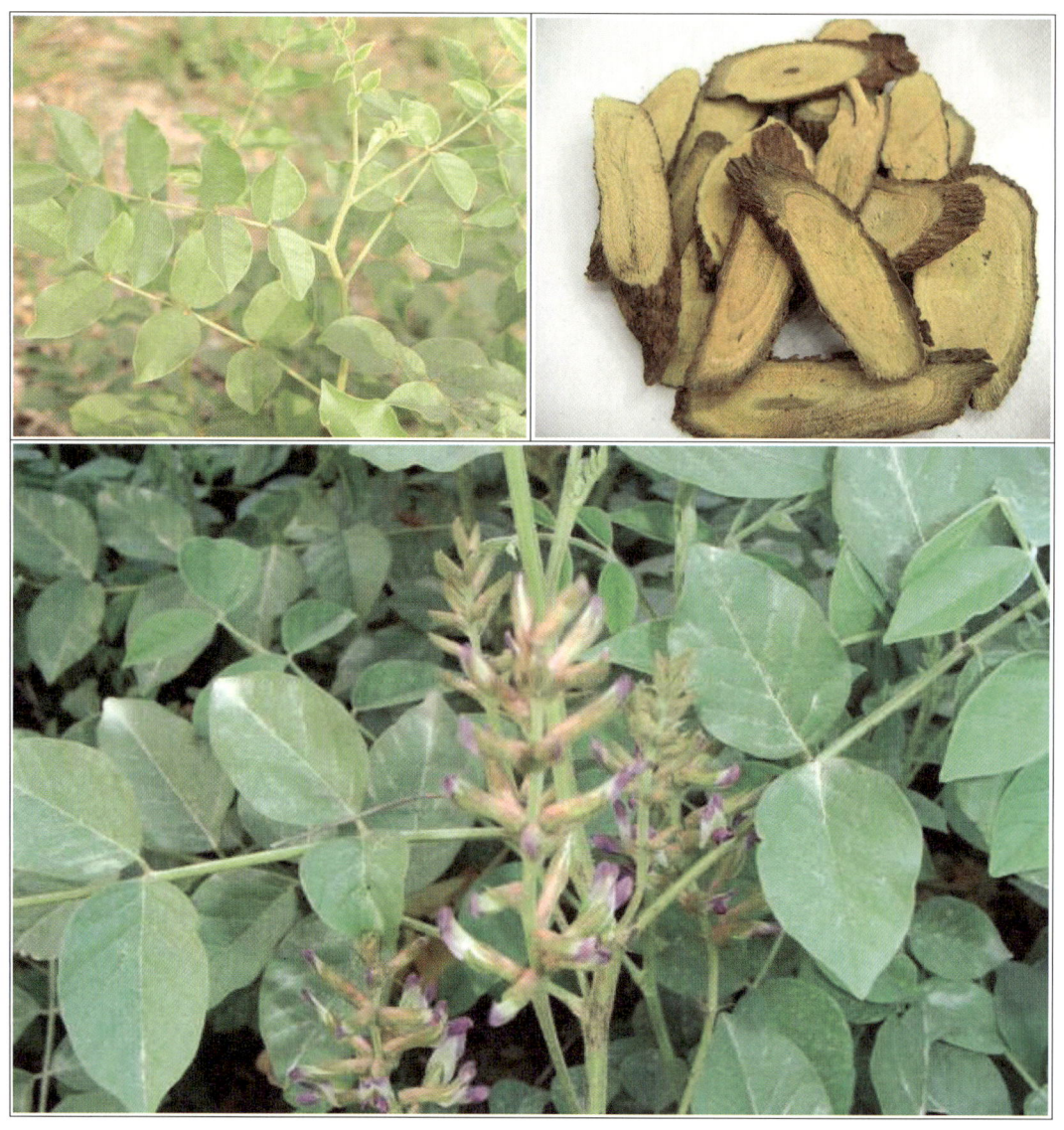

감초(甘草, glycyrrhiza, licorice root)는 다년생 초본으로 잎은 우성복엽이며 등나무 잎같고 뿌리는 속이 노란색이며 맛이 달다.

감초는 주성분이 감미성분인 그리실리진이며 아스파라긴, 맛닛 포도당, 사과산, 자당 등을 함유하고 있다. 또한 고미질(苦味質)의 그리실라마린, 후라보노이드의 리퀴리틴, 리퀴리티게닌과 아스파라긴 등도 들어 있다.

감초의 효과는 다음과 같다.
진해거담, 진경, 소화기성 궤양치료, 진통, 해독, 복통, 근육통, 인후통 등에 쓰인다.

①일반적인 약리활성, 주성분인 glycyrrhizin 또는 그 genin인 glycyrrhetic acid에는 부신피질호르몬유사작용, 에스트로젠유사작용, 항염증작용, 항알러지작용, 해독작용, 고지혈증개선작용, 위점막 세포내 cyclic AMP 농도증가작용, 간세포보호작용, phospholipase A2 저해작용, 항바이러스작용, 인터페론유리촉진작용, 상처치유작용 등이 있다.
②항염증작용.
③진경작용, isoliquiritigenin에는 진경작용이 있다.

감초는 모든 중독의 해독제로 이용되고 진해거담제, 완화제 등으로 쓰이고 있다.
감초의 주성분인 그리실리진은 사포닌 배당체로 분해하여 구루쿠론산을 생성하여 간장에서 유독물질과 결합해서 해독작용을 하기 때문에 간장기능을 회복시켜 주며 약물중독, 간염, 두드러기, 피부염, 습진 등에 유효하다. 감초뿌리는 속을 덮게 하고 요통을 다스리는 효능이 있다고 한다.

7) 단삼

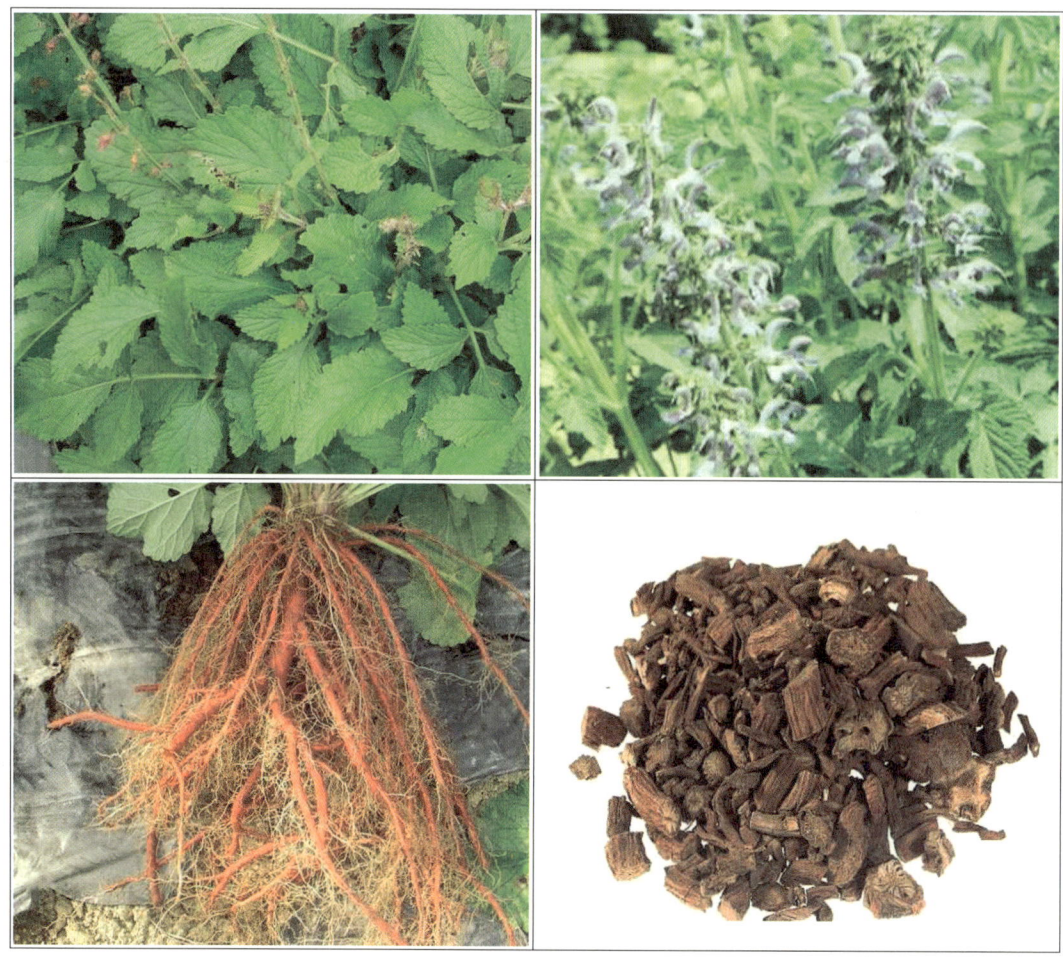

　　단삼(丹蔘, salvia miltiorrhiza root)은 단삼 *Salvia miltiorrhiza* Bunge (꿀풀과 Labiatae)의 뿌리이다. 단삼은 근경이 짧고 거칠며 정단에는 보통 줄기가 붙었던 자국이 남아 있다. 뿌리는 긴 원주형으로 때로는 1~2개 또는 여러 개로 갈라졌고 길이 8~25cm, 지름 3~10mm이다. 바깥 면은 적갈색~어두운 적갈색이며 거칠고 세로 주름이 있다. 오래된 것은 바깥 껍질이 치밀하지 않고 대부분 자갈색을 띠며 보통 비늘 모양의 것이 떨어져 나온다.

질은 단단하고 꺾인 면은 치밀하지 않으며 빈틈이 있거나 대개 고르면서 치밀하고, 피층은 적갈색이며 목부는 회황색 또는 자갈색이고 유관속은 황백식이며 방사상으로 배열되어 있다. 약간 특이한 향기가 있고 맛은 약간 쓰고 떫다.

단삼의 효과는 다음과 같다.

활혈, 조경, 소종, 진통약으로 월경부조, 복통, 경폐, 산후의 구토와 복통, 류머티즘 등에 쓰인다.

①순환계에 대한 작용(혈관확장작용, 심장질환치료작용).
②간세포보호작용 추출물은 aflatoxin-B1으로 유도한 간암발생을 억제한다(rat).[29]
③뇌세포보호작용.
④항암작용.
⑤알코올섭취억제작용 알코올 중독의 치료에 유효하다(*in vivo*, animal model).[30]

---

29) Liu J *et al*. (2001) Life Sci. 69: 309-326.
30) Carai MAM *et al*. (2000) Fitoterapia 71: S38-S42.

8) 당귀

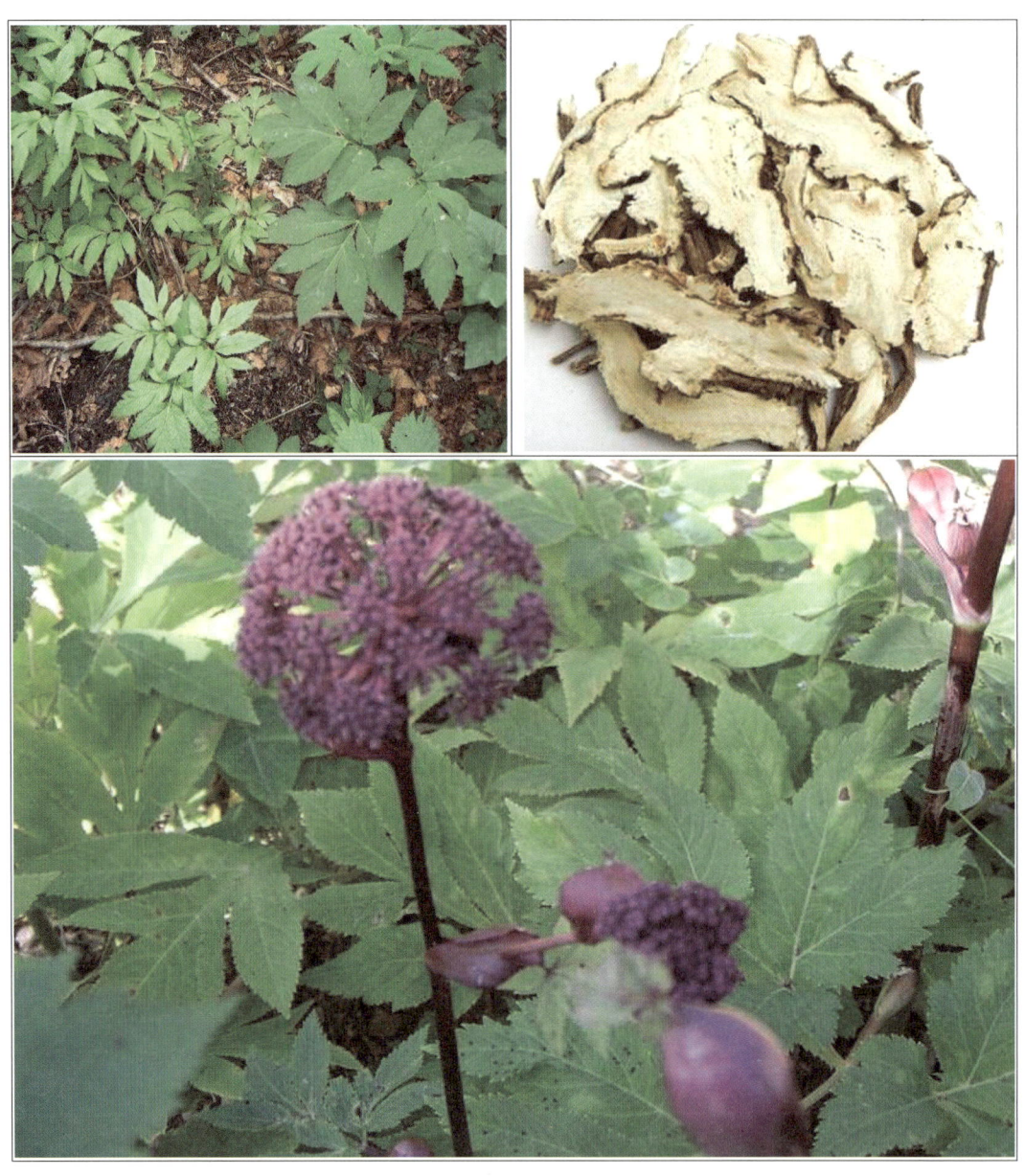

참당귀는 높이 1~2m. 식물 전체에 털이 없고 아주 매끄럽다. 줄기, 뿌리, 열매 등 식물 전체에서 똑같은 향이 난다. 뿌리는 굵고, 꺾으면 하얀 유즙이 나온다. 가을이면 뿌리에 심이 생겨 약으로 사용할 수 없으며, 이듬해 봄에 새순이 나오면 뿌리에 심이 없어진다. 줄기는 곧고, 가을에 연초록색에서 자주색으로 바뀐다. 잎은 아주 크고 넓으며, 가장자리에 불규칙한 모양의 톱니가 있다. 잎은 줄기에 어긋나고, 1장의 잎에서 여러 갈래로 갈라진다.

꽃은 8~9월에 자주색으로 피는데, 원줄기가 곧게 올라와 가지 끝에 20~40송이의 꽃이 빽빽이 뭉쳐 달린다. 열매는 10월에 자주색으로 여물며, 널따란 날개가 달려 있다. 씨앗은 그 이듬해에 파종하고, 비교적 잘 자란다.

한방에서는 뿌리를 당귀(當歸)라고 한다. 심장·담·자궁을 보호하고, 혈액 순환과 신진 대사를 도와 몸을 따뜻하게 하며, 피를 맑게 하고, 피부가 윤택해지며, 마음을 안정시키고, 통증을 없애는 효능이 있다.

몸이 차고 허할 때, 여성 질환, 불면증, 성기능 회복에 약으로 쓰인다. 뿌리는 가을에 캐어 그늘에 말려서 쓰는데, 씨앗이 떨어지고 잎이나 줄기가 말랐을 때 뿌리를 캐 보면 안에 질긴 심이 들어 있어 약으로 사용할 수 없다.

참당귀는 잎이 보드라우며, 달면서도 향이 뛰어난 고급나물로 비타민 C, 미네랄이 풍부하다. 봄에 어린 새순과 잎을 된장에 찍어 먹거나 겉절이를 한다. 끓는 물에 살짝 데쳐서 갖은 양념으로 나물을 무치거나, 간장, 된장, 고추장으로 장아찌를 담그기도 한다. 잎이나 뿌리로 차를 끓여 마셔도 좋다(솔뫼, 2006).

당귀(當歸, Korea angelica)는 참당귀 *Angelica gigas* Nakai (미나리과 Umbelliferae)의 뿌리이다. 당귀는 굵고 짧은 주근으로부터 줄기 및 잎의 잔기가 남아 있다. 주근의 길이는 약 3~7cm, 지름 2~5cm이고 측근의 길이는 15~20cm이다. 바깥 면은 엷은 황갈색~흑갈색으로 주근 및 측근에는 세로주름이 많으며 주근에는 가로주름이 있는 것도 있다. 꺾인 면은 평탄하고 형성층에 의하여 목부와 피부의 구별이 뚜렷하며 목부와 형성층 부근의 피부는 어두운 황갈색이나 나머지 부분은 백색이다. 당귀는 특이한 냄새가 있고 맛은 약간 쓰면서 달다.

당귀의 효과는 다음과 같다.

보혈강장, 구어혈(驅瘀血), 강장(强壯), 진정(鎭靜), 진통약으로 빈혈증, 복통(腹痛), 신체동통(身體疼痛), 월경불순, 월경곤란, 월경통, 특히 부인과 질환(냉증, 빈혈, 갱년기장애, 혈행장애 등)에 쓰인다.

①진정, 진통, 진경작용.
②항종양작용.
③뇌세포보호작용 EtOH 추출물이나 decursinol을 장기간 복용하면 β-amyloid peptide (Alzheimer's disease)에 의해 발생하는 기억력 손상을 예방할 수 있다 (*in vivo*, mouse).[31]
④혈소판응집억제작용, 항염증작용, 면역증강작용, 항균작용 등의 효과를 얻을 수 있다.

9) 왜당귀

왜당귀는 높이 60~90cm. 몸체에서 참당귀와 같은 향이 나고 모양도 비슷하지만, 뿌리를 잘라보면 좋지 않은 냄새가 난다. 잎은 참당귀와는 달리 아주 좁고, 가장자리에 난 톱니모양이 일정하며, 잎이 나는 곳이 불그스름하다. 꽃은 8~9월에 하얗게 핀다. 열매는 10월에 타원형으로 여문다.

한방에서는 뿌리를 일당귀(日當歸)라고 한다. 어혈을 풀고, 새 피를 만들며, 통증을 없애고, 고름을 배출하며, 피를 멎게 하고, 열을 내리며, 양기를 북돋우는 효능이 있다.

몸이 허할 때, 생리불순, 뼈마디가 아프고 찰 때, 몸이나 머리가 아플 때, 열이 날 때 약으로 쓰인다. 뿌리는 그늘에 말려 사용한다. 왜당귀는 참당귀 대신으로 사용하는데, 약효는 참당귀가 훨씬 뛰어나다(솔뫼, 2006).

---

31) Yan JJ *et al.* (2004) Prog. Neuropsychopharmacol. Biol. Psychiatry 28: 25-30.

10) 만삼

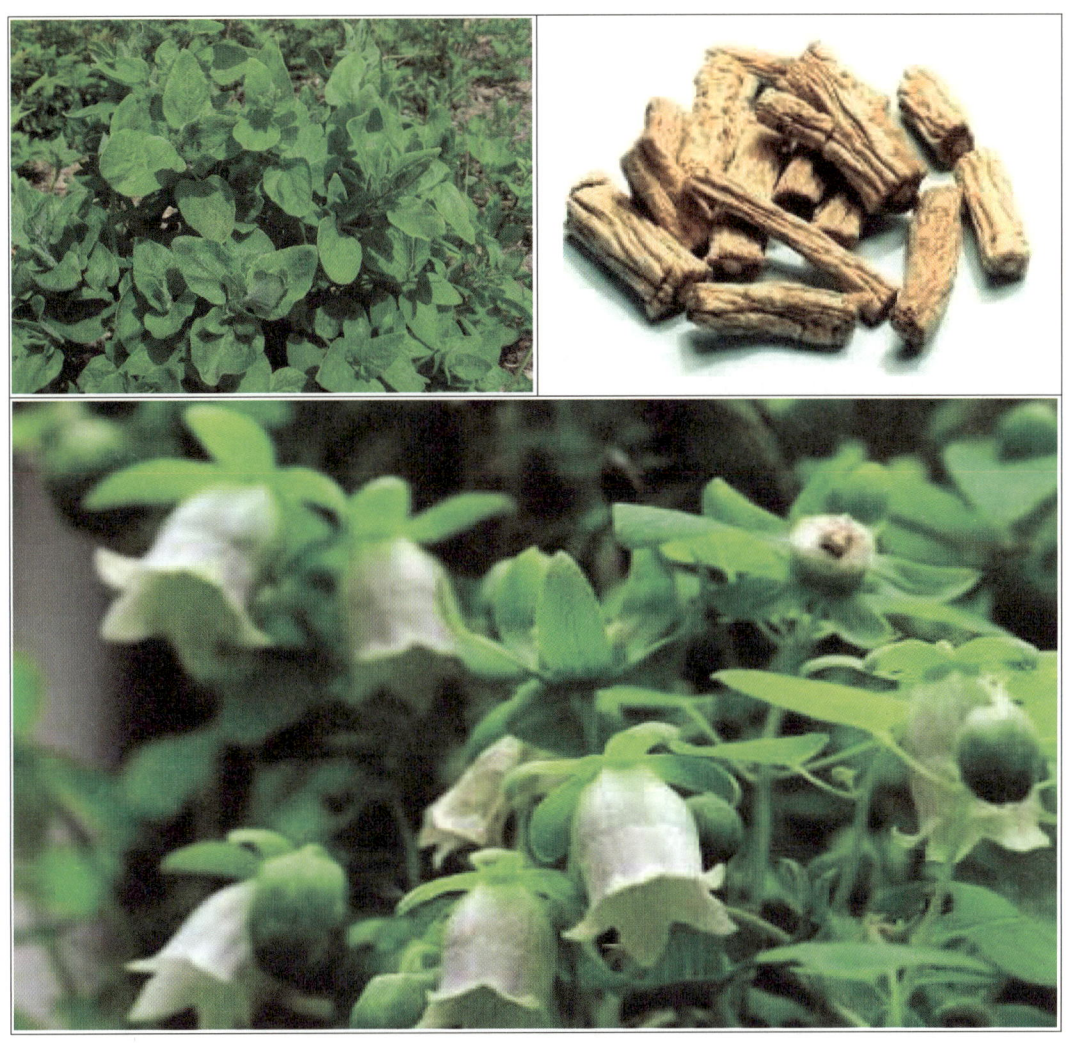

당삼(黨蔘, Dang Sam) 만삼(蔓蔘)은 만삼 *Codonopsis pilosula* (Franch.) Nannf. (도라지과 Campanulaceae)의 뿌리를 건조한 것이다. 만삼이라고도 하며, 우리나라 중부, 북부지역 및 중국에 자생하는 다년초이다.

뿌리는 원기둥 모양에 가깝고 끝은 약하며, 길이가 8~20cm, 지름은 5~13mm이다. 표면은 회황색 또는 연한 황갈색이고 세로무늬가 있다.

질은 약간 단단하고 부서지기 쉬우며, 쉽게 끊어진다. 끊어진 단면은 껍질쪽이 희고 갈라졌으며, 안쪽은 담황색이고 약간 단맛이 나는 특수한 냄새가 난다.

만삼의 효과는 다음과 같다.
강장약으로 비위허약(脾胃虛弱), 식욕부진, 설사, 사지무력(四肢無力), 정신불안, 피로, 폐허해수(肺虛咳嗽), 번갈(煩渴) 등에 쓰인다.

①강장작용.
②건위작용.
③혈압강하작용 등의 효과를 얻을 수 있다.

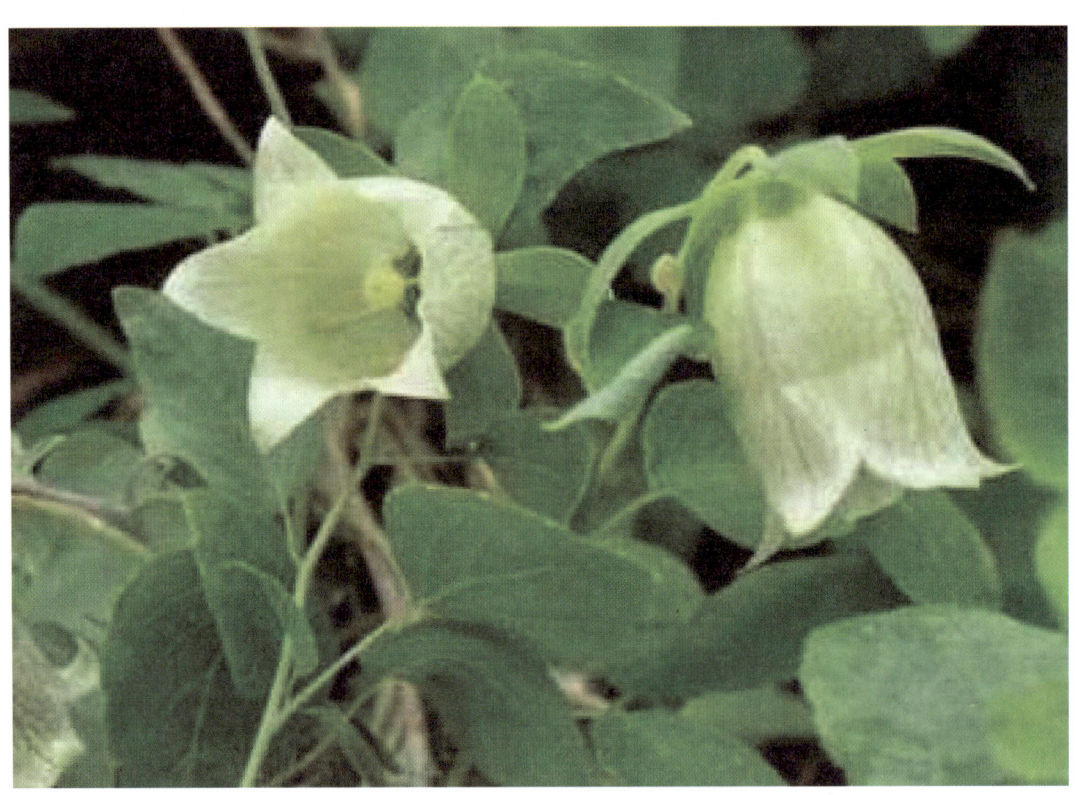

11) 방풍

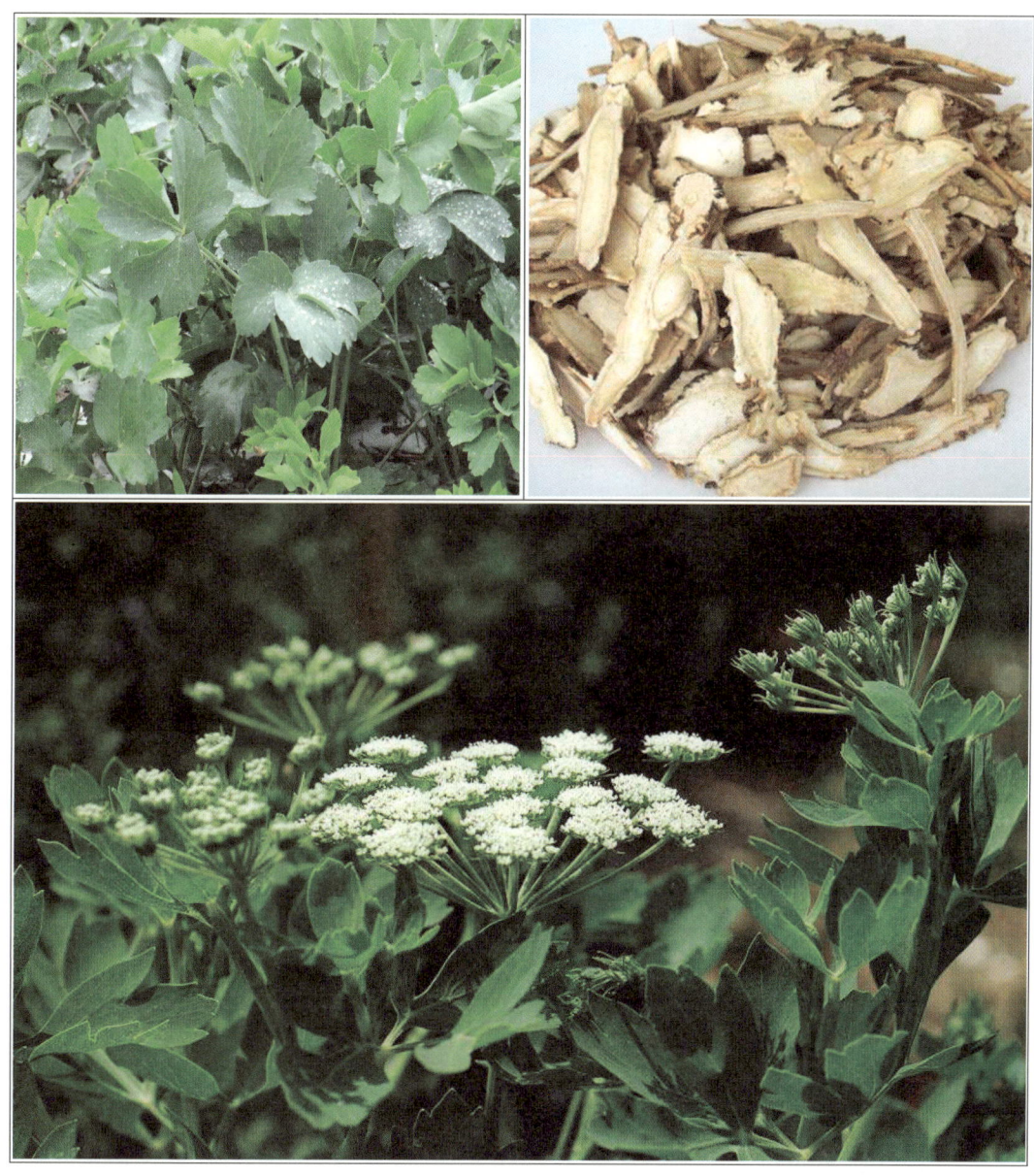

　　방풍(防風, saposhnikovia root)은 방풍 *Saposhnikovia divaricata* (Trucz.) Schishk. (= *Ledebouriella seseloides* H. Wolff) (미나리과 Umbelliferae)의 뿌리 및 뿌리줄기이다.

방풍은 원주상을 이루고 길이 15~20cm, 지름 7~15mm이고 아래쪽은 약간 가늘다. 바깥면은 엷은 갈색을 띠며 뿌리줄기의 윗부분에는 촘촘히 돌림마디 모양의 세로주름이 있고 갈색의 털모양으로 된 엽초의 잔기가 붙어 있는 것도 있다. 뿌리에는 많은 세로주름과 가는 뿌리의 자국이 있다. 방풍은 특이한 냄새가 있고 맛은 약간 달다.

방풍의 효과는 다음과 같다.
발한[32], 해열, 진경, 진통, 감기에 의한 두통, 관절통, 사지경련, 파상풍[33] 등에 쓰인다.

① 발한·해열작용 물추출물을 생쥐에 경구투여하면 해열작용이 나타난다.
② 진통작용.
③ 항바이러스작용, 면역증강작용 방풍의 다당류에는 면역증강작용, 항종양작용 및 항바이러스작용이 있다.
④ 항염증작용 전제는 adjuvant 관절염을 억제 한다 (rat, *p.o*).
⑤ MeOH 추출물은 혈소판의 응집을 억제한다. 종양세포 증식억제 등의 효과를 얻을 수 있다.

---

32) 발한은 몸의 온도를 조절하여 병을 다스리기 위해 몸에 땀을 내는 것이다.
33) 파상풍은 살갗에 난 상처를 통하여 체내에 들어간 파상풍균 증식으로 전신의 오한과 경련이 있을 수 있다.

12) 우슬

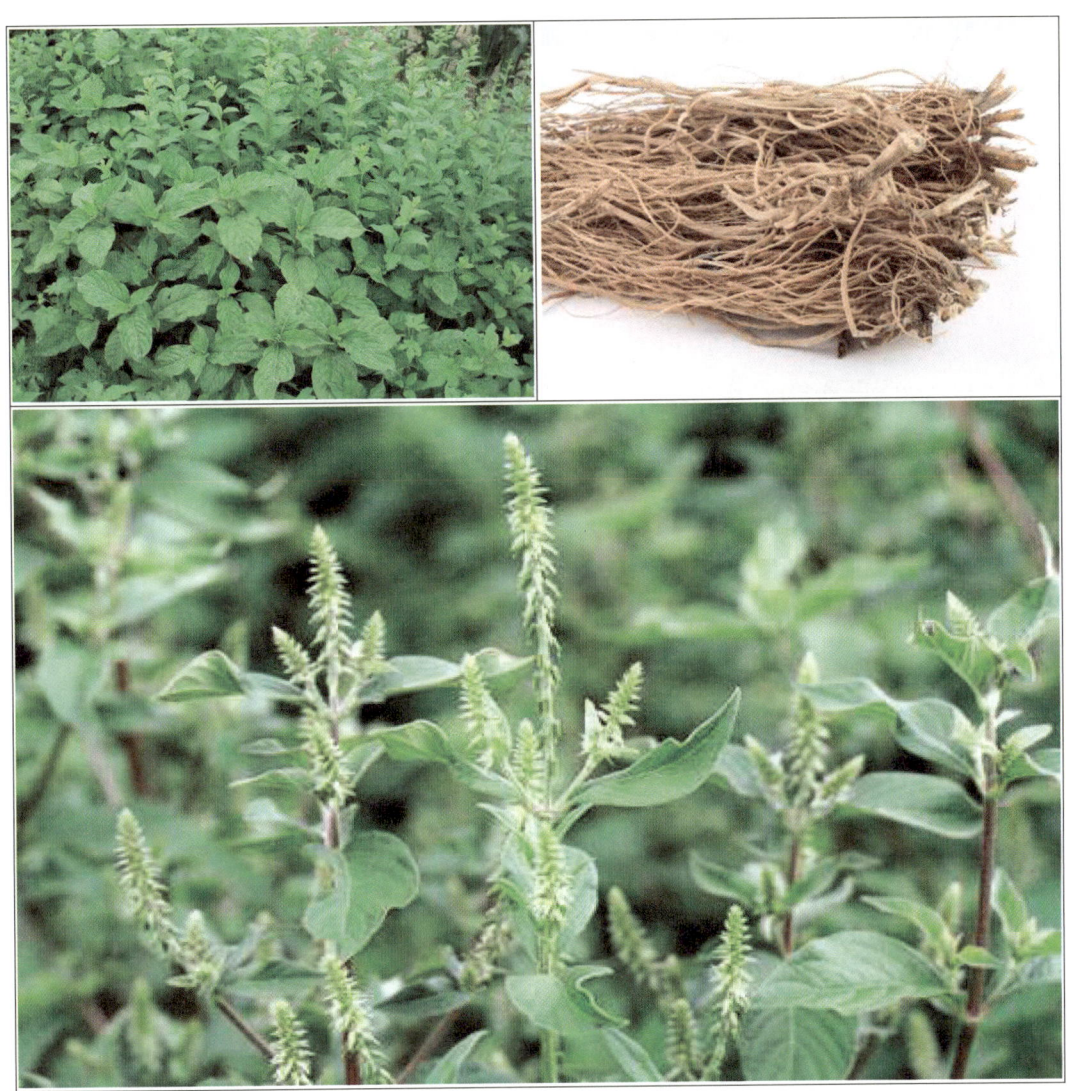

우슬(牛膝, U Seul)은 가늘고 긴 원주형의 주근 또는 곁뿌리가 달린 주근이며 근두는 약간의 근경이 붙어 있든가 또는 제거되어 있다. 주근은 대개 막대 모양이거나 또는 약간 구부러졌고 길이 15~30cm, 지름 3~7mm이다. 바깥면은 회황색~황갈색이며 많은 세로주름과 드문드문 곁뿌리의 자국이 있다. 꺾인 면은 회백색~엷은 갈색이며 평탄하고 중심부에 황백색의 목부가 있다.

질은 단단하고 부서지기 쉬우나 젖으면 유연하게 된다. 냄새가 거의 없고 맛은 약간 달며 점액성이다.

우슬의 효과는 다음과 같다.
우슬은 구어혈[34], 통경[35], 이뇨, 관절통의 개선 등의 목적으로 사용한다. 월경불순과 악혈(惡血)을 제거하는 요약으로, 이뇨작용도 있어 요슬, 관절의 어통(瘀痛), 마비, 수종, 요불리(尿不利)에 쓰인다.

①항염증작용 토우슬(*A. aspera*)의 알코올추출물은 carrageenan으로 유도한 뒷다리의 부종(급성염증반응)을 억제하고, cotton pellet에 의한 granuloma (육아종, 아급성염증반응)의 생성을 억제한다(*in vivo*, rat).[36] 우슬의 EtOH 추출물은 carrageenan에 의한 발의 부종과 Freund's complete adjuvant에 의한 관절염에 유효하다(*in vivo*, rat).[37]

②항종양작용 우슬의 잎에서 얻은 비알칼로이드 분획은 TPA로 유도한 Epstein-Barr virus (Burkitts 임파종의 원인바이러스)의 초기활성화과정을 억제한다(*in vitro*). 또한 MeOH 추출물은 피부암의 발생을 억제한다(*in vivo*, mouse).[38] A. bidentata의 다당류에는 면역증강작용과 항종양작용이 있다.

③우슬 잎의 물추출물은 갑상선호르몬의 수치를 올리고, 간지질의 과산화를 줄인다. 혈당강하작용, 호르몬유사작용, 항알러지작용, 자궁근 수축작용, 진통작용과 이뇨작용 등의 효과를 얻을 수 있다. 임산부는 사용하지 않는 것이 좋다.

우슬(牛膝)은 진통, 복통, 정혈[39], 이뇨, 통경, 관절통, 각기[40] 등에 효과를 얻을 수 있다.

---

34) 어혈(瘀血)은 맞거나 부딪쳐 피가 잘 돌지 못해 살 속 한곳에 퍼렇게 피가 맺혀 있는 증세 그 피 이다.
35) 통경은 월경이 잘 나오도록 촉진함. 우슬은 통경에 좋은 약초 한약 생약이다.
36) Vetrichelvan T, jegadeesan M (2003) Phytother. Res. 17: 77-79.
37) Gokhale AB *et al.* (2002) Phytomedicine 9: 433-437.
38) Chakraborty A *et al.* (2002) Cancer Lett. 177: 1-5.
39) 정혈(精血)은 신선하고 생생한 피 이다.
40) 각기는 비타민 B1의 결핍에 의해 발생하는 영양실조 증세의 하나로 다리가 붓고 맥박이 빨라지며 전신 권태 등의 증상이 나타난다.

13) 울금

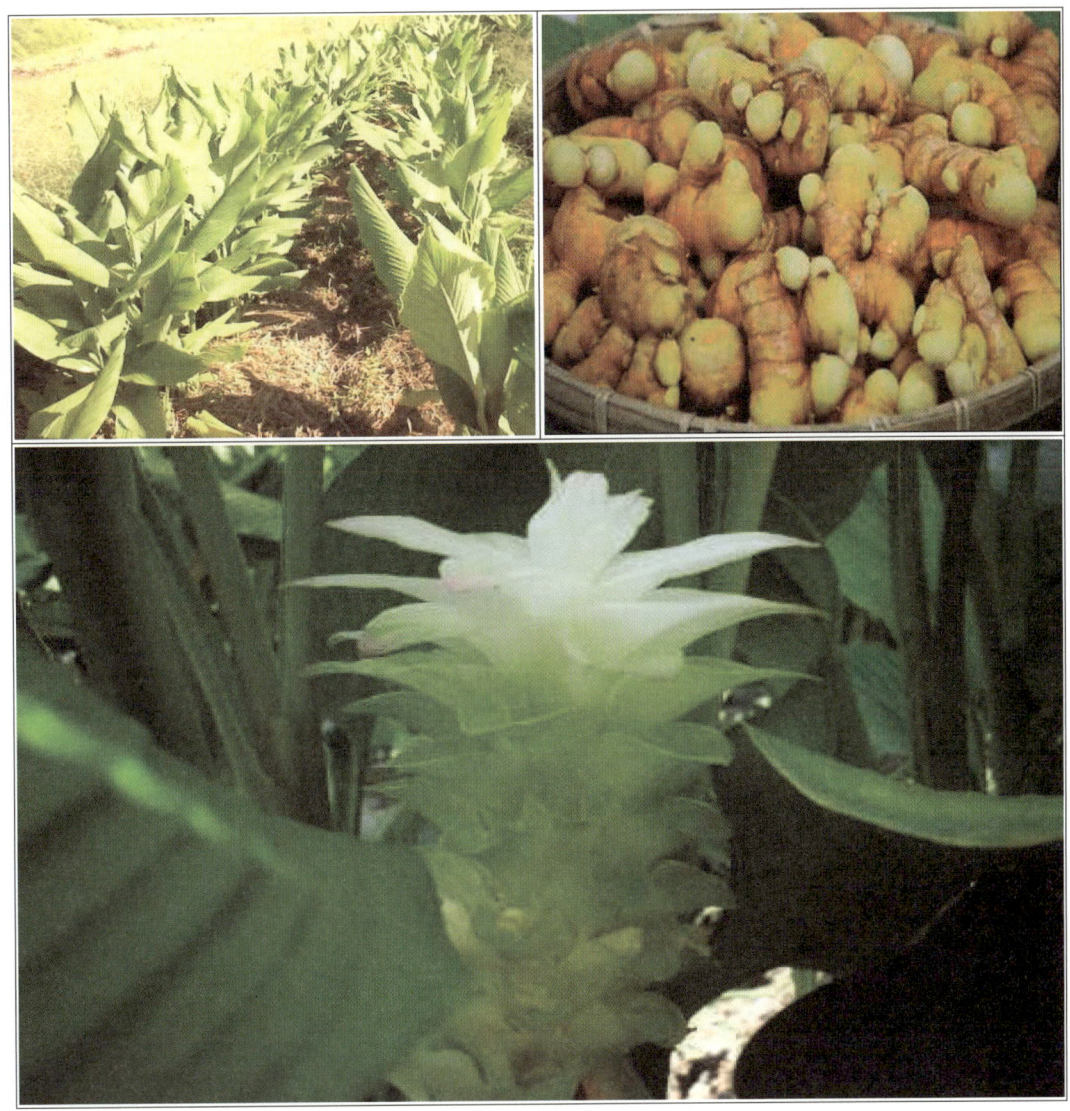

울금(鬱金, curcuma root, turmeric)은 울금 *Curcuma longa* L. (생강과 Zingiberaceae)의 덩이뿌리를 그대로 또는 주피를 제거하고 쪄서 말린 것이다. 주근경 또는 측근경으로 되고 주근경은 난형이고 길이 약 4cm, 지름 약 3cm 이다.

측근경은 양끝이 둔한 원주형으로 약간 구부러지고 길이 2~5cm, 지름 약 1cm로 측아(側芽)를 가진 것도 있으며 테가 있다. 주피가 붙은 것은 황갈색이고 광택이 있다. 주피를 제거한 것은 어두운 등적색이고 바깥면에 등적색의 가루가 붙어 있다.

질은 매우 단단하고 깨뜨리기 어렵다. 자른 면은 각질이고 등황색이며 등적색의 유리모양의 작은 입상물이 산재한다. 횡단면은 황갈색~적갈색으로 납과 같은 광택이 있고 내피부는 황색의 가는 고리모양이며 피층과 중심주로 나뉘고 있다. 피층은 두께 2~3mm로 주근경의 중심주의 지름은 크고 측근경의 중심주는 지름이 작다. 특이한 냄새가 있고 씹으면 침을 누렇게 물들이며 약간 쓰고 자극성이다.

울금의 효과는 다음과 같다.

이담, 방향성건위약으로 간장염, 담도염, 담석증, 카타르성 황달[41])에 쓰이며 또한 지혈, 통경약으로 토혈, 혈뇨, 생리통, 흉협부의 통증, 복통 등에 쓰인다.

①이담작용 curcumin은 간장의 기능을 항진시키며 담즙분비 촉진작용 외에 항균작용도 있다. 울금의 정유 성분에는 담도결석개선효과가 있다.

②건위작용 간기능장애로 인한 기능성소화불량에 유효하다.

③항암작용.

④curcumin을 전처리하면 방사선에 의한 장애를 줄일 수 있다(*in vivo*, mouse).[42]) 임산부는 주의하여 사용하는 것이 좋다.

---

41) 황달(黃疸)은 혈액 속의 담즙 색소(膽汁色素)가 비정상적으로 증가하여 피부나 점액에 침착(沈着)하여 노랗게 염색된 상태. 담석이나 종양에 의하여 담관(膽管)이 폐색(閉塞)되어 담즙의 방출이 장애를 받는 경우나 간 기능 장애로 담즙 분비 장애를 일으키는 경우, 혈구의 과잉 파괴로 인하여 일어나는 용혈성 빈혈인 경우 등에 일어난다.

42) Choudhary D *et al.* (1999) J. Ethnopharmacol. 64: 1-7.

14) 인삼

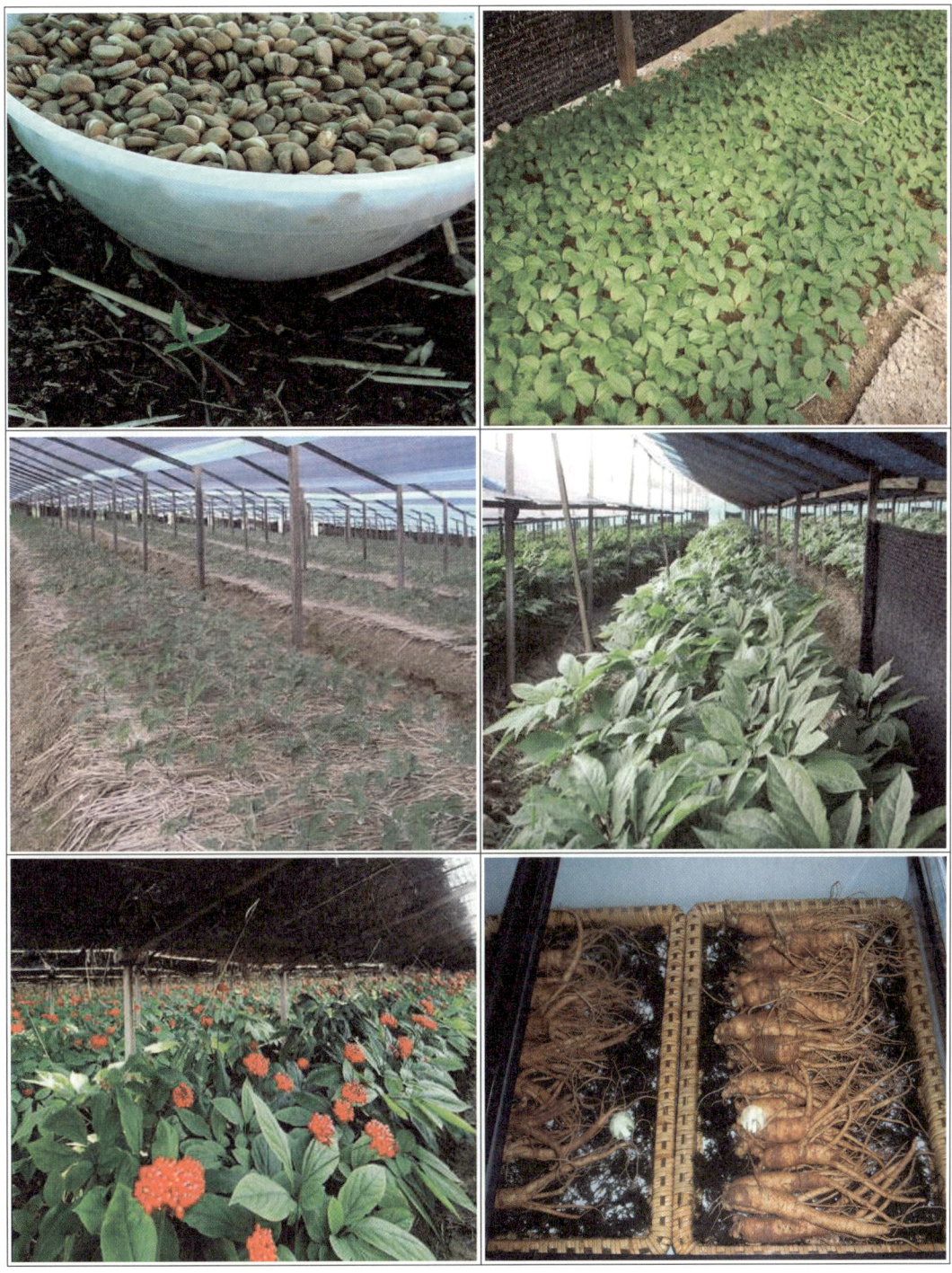

인삼(ginseng)은 본래 깊은 산에서 자라는 두릅나무과의 여러해살이풀인데 밭에서 재배하여 약용으로 쓴다. 키는 60cm 정도로 자라고, 줄기 끝에 서너 개의 잎이 돌려나며 다섯 개의 작은잎으로 이루어진 겹잎이다.

4~5월에 녹색의 꽃이 피고 열매는 붉게 익으며 두 개의 씨가 들어 있다. 흰색의 곧은 뿌리가 가지를 쳐서 흔히 사람인(人)자 모양을 하고 있어 인삼이라고 부른다(문순열, 2011).

우리 민족이 예로부터 건강과 장수를 위해 또 여러 가지 병을 치료할 목적으로 써온 귀중한 약재의 하나이다. 인삼의 성분에 대한 연구는 우리나라를 비롯한 세계 여러 나라들에서 계속해서 진행되고 있다.

인삼의 효능에서 가장 중요한 것은 몸을 보하는 작용이다. 인삼을 먹으면 기운이 나고 피곤을 덜 느끼게 되며 노동능력이 높아진다. 또한 추위에 견뎌내는 작용, 방사선피해로부터 몸을 보호하는 작용, 조혈기능을 좋게 하여 빈혈증상을 개선하는 작용, 입맛을 돋우고 소화흡수기능을 높여 여러 가지 위장관질병을 낫게 하는 작용을 한다. 그렇기 때문에 인삼은 전신강장약, 보약으로서 여러 가지 원인으로 몸이 약해진 사람에게 쓰이며 또 여러 가지 만성병을 앓을 때 원기를 회복시킬 목적으로 많이 쓰인다.

인삼에 들어 있는 프로스티졸이라는 성분이 암조직의 증식을 막는 작용을 한다고 하여 항암약으로도 쓰이고 있다. 또 이 성분이 정충의 수를 늘리며 그 활동을 활발하게 하는 작용이 있다 하여 남자쪽의 원인으로 오는 불임증 치료에 쓰이고 있다. 인삼은 그 가공방법에 따라 수삼, 백삼, 홍삼, 흑삼, 당삼, 미삼 등 여러 가지로 구분하고 있다(박영신 외 4명, 1993).

고려인삼의 학명은 파낙스 진생(Panax ginseng)이다. 진생은 인삼을 중국식으로 발음한 것으로, 파낙스는 만병통치약이라는 뜻이다.

고려인삼은 예로부터 만병통치의 영약으로 알려져 왔는데 신농본초경(神農本草經)에서는 인삼은 체내의 오장을 보하며, 정신을 안정시키고 오래 장복하면 몸이 가쁜 하게 되어 수명이 길어진다고 하였다.

지금까지 과학적으로 입증된 인삼의 약효를 보면 다음과 같다.

스트레스, 피로, 우울증, 심부전43), 고혈압, 동맥경화증44), 빈혈증, 당뇨병, 궤양 등에 유효하며, 피부를 윤택하게 하고 건조를 방지에 좋은 것으로 알려져 있다. 인삼이 암세포의 증식을 막는 항암작용에 효과가 있는 것으로 보고되고 있다.

인삼의 성분은 다음과 같다.

건조인삼 기준으로 당질 67.3%, 단백질 13.7%, 지질 2.5%, 무기질 3.9% 등이다. 인삼에는 특별한 약리작용을 나타내는 사포닌이 20여종이나 들어있다. 이 사포닌의 종류와 비율이 약효와 관계되는 것으로 생각된다.

사포닌의 함량은 n-부탄올 추출물 함량으로 측정한다. 사포닌의 개별성분을 진사노사이드라고 하는데 신세노사이드 패턴이, 한국산 백삼과 홍삼은 모두 디올(diol)계(Rb1, Rb2, Rc, Rd)와 트리올(triol)계(Re, Rg1)를 골고루 가지고 있으나 북미, 전칠, 죽절삼은 그렇지 않은 점이 크게 다르다.

인삼은 말리지 않은 수삼과 말린 건조인삼이 있다. 건조인삼은 백삼(수삼을 익히지 않고 건조한 것으로 직삼(直蔘), 반곡삼(半曲蔘), 곡삼(曲蔘)이 있다), 홍삼(4~6년근을 수증기로 찌고 말려 가공한 것), 태극삼(수삼을 물에 익혀 건조한 것)으로 구분한다.

홍삼은 가공생산 중 비효소적 갈색화 반응이 일어나 짙은 다갈색을 띠고 단단해진다. 홍삼은 천삼, 지삼, 양삼 등 4~6년근, 홍미삼 1~3 등급이 있다. 건조인삼의 기준은 다음과 같다. 수분 14% 이하, 회분 5% 이하, 불포화 n-부탄올 추출물 함량 20mg/g 이상, 진세노사이드 Rb1, Rf, Rg1이 확인 되어야 한다.

인삼은 간기능에 대해서도 건강효과가 있다고 한다. 공해나 술 등으로 생기는 간장의 손상에 대해서 예방이나 보호작용을 하는 것으로 알려져 있다(유태종, 2009).

---

43) 심부전(心不全)은 정맥혈의 순환류가 적당량임에도 불구하고, 심장이 전신대사에 필요한 혈액을 충분하게 기능하지 못하는 질환이다.
44) 동맥 경화증(動脈硬化症)은 동맥의 벽에 지방, 콜레스테롤 따위가 붙어 혈관이 좁아지고 탄력을 잃은 질환. 노화 현상의 하나로, 혈류 장애, 혈전(血栓) 형성, 출혈 등을 일으킨다.

인삼(人蔘, ginseng)은 인삼 *Panax ginseng* C. A. Mey. (오가피나무과 Araliaceae)의 뿌리로 가는 뿌리와 코르크층을 제거한 것이다.

인삼은 가늘고 긴 원주형~방추형으로 때때로 중간쯤에서 2~5개의 곁뿌리가 나있고 길이 12~20cm이며 주근은 지름 1~3cm이다. 바깥면은 엷은 황갈색~엷은 회갈색을 띠며 세로주금과 가는 뿌리의 자국이 있다. 근두부에는 줄기의 잔기가 붙어 있던 뇌두가 있다. 꺾인 면은 거의 평탄하며 엷은 황갈색이고 형성층 부근에서는 갈색을 띤다. 인삼은 특이한 냄새가 있고 맛은 처음에는 약간 달다가 나중에는 약간 쓰다.

인삼의 효과는 다음과 같다.

강장[45], 강심[46], 건위보정(健胃補精), 진정약으로 상용되며, 위장쇠약에 의한 신진대사기능저하, 위부정체감, 소화불량, 구토, 흉통, 식욕부진 등에 쓰인다.

①자양강장작용 물추출물은 세포내 단백질의 분해를 억제하고 단백질합성을 촉진한다(*in vitro*, IMR-90 human diploid fibroblasts.)[47] 토끼의 음경해면체의 내피세포로부터 NO유리를 촉진하여 음경해면체를 이완한다(발기촉진작용, *in vitro*).

②면역증강작용 다당류는 세망내피세포의 식작용을 증가시키며, cyclophosphamide에 의한 면역기능저하를 정상상태로 회복시킨다.

③중추신경계에 대한 작용.

④심혈관계에 대한 작용 인삼추출물과 gensenoside류는 허혈성 심근세포에서의 비정상적인 효소활성 (lactic dehydrogenase, succinic dehydrogenase)을 정상화하며 (*in vitro*, mouse myocardium), 노화에 따른 심근세포의 퇴행성변화를 줄여준다.[48]

---

45) 강장은 힘이 세고 혈기가 왕성하게 하는 것으로 인삼은 허약한 몸을 회복시켜 영양 상태를 돕고 체력을 강하게 하는 약초 한약 생약으로 사용된다.
46) 강심은 심장을 든든하게 하고 그 작용을 세게 하는 것이다.
47) Lu ZQ *et al.* (1985) Biochem. Biophys. Res. Commun. 126: 636-640.
48) Wang HP *et al.* (1986) Acta Zool. Sin. 32: 101-105.

⑤혈당강하작용 총사포닌은 alloxan으로 당뇨를 유발한 실험동물에 대해서 혈당강하작용을 나타낸다(alloxan투여전이나 투여 후 24시간 이내, mouse). 반면에, 인슐린 shock (갑자기 혈당이 심하게 떨어져서 생기는 현상)상태에서는 혈당을 올려준다(adoptogenic activity). ginsenoside Rb2는 streptozotocin으로 당뇨를 유발한 실험동물에 대해서 혈당강하작용을 나타내며 간에서의 glucokinase의 활성을 증가시킨다(rat).[49]

⑥지질대사에 대한 작용.

⑦항암작용 ginsenoside Rh2 (5~15μM)는 B16 melanoma 세포의 성장을 억제하고 (*in vitro*), ginsenoside Rg1은 sarcoma 180에 의한 종양을 억제한다(*in vivo*, mouse, 50mg/kg).[50]

⑧뇌하수체-부신피질계 대한 작용 인삼사포닌, 특히 20(S)-panaxadiol은 혈장 중의 ACTH와 corticosterone의 수치를 올려준다. 따라서, 피로와 스트레스에 대한 저항성이 증가하고 동화작용이 촉진되는 것으로 보고 되고 있다.[51] 부신피질 자극작용과 식욕증진작용이 있다.

⑨항미생물작용, 발모촉진작용, 간세포보호작용, 학습능력개선작용, 방사선장애 방어효능 등의 효과를 얻을 수 있다.

인삼은 건위, 강장, 강심, 피로회복, 당뇨, 혈액순환, 항암, 학습능력개선작용, 면역기능에 효과적이다. 인삼액 건강식품 가공은 중탕으로 85~90도 48~72시간 중탕하는 것이 효과적인 가공방법이다.

인삼액 건강식품을 복용하면 인삼의 효과를 얻을 수 있다(박윤선, 2025).

---

49) Yokozawa T *et al.* (1985) Chem. Pharm. Bull. 33: 869-872.
50) Zhou QX, Han R (1983) Chin. Trad. Herb Drugs. 14: 27-29.
51) Hiai S *et al.* (1983) Chem. Pharm. Bull. 31: 168-174.

15) 홍삼

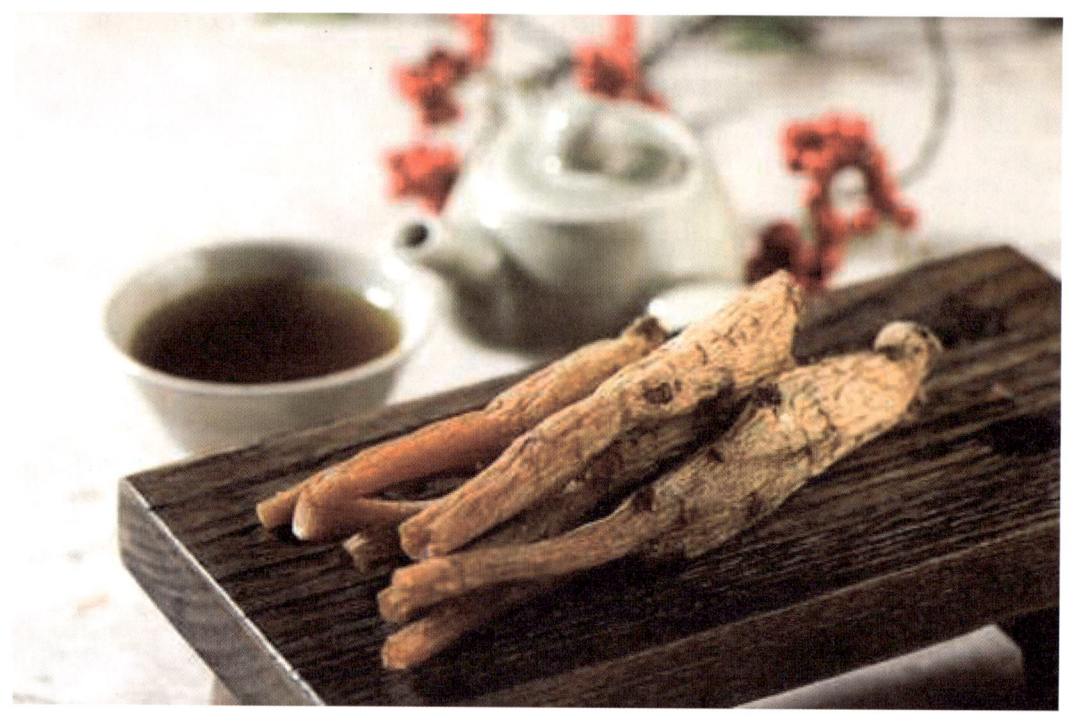

홍삼(紅蔘, red ginseng)은 인삼 *Panac ginseng* C. A. Mey. (오가피나무과 Araliaceae)의 뿌리를 찐 것이다.

홍삼은 긴 원주형~방추형을 이루며 때때로 중간쯤에서 2~3개의 곁뿌리가 갈라지고 길이 5~25cm, 주근의 지름이 5~30mm이다. 바깥면은 엷은 황갈색~적갈색을 띠고 반투명하며 세로주름 및 가는 뿌리의 자국이 있다. 근두부는 약간 찌그러진 짧은 뿌리줄기의 잔기가 붙어 있다. 꺾인 면은 평탄하며 질은 단단하고 각질상이다. 홍삼은 특이한 냄새가 있고 맛은 처음에는 약간 달고 나중에는 조금 쓰다.

인삼에서는 알려지지 않은 홍삼특유의 성분은 ginsenoside Rh2 (0.001%), 20(R)-Rg2 (0.01%), 20(S)-Rg3 (0.015%), 20(R)-Rh1 (0.007%), Rs1 (0.001%), Rs2 (0.0015%) 등이다. 수삼이나 건삼(인삼) 특유의 사포닌 성분은 malony-ginsenoside류로 이들은 물에 잘 녹고 불안정하여 홍삼제조과정 중에서 다른 ginsenoside류로 변환되는 것으로 보고되고 있다.

홍삼의 전반적인 생리활성은 인삼과 같으며(인삼 참고), 다음과 같은 생리활성이 추가로 보고되었다.

①강장작용 사포닌 분획은 실험동물의 수영시간을 현저하게 연장하며(mouse), 스트레스에 의한 궤양의 발생을 억제하고 치유과정을 촉진한다. 홍삼은 절제한 간의 재생을 촉진한다(*in vivo*, dog).[52] 홍삼은 발기부전에 효력을 나타낸다(성인남자, 900mg, *t.i.d*).[53]

②항암작용 홍삼특유의 성분인 Rh1은 여러 가지 암세포에 대한 강한 증식억제작용과 동물실험을 통한 종양 증식억제효과가 있다.[54] 위암 3기 환자의 수술 후의 면역기능을 높여주고 생존기간을 연장해준다.[55] panaxytriol은 종양세포의 증식을 억제하고 G2/M cell cycle arrest를 유도한다.[56]

③홍삼은 적혈구의 변형을 개선하고 말초순환을 개선시키며, 난소조직내로의 혈류를 증가시켜 난소기능 부활작용(여성호르몬의 생산)을 나타내며 갱년기장애증상을 호전시킨다.[57] 홍삼은 난소제거로 골다공증을 유도한 실험동물의 골형성과 골밀도를 증가시킨다(rat). 홍삼의 사포닌 성분은 혈압을 낮춘다(*in vivo*, conscious hypertensive rat).[58]

홍삼은 강장, 강정, 당뇨, 고혈압, 항암, 혈액순환, 면역기능에 효과적이다. 인삼을 홍삼으로 가공하는 방법은 인삼의 증숙과 건조를 반복해야 한다. 홍삼액 건강식품 가공은 옹기중탕이나 일반중탕으로 85~90도 48~72시간 중탕하는 것이 효과적인 가공방법이다.

흑삼의 가공방법은 홍삼과 비슷하며 홍삼에 비해서 효능이 우수한 것으로 알려져 있다. 흑삼액 건강식품 가공방법은 인삼액, 홍삼액, 흑삼액 옹기중탕이나 일반중탕 가공방법이 같다.

---

52) Kwon YS *et al.* (2003) J. Vet. Sci. 4: 83-92.
53) Hong B *et al.* (2003) J. Fam. Pract. 52: 20-21.
54) Tode T *et al.* (1993) J. Cancer Res. Clin. Oncol. 120: 24-26.
55) Suh SO *et al.* (2002) Am. J. Chin. Med. 30: 483-494.
56) Kim JY *et al.* (2002) Planta Med. 68: 119-122.
57) Ogita S, Samugawa K (1994) The Ginseng Review 18: 95-97.
58) Jeon BH *et al.* (2000) Gen. Pharmacol. 35: 135-141.

홍삼액, 흑삼액 건강식품을 복용하면 홍삼, 흑삼의 효과를 얻을 수 있다(박윤선, 2025).

< 홍삼, 흑삼 중탕 : YS건강식품 >
010-9955-5673, yunesunpark@hanmail.net

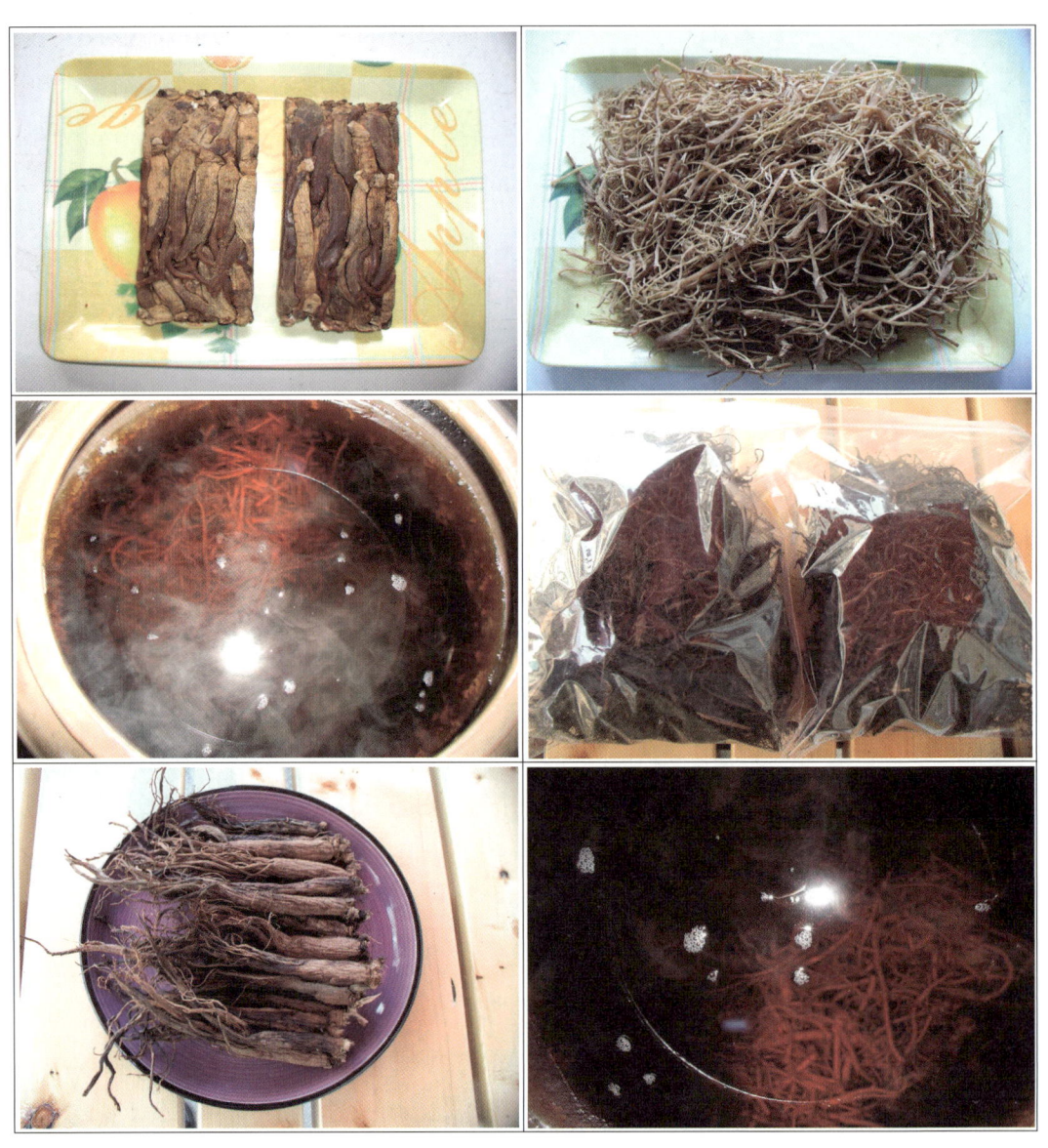

16) 산삼

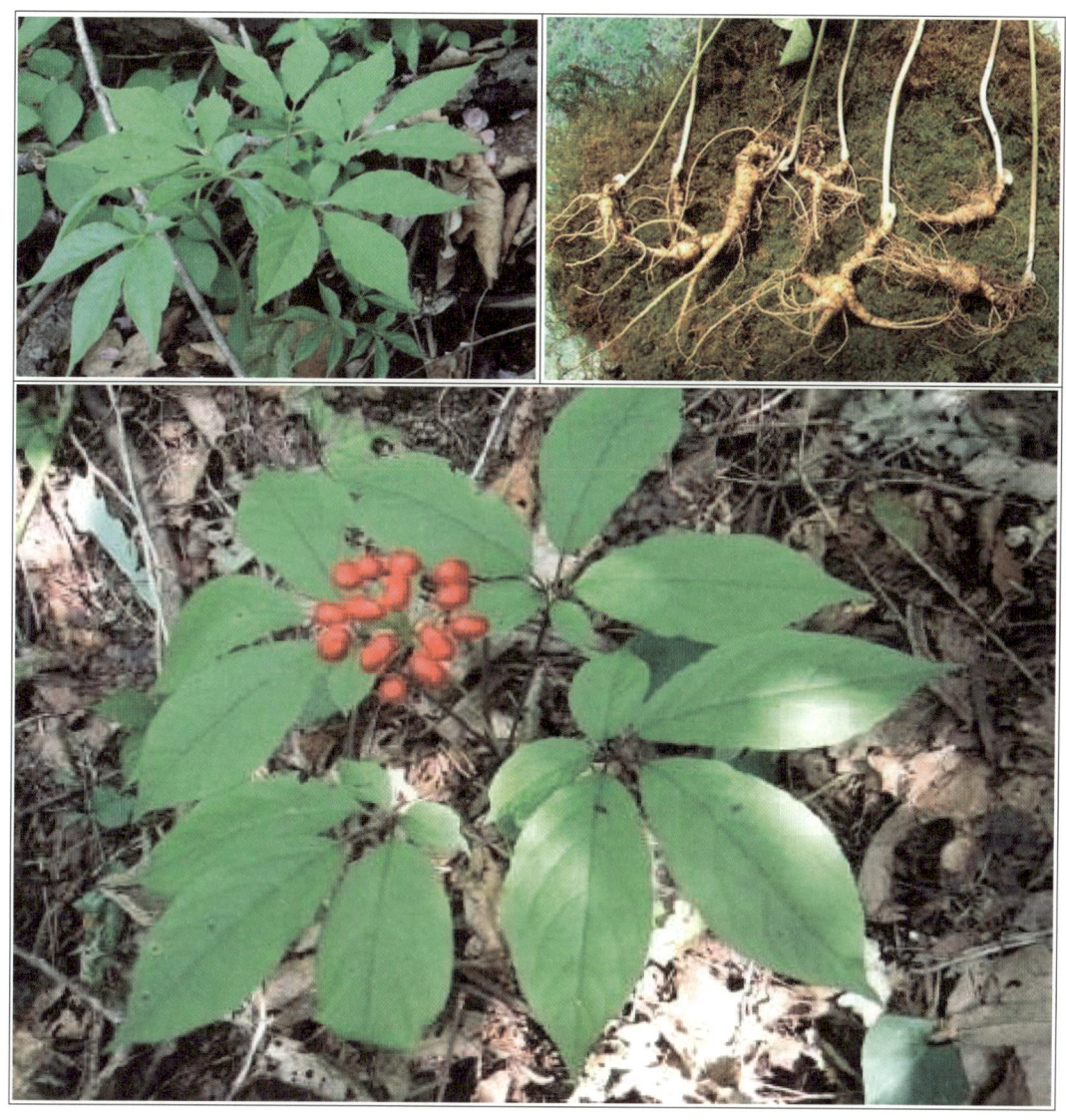

　산삼은 높이 약 50cm. 나무가 크고 주변에 풀이 없으며 토질이 밭을 갈아엎은 것처럼 부드럽고 물이 잘 빠지는 곳에서 드물게 자생하며, 생장 속도가 매우 느리다. 땅속 깊이 들어가지 않고 옆으로 뻗기 때문에 줄기가 ㄴ자형으로 굽어져 있다. 뿌리는 매우 작고 가로로 주름살이 있으며, 질긴 잔뿌리가 있다. 뿌리 윗부분에는 나이테 같은 귀두가 있어 이것을 보고 나이를 셈한다.

줄기는 외대로 올라와 꽃대 1개를 둘러싸고 가지가 4갈래로 갈라진다. 잎은 한줄기에 5장씩 붙는다. 이것을 4사5입이라고 부른다. 잎은 보통 큰 것 3장, 작은 것 2장이 붙으며, 잎이 3~7장까지 붙는 경우도 있다. 잎 가장자리는 톱니바퀴 모양이다. 산짐승이 줄기를 뜯어 먹거나 사람이 줄기를 따내면 휴면기에 들어가 1~2년 후에 다시 새순이 돋아나온다. 꽃은 4~5월에 연한 초록색으로 핀다. 열매는 7월에 푸른색으로 맺히며 다 익으면 붉어진다.

산삼을 캘 때는 줄기가 꺾이거나 잔뿌리가 다치지 않도록 조심한다. 잎이나 줄기를 떼어내면 산삼인지 아닌지 구별하기 힘들기 때문이다. 산삼은 2종류가 있는데, 자연적으로 생긴 것을 천종이라 하고, 새나 짐승이 씨앗을 먹고 배설하여 생긴 것을 지종이라 한다.

한방에서는 뿌리를 산삼(山蔘)이라고 한다. 예로부터 죽어가는 사람을 살려내는 최고의 명약으로 알려졌다. 원기를 북돋우고, 면역력을 높이며, 몸 속의 독을 없애고, 패를 생성하며, 혈압을 낮추고, 간·신장·폐를 튼튼히 하며, 노화를 막고, 추위를 타지 않게 하는 효능이 있다.

암, 당뇨, 혈압 이상, 빈혈, 심장·폐·간 질환, 기력이 극심하게 떨어지거나 숨을 가쁘게 쉴 때, 양기가 떨어졌을 때 약으로 쓰인다(솔뫼, 2006).

17) 작약

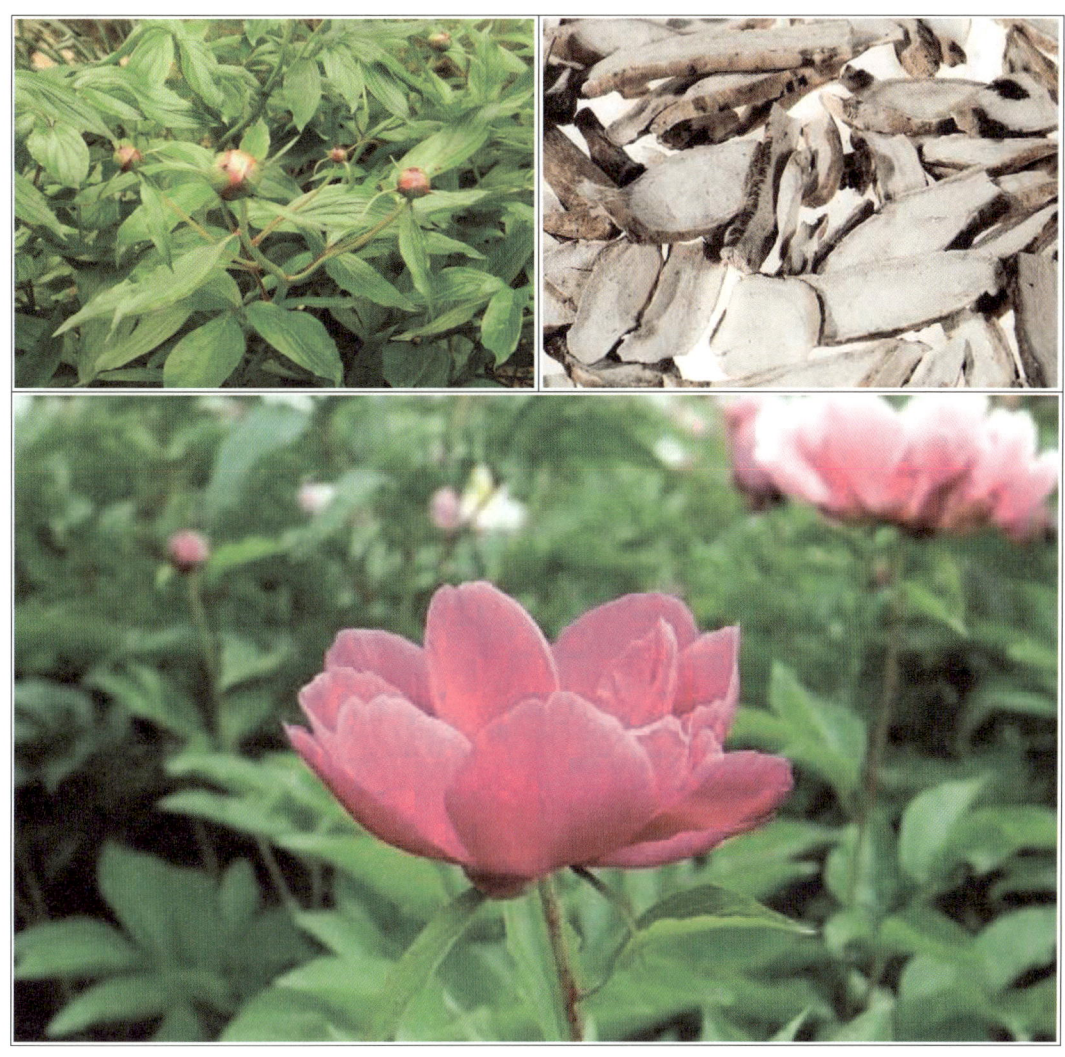

　　미나리아재비과에 딸린 여러해살이풀로 키는 50~80cm가량이다. 꽃 모양은 모란과 비슷하나, 그 느낌은 조금 다르다. 그래서 예로부터 모란은 늙은 가지에서 무게 있게 꽃 피어 덕이 있어 보이므로 꽃 중의 왕이라 하였고, 작약은 가늘고 깨끗한 줄기 끝에 밝게 꽃피므로 재상이라 하였다.

뿌리에서 돋은 잎은 1~2개로 갈라진 깃 모양이고, 윗부분의 것은 3개로 깊게 갈라진다. 작은 잎은 끝이 뾰족한 타원형으로 가장자리는 밋밋하다. 5~6월경에 빨강·흰색 등의 탐스러운 꽃이 줄기와 가지 끝에 한 송이씩 피고, 수술은 많으며 노란빛이다.

뿌리는 중요한 한약재로 뿌리의 색은 흰 것을 백작약, 붉은 것을 적작약이라고 한다. 백작약은 보혈, 진정제의 약재로 쓰이고, 적작약은 보양, 파혈, 통경 등의 귀중한 약재로 쓰인다(문순열, 2011).

작약은 높이 50~80cm. 주로 농가에서 재배한다. 뿌리는 덩어리가 원기둥형으로 굵고 길며, 산작약에 비해 크고 땅 속 깊이 내려간다. 원줄기는 곧게 자라며 여러 개가 함께 올라온다. 잎모양도 조금 달라서 피침형이나 타원형이며, 표면이 짙은 초록색이고 가장자리에 밋밋하다. 꽃은 5~6월에 주로 큰 꽃이 붉게 피며 줄기 끝에 1송이씩 달린다. 열매는 8월에 여무는데, 줄기가 많아 열매가 많이 맺히고, 씨방도 백작약과는 달리 2배나 크다. 겨울에는 줄기가 말라버리고 봄에 뿌리에서 새싹이 돋아난다. 재배할 때는 뿌리를 나누어 옮겨 심는다.

한방에서는 뿌리를 적작약(赤芍藥)이라고 한다. 통증을 없애고, 열과 경기를 가라앉히며, 땀이 나지 않게 하고, 피를 잘 돌게 하며, 소변이 잘 나오게 하는 효능이 있다.

여성 질환, 배가 아프고 설사, 생리혈이 계속해서 나올 때, 식은땀이 쏟아질 때, 몸이 허할 때 약으로 쓰인다. 뿌리는 껍질을 벗겨 살짝 데친 뒤 그늘에 말려 사용한다(솔뫼, 2006).

작약(芍藥, peony root, paeony root)은 작약 *Paeonia lactiflora* Pall. 또는 동속 근연식물 (모란과 Paeonia-ceae)의 뿌리이다. 원주상을 이루나 더러는 구부러지고 길이 5~20cm, 지름 10~25mm이다. 바깥면은 백색 또는 담홍색을 띠며 깨끗하나 간혹 주름 또는 잔뿌리의 흔적과 덜 벗기어진 갈색의 껍질이 간혹 남아 있다. 질은 단단하며 잘 꺾어지지 않고 그 단면은 치밀하고 백색 또는 담홍색이며 방사상으로 된 수선과 형성층이 보인다. 작약은 특이한 냄새가 있고 맛은 처음에는 조금 달고 나중에는 떫으며 약간 쓰다.

작약의 효과는 다음과 같다.

수렴, 완화, 진경, 진통약 등에 쓰인다. 복통과 설사가 있는 경우 사용하지 않은 것이 좋다.

①진경·진정작용.
②혈소판응집억제·구어혈작용 혈액의 응고를 억제하고 어혈을 제거한다. 즉, 70% EtOH 추출물은 혈소판과 fibrinogen의 양을 줄이고, prothrombin 작용시간을 늘리며 ADP 농도를 증가시키는 등의 혈전증개선작용을 나타낸다(*in vitro*).
③순환계에 대한 작용 paeoniflorin은 중추성 adenosine A1 수용체를 활성화시켜 guanethidine에 의해 상승한 혈압을 정상으로 낮춘다(*in vivo*, rat).[59]
④항종양작용 추출물은 caspase-3가 관여하는 일련의 과정을 통하여 암세주의 세포사멸을 유도한다(*in vitro*, HL-60 cells).[60] 물추출물은 p53이 관여하는 경로와는 다른 경로를 통하여 HepG2와 Hep3B와 같은 간암세포들의 세포괴사를 유도한다(*in vitro*).[61]
⑤면역증강작용, 항염증작용, 혈당강하작용, 항알러지작용 등의 효과를 얻을 수 있다.

18) 백작약

백작약은 높이 40~50cm. 뿌리는 굵은 육질의 덩어리 뿌리이다. 뿌리 밑부분이 비늘 같은 잎으로 쌓여 있고, 잔뿌리가 많으며 옆으로 퍼진다. 줄기는 곧게 자라는데, 작약류는 겨울에 원줄기가 시들면 땅 속 바로 옆에 새 촉이 나와 긴 겨울 동안 동면을 하고, 봄에 다시 깨어날 만큼 생명력이 강하다. 이 때 뿌리덩이가 작은 것은 새순만 올라오고 다음해부터 꽃이 피며, 뿌리덩이가 큰 것은 새순과 함께 꽃봉오리가 함께 올라와 꽃을 피운다.

---

59) Cheng JT *et al.* (1999) Clin. Exp. Pharmacol. Physiol. 26: 815-816.
60) Nishida S *et al.* (2003) Am. J. Chin. Med. 31: 551-562.
61) Lee SM *et al.* (2002) Life Sci. 71: 2267-2277.

잎은 3~4장이 어긋나고, 긴 타원형에 감촉이 매끄러우며, 앞면은 초록색이나 뒷면은 약간 하얀 빛이 난다.

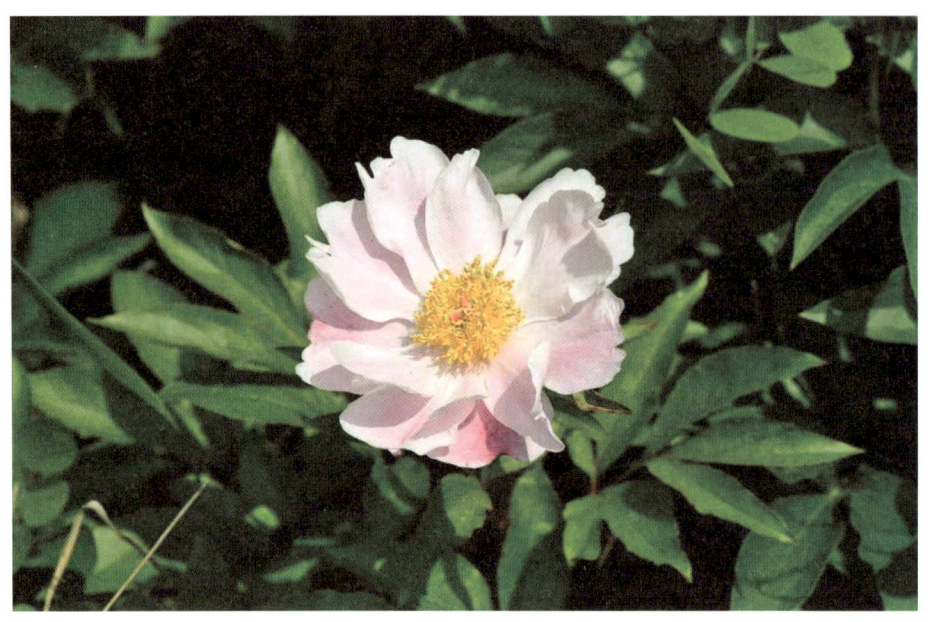

꽃은 5~6월에 하늘을 향해 백색으로 핀다. 주로 한 줄기에 하얀 꽃이 1송이만 피지만 덩어리 뿌리에 따라 3~4송이가 피는 것도 있다. 아침에 피었다가 밤에 오므라들기를 반복한다. 꽃의 자태가 고귀하고 향기가 매우 뛰어나 백작약을 따라올 꽃이 없을 정도이다. 열매는 8~10월에 2~4개 정도 붉게 맺힌다.

작약 종류는 가을에 파종하고, 백작약의 옮겨심기는 되도록 새순이 올라오는 봄을 피하여 가을에 심는 것이 좋다. 이 때 꽃대가 떨어지면 다음해에 꽃이 피며, 옮겨 심은 후에는 식물도 몸살을 하므로 주의한다.

한방에서는 뿌리를 백작약(白灼藥)이라고 한다. 통증을 없애고, 열을 내리며, 경기를 가라앉히고, 소변이 잘 나오게 하며, 피를 보충해 주는 효능이 있다.

동의보감에서는 눈병에도 효과가 있으며 눈을 밝게 하는 작용도 한다고 하였다.

생리불순, 생리통, 소화가 안 되어 아플 때, 두통, 몸이 허하고 식은땀이 날 때, 빈혈, 저혈압, 당뇨에 약으로 쓰인다. 뿌리는 그늘에 말려 사용한다(솔뫼, 2006).

19) 지황

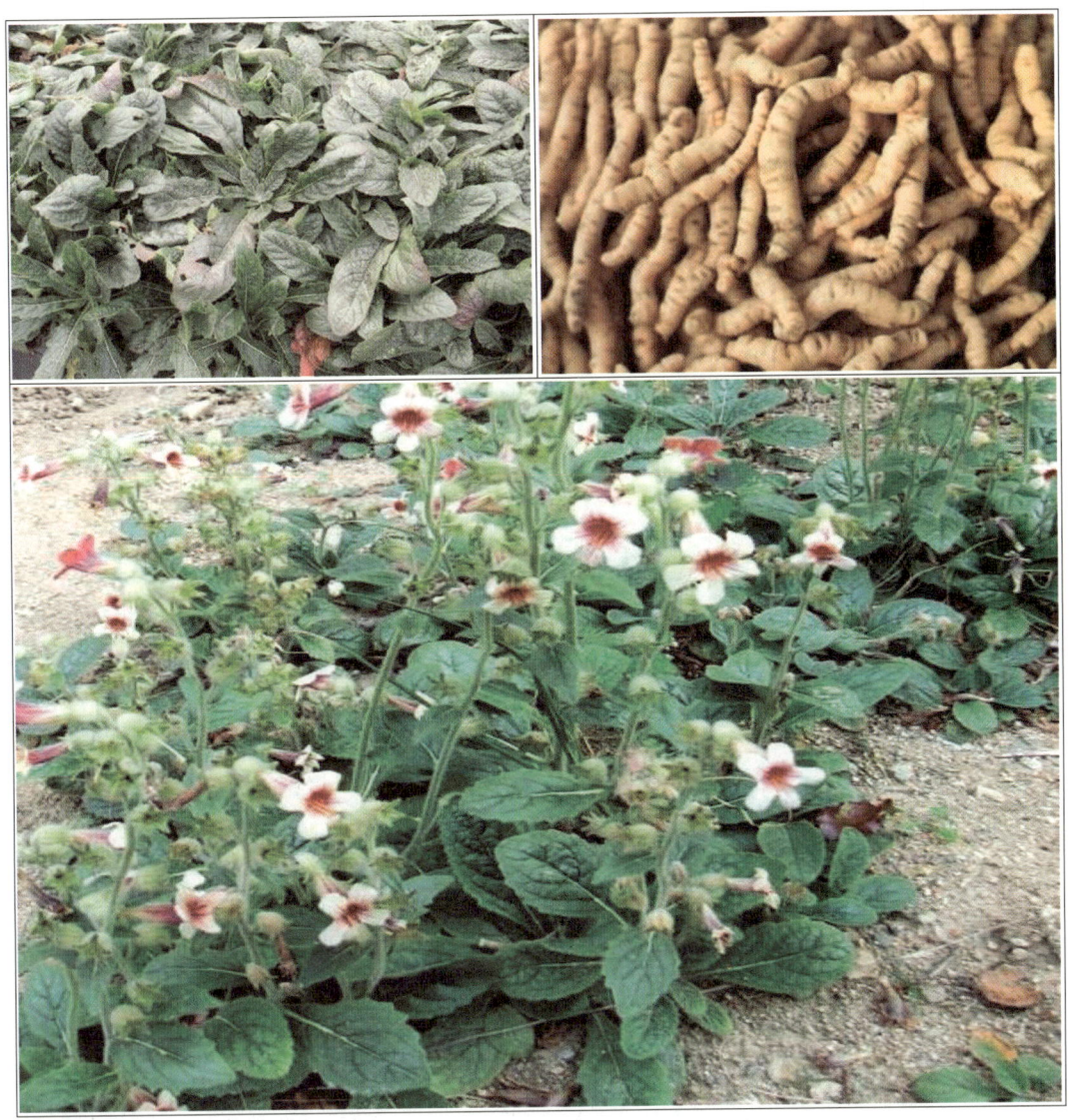

지황(地黃, rehmannia root)은 지황 *Rehmannia glutinosa* Libosch. var. *purpurea* Makino (현삼과 Scrophulariaceae)의 뿌리이다. 지황은 원주형~방추형을 이루고 길이 5~15cm, 지름 6~15mm로 때로는 꺾여있거나 변형되어 있다. 바깥면은 황갈색~흑갈색을 띠고 깊은 세로주름과 가로로 곁뿌리의 자국과 피목이 있다.

질은 연하여 쉽게 꺾어진다. 횡절면은 엷은 갈색~갈색이며 광택이 있고 평탄하다. 특이한 냄새가 있고 맛은 처음에는 단 것 같으나 뒤에는 조금 쓰다.

지황의 효과는 다음과 같다.
①순환계에 대한 작용 일반적으로 강심, 이뇨, 혈당강하작용이 알려져 있다.
②뇌세포보호작용 생지황의 물추출물은 1차배양한 마우스 뇌조직 세포(astrocyte)에 대하여 substance P와 LPS로 자극한 TNFα와 interleukin-1 (IL-1)의 분비를 억제한다.[62]

20) 숙지황

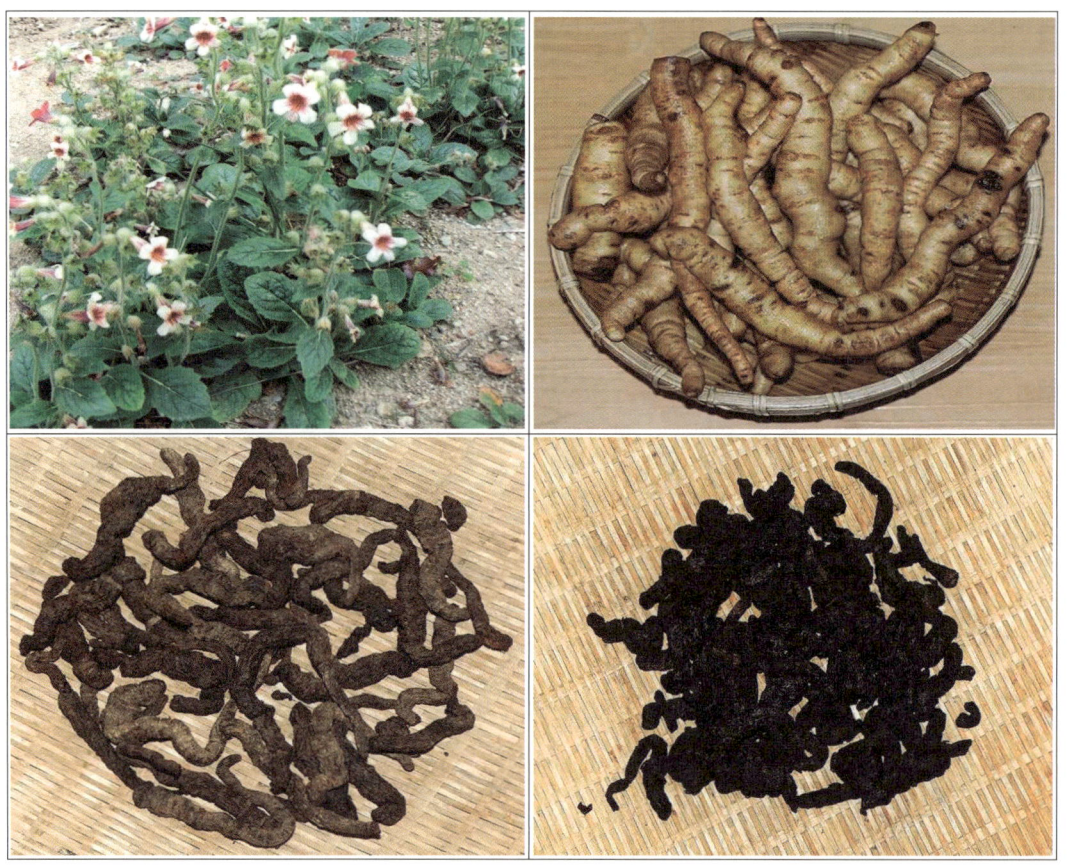

---

62) Kim et al. (1999) Pharmacol. Res. 40: 171-176.

숙지황(熟地黃, steamed rehmannia root)은 지황 *R. glutinosa* (현삼과 Scrophulariaceae) 또는 기타 동속식물의 뿌리를 포제 가공한 것이다. 건조한 것을 정량할 때 5-hydroxymethy1-2-fural-dehyde 0.1% 이상을 함유한다.

숙지황의 제조방법은 잘 정제된 지황을 선별하여 보통 술, 사인, 진피를 보조재료로 하여 속과 겉이 검게 되고 윤기가 흐르며 질이 부드럽고 연하며 점조하게 될 때까지 찌고 햇볕에 말리는 것을 반복한다.

불규칙한 덩어리 또는 부서진 덩어리로, 크기가 고르지 않고 두께가 같지 않으며 표면은 검고 광택이 나며 점성이 크다. 질은 유연하고 질겨서 잘 잘라지지 않으며 잘린 면은 흑색이고 광택이 있으며 냄새가 없고 맛은 달다.

숙지황의 효과는 다음과 같다.
보혈, 강장, 해열, 지갈(止渴), 완하 등에 쓰인다.

①말초혈관 순환장애의 개선 숙지황의 50% EtOH 추출물은 혈액의 유동학적인 물성을 개선시킴으로써 여러 가지 말초혈관 순환장애를 개선한다.[63] 숙지황의 50% EtOH 추출물은 적혈구의 탄력성을 개선하며 polybrene으로 유도한 적혈구의 응집반응을 억제한다. 또한 숙지황은 섬유소의 분해를 촉진함으로써 혈액의 유동성을 개선시킨다. 건지황과 생지황 경우에는 이러한 숙지황의 약리효과가 나타나지 않는다.[64]

②항알러지작용 숙지황의 물추출물은 histamine 수치를 낮추어 전신성 알러지반응 (compound 48/80)과 피부과민반응 [anti-dinitropheny1 (DNP) IgE]을 억제한다(rat).[65]

③강심·이뇨작용 catalpol에는 이뇨작용과 완하작용이 있다. ④골형성촉진작용 생지황을 알코올로 세 번 찐 숙지황의 물추출물은 골아세포 (osteoblast)의 증식과 활성을 강화하는 반면에 파골세포 (osteoclast)의 생성과 활성을 억제한다.[66] 비허로 인해 식사량이 적거나 복부가 팽만하며 변이 묽은 사람은 사용하지 않는 것이 좋다.

---

63) Kubo M *et al.* (1994) Biol. Pharm. Bull. 17: 1282-1286.
64) Kubo M *et al.* (1994) Yakugaku Zasshi 116: 158-168.
65) Kim H *et al.* (1998) Int. J. Immunopharmacol. 20: 231-240.
66) Oha K-O *et al.* (2003) Clin. Chim. Acta 334: 185-195.

21) 하수오

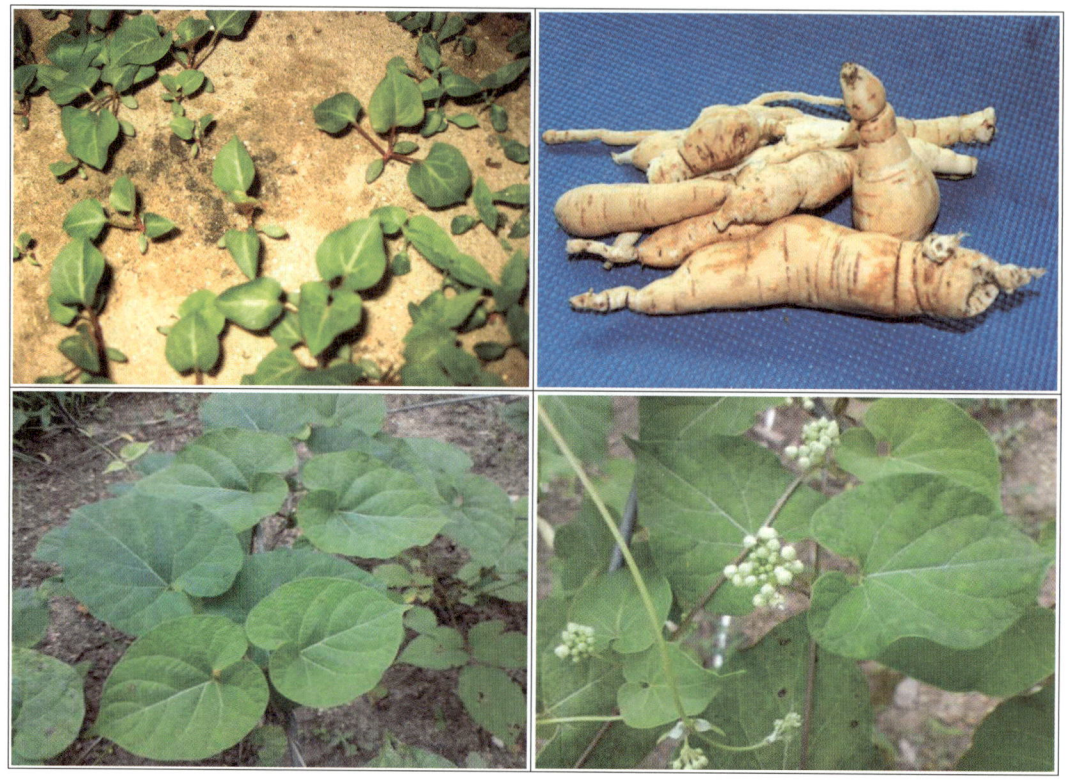

하수오는 길이 1~3m. 뿌리줄기는 붉고 길쭉하며 구슬처럼 덩어리가 져 있다. 줄기도 굵다. 잎은 넓은 심장형으로 마주나고, 줄기와 잎을 꺾으면 하얀 유액이 나온다. 꽃은 8~9월에 마디마디에 긴 꽃대가 올라와 자잘한 하얀 꽃이 여러 송이 모여 팝콘처럼 달린다. 열매는 10월에 연한 갈색으로 여무는데, 씨앗에 솜털이 붙어 있어 바람에 날려 번식한다.

한방에서는 덩이뿌리를 하수오(何首烏)라고 한다. 간·폐·신장을 보하고, 뼈·근육이 튼튼해지며, 장 기능이 좋아지고, 혈관에 지방이 끼는 것을 막으며, 노화를 막아 머리카락이 검어지고, 피부를 윤택하게 하는 효능이 있다.

동의보감에서는 성질이 따뜻하고 독이 없으며 맛은 쓰고 떫다. 염증을 삭히고 가래와 담을 없앤다. 종기·치질·만성피로로 몸이 마를 때, 부인의 산후병, 대하 등을 치료하고, 기와 혈을 도우며 근골을 튼튼하게 하고 골수를 충실하게 하고 머리카락을 까맣게 하고 오래 먹으면 늙지 않는다고 하였다.

나이 들어 심신이 쇠약할 때, 뼈마디가 쑤시고 아플 때, 신경 쇠약, 간염, 기침 감기가 끊이지 않을 때, 생리가 순조롭지 않을 때 약으로 쓰인다. 봄에 줄기와 잎이 검게 말라 있을 때 뿌리를 캐어 그늘에 말려서 사용한다(솔뫼, 2006).

하수오(何首烏, Ha Su O)는 하수오 *Polygonum multiflorum* Thunb. (마디풀과 Polygonaceae)의 덩이뿌리이다. 하수오는 방추형 또는 덩어리이며 길이 5~15cm, 지름 3~10cm이다. 바깥면은 적갈색~흑갈색이고, 고르지 않은 굵은 세로주름이 있고 편평하지 않으며 질은 단단하다. 횡단면은 담홍갈색~담황갈색을 띠고, 몇 개의 이상유관속이 있어서 꽃무늬를 이룬다. 냄새는 거의 없고 맛은 조금 쓰며 떫다. 질이 단단하고 횡단면이 분질이며 엷은 적색인 것이 좋다.

하수오의 효과는 다음과 같다.
사하, 보혈, 강정, 강장약 등에 쓰인다.
①콜레스테롤 저하작용, 동맥경화예방작용 하수오의 유효 성분과 콜레스테롤이 결합하여 장관의 콜레스테롤 흡수를 감소시키며 혈청 콜레스테롤의 증가를 억제한다. 또한 콜레스테롤이 간에 침착하는 것을 저해한다.[67] 지질 성분이 혈청 내에 체류하거나 동맥내막에 침투하는 것을 저지하여 동맥경화[68]의 형성을 억제한다.

②강장·강심작용 lecithin은 신경조직, 특히 뇌척수를 구성하는 주성분으로 신경 강장작용을 가지고 있으며, 또한 혈구를 비롯한 세포의 세포막 구성성분으로 혈구의 신생과 발육을 촉진한다.

---

67) Chiu PY *et al.* (2002) Planta Med. 68: 951-956.
68) 동맥경화(動脈硬化)는 동맥의 벽에 지방, 콜레스테롤 따위가 붙어 혈관이 좁아지고 탄력을 잃은 상태. 노화 현상의 하나로, 혈류 장애, 혈전(血栓) 형성, 출혈 등을 일으킨다.

③뇌세포보호작용 추출물은 학습능력과 기억력을 개선시킨다(mouse). 항산화 물질에 의한 것으로 추측된다.69) 50% EtOH 추출물을 장기간 투여하면(전처리) 허혈로 인한 뇌의 경색부의가 대조군에 비해 반으로 줄어든다(*in vivo*, gerbil).70)

④사하작용.

⑤항산화작용, 항바이러스작용 등의 효과를 얻을 수 있다.

22) 현삼

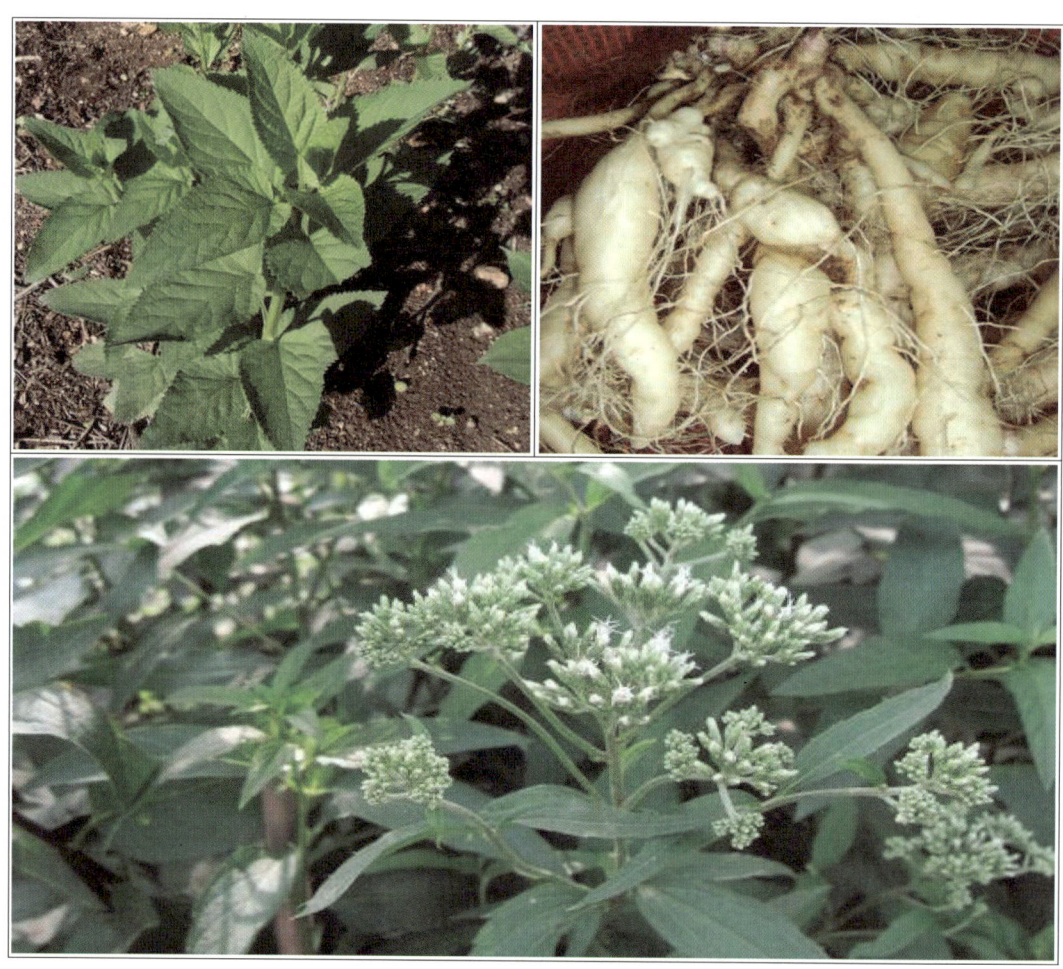

---

69) Chan YC *et al.* (2003) Am. J. Chin. Med. 31: 171-179.
70) Chan YC *et al.* (2003) Am. J. Chin. Med. 31: 71-77.

현삼(현삼, scrophularia root)은 현삼 Scrophularia buergeriana Miq. (현삼과 Scrophulariaceae)의 뿌리이다. 현삼은 불규칙하게 구부러지고 긴 원주형~방추형으로 길이 4~15cm, 지름 1~3cm이다. 바깥면은 황갈색~갈색이고 거친 세로주름이 있으며 옆으로 긴 피목과 드문드문 잔뿌리가 있었던 자국이 있다. 질은 단단하면서도 유연하여 꺾기 힘들고 꺾인 면은 흑갈색을 띤다. 특이한 냄새가 있고 맛은 약간 달며 후에는 조금 쓰다. 육질이 충실하고 단단하며 꺾인 면이 검은 것이 좋다.

현삼의 효과는 다음과 같다.
청열해독의 효능이 있고 복부수종, 손발과 얼굴의 부종[71]에 쓰인다.

①강심·혈압강하작용 추출물은 심박동수는 감소시키나 심근수축력을 증가시켜 강심작용을 나타낸다. 수침액이나 전제에는 현저한 혈압강하작용이 있다(dog, $i.v.$).
②간세포보호작용.
③뇌신경보호작용.
④말초혈관확장작용, 항독소작용 등의 효과를 얻을 수 있다.

---

71) 부종(浮腫)은 피하 조직의 틈에 조직액 또는 림프액이 고여 몸의 전체 또는 일부가 부어오르는 증상이다.

23) 황금

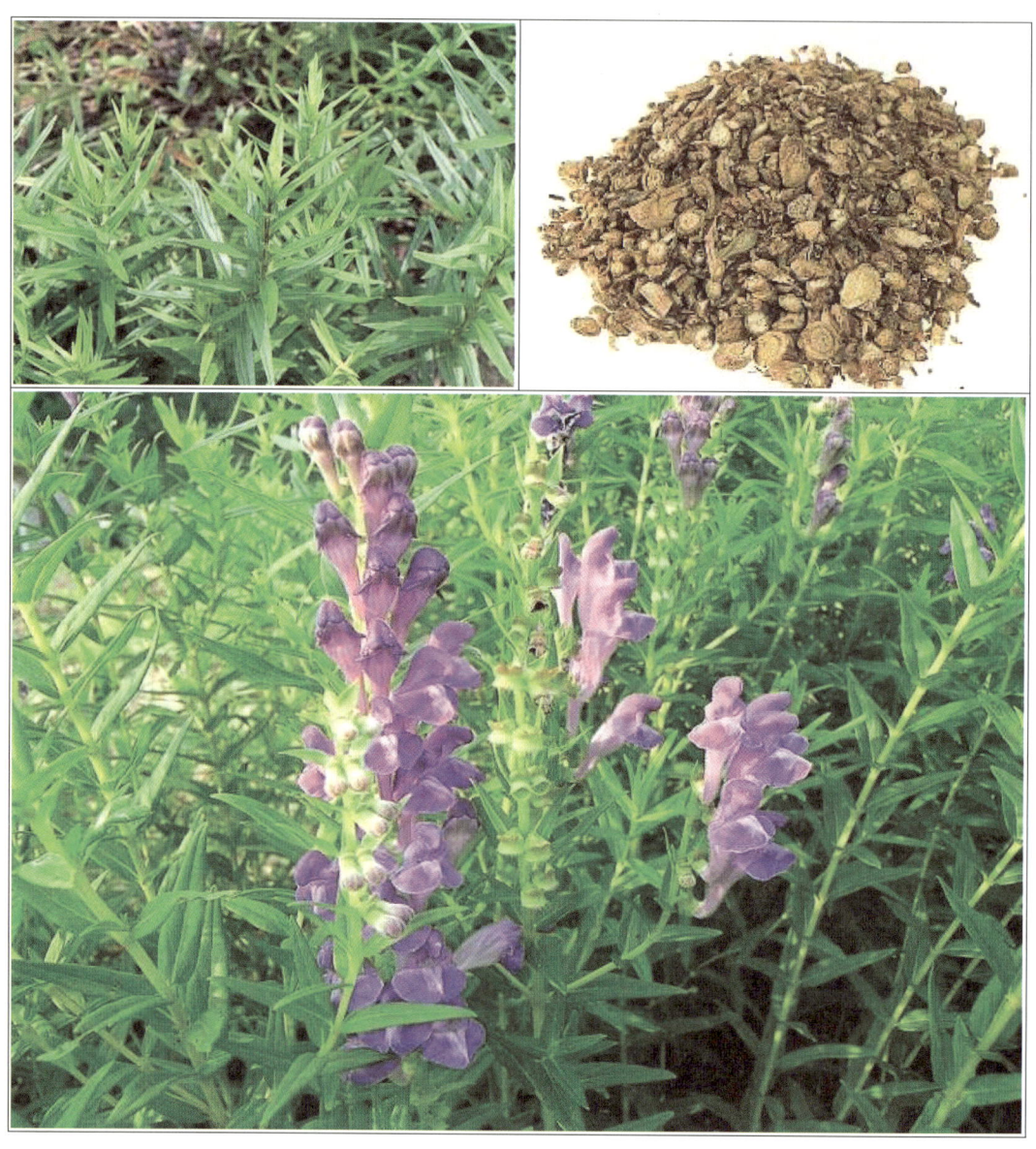

황금(黃芩, scutellaria root)은 꿀풀과 Labiatae의 주피를 벗긴 뿌리이다. 건조한 것은 정량할 때 baicalin 10.0% 이상을 함유한다.

원주상-반관상 또는 평판상을 이루고 길이 5~25cm, 지름 5~30mm이다. 바깥면은 황갈색을 띠고 조잡하고 뚜렷한 세로의 주름이 있으며 군데군데 곁뿌리의 자국 및 갈색의 주피 파편이 남아 있다. 윗끝에는 줄기의 자국 또는 줄기의 잔기가 붙어 있다. 묵은 뿌리에서는 목부가 썩어서 흑갈색으로 되고 때때로 속이 비어 있다. 질은 단단하고 부서지기 쉽다. 꺾인 면은 황색이고 섬유성이다. 녹색을 띤 선황색을 이루고 질이 치밀하며 고미가 강한 것이 좋다. 냄새는 거의 없고 맛은 조금 쓰다.

황금의 효과는 다음과 같다.

소염[72], 해열약으로 염증, 충혈, 발열을 수반하는 질병, 습열성황달, 두통, 염증성결막염, 옹저(癰疽), 태동불안, 호흡기감염, 위염, 장염 등에 쓰인다.

① 해열작용.
② 항염증작용.
③ 이담작용[73].
④ 죽상(粥狀)동맥경화방지작용, 혈압강하작용.
⑤ 진정작용.
⑥ 간세포보호작용.
⑦ 신경세포보호작용.
⑧ 항종양작용, 항바이러스작용 등의 효과를 얻을 수 있다.

---

72) 소염(消炎)은 염증을 없애는 것이다.
73) 쓸개즙의 분비 및 배설을 촉진시키는 약초 한약 생약이다.

24) 황기

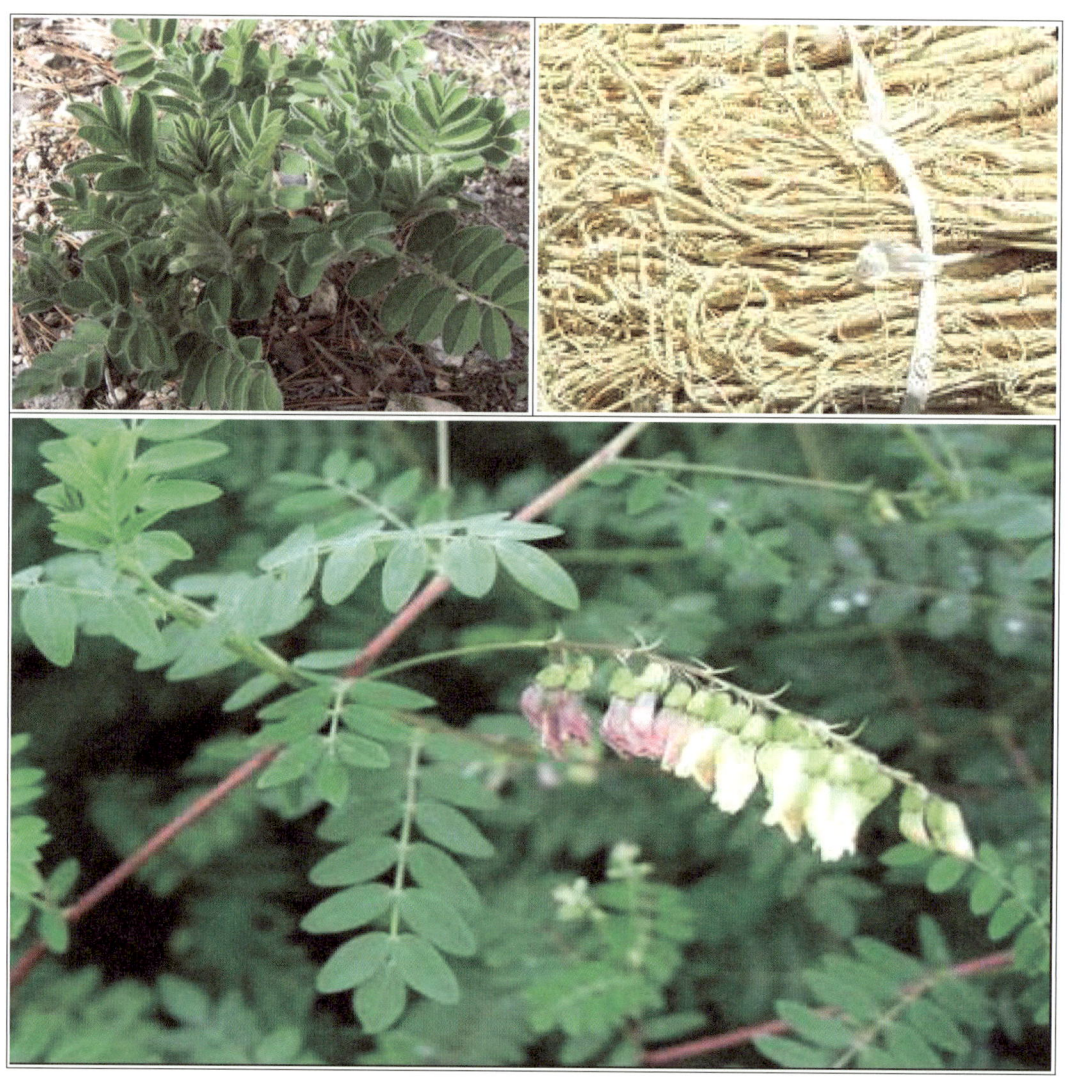

황기(黃芪, astragalus root)는 황기 Astragalus membranaceus Bunge (콩과 Leguminosae)의 주피를 거의 벗긴 뿌리이다. 황기는 가늘고 긴 원주형을 이루고 길이 30~100cm, 지름 7~20mm이며 드문드문 작은 가지뿌리가 붙어 있으나 분지되는 일은 없고 근두부 가까이에서는 약간 꼬여지고 줄기의 잔기가 남아 있다. 바깥면은 엷은 회황색-엷은 황갈색이며 황갈색의 코르크층이 때때로 군데군데 남아 있고 불규칙한 거친 세로의 주름과 가로로 피목 같은 모양이 보인다.

질은 치밀하고 꺾기 힘들며 꺾은 면은 섬유성이다. 황기는 냄새가 거의 없고 맛은 조금 달다. 질이 치밀하면서 유연하고 감미와 향기가 높은 것이 좋다.

황기의 효과는 다음과 같다.
강장, 강심, 이뇨, 지한(止汗)[74] 약으로 허약체질, 영양불량, 땀기능부전, 급·만성신염에 쓴다.

①강장작용 추출물에는 사람의 정자의 운동성을 증가시키고(*in vitro*),[75] 비장과 간장의 RNA의 합성을 촉진하는 등의 강정작용, 대사기능조절작용이 있다. 물추출물은 난소를 제거한 실험동물의 **뼈**손실을 막아준다(rat).
②면역증강작용 추출물은 면역증강작용이 있다(*in vitro*).[76]
③이뇨·혈압강하작용 추출물에는 이뇨작용이 있으며, 혈관확장에 의하여 혈압이 떨어진다. 물추출물에는 이뇨작용이 있다(*s.c., I.v., p.o.,* dog)
④간장보호작용.
⑤항염증작용.
⑥항종양작용 등의 효과를 얻을 수 있다.

---

74) 지한은 지방(脂肪)이 많이 섞인 땀이다.
75) Hong CY *et al.* (1992) Am. J. Chin. Med. 20: 289-294.
76) Chu DT *et al.* (1988) J. Clin. Lab. Immunol. 25: 119-123.

근경류(根莖類, Rhizome, Rhizoma) 식물의 뿌리줄기 약초 한약 생약

근경류는 반 이상이 지하에 묻혀 있는 줄기, 즉 지하경(subterranean stem)을 약초 한약 생약으로 쓰는 것으로 그 형상, 성질 등에 의해 뿌리줄기(根莖, rhizome), 덩이줄기(塊莖, tuber), 구경(球莖, corm) 및 비늘줄기(bulb) 등으로 나눈다.

뿌리줄기는 뿌리와는 달리 절(節, node)과 절간(節間, internode)으로 구분되며 월년성(越年性)이고 영양물을 저장하거나 번식을 목적으로 줄기가 변태된 것이므로 그 구조에 있어서도 피층부, 수부(pith) 및 기타 부위에 저장조직이 발달되어 있는 점이 지상경과는 약간 다르다.

중심주는 식물의 분류군에 따라 원시적인 중심주에서부터 고등한 중심주에 이르기까지 다양하다.

25) 마늘, 흑마늘

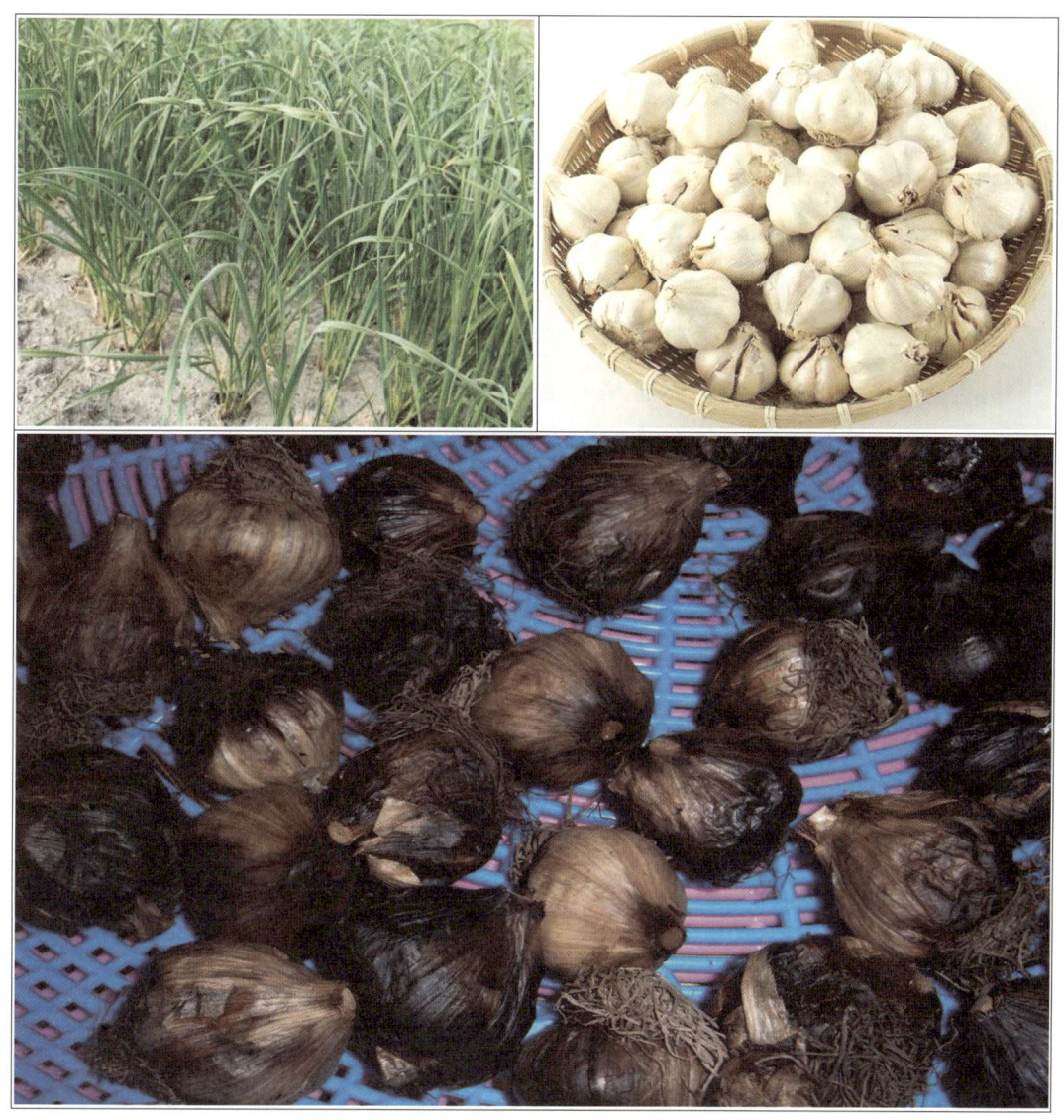

마늘(garlic)은 백합과 파속으로 중앙아시아 원산지이다. 이집트에서는 오래 전부터 재배되었으며, 중국에서는 한(漢)시대에 서역에서 들어왔다. 우리나라에서의 재배기원이나 도입시기는 명확하지 않으나 단군신화에도 나올 뿐만 아니라, 삼국사기에 기록이 있는 것으로 보아 마늘의 이용과 재배역사가 매우 오래된 것으로 생각된다.

품종으로는 그 지방의 기후풍토에 순화되어 재배되고 있는 지방종, 즉 남해백(南海白), 고흥백(高興白) 등이 있는데 생태적으로는 난지형(暖地型)과 한지형(寒地型)으로 구분한다. 우리나라 1998년도의 총 재배면적은 37,337ha이고, 총 생산량은 393,903톤이었다.

마늘의 성상과 성분은 다음과 같다.

지하의 인경(비늘줄기)은 담갈색, 적자색 또는 백색의 껍질로 싸이고 내부에 방사상으로 5~6개의 소인경(小鱗莖)을 형성한다. 잎은 어긋나고 밑동은 통 모양의 잎집이 되어 줄기를 감싼다. 곧게 선 꽃줄기는 높이가 60Cm 이상에 달하기도 한다. 비늘줄기와 잎, 꽃줄기에서는 특이한 냄새가 나고, 꽃은 담홍자색으로 여름에 핀다.

주성분으로는 탄수화물 20%, 단백질 3.3%, 지방 0.4%, 섬유 0.92%, 회분 13.4%, 비타민 C 5.5mg%가 함유되어 있고, 글루탐산을 포함하여 15종의 아미노산이 확인되었다. 마늘내 매운맛 성분은 황화 알릴류로서 알리신(allicin)의 모체인 알린(alliin)을 상당량(약 2.62%) 함유하고 있다.

마늘의 수확과 저장은 다음과 같다.

구(球)가 커지고 경엽의 1/3 정도가 노랗게 변하면 수확할 시기이다. 맑은 날을 택해서 수확한 후, 통풍이 잘되는 서늘하고 그늘진 곳에서 매달아 둔다. 마늘의 장기저장은 0~2도, 습도 65~70%의 냉장이 좋으며 6~8개월 동안 저장이 가능하다(홍태희 외 5명, 2011).

마늘의 유효성분은 스코르디닌이다. 이 성분은 일정한 농도에서 혈압을 낮추며 심장의 수축과 확장을 조절하는 작용을 한다. 또한 스코르디닌은 혈액 속에서 콜레스테롤량을 낮추어 핏줄벽이나 간에 가지 못하게 한다. 그러므로 동맥경화증, 지방간을 예방한다. 스코르디닌은 항암작용도 한다. 스코르디닌의 항암작용은 그 구성성분인 프리찌아마미딘인데 이것이 암세포를 억제한다는 것이 발견되었다.

마늘에는 센 살균작용이 있다. 마늘의 살균작용은 아리신이라는 성분이 하는데 그 살균력을 페니실린과 대비해 본 데 의하면 100 : 1 이었다고 한다. 그러므로 감기가 많이 도는 때나 소대장염을 앓을 때 쓰면 감기나 소대장염을 예방할 수 있다. 아리신은 또한 질트리코모나스와 아메바 원충을 죽이는 작용도 한다.

마늘에는 건위소화작용도 있는데 그것은 마늘의 여러 가지 성분들이 위의 점막을 자극하여 소화액이 많이 나오도록 하기 때문이며 창자의 윤동운동을 조절하여 영양분의 소화흡수를 도우며 피 속의 혈당을 낮추어주므로 입맛을 높인다. 그러므로 마늘을 늘 먹으면 위장관이 든든해지고 몸이 약한 사람들은 몸이 튼튼해진다(박영신 외 4명, 1993).

대산(大蒜, garlic)은 마늘 *Allium sativum* L. (백합과 Liliaceae)의 비늘줄기이다. 마늘은 서부 아시아 또는 중국이 원산지이고, 한국, 중국, 일본 등에서 재배한다. 대산 비늘줄기는 납작한 구형이나 짧은 원추형이고 위쪽 끝이 뾰족하며, 지름 약 6cm, 높이 4~5cm이다. 바깥면은 백색~연한 홍자색의 얇은 건피질의 비늘잎(임상엽)으로 싸여 있고 속에 6-20개의 다육질의 작은 뿌리줄기가 수레바퀴 모양으로 붙어 있다. 대산은 특이한 마늘 냄새가 나고 맛은 조금 맵다.

마늘과 대산의 효과는 다음과 같다.
한방에서 건위, 발한, 이뇨, 정장, 살균, 구충약으로 하루에 가루 0.5~1.0g을 사용하며 향신료로 많이 쓰인다. 중국에서는 이질의 보조치료약으로 경증의 이질에 쓰이고 있다.

①항세균·항진균작용, 항Trichomonas작용 (항미생물작용) 마늘의 수용액(0.5%)이나 정유 성분, 마늘즙 등은 각종 세균(이질균, 장티푸스균 등), 트리코모나스(질트리코모나스 등), 진균(표피진균, 백선진균 등)에 대하여 강한 성장억제작용이나 살균작용을 가지고 있다.

②순환계에 대한 작용 추출물은 혈중 콜레스테롤과 triglyceride의 수치를 낮추어 주며(rabbit, rat), lipoxygeanse의 활성을 억제하여 혈소판의 응집을 억제한다(*in vitro*).

③항암작용 마늘추출물에는 유리기 소거작용(radical scavenging activity)이 있으며, 주요한 활성성분은 S-allylcysteine과 S-allylmercapto-L-cysteine이다. S-allylcysteine을 포함한 마늘의 유기황 화합물들은 여러 가지 종양의 성장을 지연시킨다(*in vivo*).[77] 마늘의 향미 성분인 dially1 sulfide는 간대사 과정(phase Ⅰ 효소인 cytochrome P450 2E1이 관여)에 의하여 dially1 sulfoxide나 dially1 sulfone으로 전환되어 종양의 발생을 억제한다(*in vivo*). allicin에는 황산화작용이 있다(*in vitro*).[78] 셀레늄을 보강한 마늘은 강한 암예방작용을 나타낸다.[79]

강장제(强壯劑)라면 꼭 손꼽히는 것이 마늘이다. 마늘의 독특한 냄새를 내는 아리신, 골덴이라는 두 종류의 유효성분은 건위, 소화촉진, 냉증, 심장병, 동맥경화 등 광범위한 약효가 있다고 한다. 마늘은 신경통, 피로회복, 정력증강 등에 효과 있는 강장제이다. 중국에서는 살균, 정장, 각기, 백일해, 폐결핵, 강장 등에 사용되고 있다. 마늘에 들어있는 유화아릴은 강한 살균력이 있어 살균소독 효과도 있다.

생마늘은 많이 먹으면 위에 부담이 되므로 흑마늘, 흑마늘액으로 먹는 것이 좋다. 마늘에 비해서 흑마늘에는 인삼, 홍삼, 흑삼과 비슷한 가공하면서 더 많은 약효능이 생성된다. 흑마늘액 건강식품은 규칙적인 음용의 장점이 있으며 꾸준한 복용으로 흑마늘의 효과를 충분히 얻을 수 있다(박윤선, 2025).

---

[77] Thomson M, Ali M (2003) Curr. Cancer Drug Targets 3: 67-81.
[78] Rabinkov A *et al.* (1998) Biochim. Biophys. Acta 1379: 233-244.
[79] Ip C, Lisk DJ (1995) Carcinogenesis 16: 2649-2652.

26) 생강

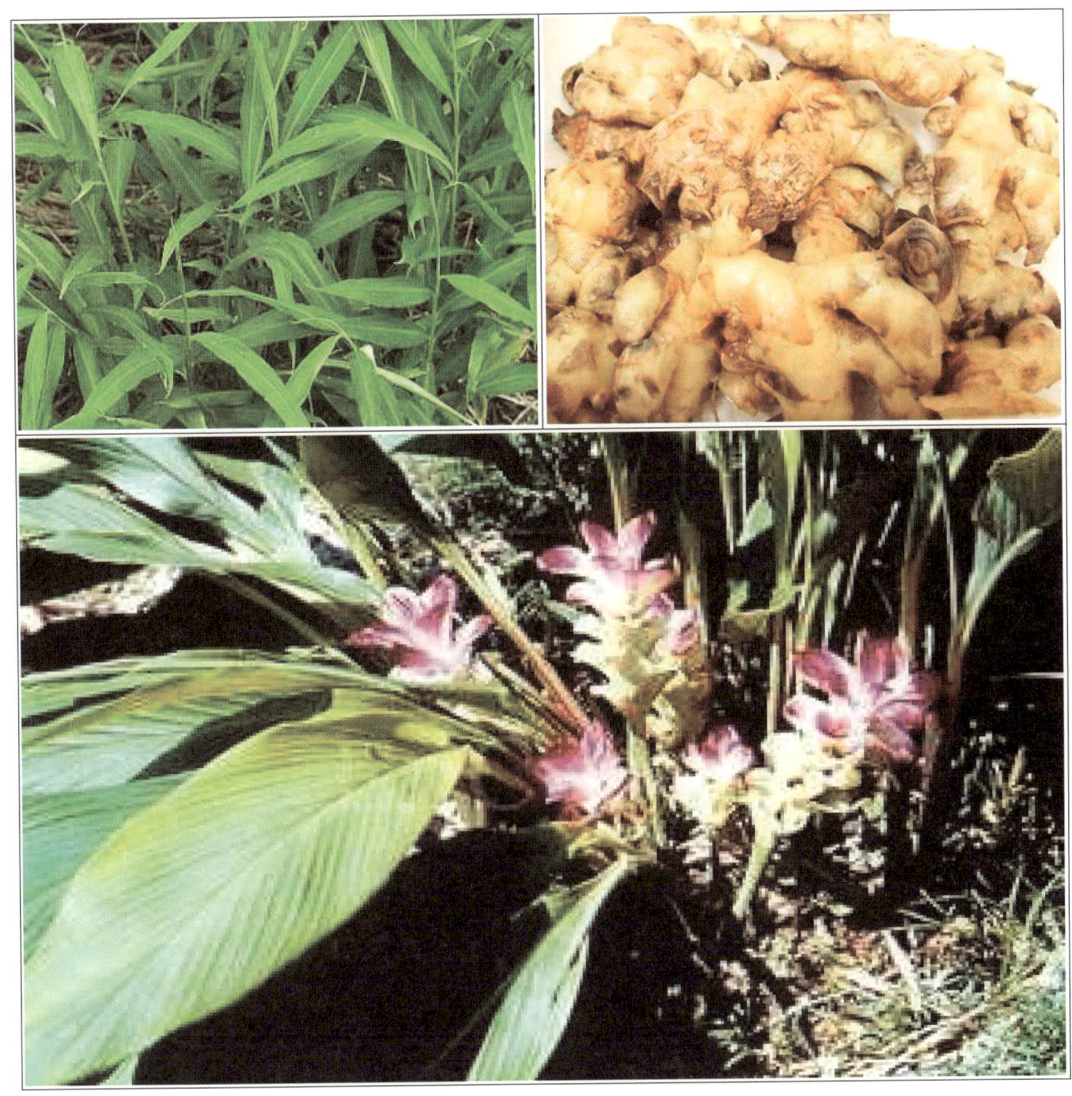

생강(ginger)은 생강과에 딸린 여러해살이풀로 키는 30~50cm이며, 굵은 뿌리줄기는 옆으로 자라며 살이 많고 연한 황색으로서 맵고 향기가 있다. 잎은 양끝이 뾰족한 칼 모양이다. 보통은 꽃이 피지 않지만 따뜻한 곳에서는 땅속줄기에서 20cm 가량의 꽃줄기가 나와 황록색의 잔꽃이 이삭꽃차례로 모여 핀다.

땅속줄기는 누런색인데 맛이 맵고 시고 향기가 좋아 향신료로 사용되며 위장약으로 쓰기도 한다(문순열, 2011).

생강(zinger)은 대체로 인도, 말레이지아 등이 원산지로 추정되고 있으며, 우리나라에 도입된 것은 기록상으로 보면 서기 1018년경이다. 2005년도의 재배면적은 5,187ha에 생산량은 47,203톤 정도이다. 품종은 소생강, 중생강, 대생강의 구별이 있는데, 텃밭에서의 재배는 잘 자라고 굵으며 착색이 잘 되는 중생강종인 황생강이 좋다.

생강의 성상과 성분은 다음과 같다.
뿌리줄기는 덩이 모양이며 매운 맛과 특유의 방향을 가지고 있다. 뿌리줄기의 색은 연노랑이고 잎은 선상 피침형이며, 꽃은 8~9월에 황록색의 작은 꽃이 피지만, 우리나라에서는 잘 피지 않는다.

생강의 수확과 저장은 다음과 같다.
10~11월 초에 수확하며, 종자로 쓰기 위한 생강은 서리가 오기 전에 한다. 글래의 저장은 30~33도의 온도와 습도는 90~95%로 조절한 저장고에서 curing한 후, 저장온도는 10~13도와 포화습도로 저장한다(홍태희 외 5명, 2011).

생강의 성분은 녹말이 주성분이며 진저에일·진저비어·쇼가올과 철분 등이며, 생강의 매운맛은 침 속에 있는 다이스타아제 작용을 촉진시켜 소화흡수를 도우며 위액 분비를 왕성하게 한다. 생강은 감기를 낫게 하며 살균제독작용을 한다(이준호, 1993).

생강의 성분(건조품) 가식부분 100g 당, 수분 7~15%, 전분 38~61%, 단백질 4~10%, 조지방 3~7%, 회분 3~10%, 조섬유 2~6%, 정유 0.4~4%, 펙틴, 사과산, 수산 등이다.

생강은 향신료(香辛料)로서 요리에 꼭 필요한 야채이며 생강의 매콤한 맛 유효성분은 병원균(病原菌)에 대하여 강한 힘을 발휘한다. 장티푸스, 콜레라, 감기 등에 효과가 있다고 한다(홍문화 외 1명, 1995).

생강(生薑, Saeng Gang)은 생강 *Zingiber officinale* Roscoe (생강과 Zingiberaceae)의 신선한 뿌리줄기이며 건강(乾薑)은 생강의 뿌리줄기를 말린 것이다. 건조한 것을 정량할 때 6-gingerol을 0.4% 이상을 함유한다. 생강과 건강은 특이한 냄새가 있고 맛은 몹시 맵다.

생강, 건강의 효과는 다음과 같다.
①발한작용[80] 생강에는 6-gingerol이 있고 6-shogaol이 없으며 건강에는 6-shogaol이 많이 함유되어 있다.[81]
②건위작용 물추출액은 타액에 의한 전분소화력을 촉진하고 황산동에 의한 구토를 억제한다. 건강가루는 멀미, 수술 후나 임산부의 구토에 효과적이다 (1g/day). 이러한 진토작용은 중추신경계에 대한 작용보다는 위장관에 직접 작용하여 나타나는 것으로, 건강의 아세톤추출물(75mg/kg)이나 6-shogaol (2.5mg/kg), gingerol의 위장관운동 항진작용은 metoclopramide (10mg/kg)의 효과에 견줄만하다(*in vivo*, mouse). zingiberene은 항궤양효과를 나타낸다(*in vivo*, rat).
③ 6-gingerol 및 6-shogaol에는 진정, 진통, 일과성 혈압강하 및 위운동억제 작용이 있다. 생강함유식은 동물실험에서 혈청 및 간의 cholesterol량을 저하시킨다. 8-gingerol은 사염화탄소에 의한 독성으로부터 간세포를 보호하는 작용이 있다.

생강, 건강은 감기, 기침, 살균소독, 간세포보호, 건위, 위를 튼튼하게 따뜻하게 해주는 효과를 얻을 수 있다.

---

[80] 발한은 몸의 온도를 조절하여 병을 다스리려고 몸에 땀을 내는 것이다.
[81] A burada M *et al.* (1982) Proc. Symp. 15: 162.

27) 맥문동

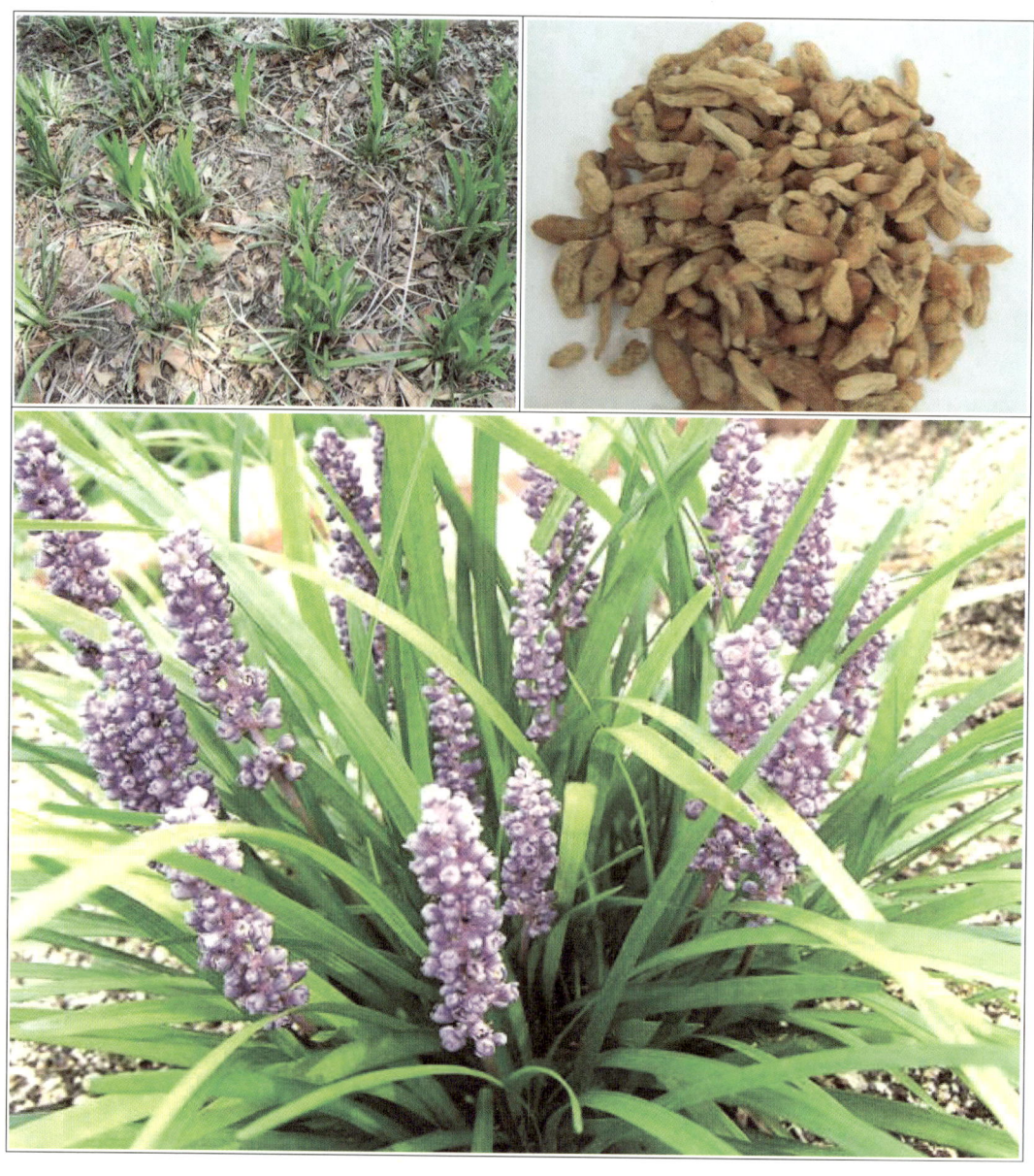

 맥문동(liriope)은 백합과에 딸린 여러해살이풀로 주로 산지의 나무 그늘에서 자란다. 높이는 30~50cm 가량이며, 뿌리줄기에는 가느다란 수염뿌리가 나 있고 그 끝이 굵어져서 길둥근 덩이를 이룬다.

잎은 뿌리에서 모여나는데 가늘고 길며 5~6월에 연한 자줏빛의 작은 꽃이 아래에서 위로 피어 올라간다. 수술은 6개이며 수술대는 꾸불꾸불하며 암수술대는 1개이다. 열매는 검푸른색이며, 알뿌리는 기침약으로 쓰인다(문순열, 2011).

맥문동(麥門冬, liriope tuber)은 맥문동 *Liriope platyphylla* F. T. Wang et T. Tang 또는 소엽맥문동 *Ophiopogon japonicus* Ker Gawl. (백합과 Liliaceae)의 뿌리의 팽대부(膨大部)이다. 맥문동은 방추형으로 길이 10~25mm, 지름 3~5mm이다. 한 쪽 끝은 뽀족하고 다른 쪽은 약간 둥글다. 바깥면은 엷은 황색~엷은 황갈색 크고 작은 세로주름이 있다. 피층은 부드러우며 무르고 중심주는 질겨서 꺾기 어렵다. 피층의 꺾인 면은 엷은 황갈색을 나타내고 약간 반투명하며 점착성이 있다. 맥문동은 약간의 냄새가 있고 맛은 약간 달며 점착성이다. 겉이 엷은 황색이며 반투명하고 길이 2cm, 지름 5mm 이상인 것이 좋다.

맥문동의 효과는 다음과 같다.

진해, 거담, 자양, 강장, 이뇨, 지갈(止渴), 점활성소염(粘滑性消炎) 등을 목적으로 쓰인다.

①해열·진해·거담작용.
②항염증작용 EtOH 추출물에는 항염증작용이 있다. ophiopogonin D에는 IgM 항체생성억제작용이 있다.
③혈당강하작용, 뇌세포보호작용 추출물은 scopolamine으로 유도한 기억력 감퇴를 개선한다(*in vivo*, rat, passive avoidance test).[82]

---

82) Lin YC *et al.* (2003) Am. J. Chin. Med. 31: 543-549.

28) 삽주

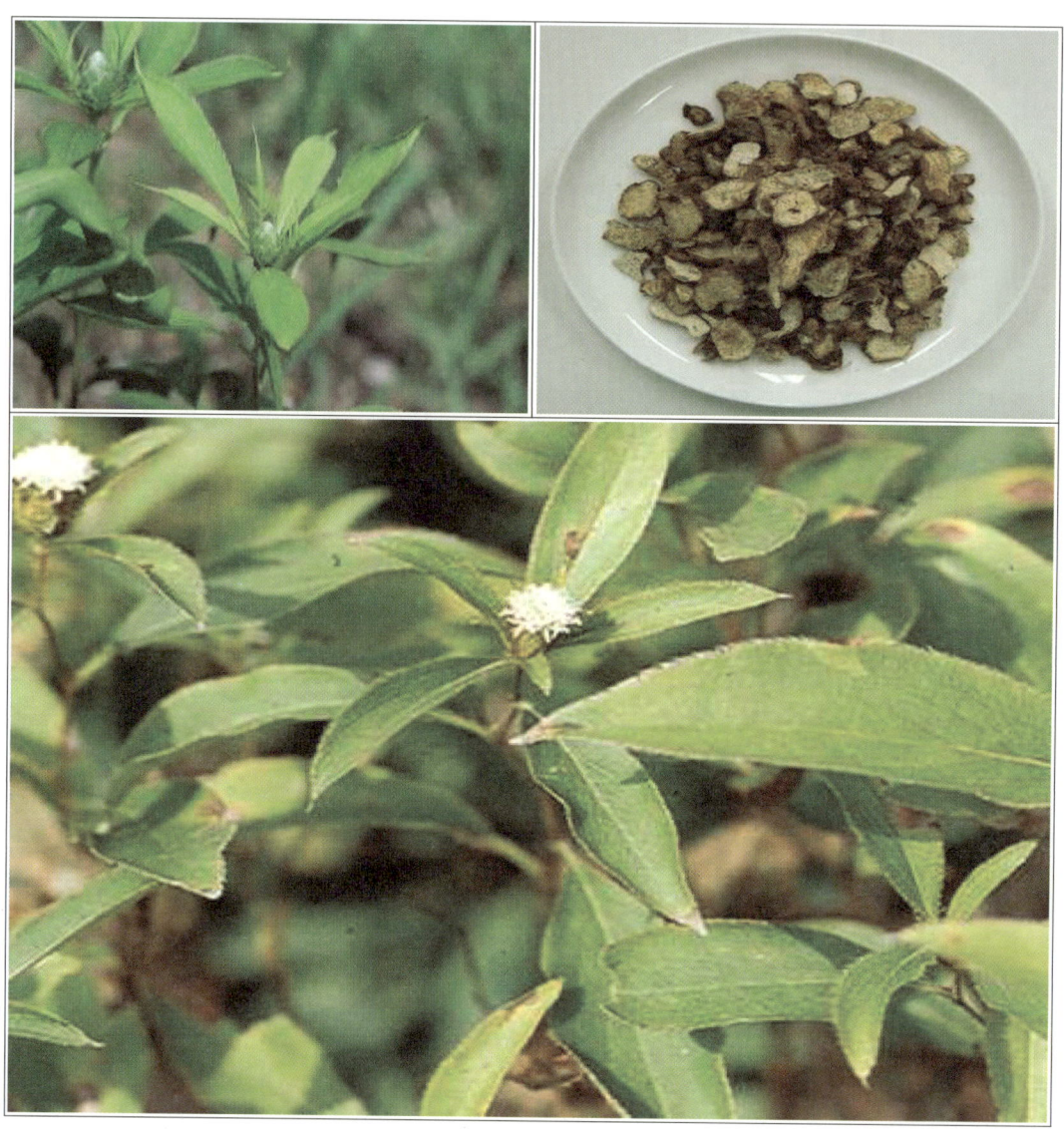

　삽주는 높이 30~100cm. 뿌리는 깊이 박히지 않고 옆으로 퍼져 나가며 굵게 덩어리가 진다. 줄기는 곧게 서며, 위쪽에서 몇 가지로 갈라진다. 잎은 타원형 또는 토란모양이며, 표면에 윤기가 나고, 잎 가장자리에 가시 같은 잔털이 있다. 꽃은 7~9월에 하얀 또는 붉은색으로 피는데, 아주 작은 꽃들이 한데 모여 달린다. 열매는 10월에 딱딱하게 여문다.

한방에서는 묵은 뿌리줄기를 창출, 껍질 벗긴 것을 백출 이라고 한다. 위장과 비장을 튼튼하게 하고, 신장을 따뜻하게 하며, 피로와 갈증을 없애고, 땀과 소변이 잘 나오게 하며, 몸 속의 독과 통증을 없애는 효능이 있다. 그 중에서도 창출은 몸의 습한 기운을 말려주어 비만에 좋으며, 백출은 비장과 위를 튼튼히 하는데 뛰어나다.

위염, 장염, 방광염, 소화가 안 되는 입맛이 없을 때, 몸이 차거나 부었을 때, 신경통, 심한 감기, 체했을 때, 어지럽고 온몸이 무기력하고 아플 때, 밤눈이 어두울 때 약으로 쓰인다. 뿌리는 봄, 가을, 늦가을에 채취하여 그늘에 말려 사용하는데 가을에 캔 것이 좋다(솔뫼, 2006).

삽주의 뿌리는 발한, 해열, 구풍 등에 우수한 효과가 있다. 삽주는 건위약(健胃藥)으로서 위아토니, 만성위장염, 소화불량, 복통, 설사 등에 응용된다.

삽주는 이뇨제와 어지러움증에도 효능이 있다고 한다. 감기에는 생강, 감초와 함께 달여 먹으면 좋으며, 땀이 그치지 않거나 몸이 허하여 나는 땀 허한(虛汗)에도 좋다고 한다.

백출(白朮, atractylodes rhizome white)은 삽주 *Atractylodes japonica* Koidz. 또는 당백출 *A. ovata* Koidz. (국화과 Compositae)의 뿌리줄기 또는 주피를 제거한 것이다. 백출은 고르지 않은 덩어리 또는 일정하지 않게 구부러진 원주상의 모양을 하고 길이 3~8cm, 지름 2~3cm이다. 바깥면은 엷은 회황색~엷은 황백색으로 군데군데 회갈색을 띠고 잘 꺾이지 않으며 꺾인 면은 섬유성이다. 백출은 특이한 냄새가 있고 맛은 약간 쓰다.

삽주, 창출, 백출의 효과는 다음과 같다.
방향성 건위제로 진정, 이뇨, 지한, 자양, 안태(安胎)를 목적으로 쓰인다.

①건위작용 atractylon은 CuCl2에 의한 간독성으로부터 간세포를 보호하며, 궤양생성을 억제한다(rat).[83] 50% MeOH 추출물에는 스트레스로 인한 위궤양의 발생을 예방한다(*in vivo*).[84]

②이뇨·지한작용.

③진정작용 백출의 정유성분에는 중추억제, 약간의 혈압강하, 적출심장의 운동억제작용이 있다.[85]

④혈당강하작용 다당류(glycan)인 atractan A, B, C에는 혈당강하작용이 있다.

⑤안태(安胎)작용 백출의 정유성분은 위장관과 자궁의 운동을 억제하며 말초혈관에 대해서도 억제작용을 나타낸다.

⑥면역증강작용, 항미생물작용, 항염증작용 등의 효과를 얻을 수 있다.

삽주는 이뇨, 발한, 거풍, 제습, 식욕부진, 소화불량, 어지러움증에 효과를 얻을 수 있다.

---

83) Matsuda *et al.* (1991) Yakugaku Zasshi 111: 36-39.
84) Kubo M *et al.* (1983) Yakugaku Zasshi 103: 442.
85) Kiso Y *et al.* (1985) Planta Med. 51: 97.

29) 마

  영명(英名)으로는 yam이라고도 하며, 마과(Dioscoreaceae)에 속한다. 덩굴성의 자웅이체성(雌雄異體性)이며 1~2m 정도 높이로 자라고 6~7월에 백색의 꽃이 피며, 이용부위는 뿌리와 어린잎이다.

  뿌리에는 당단백으로 된 점액질인 뮤신이 0.5%가 함유되어 있고, 스테로이드 사포닌이 들어 있다. 한방에서는 신경통, 야뇨증, 정력부족, 잦은 소변, 기침, 가래, 피부미용에 좋다고 하여 보약에 쓴다(홍태희 외 5명, 2011).

  마는 길이 2m. 뿌리는 수직으로 깊게 들어가는데, 위쪽은 가늘고 땅 속 깊이 들어갈수록 굵어진다. 줄기는 다른 식물을 감고 올라온다. 잎은 마주나고 긴 달걀형이며, 잎자루가 길다. 가끔 잎이 3장씩 돌려나는 경우도 있다. 꽃은 6~7월에 하얗게 핀다. 열매는 10월에 익는데, 씨앗에 둥근 날개가 달려 있어 바람에 날려간다.

  이듬해 봄이 되면 땅 밑에 있던 묵은 마 옆의 땅 속으로 새순이 자라나서 굵어지며 묵은 마는 소멸한다. 마의 순이 굵으면 뿌리도 굵고, 순이 가늘면 뿌리도 가늘다.

  자연산은 캐기 어려워 시장에 나오지 않으며, 간혹 시장에 나오더라도 캐는 도중에 상처가 생기거나 부서진 것이 많다. 재배용 마는 외관이 깔끔하고 뿌리가 굵다. 뿌리를 캘 때는 윗부분을 잘라 제자리에 다시 묻어놓아야 식물이 소멸하지 않는다.

  한방에서는 뿌리줄기를 산약(山藥)이라고 한다. 혈관과 장을 깨끗이 하고, 위장·비장이 튼튼해지며, 폐·신장을 보호하고, 설사가 멈추며, 양기를 북돋우는 효능이 있다. 동의보감에서는 허로와 신을 보하고 오장을 튼튼하게 하며, 기력을 돋우고 근육과 뼈를 강하게 하며, 위장을 잘 다스려 설사를 멎게 하고 정신을 편하게 한다고 하였다.

폐·위장이 안 좋을 때, 당뇨, 양기 부족, 기침이 나올 때 약으로 쓰인다. 봄·가을에 뿌리를 캐서 껍질을 벗긴 뒤 찌거나 햇빛에 말려 사용한다(솔뫼, 2006).

마는 자양, 강장, 강정, 건위, 소갈, 설사 및 지사약으로 효과적이다. 마는 중탕 하여 생마즙, 마한약액 건강식품을 복용하면 마와 농산물 약초 한약 생약의 효과를 얻을 수 있다(박윤선, 2025).

30) 천마

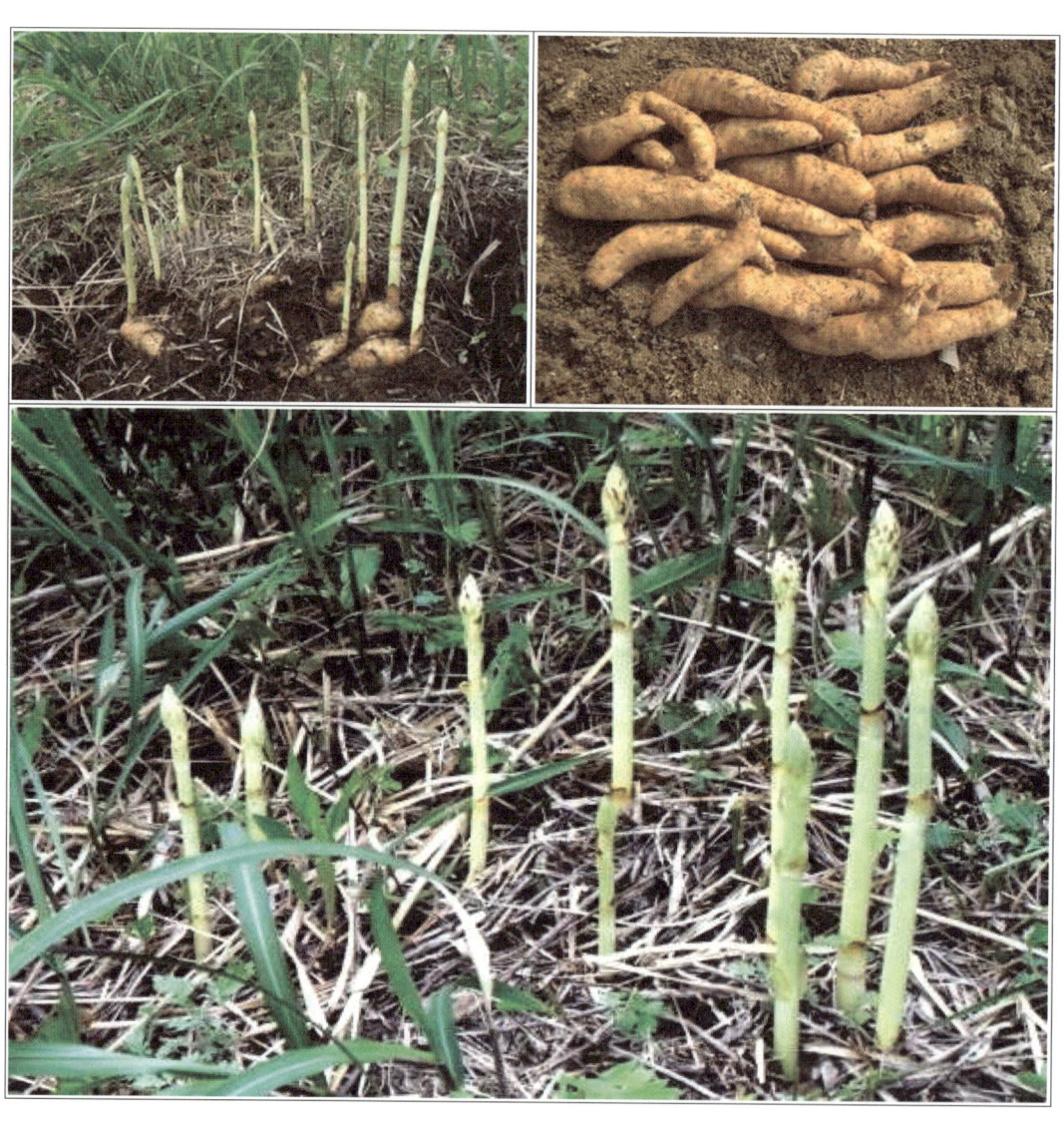

천마(gastrodia elata)는 부식질이 많은 계곡의 숲 속에서 자라는 다년초로서 높이가 60~100cm이며 잎이 없고 감자 같은 괴경이 있다. 괴경 길이는 10~18cm, 지름은 3.5cm로서 옆으로 뚜렷하지 않은 데가 있다. 소상엽은 막질이고 길이가 1~2cm로서 세맥이 있으며 밑부분은 원줄기로 둘러싼다.

꽃은 6~7월에 피고 황갈색이며 화서는 길이가 10~30cm로서 많은 꽃이 달리고 포는 길이가 7~12mm, 너비가 2mm로서 막질이며 잔맥이 있다. 외화피 3개는 합쳐져서 표면이 부풀기 때문에 찌그러진 단지처럼 보이고 윗부분이 3개로 갈라지며 안쪽이 2개의 내화피가 달리므로 윗부분이 5개로 갈라진 것같이 보인다.

순판은 밑부분의 돌기로 화통부의 앞쪽 내부에 달리므로 화피열편 가장자리에 약간 나타난 것을 볼 수 있다. 암술은 2개의 날개가 있으며 밑부분 앞쪽에 암술머리가 있고 화분경에는 대가 없다. 삭과는 길이가 12~15mm로서 끝에 화피가 있다. 전초를 강장제로 사용하거나 신경쇠약, 현기증, 두통에 사용한다(문순열, 2011).

천마는 높이 50~100cm. 주로 참나무 뿌리에 기생하여 자란다. 6월 중순부터 7월 중순까지 15일~1개월간 줄기가 올라오며 그 이전이나 이후에는 전혀 볼 수 없다. 뿌리는 1줄기에 1뿌리씩 붙어 있으며, 엄지손가락 굵기로 고구마처럼 생겼다. 생뿌리는 맛이 쓰고 매우며, 말린 뿌리는 소 오줌 지린내가 난다. 잎이 없는 식물로 줄기만 곧게 올라오며, 줄기 색깔은 붉은빛이 도는 갈색이다. 꽃은 7월 초순에 노란빛을 띤 백색으로 여러 송이가 한데 모여서 달린다. 열매는 달걀형으로 맺힌다.

한방에서는 뿌리를 천마(天麻)라고 한다. 양기를 북돋우며, 풍을 없애며, 피를 깨끗이 하고, 독을 없애며, 염증을 삭히고, 심신을 안정시키며, 경련과 두통을 없애는 효능이 있다.

풍으로 인한 몸의 마비, 말을 어눌하게 할 때, 관절염, 심한 두통, 현기증이 날 때 약으로 쓰인다. 동의보감에서는 모든 허와 어지러운 증세의 치료에 좋다고 하였다. 뿌리는 여름, 겨울에 캐어 그늘에 말려 사용하는데 겨울에 캔 것이 좋다(솔뫼, 2006).

천마(天麻, gastrodia rhizome)는 천마 *Gastrodia elata* Blume (난초과 Orchidaceae)의 덩이줄기이다. 천마는 약간 구부러지고 편압된 원주형~방추형이며 길이 5~15cm, 너비 2~5cm, 두께 1~2cm이다. 바깥면은 엷은 황백식~황갈색이고 불규칙한 세로주름과 돌기마디가 있다. 질은 단단하고 꺾인 면은 황갈색~흑갈색이며 광택이 있고 각질모양이다. 천마는 냄새가 약하고 맛은 달다. 겉이 반투명하고 단단한 것이 좋다.

천마의 효과는 다음과 같다.

진정, 진경약으로 두통, 현기증, 히스테리증, 전간(癲癇), 반신불수, 사지경련, 안면마비, 동통, 류머티스 등에 쓰인다.

①진정·진경·진통작용 추출물은 kainic acid에 의한 경련을 억제하고 생성된 free radical을 소거하며, vanillyl alcohol은 ferric chloride로 유도한 간질발작을 억제하고, free radical을 소거한다(*in vivo, in vitro*).[86]

②뇌세포보호작용 vanillin과 *p*-hydroxybenzaldehyde는 glutamate로 유도한 뇌신경세포의 세포사멸을 억제한다(in vitro, IMR-32 human neuroblastoma cell).[87] gastrodin과 gastrodin의 aglycone인 *p*-hydroxybenzyl alcohol은 cycloheximide이나 apomorphine, scopolamine 등에 의한 기억력장애를 회복시키고 기억력을 강화한다.[88]

③gastrol을 비롯한 천마의 페놀성화합물들은 평활근의 긴장을 완화한다(*in vitro*, guineapig ileum).[89] gastrodianin은 mannose-binding protein으로 항진균작용을 가지고 있다(*in vitro*).[90]

천마의 근경 및 줄기는 강장, 중풍, 어지러움, 현기증, 고혈압, 두통제로 효과적이다.

천마는 중탕 하여 천마즙, 천마한약액 건강식품을 복용하면 천마와 약초 한약 생약의 효과를 얻을 수 있다(박윤선, 2025).

---

86) Hsieh CL *et al.* (2001) Am. J. Chin. Med. 29: 331-341.
87) Lee YS *et al.* (1999) Arch. Pharm. Res. 22: 404-409.
88) Hsieh MT *et al.* (2000) Phytother. Res. 14: 375-377.
89) Hayashi J *et al.* (2002) Phytochemistry 59: 513-519.
90) Wang X *et al.* (2001) Plant J. 25: 651-661.

31) 참마

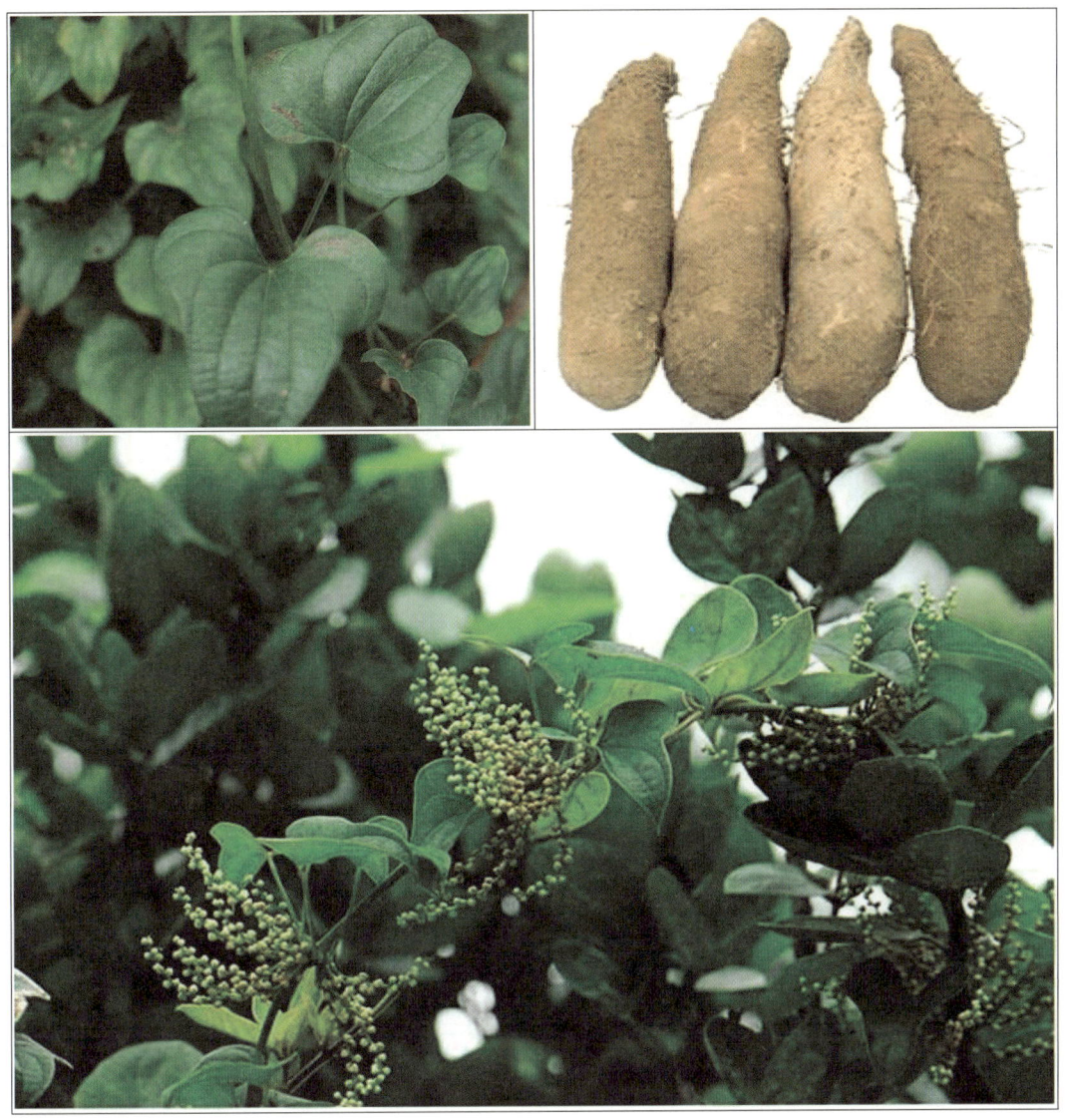

참마(dioscorea japonica)는 산지에서 자라는 다년성 덩굴식물로 육질의 뿌리가 있다. 잎은 대생이지만 간혹 호생하는 것도 있으며 엽병이 길고 길이는 5~10cm, 너비가 2~5cm로서 끝이 뾰족하고 녹색이며 털이 없고 엽액에서 주아가 발달한다.

꽃은 이가화로서 6~7월에 피며 엽액에서 나오는 1~3개의 수상화서에 달린다. 웅화서는 곧추자라고 자화서는 밑으로 처지며 백색꽃이 달리고 수꽃에는 6개씩의 수술과 화피열편 및 1개의 암술 흔적이 있으며 암꽃에는 6개의 화피열편과 1개의 3실 자방이 있다. 삭과는 3개의 날개가 있고 종자도 막질의 날개가 있다. 뿌리를 식용으로 하거나 강장제 및 지사제로 사용한다(문순열, 2011).

산약(山藥, dioscorea rhizome)은 참마 *Dioscorea japonica* Thunb. 또는 마 *D. batatas* Decne. (마과 Dioscoreaceae)의 뿌리줄기 (단근체, rhizophor)의 주피를 벗겨 그대로 또는 쪄서 말린 것이다. 원주형 또는 고르지 않은 원주형을 이루고 길이 5~15cm, 지름 10~40mm이며 때로는 세로로 또는 가로로 자른 것도 있다. 바깥면은 유백색~황색을 띤 흰색이고 꺾인 면은 평탄하고 분질 또는 각질이며 유백색이다. 질은 단단하며 꺾어지기 쉽다. 냄새 및 맛은 거의 없다.

참마, 산약의 효과는 다음과 같다.
①자양작용. ②소화촉진작용 마에는 소화를 촉진하는 diastase가 들어 있다.
③지사작용, 거담작용.
④항산화작용 *D. Batatas*의 mucilage에는 황산화작용이 있다(*in vitro*).[91]
⑤항암작용 등의 효과를 얻을 수 있다.

정력식품으로 알려져 있는 참마의 주성분은 감자류와 비슷한 녹말이나 참마의 성분 녹말은 소화가 잘 되는 녹말로서 소화효소인 디아스타제가 풍부하다. 흡수한 영양분을 신속하게 에너지로 바꿀 수 있다.

참마에는 아밀라이제, 우레아지와 같은 이뇨와 신진대사를 돕는 효소, 무틴, 알기닌, 콜린 등의 특수성분이 많으며, 건뇌와 신경장해, 당뇨병 등에 효과가 있다고 한다.

참마는 중탕 하여 참마즙, 참마한약액 건강식품을 복용하면 참마와 약초 한약 생약의 효과를 얻을 수 있다(박윤선, 2025).

---

[91] Hou WC *et al.* (2002) Planta Med. 68: 1072-1076.

32) 천궁

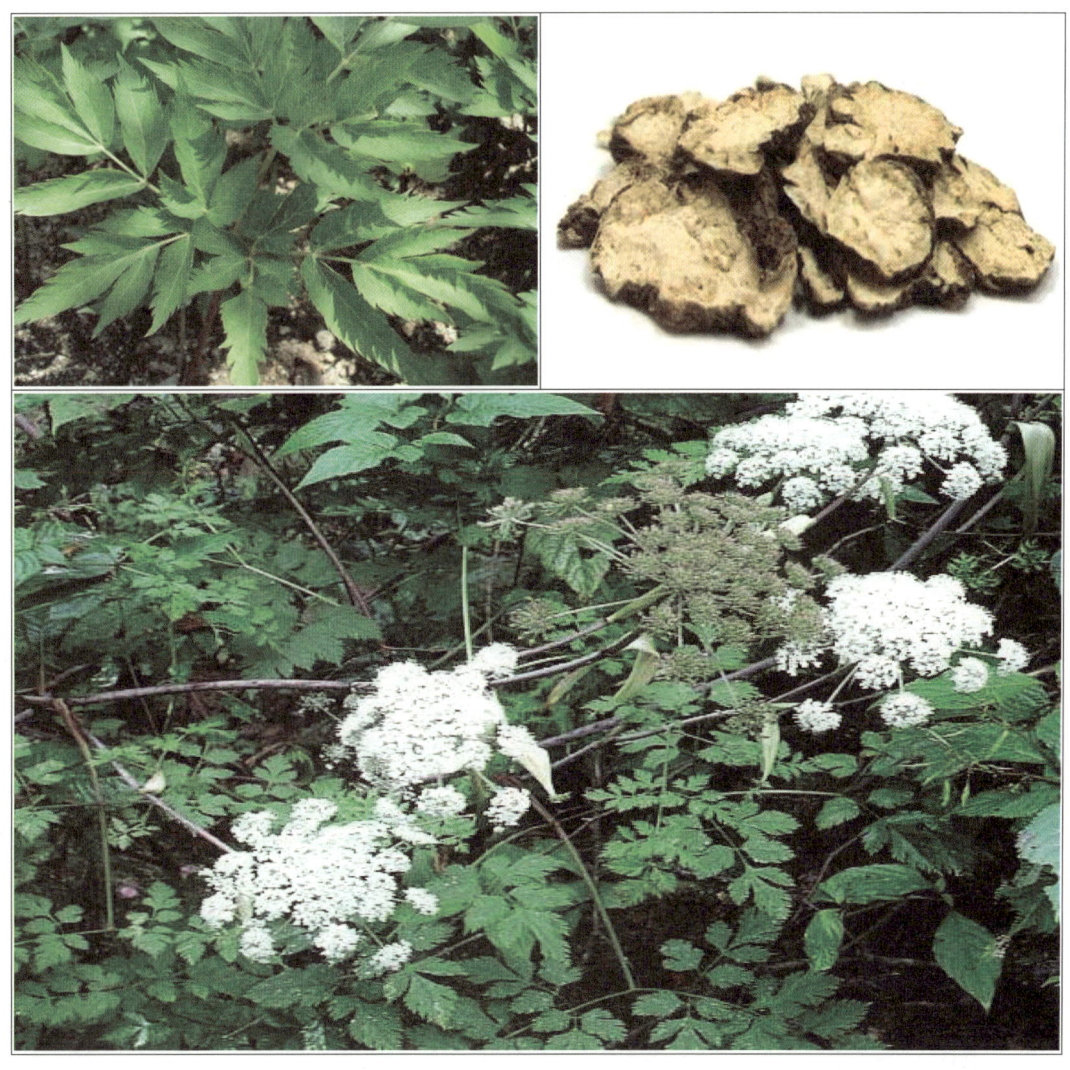

　천궁(川芎, cnidium rhizome)은 천궁 *Cnidium officinale* Makino (미나리과 Umbelliferae)의 뿌리줄기를 그대로 또는 열탕에 담갔다가 건조한 것이다. 중국에서는 천궁의 뿌리를 쓴다. 한국과 일본은 천궁의 근경을 보통 열탕에 담갔다가 건조한 것을 사용하며, 동남아시아에서는 일궁(日芎)이라고 부른다. 천궁은 특이한 냄새가 있고 맛이 약간 쓰다. 육질이 치밀하고 방향이 강한 것이 좋다.

천궁의 효과는 다음과 같다.

천궁은 진정, 진경, 빈혈, 두통, 보혈강장 및 구어혈약으로 부인과 질환에 많이 쓰인다.

①진경·진정작용 ligustilide와 cnidilide, senkyunolide는 중추신경계에 작용하여 근육의 긴장을 완화시킨다(mephenesin의 효력과 유사).92)

②혈관확장·혈압강하작용 Et2O 추출물은 일과성의 약한 혈관확장작용이 있고, 알코올추출물은 경동맥 혈류량을 저농도에서는 증가시키지만, 고동도에서는 감소시킨다.

③뇌세포보호작용, 항암작용, 면역증강작용, 진통작용, 살충작용 등의 효과를 얻을 수 있다.

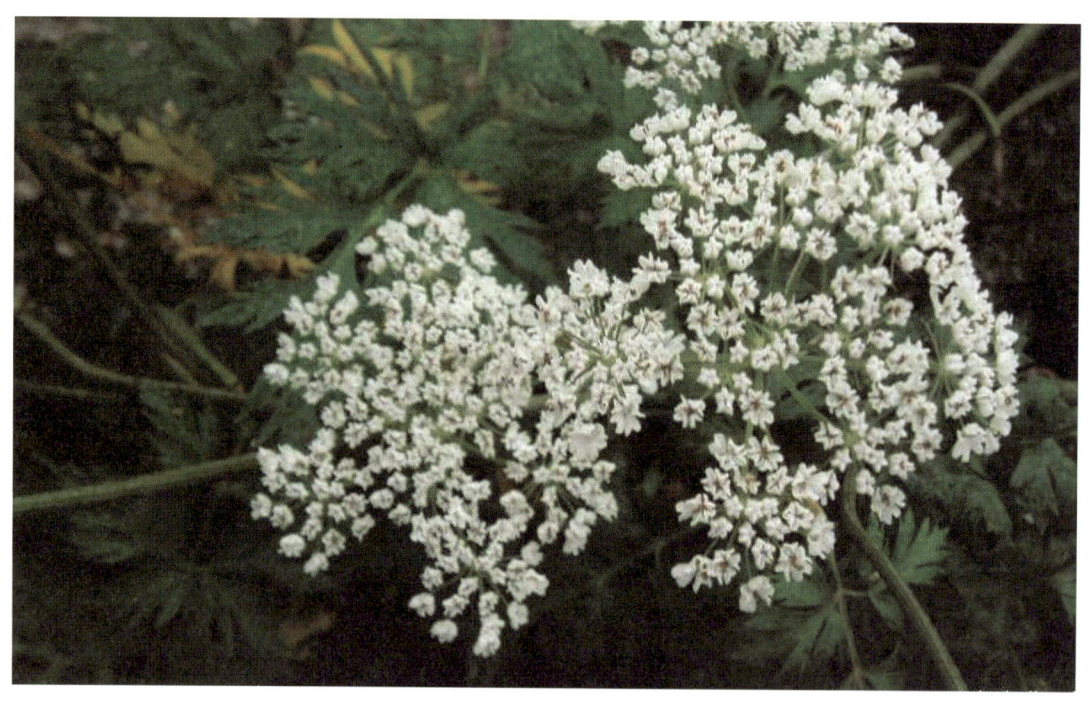

---

92) Ozaki Y et al. (1989) Yakugaku Zasshi 109: 402-406.

33) 천문동

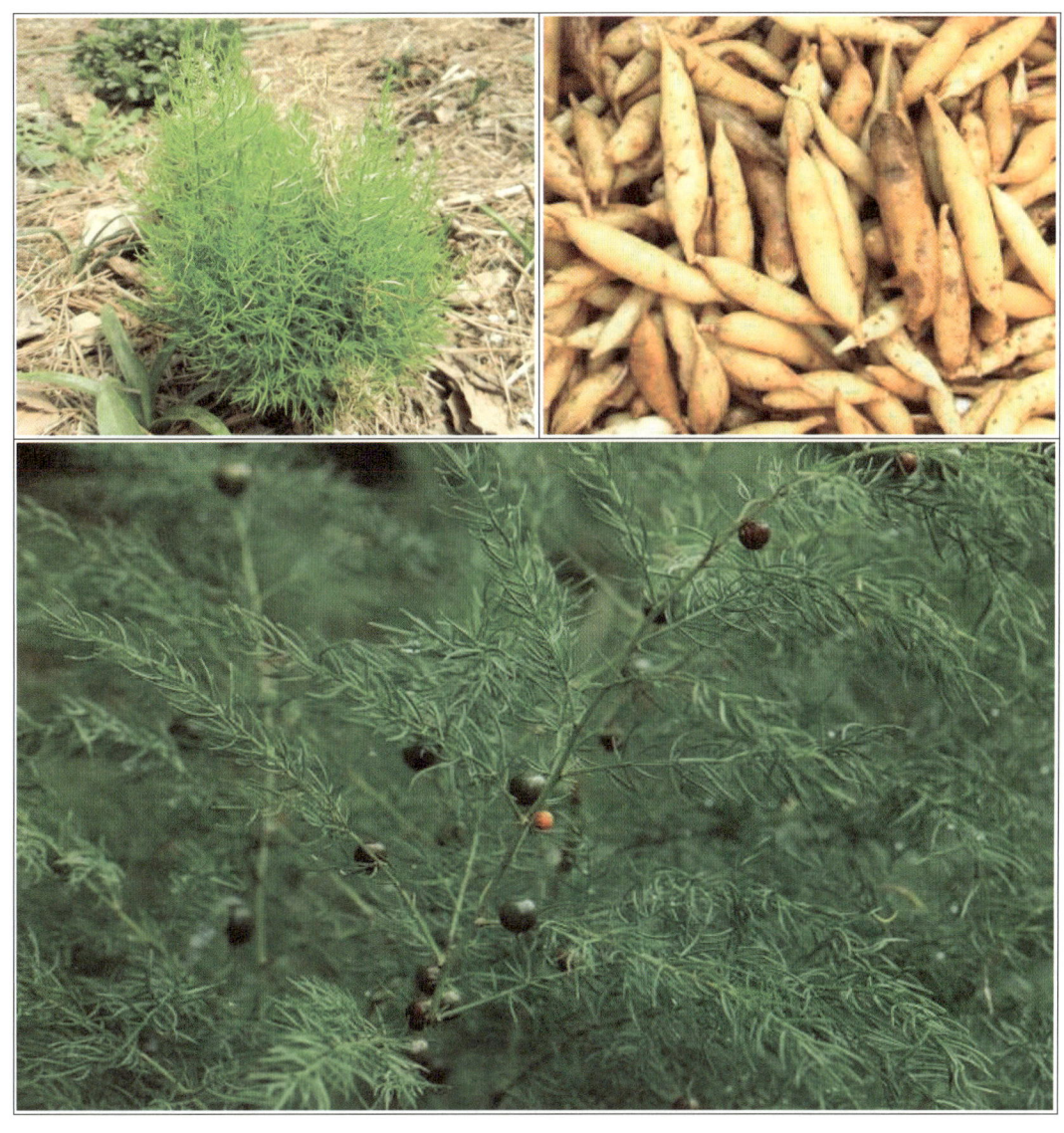

천문동(天門冬, asparagus tuber)은 천문동 *Asparagus cochinchinensis* Merr. (백합과 Liliaceae)의 코르크층을 벗긴 덩이뿌리이다.

방추형~원주형을 이루고 대개는 구부러져 있다. 길이 2~10cm, 지름 2~3cm 이다. 바깥면은 황백색~엷은갈색으로 반투명하여 때때로 세로주름이 있다.

질은 부드러우나 단단한 것도 있어 꺾이기 쉽고 꺾인 면은 회황색이며 윤기가 있고 각질이다. 천문동은 특이한 냄새가 조금 있고 맛은 처음에는 달고 뒤에는 조금 쓰다.

천문동의 효과는 다음과 같다.
거담, 진해, 이뇨, 완화, 자양[93], 강장약으로 각혈[94], 기침, 구갈, 당뇨, 피부병, 폐결핵, 천식에 쓰인다.

①진해작용 유효 성분과 작용기전은 밝혀지지 않았으나 진해작용을 나타낸다.

②간세포보호작용 및 뇌신경세포보호작용 물추출물은 EtOH에 의한 TNFα-induced apoptosis를 억제함으로써 간세포를 보호한다(*in vitro*, HepG2 cell).[95] 물추출물은 일차배양한 뇌신경교 성상세포(mouse astrocytes)에서 괴저유발인자(TNFα)의 분비를 억제한다(*in vitro*).[96]

③물추출물은 그람양성균에 대한 항세균작용을 보인다. 살충작용, 항종양작용이 있다.

---

93) 자양(滋養)은 몸의 영양을 좋게 하는 것이다. 자양제는 풍부한 영양소를 함유하고 있으면서 소화하기에 쉬운 형태로 영양 공급이 필요할 때 사용될 수 있다.
94) 각혈은 폐의 질환 따위로 인해 폐나 기관지 등에서 나오는 피를 토함 또는 그 피 이다.
95) Koo HN *et al.* (2000) J. Ethnopharmacol. 73: 137-143.
96) Kim H *et al.* (1998) Int. J. Immunopharmacol. 20: 153-162.

34) 둥굴레

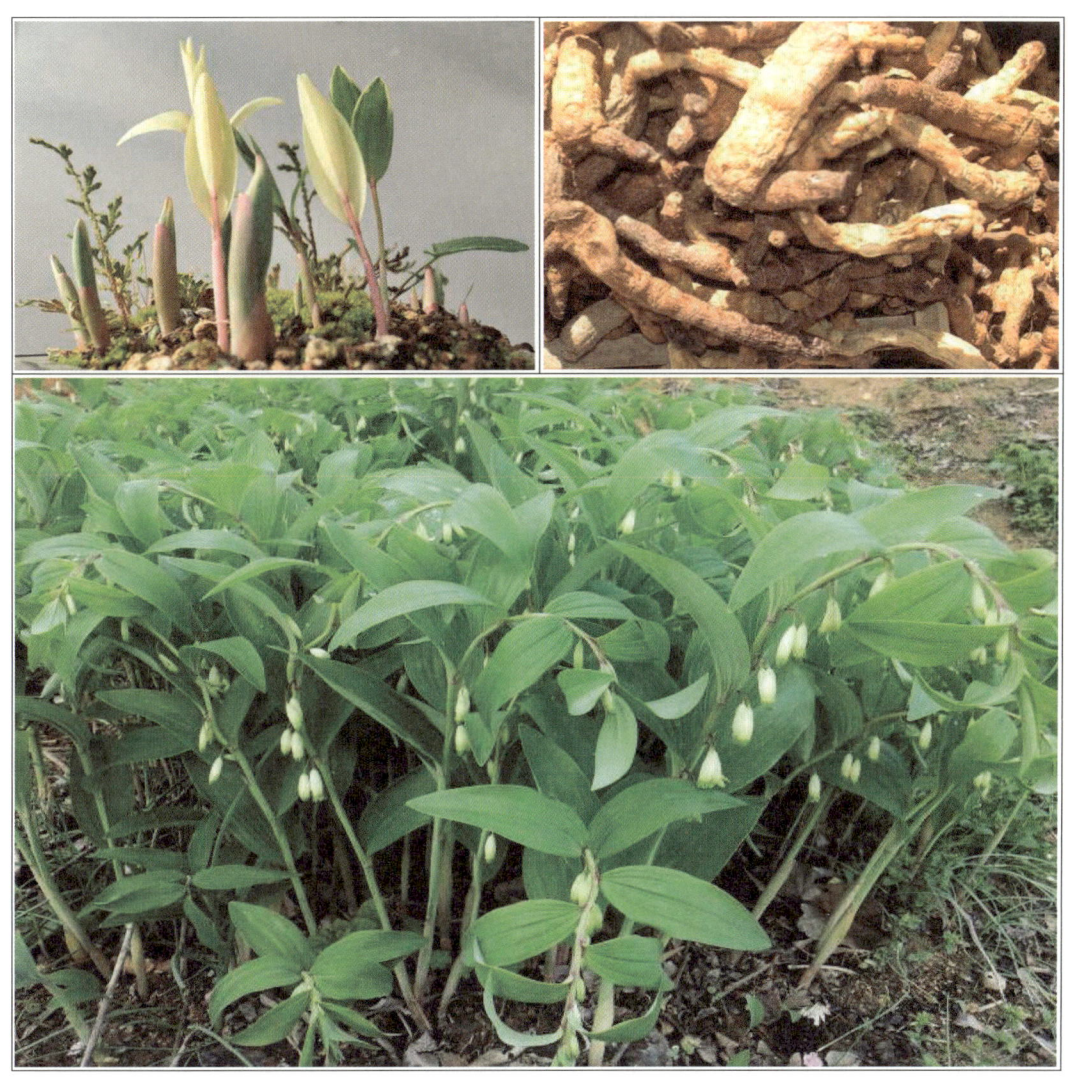

　둥굴레(poligonatum)는 백합과의 여러해살이풀로서 줄기는 곧게 서며, 높이는 40~70cm인데 키가 커지면 위쪽은 활처럼 휘어진다. 잎은 어긋나는데 긴 타원형이거나 끝이 뾰족한 칼 모양이다.
　6~7월에 흰꽃이 잎겨드랑이에서 피는데 끝부분은 녹색이다. 꽃잎은 원통 모양이고 6개로 갈라져 있다. 8~9월경에 구슬 모양의 작은 열매가 검게 익어 간다(문순열, 2011).

둥굴레는 높이 40~65cm. 뿌리가 대나무 뿌리처럼 마디진 뿌리줄기이며, 겉은 노르스름하고 속살은 희다. 줄기는 한쪽으로 기우뚱하게 기울어져서 자란다. 잎은 어긋나고, 모양은 길고 둥글며, 세로로 긴 홈이 파여 있다. 잎을 손으로 만지면 매우 부드럽다. 꽃은 5~6월에 하얗게 피는데, 꽃들이 줄지어서 아래쪽을 향해 달린다. 종류에 따라 꽃이 2송이씩 피는 것과 1송이씩 피는 것이 있는데, 각기 쌍둥굴레, 외둥굴레라고 한다. 열매는 8~9월에 둥글고 검붉게 여문다. 번식력이 강하여 키우기 쉬우며, 화분에 심으면 대나무처럼 잎이 무성하게 번져 관상용으로도 좋다.

한방에서는 뿌리줄기를 황정(黃精)이라고 한다. 기운을 북돋우고, 비장·위·폐를 보하며, 오장을 편안하게 해주고, 수명을 연장시키는 효능이 잇다.

동의보감에서는 허로와 쇠약한 신체를 보하고 근육과 뼈를 튼튼하게 하며 정신을 맑게 해주고 간과 신을 보하고 정력을 도와 심기를 편안하게 해주는 약으로 먹으면 몸이 가벼워지고 기운이 나며 장수한다고 하였다.

신체가 허약할 때, 심한 기침, 고혈압, 몸이 으슬으슬 추울 때, 뼈마디가 아프고 저릴 때, 늘 소화가 안 될 때, 당뇨가 나오거나 소변이 잦을 때 약으로 쓰인다. 뿌리와 잎은 햇빛에 말려 사용한다(솔뫼, 2006).

황정(黃精, polygonatum rhizome)은 둥굴레 *Polygonatum* Redoute', 진황정(眞黃精) *P. falcatum* A. Gray 또는 전황정(滇黃精) *P. kingianum* Collett et Hemsl. (백합과 Liliaceae)의 뿌리줄기를 그대로 또는 외피를 벗기어 찐 것이다. 황정은 불규칙한 원주형 또는 덩어리 모양이고 길이 3~10cm, 지름 0.5~3cm이며 가끔 갈라져 있다. 바깥면은 황갈색~흑갈색을 띠고 가로로 마디가 있고 반투명이다. 위쪽에는 줄기가 붙었던 자국이 둥글게 오목하게 패어 있고 아래쪽에는 뿌리가 붙었던 자국이 돌출되어 있다. 질은 단단하고 눅진눅진하며 꺾인 면은 엷은 갈색으로 반투명하며 각질이고 황백색의 작은 점이 많다. 황정은 단내가 약간 나고 맛은 달며, 씹으면 끈적끈적하다.

둥굴레, 황정의 효과는 다음과 같다.

자양강장약으로 병후허약증, 폐결핵, 당뇨병, 심번(心煩) 등에 쓰인다.

①자양강장작용 폐결핵과 같은 소모성질환 또는 오랜 병후의 허약해진 비장의 기능을 강화시킨다.
②혈당강하작용.
③강심작용.
④항미생물작용 물추출물에는 티푸스균, 포도상구균, 자색 백선균, 홍색 표피균 등 여러 가지 피부진균에 대한 억제작용이 있다. 결핵균과 같은 항산균에 대한 억제작용을 나타낸다(*in vitro, in vivo*, rat).
⑤면역증강작용과 혈압강하작용이 있다.

둥굴레, 황정은 자양, 강장, 소염, 진해 및 타박상에 효과적이다.

둥굴레는 건강식품 둥굴레한약액, 둥굴레차로 많이 이용되고 있는데 건강식품 건강음료 복용으로 둥굴레 농산물 약초 한약 생약의 효과를 얻을 수 있다(박윤선, 2025).

종자류(種子類, Semen) 식물의 씨 약초 한약 생약

씨(種子, seed)는 배주(胚珠, ovule)가 수정하여 생장한 것으로 배(胚, embryo), 배젖 또는 배유(胚乳, albumen) 및 이들을 싸고 있는 씨껍질(종피, 種皮, seed coat)로 되어 있다. 이들은 보통 구상(球狀), 방추상, 원판상 또는 다면체상을 이루고 있고, 바깥에는 여러 가지 부속체를 단 것도 있다.

35) 결명자

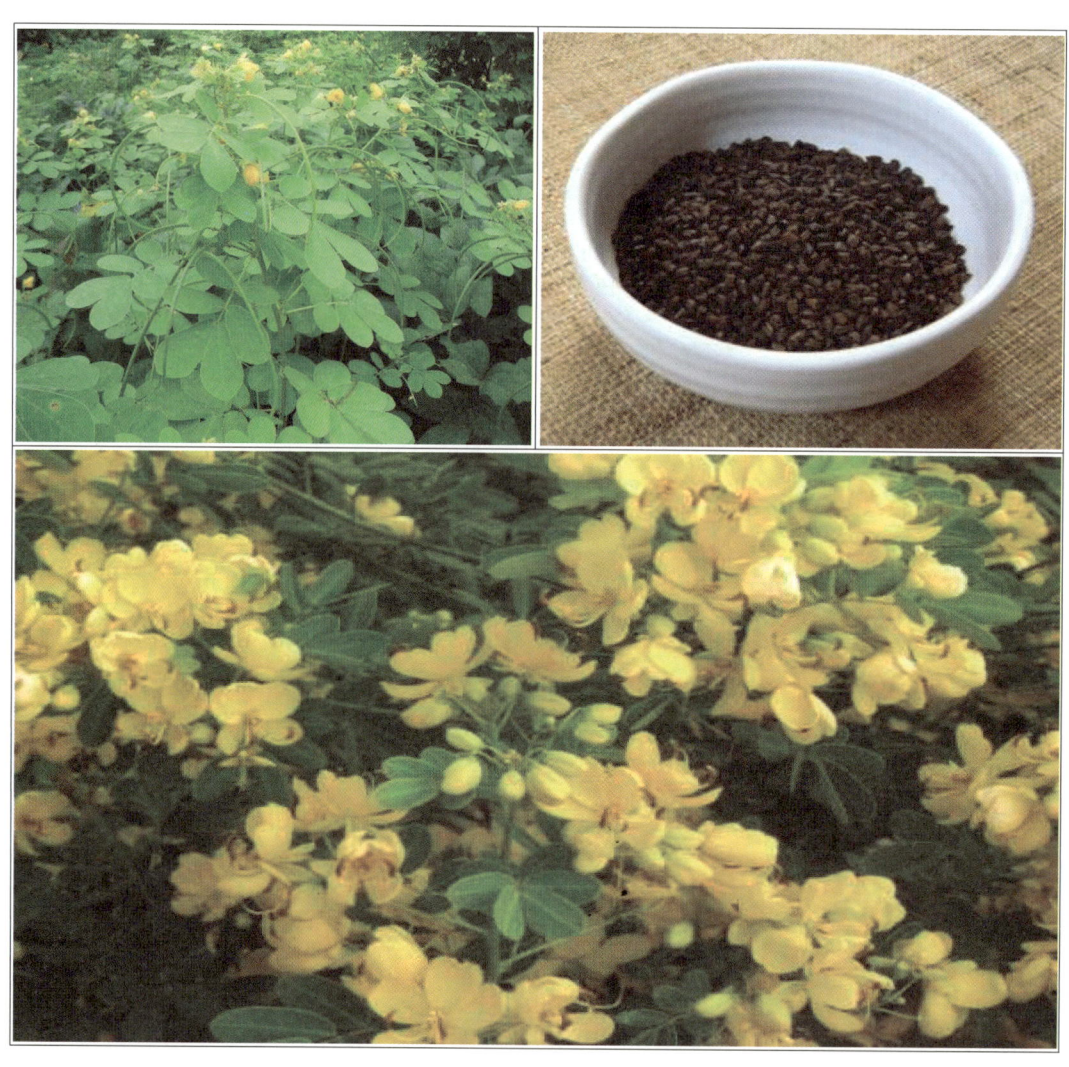

결명자는 일년생 초본으로 줄기에 짧은 털이 산포되어 있고 잎은 우상복엽으로 달걀형이다. 잎은 저녁이 되면 손을 합친 것처럼 닫혀 진다. 열매는 활모양으로 굽은 깍지 속에 일렬로 들어 있는데 씨앗은 반들반들한 암갈색이다. 결명자는 북아메리카가 원산지이며 우리나라의 산야에 자생할 뿐만 아니라 재배하기도 한다.

결명자에는 에모딘, 토라크리손, 옵투시폴린, 크리소옵투신, 크리소파놀, 아우란티오옵투신, 단백질, 지방, 점액질 등이 함유되어 있다. 결명자에 들어 있는 안트라키논은 변비증을 없애 주는 완화작용, 강장, 이뇨, 고혈압, 위장이 약한 경우 등에 약효가 있다.

결명자는 눈의 피로와 충혈을 없애 주며 시력이 약해지는 것을 방지하는데 좋다고 한다. 결명자는 간장과 신장의 기능을 돕는데 체내의 수분을 대변으로 배설시켜 신장의 부담을 적게 하기 때문에 신장 기능을 회복시키는데 도움이 된다. 결명자는 오장을 이롭게 하기 때문에 황달, 신우염, 각기, 심장병, 폐결핵, 늑막염, 신경통 등에도 효과가 있다고 한다(홍문화 외 1명, 1995).

결명자(決明子, cassia seed)는 초결명 *Cassia obtysifolia* L., 긴강남차 *Cassia tora* L. (콩과 Leguminosae)의 씨이다. 결명자는 짧은 원기둥 모양이며 길이 3~6mm, 지름 2~3.5mm이고 한 쪽 끝은 뾰족하고 다른 한 쪽 끝은 매끈하다. 양쪽의 옆에 황갈색의 넓은 세로줄 및 띠가 있고 질은 단단하다. 결명자는 특이한 냄새와 맛이 있다.

결명자의 효과는 다음과 같다.
건위, 정장, 이뇨, 완하제 또는 차(茶)로도 쓴다. 또한 야맹증이나 녹내장 등의 안과 질환이나 고혈압에도 쓰인다.

①이뇨작용, 완하작용, 항염증작용, 혈압강하작용 결명자에는 이뇨작용과 숙변배설작용이 있고, 콜레스테롤의 함량을 감소시켜 죽상 동맥경화현상을 억제하며, 염증반응에 관여하는 면역세포의 기능을 억제한다.

②항진균작용 물추출물은(*C. occidentalis*)은 피부진균의 생장을 억제한다(*in vitro*).[97]

③세포보호작용, 산세포보호작용, 항산화작용.

④혈소판응집억제작용, 면역증강작용 물추출물(*C. occidentalis*)은 cyclophosphamide로 유도한 체액성면역의 저하를 억제한다(*in vivo*, mouse).[98]

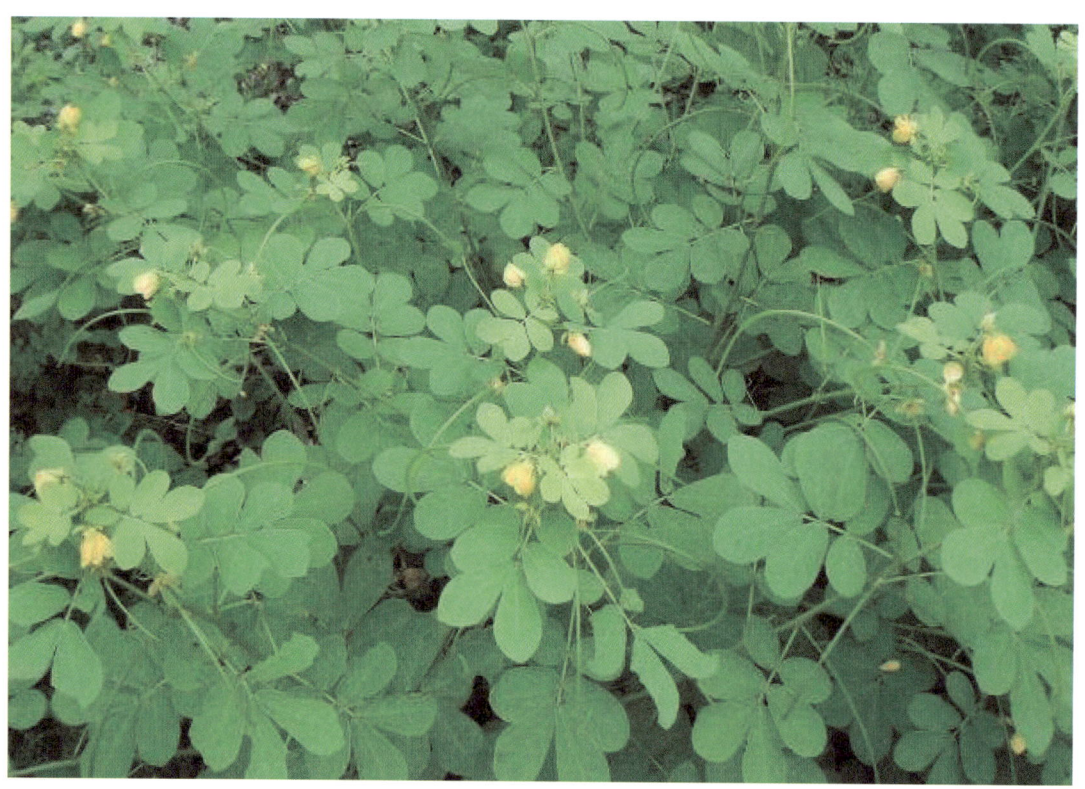

---

97) Caceres A *et al.* (1991). J. Ethnopharmacol. 31: 263-276.
98) Bin-Hafeez B *et al.* (2001) J. Ethnopharmacol. 75: 13-18.

과실류(果實類, Fruit, Fructus) 식물의 열매 약초 한약 생약

　꽃의 암술에 들어 있는 씨방이 수정 후 성숙한 기관을 열매라고 한다. 씨방만 자라서 된 것을 진과(眞果), 씨방뿐만 아니라 꽃받기나 꽃받침이 함께 자라서 된 것을 위과(僞果)라고 한다. 열매가 만들어질 때 씨방 속에 들어 있던 밑씨도 씨로 되는데, 열매와 씨 모두 중요하다.

　식물의 열매를 분류하면 다음과 같다. 크게 진과와 위과로 나누며 다시 진과는 과육이나 과즙이 없는 건과(乾果)와 그렇지 않은 육질과(肉質果)로, 위과는 1개의 열매로만 된 것과 여러 개의 열매가 뭉쳐서 하나의 열매처럼 보이는 것으로 분류된다.

　식물 열매의 분류방법을 다음과 같이 나눠서 설명한다.

(1) 건과(乾果, dry fruit) 건성(乾性)의 과실이다.

　①견과(堅果, nut) 과피는 목질로, 씨와 붙어 있지 않고 익어도 터지지 않는다(밤). ②수과(瘦果, achene) 폐과(閉果)의 일종, 과피는 얇은 피막질(皮膜質)로 보통 1실 1종자로 작아서 전체가 종자같이 보인다(민들레, 할미꽃, 여뀌). ③대과(袋果, follicle) 열과(裂果)의 일종, 1심피자방이 발달한 열매로 익은 다음에는 내봉선 또는 외봉선에 따라 쪼개어진다(대회향, 붓순나무, 황련).

　④두과(豆果, legume) 건과의 일종, 1심파자방이 발달한 열매로 익은 다음에는 내봉선 및 외봉선에 따라서 두 조각으로 분열한다(완두콩). ⑤장각과(長角果, silique) 열과(裂果)의 일종, 2심파자방이 발달한 것으로 가늘고 긴 뿔모양이며, 익으면 아래쪽으로부터 쪼개진다(유채). ⑥단각과(단각과, silicule) 삭과(蒴果)의 일종, 2심피자방이 발달된 열매로 폭이 넓고 짧으며, 많은 씨가 들어 있고 익은 후 아래쪽에서 위쪽으로 향하여 쪼개어진다(냉이).

⑦삭과(蒴果, capsule) 열과의 일종, 두 개 내지 그 이상의 심피로 된 복자방에서 발달되어 몇 개의 방으로 되거나 또는 칸막이가 소실되어 1실로 되는 경우도 있다. 익은 다음 위쪽에서 아래쪽으로 쪼개어지거나 또는 위쪽이 뚜껑을 떼어낸 것처럼 벗겨져 씨가 나오거나 또는 위쪽에 구멍이 생겨서 씨가 나오는 것도 있다(양귀비).

(2) 액과(液果, juice fruit) 익은 다음에도 과피가 건조하지 않고 육질(肉質), 다장(多漿)인 실과이다.

①핵과(核果, drype) 외과피는 얇고, 중과피는 다육(多肉), 다장(多漿)하고, 내과피는 견경(堅硬)하여 이른바 핵(核, putamen)이 되어 있는 열매(매화나무, 복숭아, 야자). ②액과(액과, berry) 중과피와 내과피는 물기가 많고 연한 조직으로 되어 있고, 그 속에 조금 단단한 종피가 있는 열매이다(포도, 벨라돈나, 토마토, 가지).

36) 구기자나무, 구기자

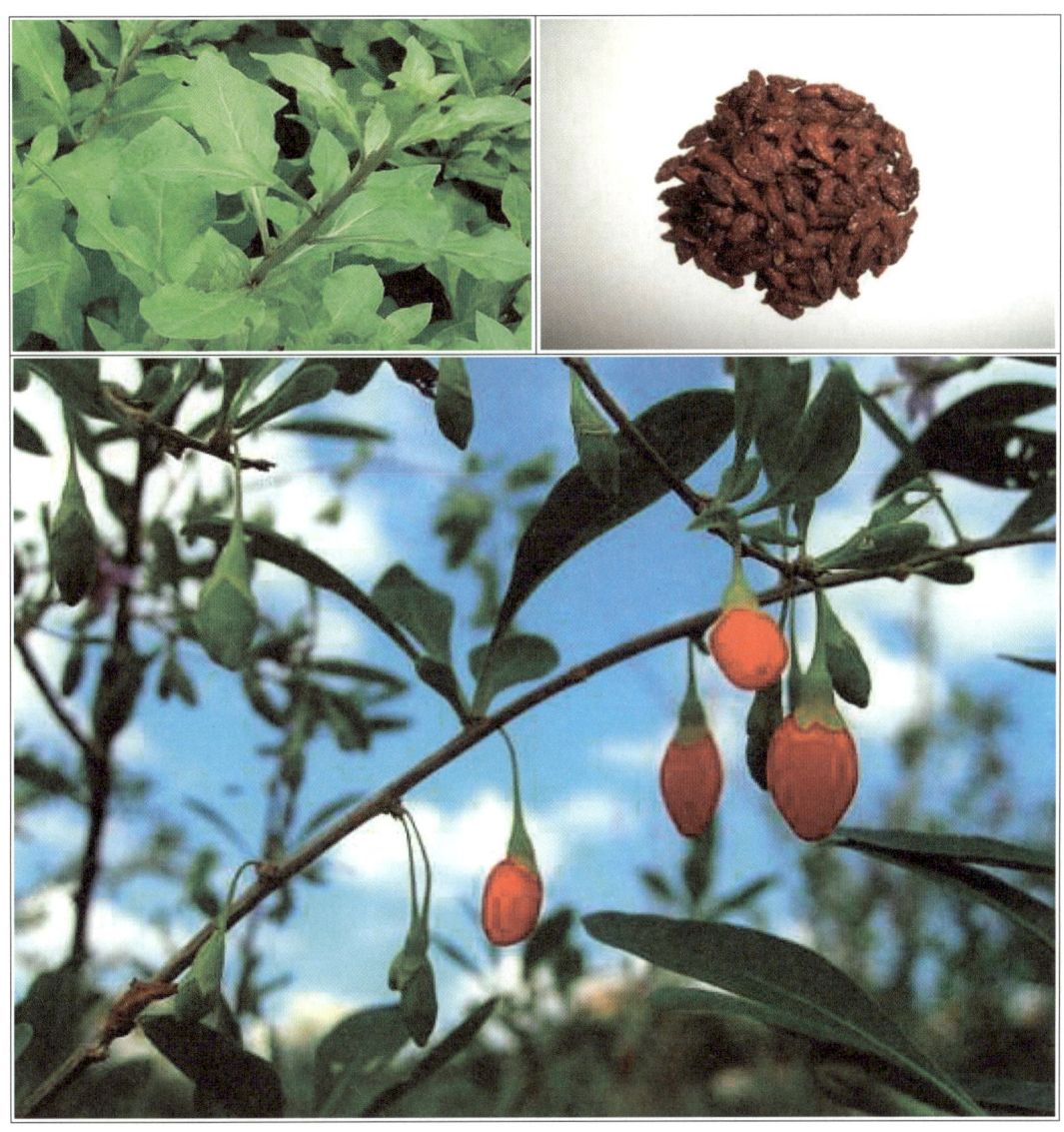

 구기자나무(matrimony vine)는 가지과에 딸린 갈잎큰나무로 줄기는 비스듬히 자라면서 끝이 아래로 처지는데 다른 나무나 담에 기대어 자란 것은 길이가 4m에 이른다.

가지에는 흔히 가시가 있으나 없는 것도 있다. 잎은 어긋나며, 갸름한 솔잎 모양 또는 길둥근 모양으로 부드럽다. 6~9월에 잎겨드랑이에서 나온 가지는 꽃가지에 자줏빛 꽃이 두세 송이씩 핀다. 열매는 긴 타원 모양으로 8~10월에 빨갛게 익어 간다. 열매를 구기자라 하며 차를 만들어 마시고, 잎은 구기엽, 뿌리껍질은 지골피라 하여 한약재로 쓰인다(문순열, 2011).

가지과에 속하는 구기(拘杞)는 열매가 많이 열리는데, 이것을 구기자라 하여 한방에서 약용으로 널리 사용한다. 구기 열매로 술을 빚은 것을 구기주라 하는데, 매일 한두잔씩 마시면 혈색이 좋아질 뿐 아니라 건강에 좋다고 한다.
구기자는 정을 늘리고 양을 보호하는 강장·강정제이다. 구기자는 폐를 윤택하게 하고 간을 맑게 하며 신장을 보호한다. 예로부터 정(精)을 늘리고 양(陽)을 돕는다 하여 강장·강정제로 전해지며 구기주와 구기차는 불로장수의 명약으로 알려져 왔다. 구기뿌리로 각혈[99]을 치료한다. 구기뿌리를 진하게 달여서 마시면 각혈에 유효하고 이가 쑤시는 데도 효과가 있다(이준호, 1993).

구기자(拘杞子, lycium fruit)는 구기자나무 *Lycium chinense* Mill. 또는 기타 동속식물(가지과 Solanaceae)의 열매이다.
구기자는 한 쪽이 뾰족한 방추상으로 길이 2~3cm, 지름 5~10mm이며 과피는 적색~어두운 적색이다. 바깥면은 쭈글쭈글하며 속에는 황색을 띤 백색의 씨가 들어 있다. 씨는 납작한 타원형이며 지름은 약 2mm이다. 구기자는 냄새가 거의 없고, 맛은 약간 달고 수렴성이다.

구기자의 효과는 다음과 같다.
시력의 저하, 어지러움증, 이명, 두중감(頭重感), 고지혈증[100], 고혈압, 유정, 발기부전 등에 쓰인다.

---

[99] 각혈은 폐의 질환 따위로 인해 폐나 기관지 등에서 나오는 피를 토함 또는 그 피 이다.
[100] 고지혈증(高脂血症)은 필요 이상의 지방성분 물질이 혈액에 존재하여 염증을 일으키는 상태를 말한다. 최근에는 이상지질혈증으로도 정의하기도 한다. 공복시 혈청 콜레스테롤이 220mg/dl 이상이거나 중성지방이 150mg/dl이상인 경우 고지혈증으로 진단된다. 이 병은 특별한 증상이 나타나지는 않는다. 그러나 고혈압, 동맥경화, 뇌졸중 등의 위험요인이 되어 문제가 될 수 있다.

①간세포보호작용 구기자의 물추출물과 betaine에는 항지간 및 간기능보호작용이 있다. betaine은 choline이 산화되어 생성되는 대사물로 동물조직에 분포하며 간세포와 신장세포의 삼투압 조절에 관여하며,[101] homocystinuria의 치료제로 사용된다.[102] zeaxanthin dipalmitate는 간섬유화를 억제한다(rat).[103]

②혈압강하작용 물추출물과 betaine에는 혈압강하작용이 있다. betaine은 당뇨에도 효과가 있다.

③면역기능 촉진 및 조절작용, 항노화작용, 항동맥경화작용, 항종양작용, 조혈기능촉진작용에 효과를 얻을 수 있다.

구기자는 강정, 강장제로 사용하며 시력의 저하, 어지러움증, 이명, 두중감(頭重感), 고지혈증, 고혈압, 유정, 발기부전에 효과를 얻을 수 있다(박윤선, 2025).

---

101) Wettstein M *et al.* (1998) Hepatology 27: 787-793.
102) Anonymous (1996) Prescription Drug Product List. 16th ed. Washington, DC: US Food and Drug Administration.
103) Kim HP *et al.* (2002) Biol. Pharm. Bull. 25: 390-392.

37) 대추나무, 대추

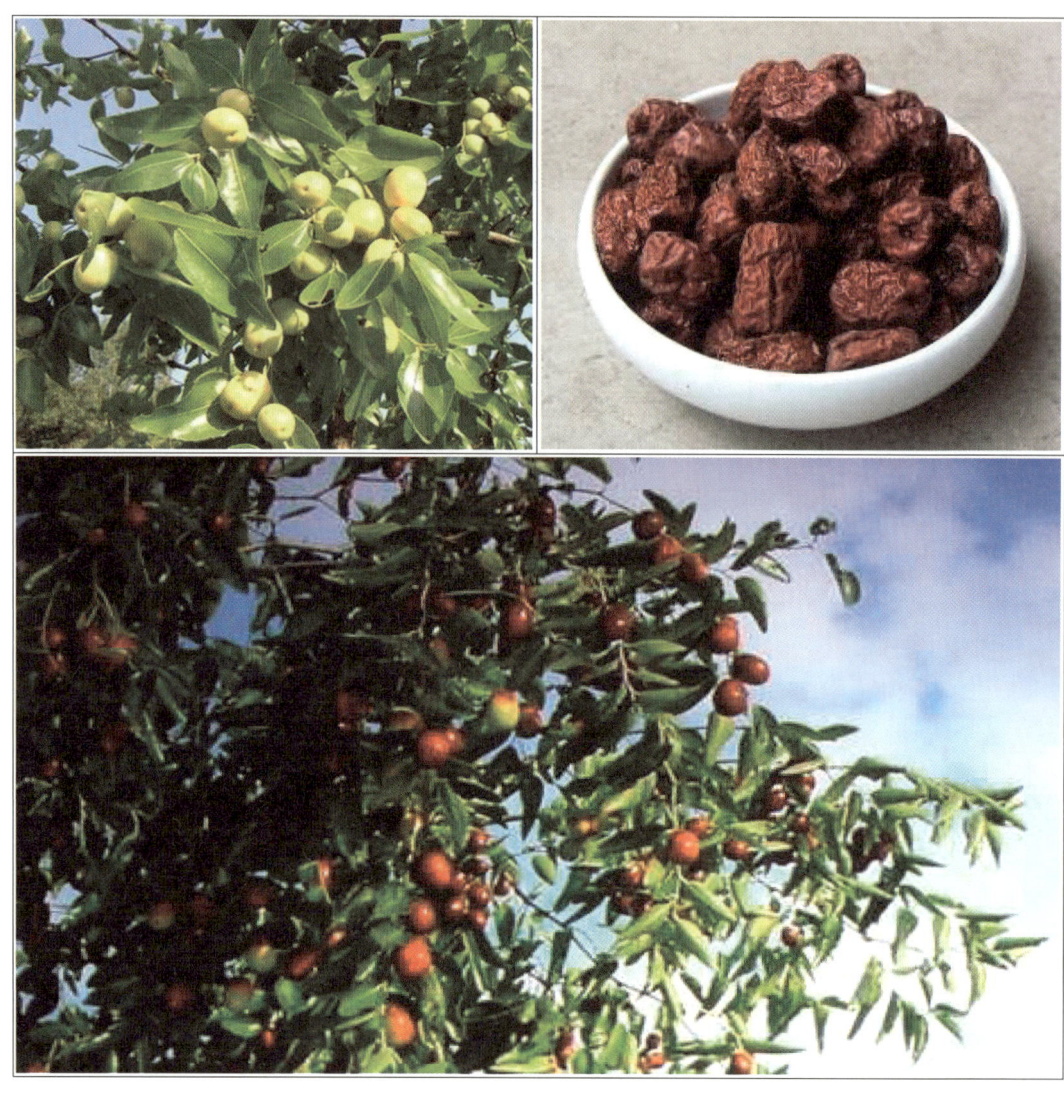

　　대추나무(jujube tree)는 갈매나무과에 딸린 갈잎떨기나무로 키는 5m 가량이다. 잎은 어긋나고 달걀 모양이며 윤기가 있고 끝은 둔하며 가장자리에 둔한 톱니가 있다. 5~6월에 잎겨드랑이에서 지름이 5~6mm쯤 되는 연한 녹색꽃이 2~3개씩 핀다.

열매는 타원 모양으로 길이 1.5~2.5cm이고, 처음에는 녹색이나 9~10월에 붉은갈색으로 익어간다. 살은 많지 않으나 단맛이 나며, 보약 등의 한약재로 쓰인다(문순열, 2011).

대추(jujube)나무속 식물에는 중국대추(Zizyphus jujuba MILLER), 인도대추(Z.mauritiana LAM.) 및 이스라엘대추(Z.spina-christi)의 3종이 있다. 대추나무는 특별한 재배기술이 없이도 재배할 수 있을 뿐만 아니라, 수익성도 높다. 우리나라의 대추재배 면적은 2006년도 현재 8,913톤 정도로, 수요량에 비하여 공급량이 부족한 실정이다. 다른 과실에 비하여 작업량이 적고, 농약살포 및 시비량이 현저히 적으며, 또 생과를 건조하여 장기간 저장할 수 있으므로 항상 높은 시장성을 유지할 수 있다.

대추의 성상과 성분은 다음과 같다.
과실은 구형 혹은 타원형으로 길이가 2~3Cm 정도이고 가을에 완숙되면 황갈색이 된다. 과육은 희고 아삭아삭 씹는 맛이 나며 달고 약간 새콤하다. 주성분은 당질로 43% 정도이고, 그밖에 단백질 1.5%, 지방 0.8%, 회분 4.2%, 비타민C 60mg% 등이 함유되어 있다.

대추의 용도는 다음과 같다.
대추는 길흉사(吉凶事), 요리, 제과 및 약용으로 널리 이용되므로 매년 그 수요가 증가되고 있다. 특히 최근에는 약용으로 많이 이용되고 있는데, 이는 대추의 주요 영양소 이외에 비타민K, P, 루틴(rutin), 사포지닌(sapogenin) 및 30여 종의 알칼로이드 성분이 확인됨으로써 뇌출혈과 고혈압의 예방 등 순환기계통의 건강유지에 그 약리효과가 기대된다(홍태희 외 5명, 2011).

대추(大棗, jujube)는 대추나무 *Ziziphus jujuba* Mill. 또는 동속 근연식물(갈매나무과 Rhamnaceae)의 열매이다.

대추는 원구형~넓은 난형으로 길이 2~3cm, 지름 1~2cm이다. 바깥면은 적갈색~어두운 적색으로 쭈글쭈글하며 잔주름이 있고 광택이 있다. 양 끝은 약간 오목하게 들어갔으며 한쪽 끝에는 화주(花柱), 다른쪽 끝에는 과병의 자국이 있다. 외과피는 얇고 가죽과 같이 질기며 중과피는 두껍고 어두운 회갈색이며 갯솜같이 부드럽고 점착성이 있다. 대추는 특이한 냄새가 있고 맛은 달다.

대추의 효과는 다음과 같다.
강장, 보혈, 완하, 진정, 진통약 등으로 쓰인다.

①진정작용, 50% EtOH 추출물은 스트레스성 위궤양을 예방한다.
②항알러지작용, 물추출물(p.o)과 EtOH 추출물(i.p)은 피부과민성 항체의 생산을 억제한다. EtOH 추출물의 활성성분으로는 EtOH로 온침하는 과정에서 2차적으로 생성되는 ethyl-α-D-fructofuranoside가 있다.
③뇌신경세포기능강화작용, oleamide는 스코폴라민으로 저하시킨 mouse의 인지능력(passive avoidance test, Y-maze test)을 향상시킨다.[104]

대추의 성분은 가식부분 100g 당, 수분 29.5%, 단백질 2.9g, 지방 1.7g, 당질 57.9g, 섬유 6.1g, 회분 1.5g, 칼슘 37mg, 인 44mg, 철분 24.0mg 등이다.

대추는 위장병, 빈혈증, 불면증, 뇌신경세포, 고혈압, 노화방지에 효과적이며 오래 먹으면 체력을 향상시킨다. 한방에서는 대추의 성질이 온(溫)하기 때문에 완화의 목적으로 약초 한약 생약과 함께 사용하기도 하며 대추는 맛이 달기 때문에 한약의 맛을 부드럽고 좋게 한다.

대추즙, 대추한약액 건강식품을 복용하면 대추와 약초 한약 생약의 효과를 얻을 수 있다(박윤선, 2025).

---

[104] Heo HJ *et al.* (2003) Biosci. Biotechnol. Biochem. 67: 1284-1291.

38) 복분자

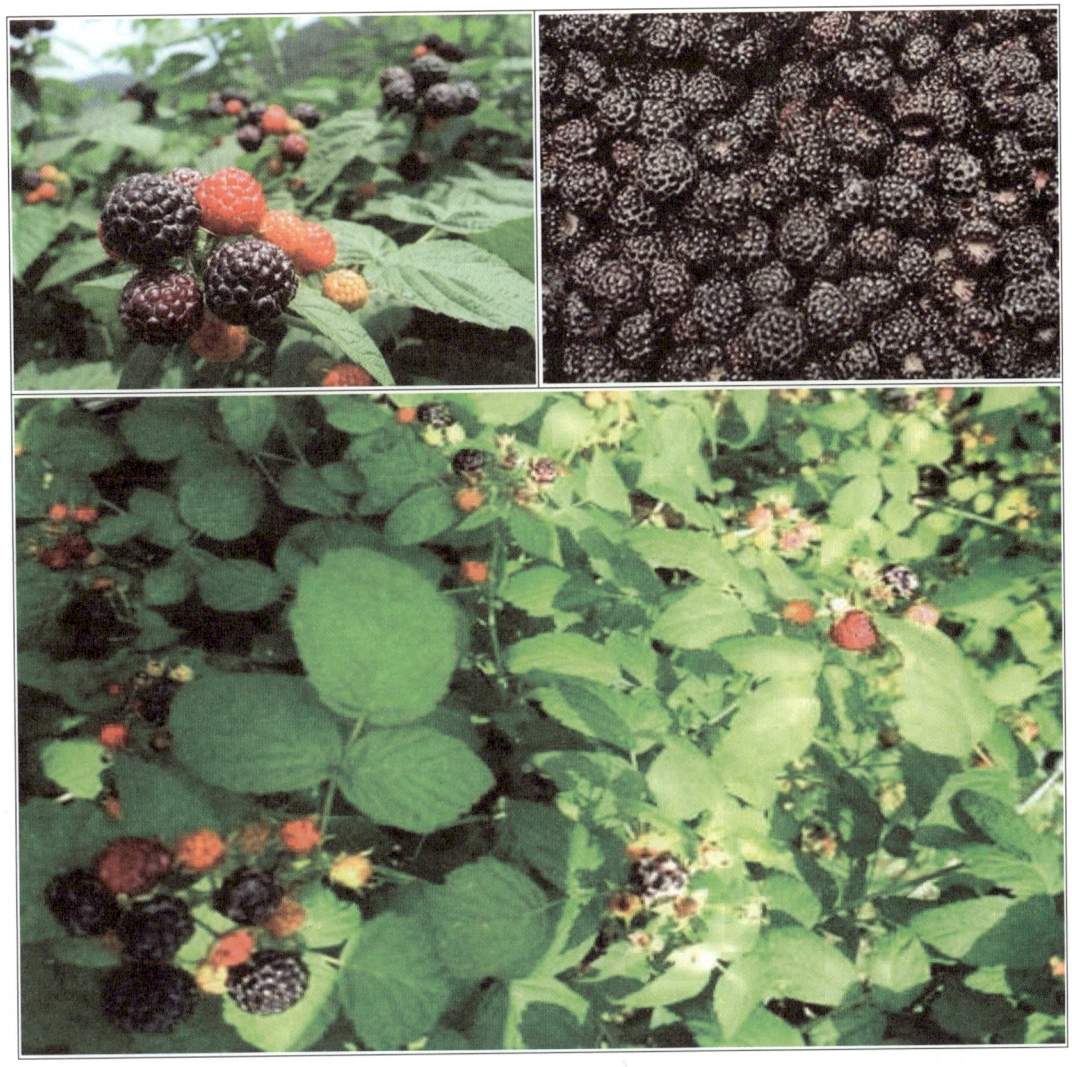

복분자(覆盆子)는 작은 단과(單果)가 여러 개 모여서 덩어리를 이룬 것으로 원추형~편압된 구형을 이루고 있으며, 길이 6~13mm, 지름 5~12mm로 바깥면은 황록색~엷은 갈색을 띠고, 끝쪽은 둥근 원형을 이루고 있다. 꽃받침의 중심부는 함몰되어 있으며 과병과 꽃은 짙은 갈색이고, 열매는 쉽게 부셔져 작은 알맹이가 쉽게 떨어지며 질은 가볍다. 냄새가 없고 맛은 시고 달다. 황록색이며 신맛이 나는 것이 좋다.

복분자의 효과는 다음과 같다.

청량, 지갈(止渴), 수렴, 강장효과가 있으며, 당뇨병에도 쓰인다. 소변이 잘 나오지 않는 경우에는 사용하지 않는 것이 좋다.

①강장·수렴·항이뇨작용에 효과적이다. ②진통작용, 항염증작용, 항알러지작용, 항바이러스작용 등에 효과를 얻을 수 있다.

복분자는 자양, 강장, 강정, 지갈, 당뇨, 이뇨에 효과를 얻을 수 있다. 복분자는 중탕 하여 건강식품 복분자즙, 복분자한약액, 복분자주로 먹으면 남자와 여자에 좋은 강장·강정식품이다.(박윤선, 2025).

39) 산수유

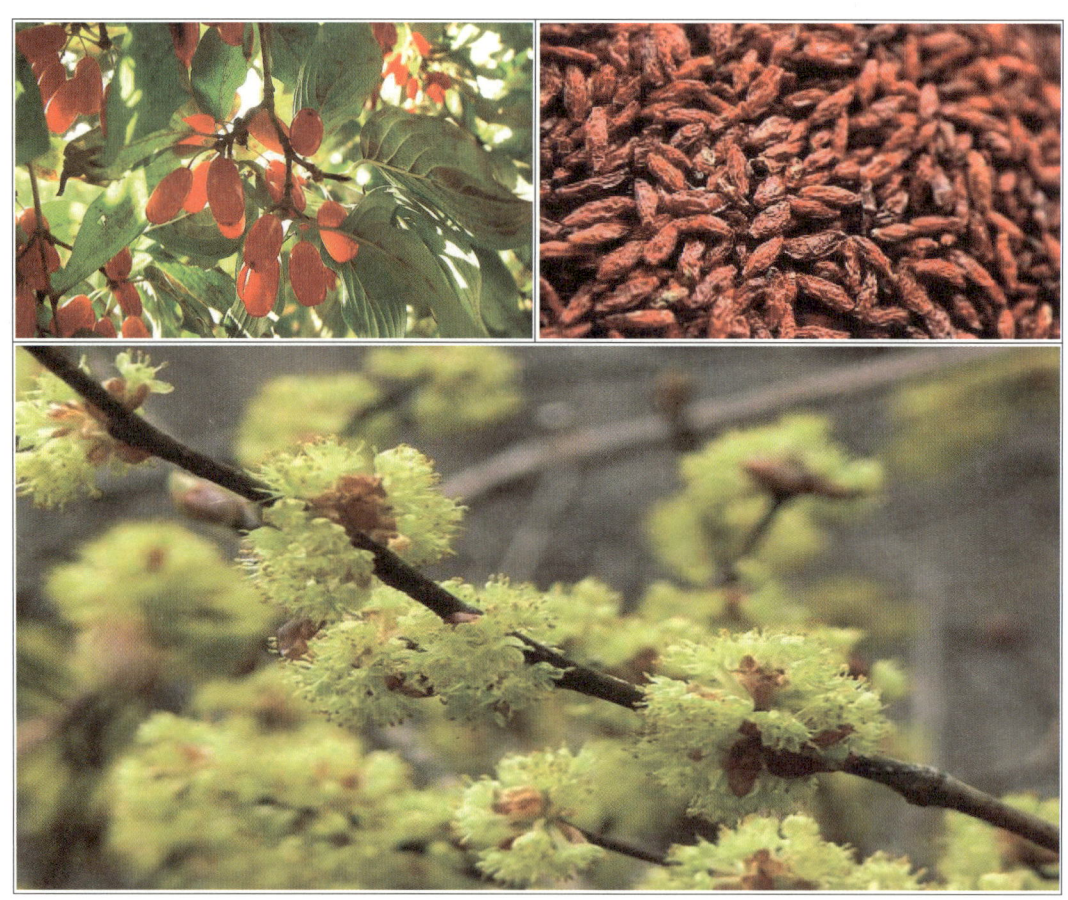

산수유(cornelian cherry)는 층층나무과의 갈잎큰키나무로 키는 2.5~3m 가량이다. 잎은 마주나며, 끝이 뾰족한 타원 모양이다. 3~4월에 20~30개의 노란꽃이 모여 우산 모양의 꽃차례로 잎보다 먼저 피는데, 가장 먼저 봄을 알리는 꽃 중의 하나이다. 열매는 1.5cm 가량이며 가을에 빨갛게 익어 간다. 열매 또는 씨를 말린 것을 산수유라 하며 몸의 건강을 위한 보약이나 신경쇠약 등의 한약재로 쓰인다(문순열, 2011).

산수유(山茱萸, cornus fruit)는 산수유나무 Cornus officinalis Siebold et Zucc. (층층나무과 Cornaceae)의 과육(果肉)으로 씨를 될 수 있는 대로 제거한 것이다. 건조한 것을 정량할 때 loganin 0.5% 이상을 함유한다. 산수유는 편압된 긴 타원형을 이루고 길이 15~20mm, 너비 약 1cm이다. 바깥면은 어두운 적자색~어두운 자색을 띠며 윤이 나고 거친 주름이 있다. 과육에는 씨를 빼낸 자국인 틈이 있고 위쪽에 꽃받침의 자국이 있다. 기부에는 과병의 자국이 있고 질은 부드럽다. 냄새가 약간 있고 신맛이 있으며 약간 달다.

산수유의 효과는 다음과 같다.
①이뇨·혈압강하작용, 물추출물에는 현저한 이뇨작용이 있으며 혈압을 일시적으로 낮춘다(*in vivo*).
②자양작용, 혈당강하작용, 물추출물은 사람의 정자의 운동성을 증가시킨다.[105] 산수유의 iridoid성분과 tannin성분은 면역기능, 심장기능을 증강시키며 폐렴에 대한 억제작용과 혈당강하작용을 나타낸다(*in vivo*). 물추출물은 동물실험에서 당뇨에 효과가 있으며, 이는 oleanolic acid 및 ursolic acid의 작용에 의한 것으로 추정된다(*in vivo*).
③항알러지작용 물추출물은 피부과민성 항체생산을 억제한다(*in vivo, P.o*). 중추억제작용, 항미생물작용 등의 효과를 얻을 수 있다.

산수유(山茱萸)는 강장, 강정, 음위, 요통, 이뇨에 효과를 얻을 수 있다(박윤선, 2025).

---

[105] Jeng H *et al.* (1997) Am. J. Chin Med. 25: 301-306.

40) 산초

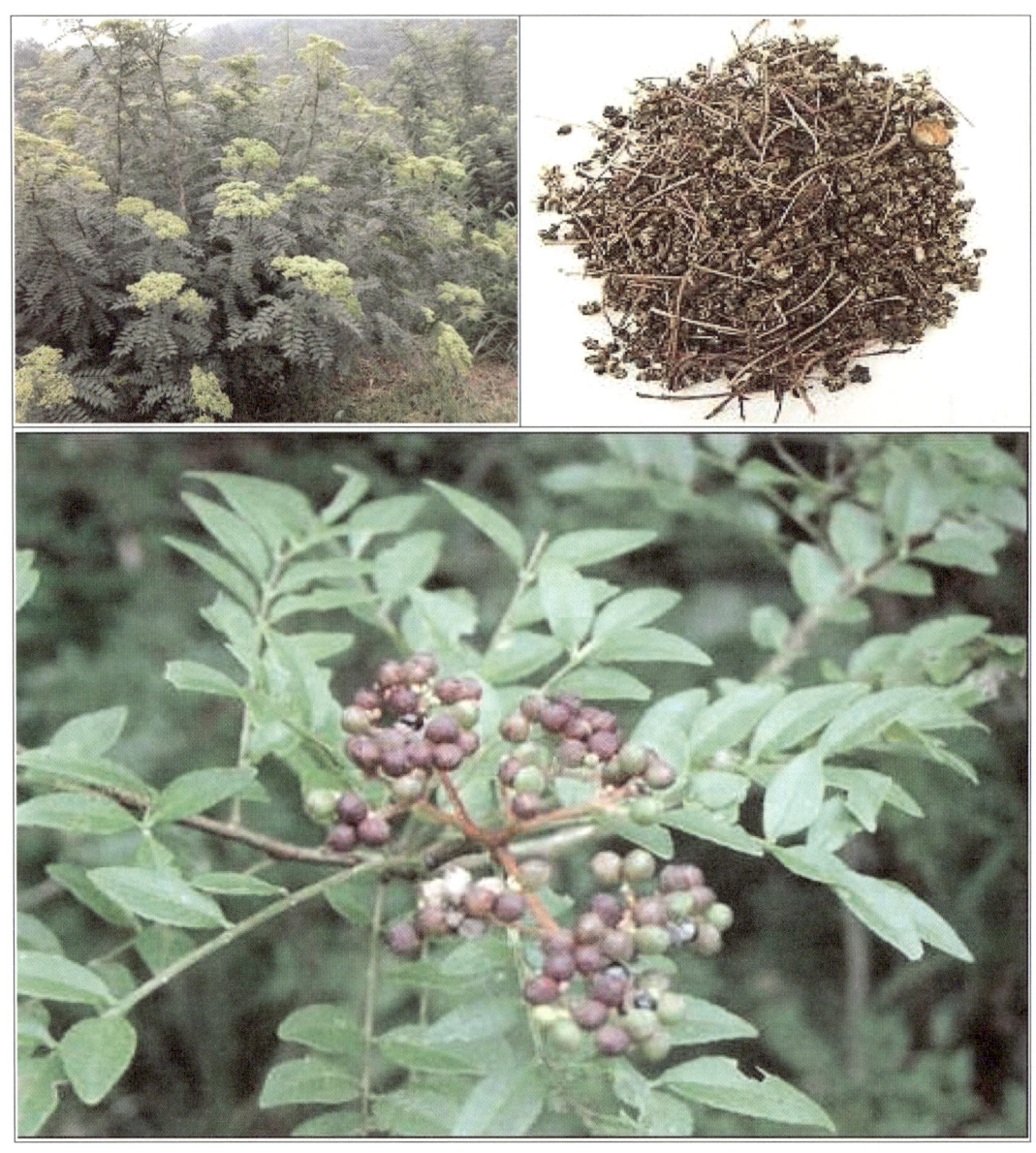

산초(山椒, zanthoxylum fruit)는 초피나무 *Zanthoxylum piperitum* DC. 또는 기타 동속식물(산초과 Rutaceae)의 과피로 씨를 될 수 있는 대로 제거한 것이다.

산초는 2~3분과로 이루어진 삭과로 각 분과는 편구형으로서 2편으로 갈라지고 각 조각의 지름은 약 5mm이다. 과피의 바깥면은 어두운 황적색~어두운 적색으로 유실(油室)에 의한 많은 오목한 작은 점이 있고 안쪽면은 엷은 황백색이다. 산초는 특이한 냄새가 있고, 맛은 맵고 혀를 마비시킨다.

산초의 효과는 다음과 같다.
신미성·방향성 건위약, 장내 기생충구제약, 충어독(蟲魚毒)의 해독약, 고미(苦味)틴크의 제조원료로 쓰고, 강정이나 피부질환 치료 등에 쓰인다.

①건위작용.
②항균작용, 살충작용, 해독작용, sanshool류와 sanshoamide는 국소 마비 작용을 갖는 신미성 물질로 살충작용과 어독(魚毒)에 대한 해독작용이 있다.
α-sanshool과 β-sanshool은 두 물질 모두 거의 같은 정도의 살충 및 항균작용이 있다.

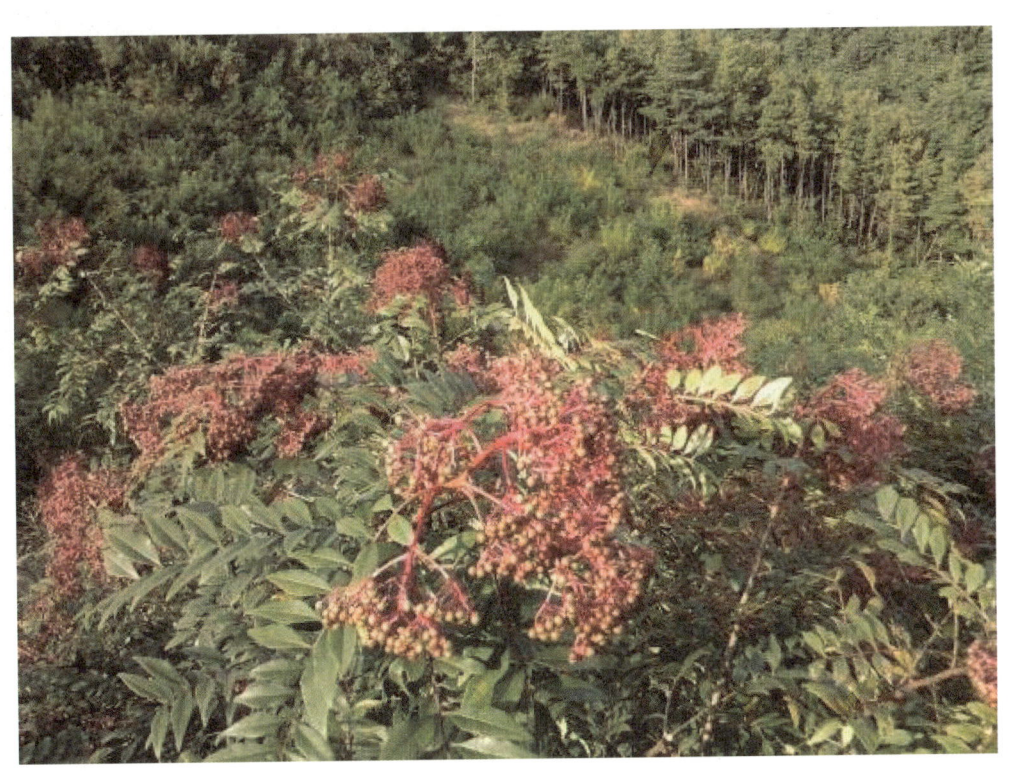

41) 오미자

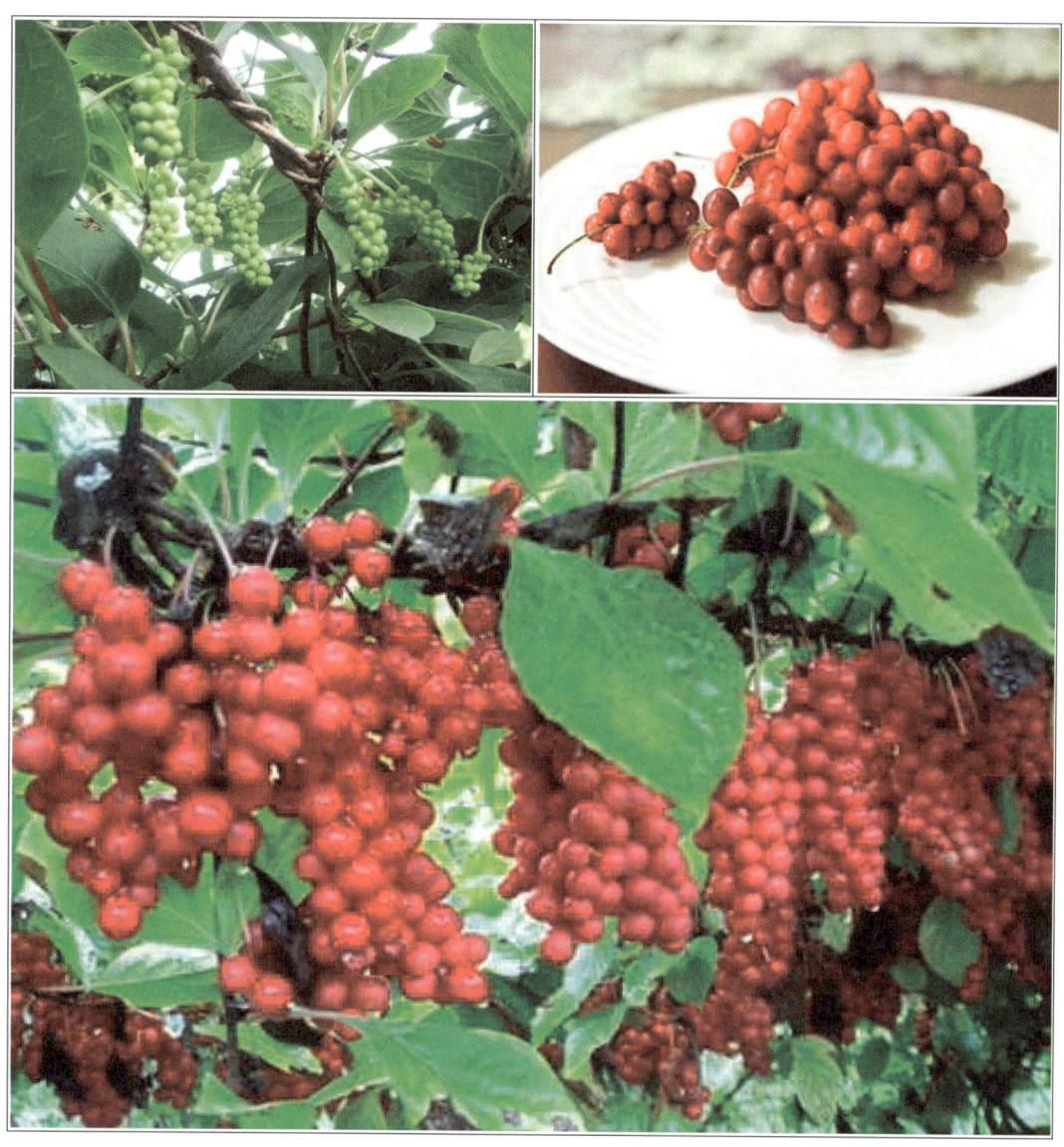

　　오미자는 높이 8m. 줄기는 붉은 갈색이며, 이웃나무를 감아 올라가는 성질이 있다. 몸 전체에서 같은 향이 난다. 잎은 타원형으로 어긋나며 잎자루가 붉다. 꽃은 6~7월에 노란빛을 띤 하얀 꽃이 핀다. 열매는 8~9월에 동그랗고 작은 열매가 붉게 여문다.

한방에서는 열매를 오미자(五味子)라고 한다. 양기를 북돋우며, 뼈와 근육을 튼튼하게 하며, 폐와 신장을 보하고, 땀이 나지 않게 하는 효능이 있다.

폐가 허하여 기침이 날 때, 당뇨, 다한증, 과로하여 몸이 야위고 얼굴빛이 파리할 때, 밤에 몽정을 할 때, 설사가 나올 때 약으로 쓰인다. 가을에 열매를 쪄서 햇빛에 말려서 사용한다.

오미자는 맛이 새콤하고 붉은 빛깔이 잘 우러나와 식욕을 돋운다. 말랑말랑한 열매를 채취하여 물에 우려내어 화채를 만들거나 차를 끓여 마신다. 꿀에 절이거나 말려서 사용하기도 하며, 술을 담그기도 한다(솔뫼, 2006).

오미자(五味子, O Mi Ja)는 오미자 *Schisandra chinensis* (Trucz.) Baill. (오미자과 Schisandraceae)의 열매이다. 오미자는 고르지 않은 구형~편구형을 이루고 지름 약 6mm로 어두운 적색~흑갈색을 띠며 바깥면에는 주름이 있고 때때로 흰 가루가 묻어 있다. 과육을 벗기면 길이 2~5mm의 콩팥모양의 씨가 1~2개 들어 있고 그 씨의 바깥면은 광택이 있는 황갈색~어두운 적갈색이며 등쪽에 명확한 봉선이 있다. 외종피는 벗겨지기 쉬우나 내종피는 배유에 밀착되어 있다. 오미자는 약간 특이한 냄새가 있고 맛은 처음에는 시고 나중에는 떫고 쓰다. 열매가 크고 고르며 바깥면이 적갈색이고 윤기가 있는 것이 좋다.

오미자의 효과는 다음과 같다.

진해, 수렴[106], 지사[107], 자양강장약으로 호흡곤란, 기침, 만성설사, 피로, 허탈감, 발한과다 등에 쓰인다.

①간세포보호작용, EtOH 추출물은 사염화탄소나 아세토아미노펜으로 유도한 sGPT의 증가를 억제한다(*in vivo*, mouse, rat). lignan 분획은 사염화탄소에 의한 간독성으로부터 간세포를 보호해 주며(α-tocopherol보다 강력). 이러한 작용은 lignan 분획이 간의 glutathione S-transferase계의 활성을 높여주고(*in vivo*, mouse),[108] gomisin A가 실험적 간암발생과정 중에 증가하는 glutathione

---

[106] 수렴은 점막이나 다친 피부를 수축시키고 분비물을 마르게 하는 약초 한약 생약이다. 수렴약은 혈관을 수축시켜 출혈을 멈추게 하거나 설사를 멎게 하는 효과가 있다.
[107] 지사는 설사를 그치게 하는 것. 지사약 약초 한약 생약으로 효과를 기대할 수 있다.

S-transferase placental form(GST-P) positive foci의 수와 크기를 줄여주는 현상과 일치한다(in vivo, rat).[109]

②진해·거담작용.

③중추신경흥분작용, 물추출물은 호흡중추를 자극하여 호흡수와 호흡강도를 높인다(rabbit, dog, i.v.). 척수반사를 증강시키며, 반사 역치를 낮춘다. 정신적 기능을 개선시키며, 작업능률을 향상시킨다.[110] 추출물은 cycloheximide에 의한 기억력감퇴현상을 완화시킨다(in vivo, rat).[111]

④혈압강하작용, 물추출물이나 알코올추출물은 혈관확장에 의한 혈압강하를 일으킨다(dog, cat, rabbit).

⑤gomisin A는 hexobarbital에 의한 수면시간을 연장한다(mouse). 또한 위의 수축작용을 억제하며 스트레스로 인한 위궤양의 발생을 줄이며(mouse, i.v.), 스트레스에 대한 저항성을 키워준다(dog, p.o.). gomisin N과 schisandrol A를 비롯한 lignan류는 암세포에 고농도로 존재하는 단백질인 NFAT의 발현을 억제한다.[112]

오미자(五味子) 열매는 강장, 진해, 거담, 지사, 주독에 효과적이다. 열매를 먹어보면 5가지 맛이 난다고 해서 오미자라고 한다. 오미자는 중추신경계를 자극하여 갈증, 가래를 없애고, 시력을 좋게 하는 효과를 얻을 수 있다.

---

108) Chiu PY et al. (2002) Planta Med. 68: 951-956.
109) Miyamoto K et al. (1995) Biol. Pharm. Bull. 18: 1443-1445.
110) Wang YS (1983) Pharmacology and Applications of Chinese Materia Medica, People's Health Publisher, 177-186.
111) Hsieh MT et al. (1999) Phytother. Res. 13: 256-257.
112) Lee IS et al. (2003) Planta Med. 69: 63-64.

42) 석류나무, 석류

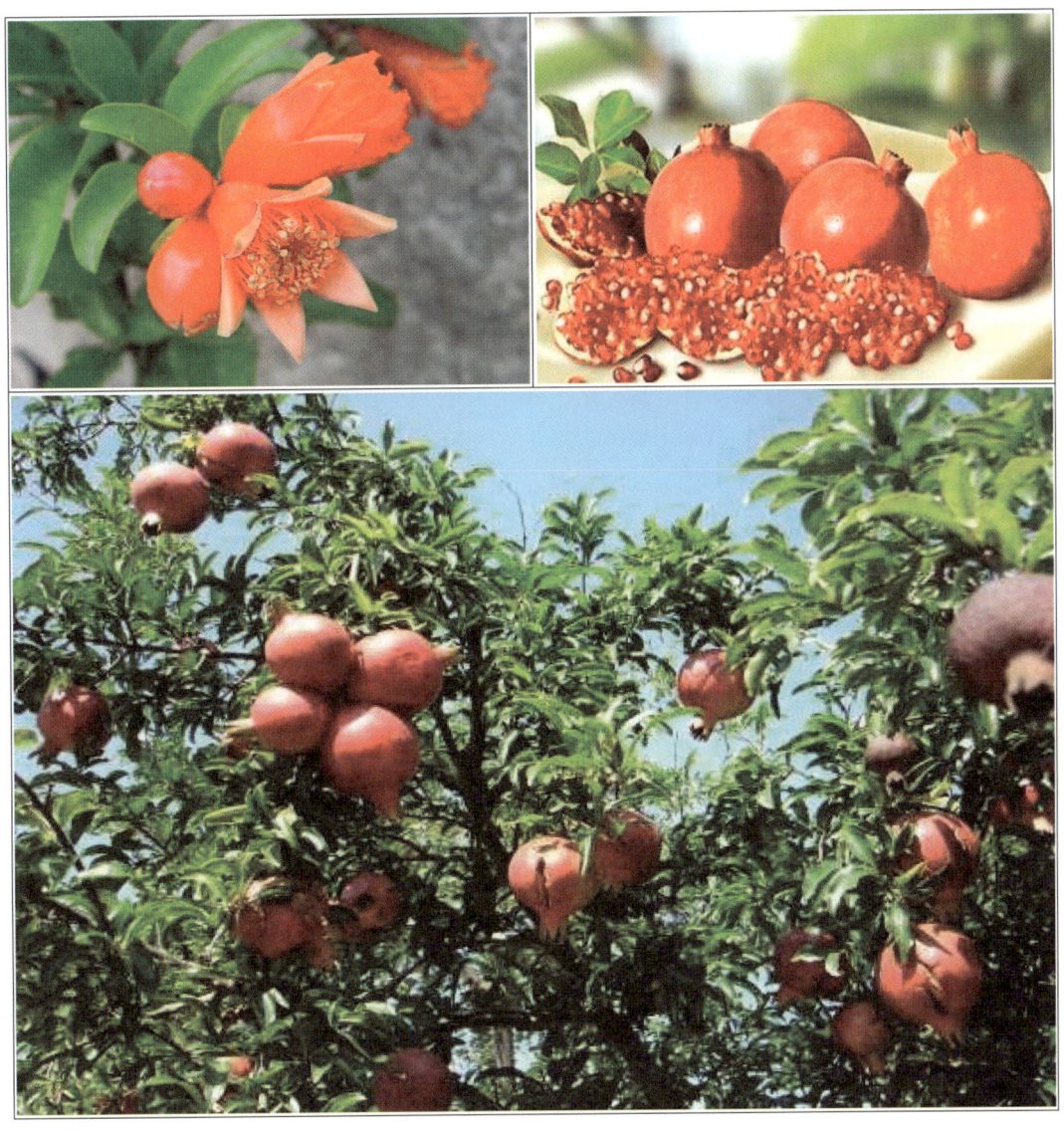

 석류나무(pomegranate)는 석류나무과에 딸린 갈잎큰키나무로 키는 5~10m이다. 어린가지는 네모지고 가시가 있다. 잎은 마주나며, 긴 타원 모양이고 윗면은 윤이 난다. 5~6월에 종 모양의 붉은색 꽃이 가지 끝이나 잎겨드랑이에 1~5송이씩 피는데, 꽃잎은 여섯 개이고 꽃받침은 통 모양이며 씨방은 꽃받침 아래쪽에 붙어 있고, 수술은 많으며 암술은 1개이다.

열매는 석류라 하는데 9~10월에 빨갛게 익으면 불규칙하게 갈라져 분홍빛의 투명한 씨를 드러낸다. 씨는 어린이들이 즐겨 먹는데 신맛이 있다. 한방에서는 나무와 열매의 껍질, 뿌리를 말려 구충제로 사용한다(문순열, 2011).

석류의 과즙 석류즙은 예로부터 강장제로 알려져 왔으며 석류껍질 석류피는 설사, 이질, 복통, 대하증 등에 수축제(收縮劑)로 사용되며 기생충의 구충약으로도 쓰인다(홍문화 외 1명, 1995).

석류피(石榴皮, pomegranate bark)는 석류나무 *Punica granatum* L. (석류나무과 Punicaceae)의 줄기, 가지 및 뿌리의 껍질로 될 수 있는 대로 신선한 것을 사용한다. 석류피는 관상 또는 휘어진 껍질의 조각으로 길이 3~8cm, 두께 1~3mm이다. 줄기, 가지껍질의 외면은 어두운 회갈색이고, 자른 면은 엷은 황색이며, 뿌리껍질의 바깥면 및 꺾은 면은 모두 엷은 회갈색이다.

석류피의 효과는 다음과 같다.
수렴, 지사, 조충구제약, alkaloid의 tannate가 제제화되고 있으며, 전제(煎劑)가 더 유효하다.

①조충구제작용·수렴작용·항influenza작용.
②항미생물작용, 수침제(1 : 4)는 그람 음성균과 여러 종류의 피부진균의 성장을 억제한다. MeOH 추출물에는 항세균작용이 있다(*in vitro*).[113]
③열매의 EtOH 추출물 석류주(酒)에는 항산화작용이 있어 동맥경화와 같은 혈관질환에 관여하는 혈관내피 세포에서의 NFkB의 활성화를 억제한다.[114] 석류열매의 껍질가루는 세포성 면역을 촉진한다(100mg/kg, rabbit).[115]

---

113) Prashanth D *et al.* (2001) Fitoterapia 72: 171-173.
114) Schubert SY *et al.* (2002) FASEB J. 16: 1931-1933.
115) Gracious Ross R *et al.* (2001) J. Ethnopharmacol. 78: 85-87.

43) 산딸기나무, 산딸기

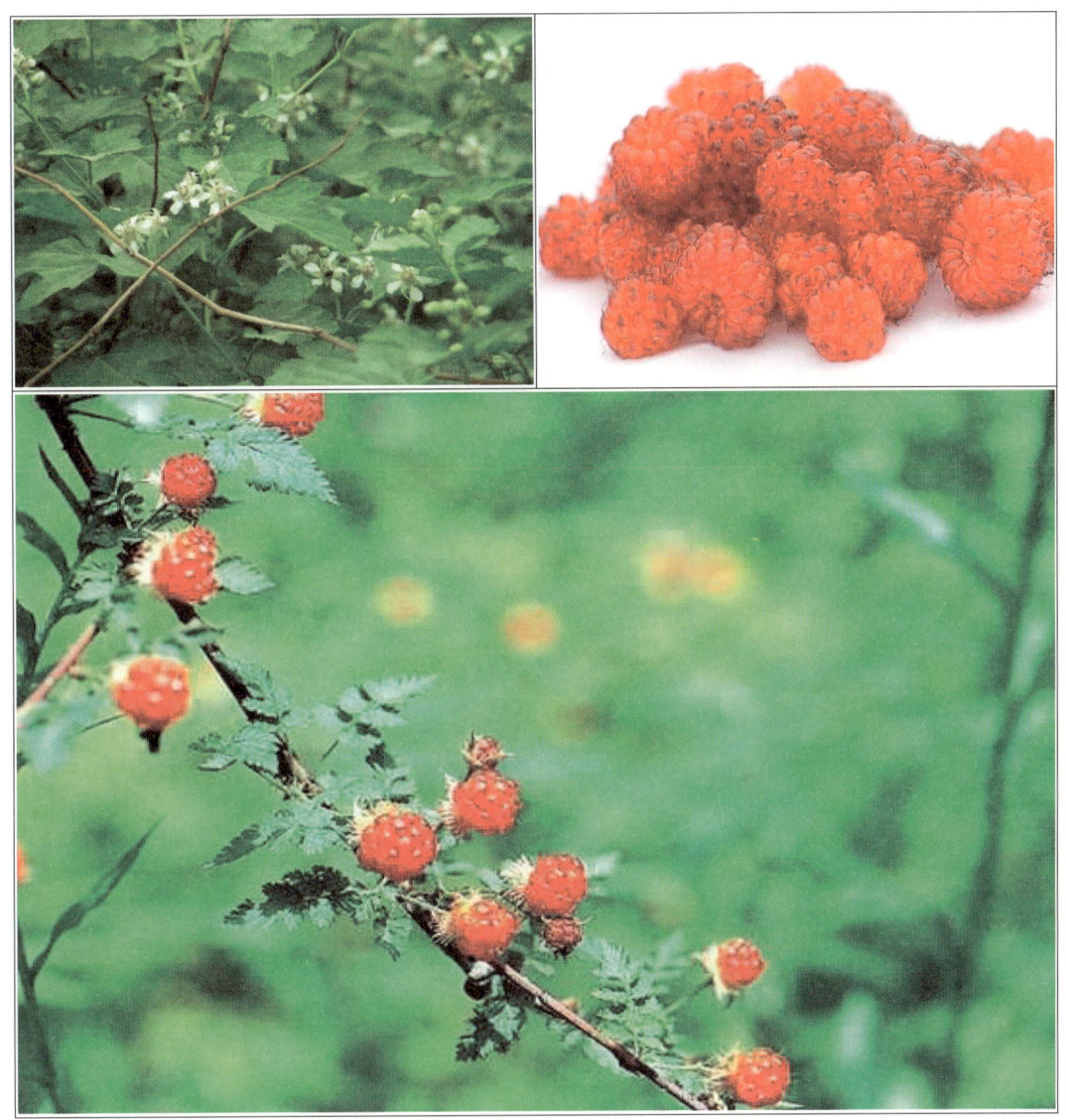

　산딸기나무는 높이 3m. 봄에 원뿌리에서 싹이 나와 줄기가 자란다. 줄기는 덩굴성이고, 색깔이 허연 복분자와는 달리, 산딸기나무는 줄기가 곧게 자라며 붉은 갈색이다. 몸 전체에 가시가 드문드문 붙어 있다. 잎은 둥글고 넓다. 잎 가장자리는 3~4갈래로 갈라지고, 갈퀴모양의 가시가 있다. 꽃은 6월에 하얗게 핀다. 열매는 7~8월에 검은 복분자와는 달리 붉게 여문다.

열매는 한 번 수확한 묵은 나무는 다음해에 열매가 조금 달리고 점점 말라죽으므로 모두 베어버린 뒤 새순을 관리해야 그 다음해에도 열매를 수확할 수 있다. 나무가 너무 빽빽하게 자라면 열매가 적게 달리므로 적당히 베어서 솎아야 한다.

한방에서는 덜 익은 열매를 말린 것을 현구자(懸鉤子)라고 한다. 눈이 밝아지고, 가래를 삭히며, 술독을 풀어주는 효능이 있다. 갱년기 장애, 술을 깰 때, 가래가 나올 때 약으로 쓰이며, 열매는 검은 복분자 딸기와 구분하지 않고 자양강장제로 사용하기도 한다. 열매는 그늘에, 뿌리와 줄기는 햇빛에 말려 사용한다. 맛이 달고도 새콤하며, 유기산, 비타민 C가 풍부하다. 열매는 따서 바로 먹거나 설탕에 버무려 먹기도 한다. 열매를 냉장실에 하루 정도 넣어두었다가 설탕에 버무리면 더욱 맛이 좋다(솔뫼, 2006).

산딸기 열매를 보신, 구갈 및 지사작용 등에 사용한다. 딸기류에는 여러 종류의 비타민이 함유되어 있으며, 쨈이나 딸기주를 담기도 한다.

한방에서도 열매를 따서 건조시킨 후 약초 한약 생약으로 사용한다. 오랫동안 복용을 하면 기억력이 좋아지고, 머리카락이 희어지지 않는 효과를 얻을 수 있다.

44) 모과

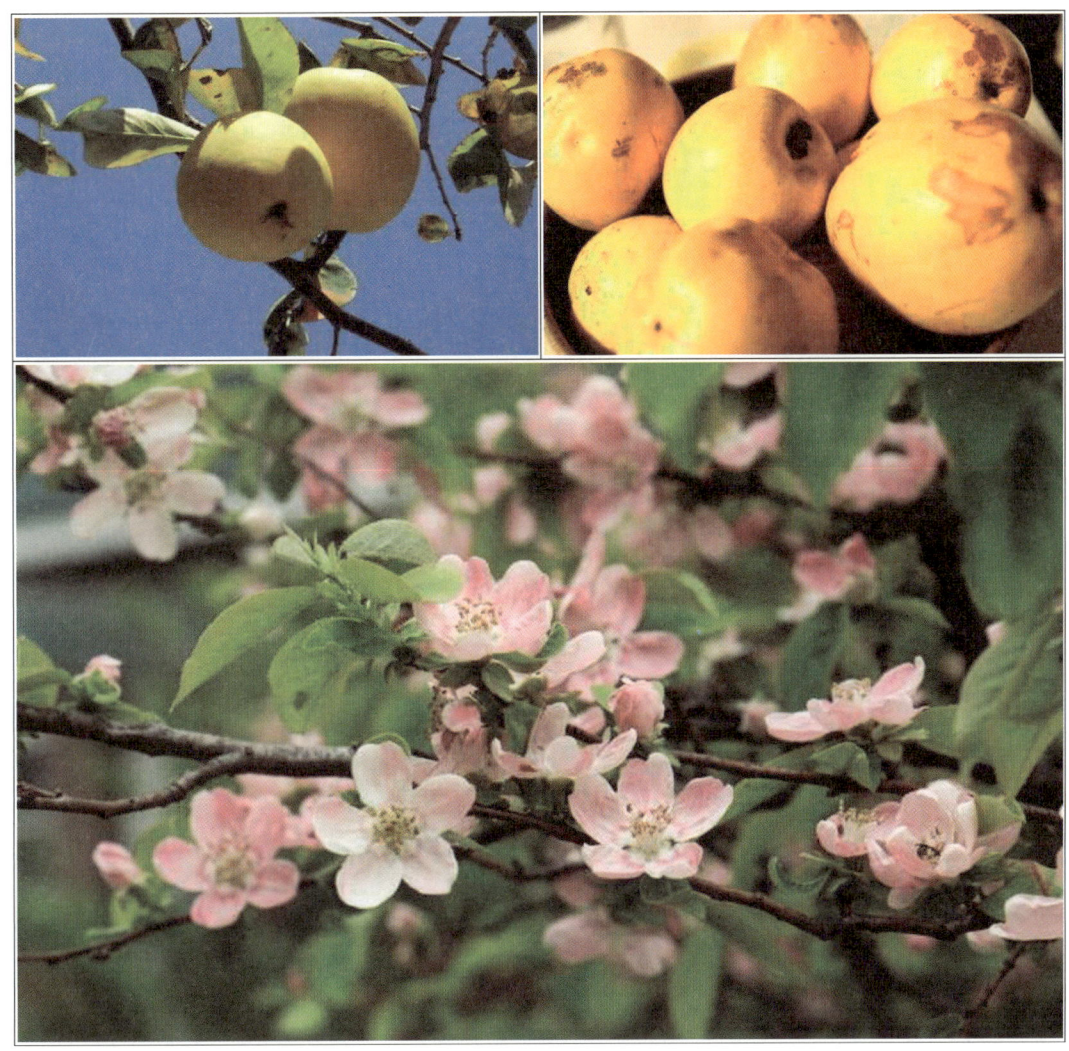

　모과는 능금나무과에 속하는 낙엽 활엽 교목인데, 높이는 6m 가량이나 자라며 줄기에 비늘 모양의 구름 무늬가 있고 잎은 타원형이다. 4월에 담홍색의 꽃이 가지 끝에 하나씩 핀다. 열매는 가을에 맺는데 서리가 내리면 노랗게 익고 울퉁불퉁해진다. 모과는 중국이 원산지이며 한국, 중국, 일본 등지에 분포한다.

모과의 성분으로 주요한 것은 당분이 5% 가량이며, 주로 과당의 형태로 들어 있다. 모과에 단맛을 주는 이 과당은 다른 당분보다도 혈당의 상승을 막아주는 효과가 있다. 체내의 당분 흡수를 더디게 할 뿐만 아니라 이미 흡수된 당분을 빨리 소비시키기 때문이다. 칼슘, 칼륨, 철분 등의 무기질이 풍부한 알칼리성 식품이며 소량의 단백질이 들어 있다.

모과의 신맛은 사과산을 비롯한 유기산인데 이들은 신진대사를 도와주며, 소화 효소의 분비를 촉진시켜 주는 효과가 있다. 그밖에 떫은맛은 타닌 성분인데 이 성분은 피부를 오므라들게 하는 작용이 있어 설사로 고통을 받는 사람에게 좋다.

본초강목에서는 주독(酒毒)을 풀고 가래를 제거 한다. 속이 울렁거릴 때 이것을 먹으면 속이 가라앉고, 구워 먹으면 설사에 잘 듣고, 기름에 적셔 머리를 빗으면 백발을 고쳐준다고 하였다.

한방에서는 감기, 기관지염, 폐염, 심한기침에 효과가 있는 것으로 알려져 있다. 모과는 껍질을 만져 보면 끈끈한데 그것이 향미성분인 정유분(精油分)이다. 모과를 모과차나 술로 이용할 때에는 껍질째 사용하는 것이 좋다.

모과술은 생모과를 얇게 썰고 모과 양의 3배 가량의 소주를 붓는다. 이때 포도당이나 설탕을 모과 양의 1/3~1/5 가량 넣으면 3개월로 숙성이 된다. 모과를 건져내고 밀봉하여 서늘한 곳에 두면 고운 빛깔의 모과술이 된다.

모과는 음식물의 소화를 도우며 설사 뒤에 오는 갈증을 멎게 해주는 효능이 있으며 폐를 튼튼하게 하고 위를 편하게 해주는 것으로 알려져 있다(유태종, 2009).

전초류(全草類, Herba)

45) 곽향

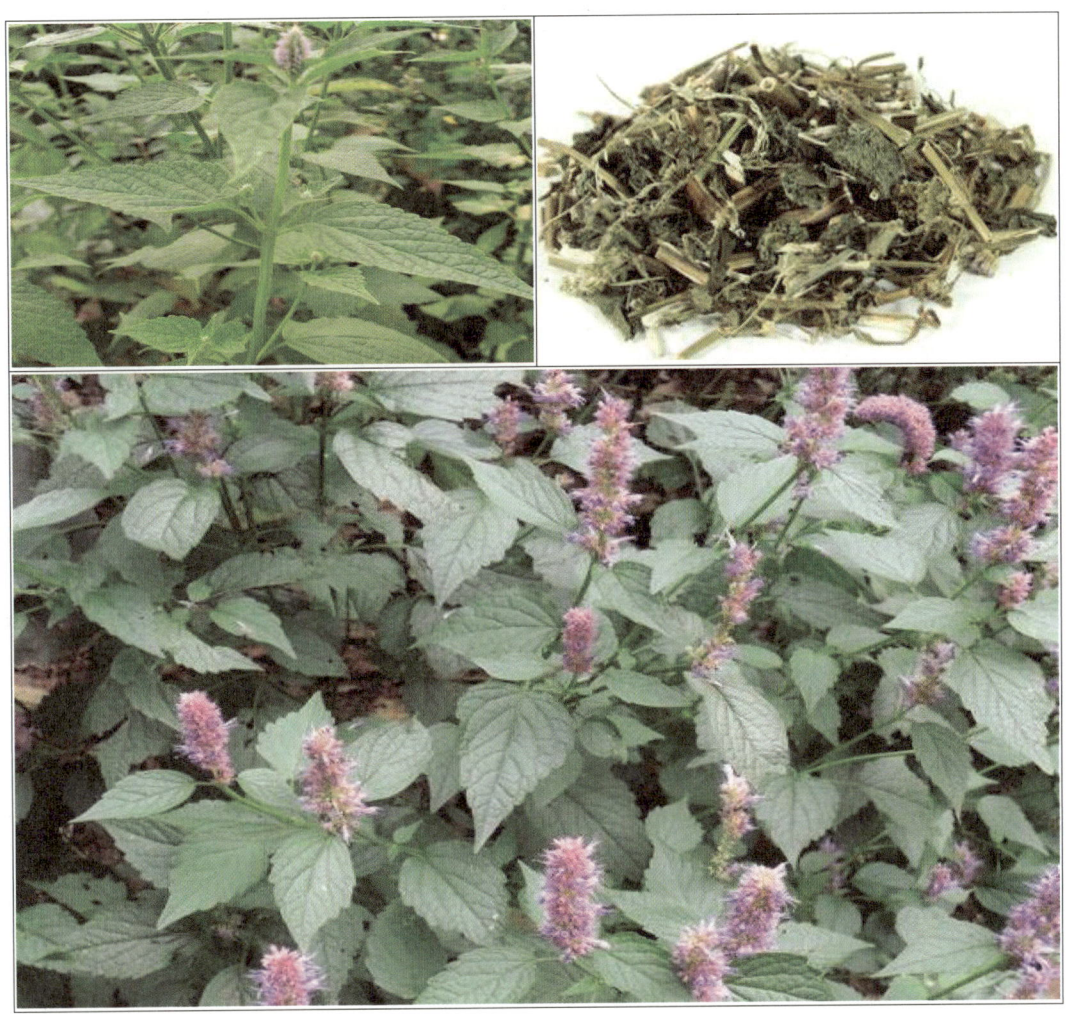

곽향(藿香)은 꿀풀과에 속한 여러해살이풀. 높이는 20~30센티미터 정도이고, 전체에 털이 있으며 향기가 있다. 7~8월에 엷은 홍색 꽃이 입술 모양으로 핀다. 곽향의 잎을 약재로 이르는 말이다.

곽향은 성질이 약간 따뜻하며, 음식이 체하여 갑자기 토하고 설사하는 급성 위장병을 다스리는데 쓰인다.

46) 구절초

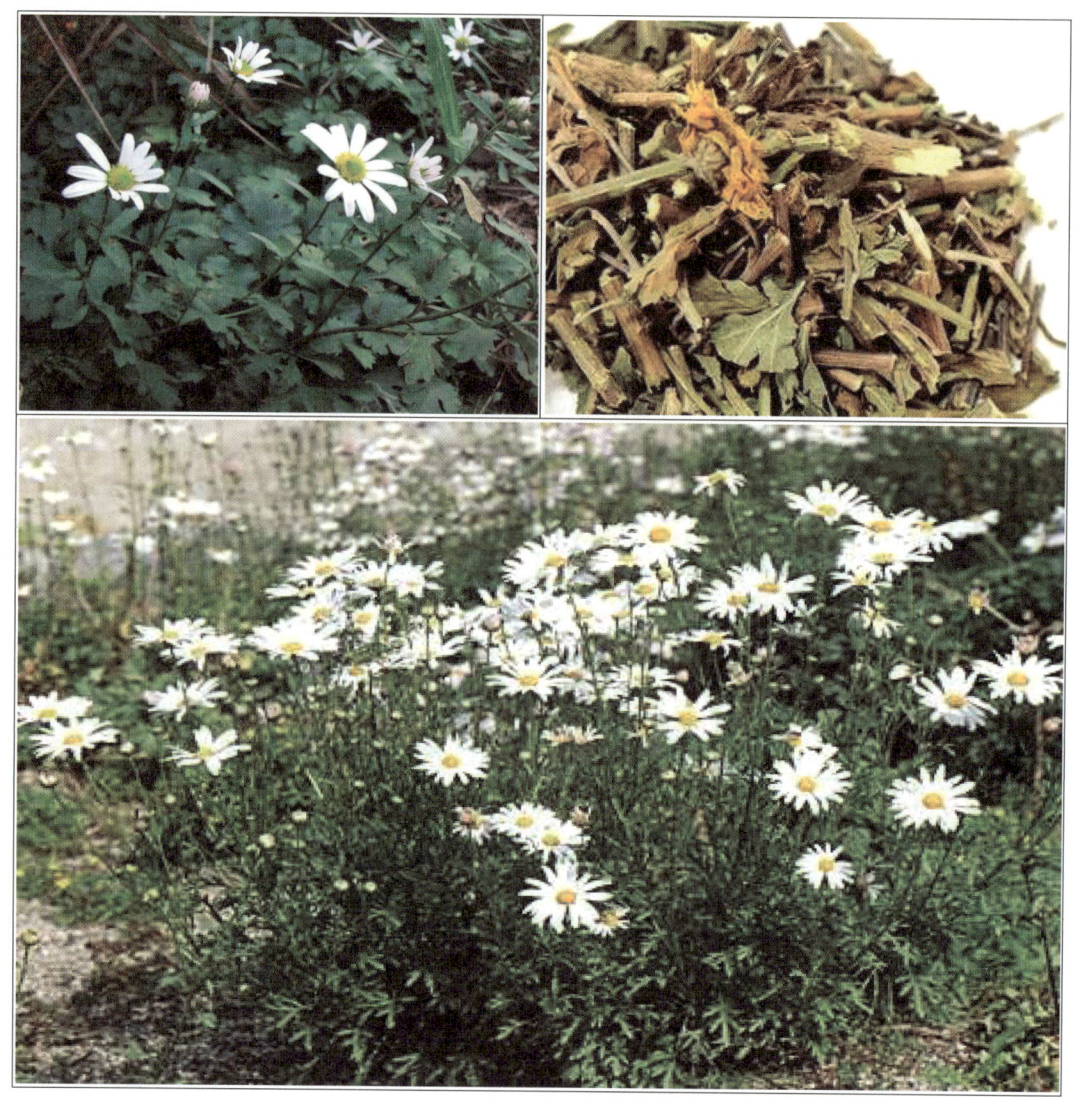

구절초(九節草)는 높이 약 50cm, 많이 자라는 것은 1m, 뿌리가 땅 속에서 옆으로 뻗어나가며, 봄에 순을 꺾어 꺾꽂이하면 뿌리를 내린다. 잎은 갈래갈래 갈라져 있으며, 원줄기와 잎이 흰 털로 덮여 있다. 꽃은 7~8월에 원줄기 끝에 하얗게 핀다. 여러 줄기가 동시에 올라와 여러 송이가 펴서 보기에 아름다우며, 꽃향기가 강하여 가을 분위기에 젖어들게 한다. 열매는 10월에 여문다.

한방에서는 줄기와 뿌리를 구절초(九節草)라고 한다. 위를 튼튼히 하고, 몸을 보하며, 양기를 북돋우며, 피를 맑게 하며, 통증을 없애고, 염증을 삭히는 효능이 있다. 생리불순, 기관지나 목의 염증, 심한 기침, 감기, 면역력이 떨어졌을 때 약으로 쓰인다. 줄기를 뿌리째 캐어 그늘에 말려 사용한다.

남성이 오랫동안 복용하면 양기가 줄어들 수도 있다(솔뫼, 2006).

구절초(九折草, Gu Jeol Cho)는 구절초 *Chrysanthemum zawadskii* Herbich var. *latilobum*(Maxim.) Kitam. 및 동속근연식물(국화과 Compositae)의 전초이다.

구절초는 전체에 털이 있거나 또는 없으며, 줄기는 곧게 나고 단일하거나 가지가 갈라졌다. 근경과 아래 줄기 잎은 2회 우상이며 깊게 찢어졌고, 가운데 잎은 단우상으로 깊게 찢어졌으며, 상엽은 다소 세 갈래로 갈라졌거나 갈라지지 않았다. 두화(頭花)는 가지 끝에 하나 나고 지름 약 4~5cm 내외이며, 총포편은 장타원형이고 갈색이며 가장자리가 건피질이다.

구절초의 효과는 다음과 같다.
한방에서는 여자의 냉증, 월경통, 월경불순 등에 쓰인다.

①진정작용, linarin에는 진정작용이 있다.
②항염증작용, linarin은 indomethacin보다 나은 항염증작용을 나타낸다(*in vivo*, rat).[116]

구절초의 잎과 꽃은 신경통, 건위, 냉증, 중풍, 월경불순에 효과를 얻을 수 있다(박윤선, 2025).

---

116) Martinez-Vazquez M *et al.* (1998) Planta Med. 64: 134-137.

47) 박하

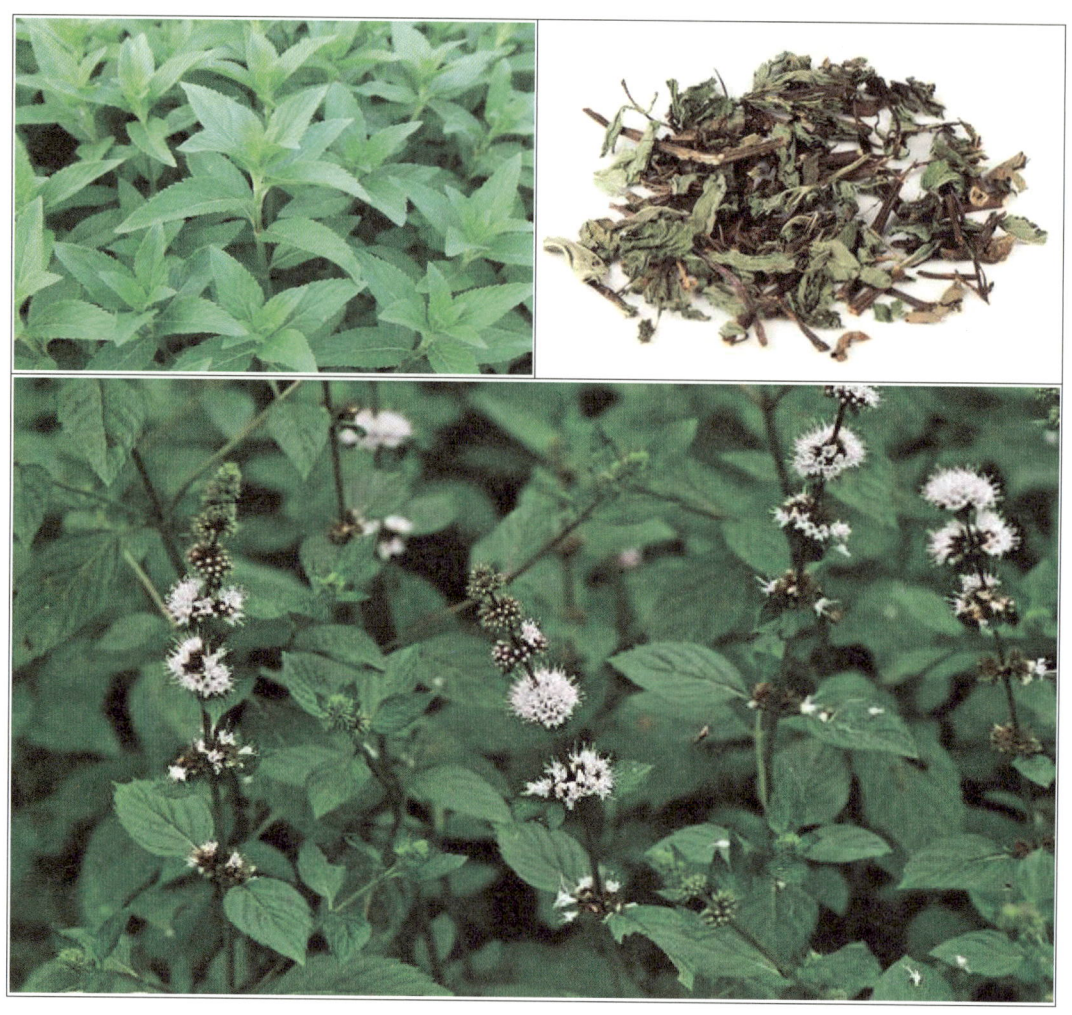

　박하(mint)는 꿀풀과에 딸린 여러해살이풀로서 키는 40~60cm 가량이며, 땅속줄기가 뻗어 뿌리를 내리고 그 곳에서 줄기가 나와 곧게 서며 줄기는 모가 진다. 잎은 마주나고, 긴 타원형으로 끝이 뾰족하다. 잎 양면에는 털이 약간 있으며 가장 자리에는 톱니가 있다. 7~9월에 잎겨드랑이에서 연한 자줏빛 꽃이 여러 층으로 모여핀다.

　한방에서는 잎을 박하라 하며 통증을 멎게 하는 약이나 위장약으로 쓰이고, 향기가 좋아 음료, 사탕 등을 만드는 향신료로도 쓰인다(문순열, 2011).

48) 삼백초

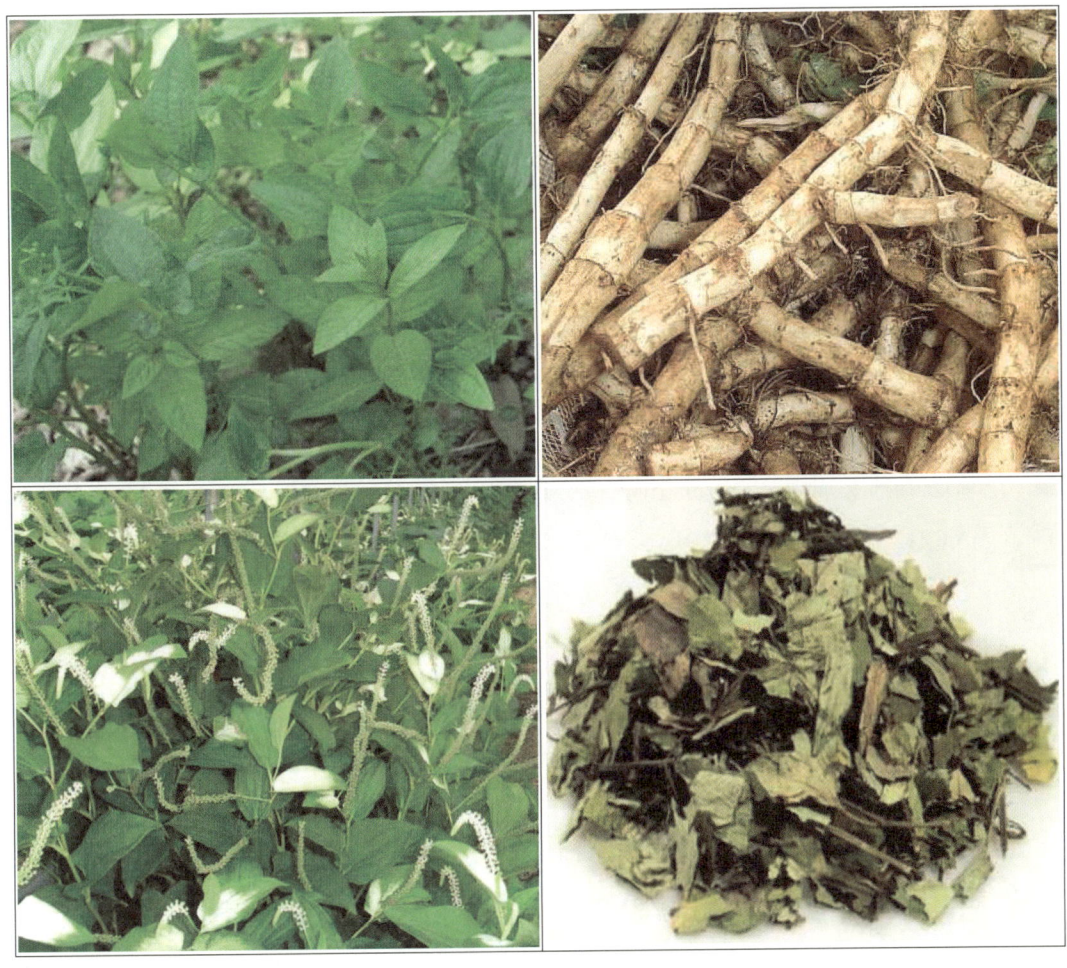

　삼백초(saururus chinensis)는 습지에서 자라는 다년초로서 높이는 50~100cm 이며 근경은 백색이다. 잎은 호생하며 길이는 5~15cm, 너비는 3~8cm로서 5~7맥이 있으며 끝이 뽀족하고 가장자리가 밋밋하며 표면은 연한 녹색, 뒷면은 연한 백색이지만 윗부분의 2~3개의 잎은 표면이 백색이다.
　엽병은 길이가 1~5cm로서 밑부분이 다소 넓어져서 원줄기를 안는다. 꽃은 양성으로서 6~8월에 피며 백색이고 수상화서는 잎과 대생하며 길이는 10~15cm이다.

수술은 6~7개이고 심피는 3~5개로서 털이 없으며 열매는 둥글고 종자는 각 실에 대개 1개씩 들어 있다. 잎, 꽃, 뿌리가 백색으로 윗부분에 달린 2~3개의 잎이 희어지기 때문에 삼백초라고 한다(문순열, 2011).

삼백초(三白草, Sam Baek Cho)는 삼백초 *Saururus chinensis* (Lour.) Baill. (삼백초과 Saururaceae)의 지상부를 건조한 것이다. 삼백초의 잎은 대부분 파쇄되어 있으며, 어성초 *Houttuynia cordata*와 비슷하다.

삼백초의 효과는 다음과 같다.
해독약으로 부종[117], 각기[118], 황달, 대하 등에 쓰인다. 삼백초 뿌리 삼백초근은 각기, 임탁, 대하, 옹종(擁腫) 등에 쓰인다.
①항염증작용, sauchinone은 IkBα의 인산화를 억제함으로써 LPS로 유도한 iNOS, TNFα, COX-2의 발현을 억제한다(*in vitro*).[119]
②세포보호작용, 뇌세포보호작용, aristolactam BII는 glutamte에 의한 신경독성으로부터 대뇌피질세포를 보호하며, sauchinone은 staurosporine에 의한 세포사멸로부터 신경교종세포(C6 rat glioma cell)를 보호한다(*in vitro*).[120] 간세포보호작용, sauchinone, sauchinone A, 1'-*epi*-sauchinone은 사염화탄소에 의한 세포독성으로부터 간세포를 보호한다(*in vitro*, rat hepatocytes).[121]
③항암작용, saucemetin-7은 백혈병 세포(HL-60 cell)의 증식을 억제하고(G0/G1 phase arrest), 분화를 유도한다(*in vitro*). 또한 뿌리에서 분리된 manassantin A와 B는 HL-60 세포의 세포간 부착에 관여하는 ICAM-1의 발현을 억제한다(*in vitro*).[122] 혈당강하작용, 뿌리에서 분리된 saurufuran A와 B는 인슐린 내성에 관여하는 과산화소체 증식-활성화수용체-γ(peroxisome proliferator-activated receptor γ)를 활성화한다(*in vitro*).[123] 동맥경화 예방에 도움이 된다.

---

[117] 부종은 피하 조직의 틈에 조직액 또는 림프액이 고여 몸의 전체 또는 일부가 부어오르는 증상이다.
[118] 각기는 비타민 B1의 결핍에 의해 발생하는 영양실조 증세의 하나. 다리가 붓고 맥박이 빨라지며 전신 권태 등의 증상이 나타난다.
[119] Lee AK *et al.* (2003) Br. J. Pharmacol. 139: 11-20.
[120] Song H *et al.* (2003) Biol. Pharm. Bull. 26: 1428-1430.
[121] Sung SH, Kim YC (2000) J. Nat. Prod. 63: 1019-1021.
[122] Rho MC *et al.* (2003) Planta Med. 69: 1147-1149.
[123] Hwang BY *et al.* (2002) J. Nat. Prod. 65: 616-617.

49) 어성초

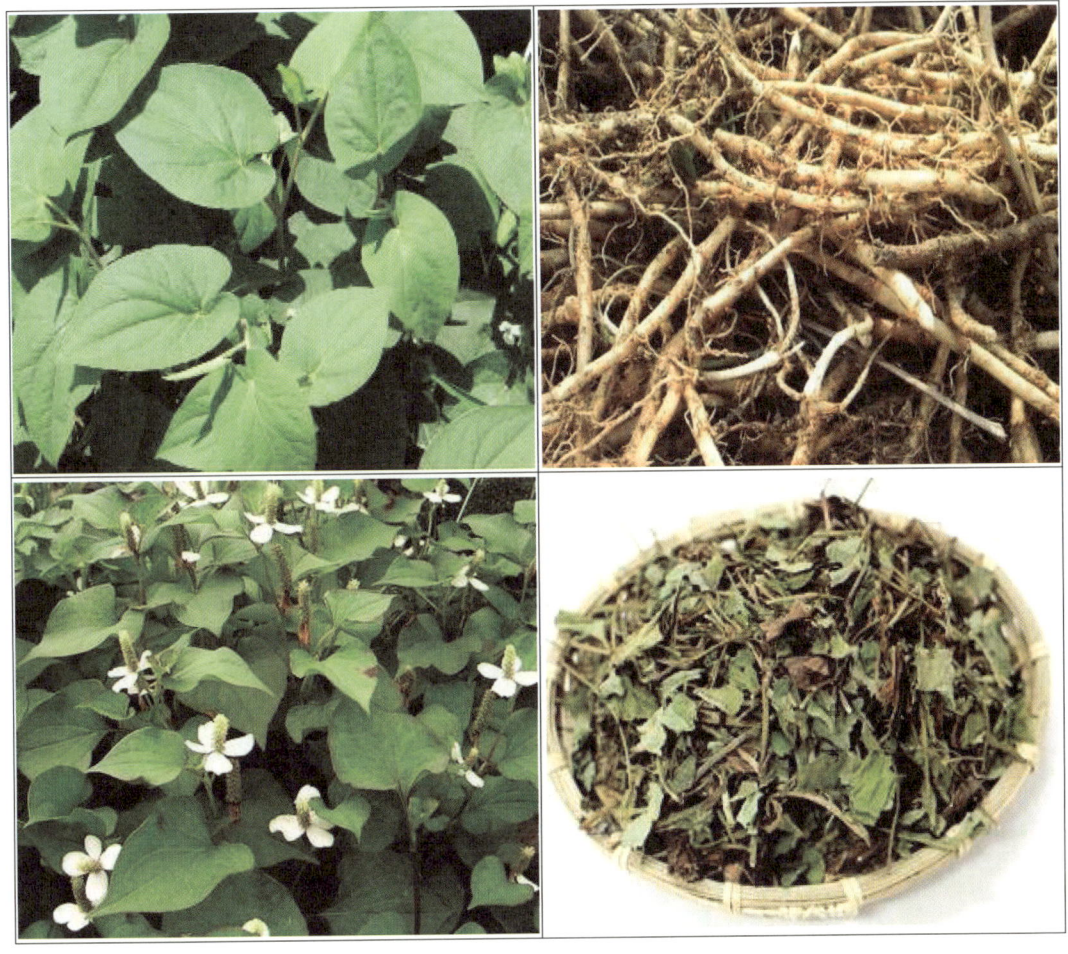

어성초(漁腥草, Eo Seong Cho)는 약모밀 *Houttuynia cordata* Thunb. (삼백초과 Saururaceae)의 꽃필 때의 지상부를 채취한 것이다. 어성초는 줄기는 길이 20~35cm, 지름 2~3mm로 세로로 주름이 있고 마디가 명료하다. 밑의 마디에는 가는 뿌리가 남아 있고, 질은 무르며 꺾어지기 쉽다. 잎은 말리거나 쭈그러져 있으나, 펴면 심장형으로 되어 있다. 잎은 길이 3~5cm, 너비 3~4cm이고 끝은 뾰족하다. 윗면은 어두운 황록색~회갈색이다. 잎을 비비어 부쉬뜨리면 비린내가 난다. 어성초는 비린내가 나고 맛은 조금 떫다.

어성초의 효과는 다음과 같다.

해열, 해독, 소염약으로 토혈, 치질, 옹종(擁腫), 악창(惡瘡), 변비, 축농증 등에 쓰인다.

①항세균·항진균작용.
②항바이러스작용.
③항산화작용, 항염증작용, 추출물과 polyphenol 화합물은 지질과산화를 억제하고 free radical(DPPH) 소거작용을 나타낸다(*in vitro*).[124] 항염증작용이 있다(*in vitro, in vivo*, mouse).[125]
④이뇨작용.
⑤항암작용, 혈관확장작용 등의 효과를 얻을 수 있다.

어성초와 삼백초는 흑염소, 소, 돼지, 닭, 오리의 조류독감 등 가축질병예방에 좋은 약초 한약 생약으로 축산농가에서 재배하여 약초사료로 이용하면 좋다.

어성초와 삼백초 약초 한약 생약은 중탕 하여 건강식품을 복용하면 어성초와 삼백초 약초 한약 생약의 효과를 얻을 수 있다(박윤선, 2025).

---

124) Cho EJ *et al.* (2003) Phytomedicine 10: 544-551.
125) Hou Y, Zhang X (1990) Zhongguo Zhong Yao Za Zhi 15: 221-222, 225.

50) 익모초

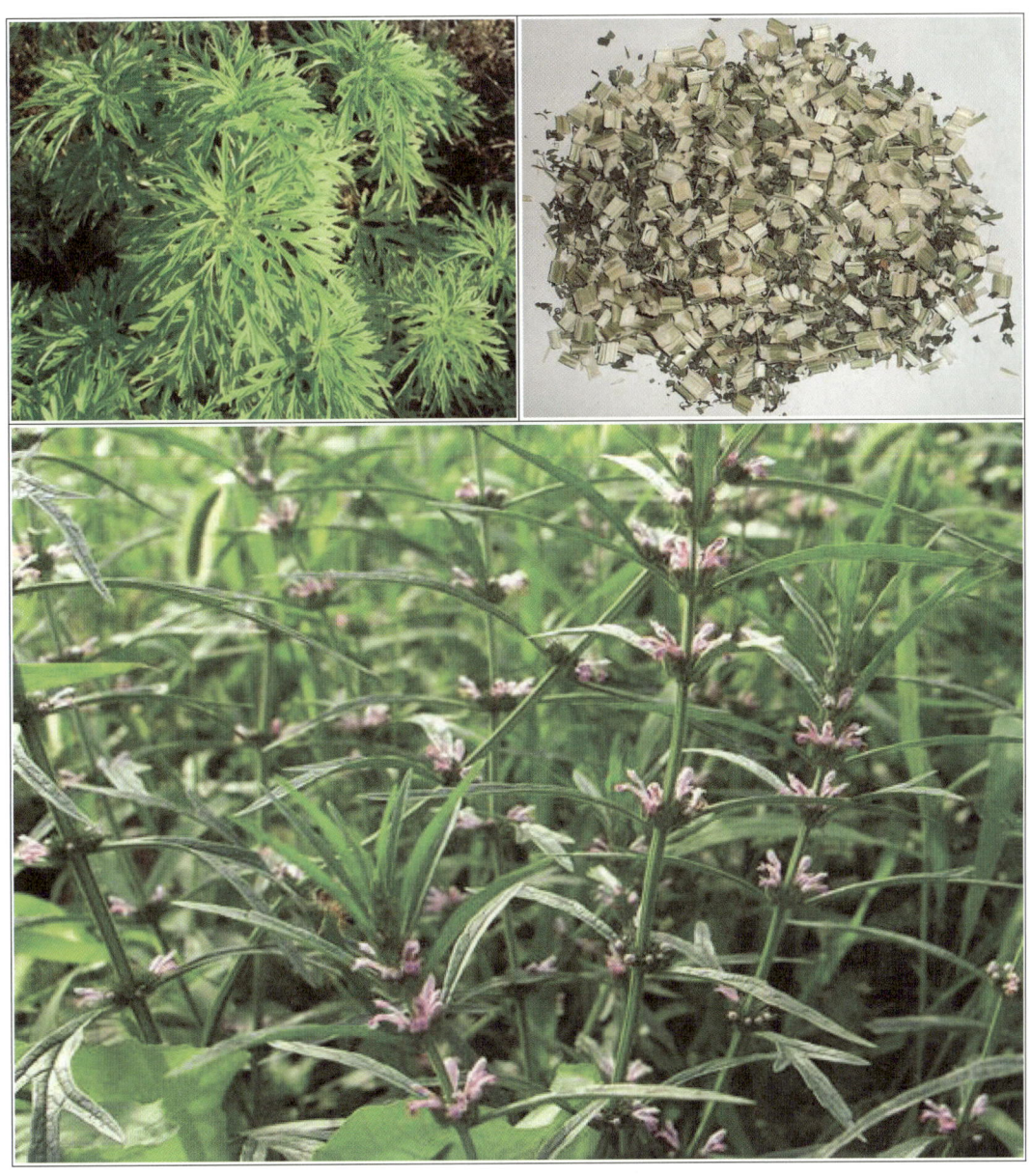

　익모초(motherwort)는 꿀풀과의 두해살이풀로 키는 1~1.5m 가량이고 줄기는 둔한 사각형이며 흰빛의 털이 나 있다. 잎은 3개로 깊게 갈라지고 굵은 톱니가 있어 깃 모양을 이룬다.

7~9월에 줄기 위쪽의 잎겨드랑이마다 붉은 자줏빛 꽃이 층층으로 모여 핀다. 익모초는 어머니에게 이로운 풀이라는 뜻으로 아기를 낳은 어머니에게 좋은 약이며 또 고혈압과 여성의 생리 불순, 더위 먹은 데 약으로 쓰인다(문순열, 2011).

익모초(益母草, leonurus herb)는 익모초 *Leonurus japonicus* Houtt. (꿀풀과 Labiatae)의 꽃이 피었을 때의 지상부이다. 익모초는 네모난 줄기와 여기에 달린 잎과 꽃으로 된다. 줄기는 길이 30~60cm, 지름 1~5mm이고 황록색~녹갈색을 띠며 흰색의 짧은 털이 밀생되어 있다. 줄기의 꺾인 면에는 흰색의 커다란 수가 있고 질은 가볍다. 잎은 3 심열~전열로 줄기에 대생으로 붙어 있고, 상면은 엷은 녹색을 띠며 하면은 흰색의 짧은 털이 밀생하고 회록색이다. 꽃은 엽액에 윤생으로 밀생되고 꽃받침은 통상으로 끝어 5 갈래로 갈라지며 엷은 녹색~녹갈색이다. 꽃잎은 순형으로 엷은 적자색~갈색이다. 익모초는 약간 특이한 냄새가 있고 맛은 쓰고 수렴성이다.

익모초의 효과는 다음과 같다.
이뇨약으로 월경부조(月經不調), 통경[126], 타박상, 복통 등에 쓰인다.

①자궁수축작용, 익모초의 각종 추출물 및 leonurine(자궁강화성분)은 실험동물의 적출자궁을 흥분시킨다(rabbit, guinea pig, dog).[127] 물추출물은 자궁의 H1-receptor와 α-adrenergic receptor를 자극한다(*in vitro*, mouse).[128]
②이뇨작용.
③혈관에 대한 작용, 물추출물은 phenylephrine으로 유도한 대동맥의 수축력을 강화한다(*in vitro*, isolated rat aorta).[129] 임산부는 사용하지 않는 것이 좋다.

---

[126] 통경제는 월경을 촉진하는 약초 한약 생약이다. 월경 곤란이나 월경 불순에 쓰인다.
[127] Kong YC *et al.* (1976) Am, J. Chin. Med. 4: 373-382.
[128] Shi M *et al.* (1995) Zhongguo Zhong Yao Za Zhi 20: 173-175, 192.
[129] Pang S *et al.* (2001) Jpn. J. Pharmacol. 86: 215-222.

51) 쑥

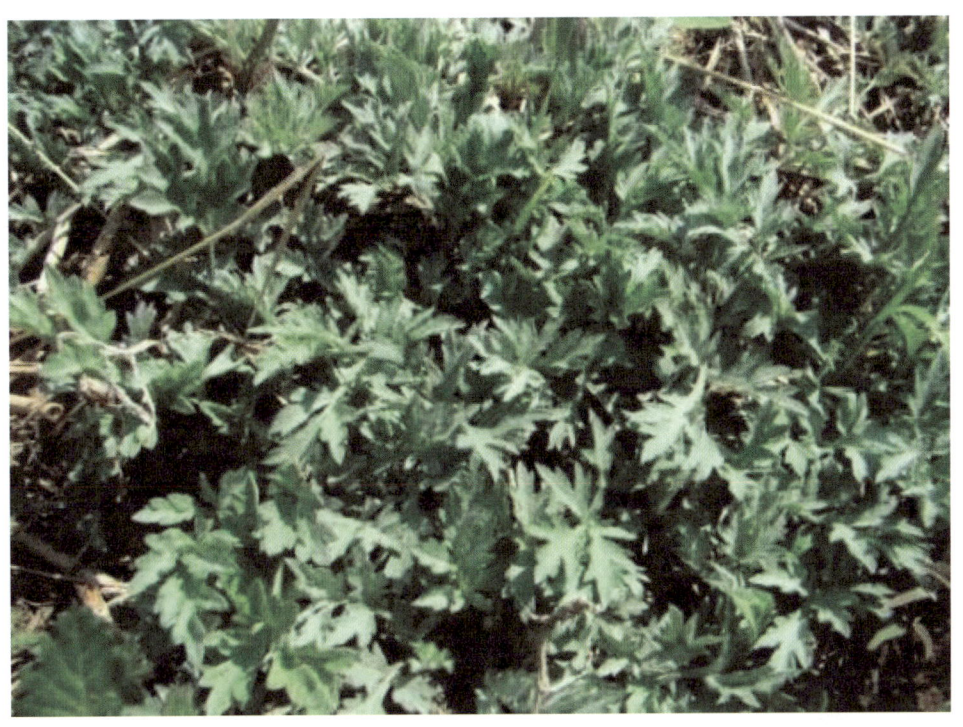

국화과(Compositae)에 속하는 쑥은 우리나라 전 산야, 중국, 일본 등에 분포한다. 여러해살이풀로 땅속줄기가 옆으로 길게 뻗어 있으며, 꽃은 8~10월경에 황백색으로 핀다. 국내에 26종류가 보고되어 있다.

이용 부위는 잎과 줄기로, 나물로 이용할 경우에는 이른 봄에 수확하는 것이 좋다. 전초에 정유, 탄닌질(tannin), 수지(樹脂), 아르테미신 등의 성분이 들어 있다. 잎에는 정유가 약 0.02% 있으며 아데닌 0.02%, 콜린 0.11%, 비타민 A, B, D 등이 있다. 뿌리에는 다당류인 아르테모즈가 약 1.8%와 정유가 0.1% 정도 들어 있고, 또 이눌린과 점액성분이 있다. 동의보감에서는 지사제, 진통제, 강장보혈제 등에 효험이 있다고 하였다(홍태희 외 5명, 2011).

쑥은 높이 1m. 땅속줄기가 옆으로 뻗어나가고, 맨 윗부분에서 새순이 땅 위로 솟는다. 일단, 새순이 돋아나면 모체에서 독립하여 1년 후부터 포기벌기를 시작한다.

잎은 어긋나고, 잎 전체에 회색빛이 나는 하얀 고운 잔털이 빽빽하게 붙어 있다. 잎 가장자리에는 작은 톱니가 있다. 꽃은 7~9월에 노란빛이 나는 하얀 꽃이 피는데, 땅쪽으로 고개를 숙인다. 가을에 꽃가루가 바람에 날려 번식한다.

한방에서는 잎을 애엽(艾葉)이라고 한다. 경락이 따뜻해지고, 피를 맑게 하며, 위와 장이 튼튼해지고, 염증과 피를 멈추고, 소변이 잘 나오게 하는 효능이 있다.

여성의 몸이 차고 생리불순일 때, 배가 차고 아플 때, 설사나 하혈, 만성간염이나 기관지염, 입맛이 없을 때, 신경통, 저혈압, 장이나 간 손상에 약으로 쓰인다. 줄기는 꽃이 피기 전에 채취하여 그늘에 말려 사용한다.

쑥은 향기가 그윽하고 맛이 개운하여 예로부터 많이 먹어왔다. 비타민 A, C, 칼슘, 미네랄이 풍부한 건강식품이다(솔뫼, 2006).

52) 인진쑥

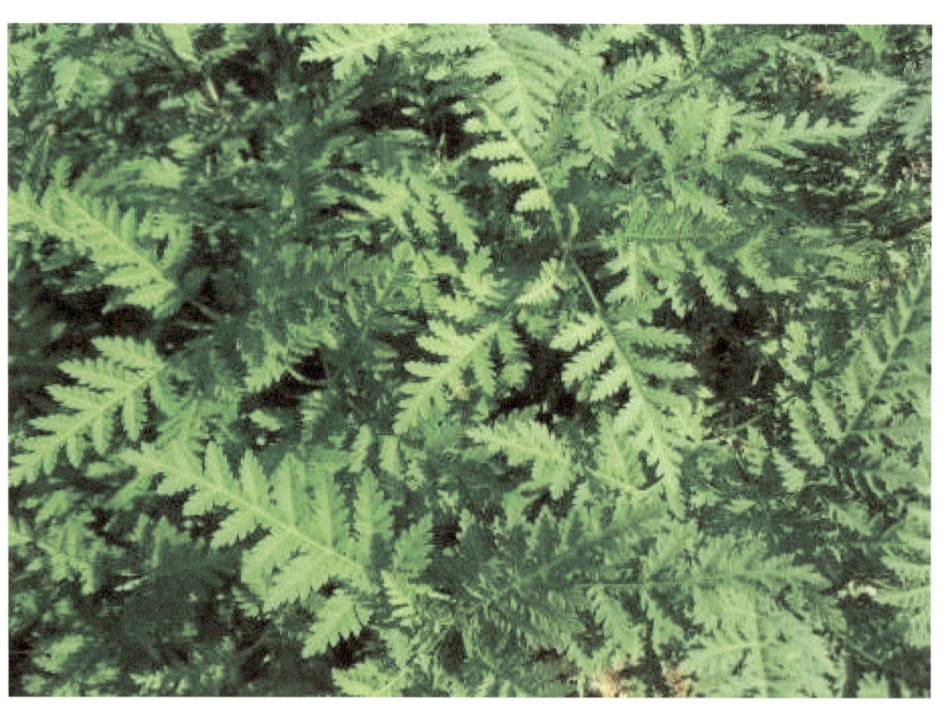

인진쑥은 높이 1~1.5m. 쑥처럼 생겼으나 잎이 쑥잎에 비해 가늘고 뻣뻣하며, 맛도 매우 쓰다. 다른 쑥 종류는 겨울에 잎이나 줄기가 모두 말라 죽는 한해살이풀이지만, 인진쑥은 겨울에 줄기는 그대로 있고 잎만 말라 떨어지며, 이듬해에 줄기에서 새싹이 다시 돋아난다. 줄기 밑부분은 나무처럼 딱딱하다. 잎은 깃털모양으로 1회 갈라지고, 잎조각이 매우 가늘다. 꽃은 8~9월에 줄기와 가지 끝에 자잘하게 모여 핀다. 열매는 9~10월에 여문다.

쑥과는 달리 성질이 차고 맛도 쓴 인진쑥은 한방에서 잎을 인진호(茵蔯蒿)라고 한다. 비장·위·방광·담에 이롭고, 간에 쌓인 독을 깨끗이 풀어주며, 혈압을 낮추고, 열을 내리며, 균을 죽이고, 소변을 잘 나오게 하는 효능이 있다.

동의보감에서는 열이 몰려 황달로 전신이 노랗고 오줌이 잘 나오지 않을 때, 돌림병으로 몹시 열이 나면서 발광할 때, 머리 아픈 것을 낫게 한다고 하였다.
황달, 급만성 간염, 위염에 약으로 쓰인다. 5월과 7월에 묵은 싹에서 나온 새순을 채취하여 그늘에서 말린 후 사용한다(솔뫼, 2006).

인진호(인진호, In Jin Ho)는 사철쑥 *Artemisia capillaris* Thub. (국화과 Compositae)의 지상부이다. 인진호는 구형으로 지름 약 2mm의 두상화를 주로 하고, 실모양의 잎과 화서축(花序軸) 및 가는 줄기의 절편으로 되어 있으며, 질은 가볍고 녹갈색~어두운 갈색이다. 인진호는 특이한 냄새가 있고 맛은 조금 쓰다.

인진쑥, 인진호의 효과는 다음과 같다.
소염성이뇨, 이담약[130]으로 황달, 전염성감염, 담낭염[131] 등에 쓰인다.

---

[130] 이담약은 쓸개즙의 분비 및 배설을 촉진시키는 약초 한약 생약이다.
[131] 담낭염은 쓸개가 세균에 감염되어 생기는 염증. 주로 대장균, 포도상 구균 등에 의해 감염되며 오른쪽 배가 아프고 열이 난다.

①간세포보호작용, 물추출물은 NFkB의 활성화를 억제함으로써 LPS로 유도한 염증반응을 억제한다(human hepatoma cell line, rat liver).132) 수용성 고분자물질은 간암세포주의 세포사멸을 촉진한다(*in vitro*, human hepatome cell line SMMC-7721).133)

②이담작용, esculetin 6,7-dimethylether에는 담즙분비촉진작용이 있다(*in vivo*, dog, *i.v.*).

③혈소판응집억제작용, 항바이러스작용, 관상동맥확장작용, 구충작용, 항세균·항진균작용, 해열작용, 콜레스테롤 저하작용 등의 효과를 얻을 수 있다.

53) 민들레

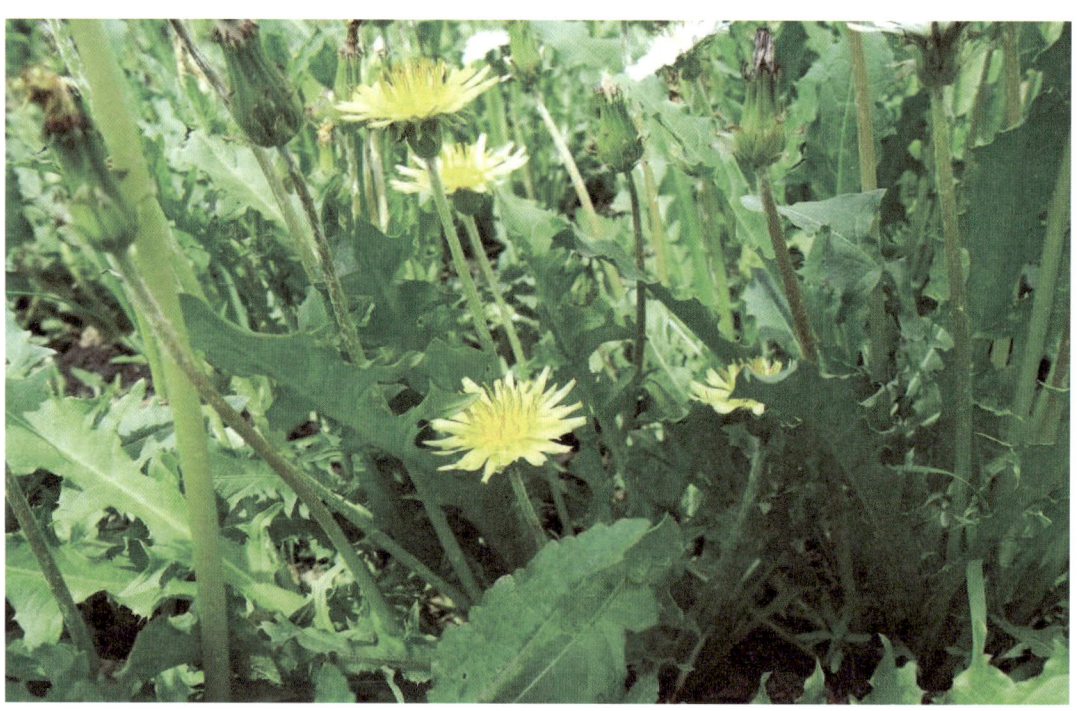

민들레(dandelion)는 국화과에 딸린 여러해살이풀로 산과 들의 양지바른 곳에서 절로 자란다. 뿌리가 긴 것은 땅 속 40cm까지 곧게 내려가기도 한다.

---

132) Hong SH *et al.* (2004) Int. J. Mol. Med. 13: 717-721.
133) Hu YQ *et al.* (2000) Jpn. J. Cancer. Res. 91: 113-117.

민들레 키는 15~30cm 가량이며, 이른 봄에 뿌리에서 긴 잎이 모여나와 옆으로 퍼지며, 무잎처럼 6~8쌍으로 깊게 갈라지고 가장자리에 톱니가 있으나 없는 것도 있다.

4~7월에 잎 사이에서 꽃줄기가 나와 그 끝에 노란 꽃이 한 송이씩 피는데 아침에 피었다가 해가 지거나 날이 흐리면 오므라든다. 민들레는 국화과의 다른 꽃들처럼 수많은 작은 꽃들이 모여 하나의 큰 꽃을 이룬다.

작은 열매에는 많은 씨가 모여 공 모양을 이루고 씨에는 갓털이 있어 멀리 날리어 흩어진다. 흰꽃이 피는 것을 흰민들레라고 한다. 흔히 일편단심 민들레라는 말을 들을 수 있는데 이것은 민들레가 곧은 뿌리를 가지고 있기 때문이며, 일편단심은 우리나라꽃 무궁화의 꽃말이다(문순열, 2011).

민들레는 민들레 *Taraxacum platycarpum* Dahlst, 흰민들레 *T. coreanum* Nakai, 서양민들레 *T. officinale* Weber ex F. H. Wigg.(국화과 Compositae)의 전초이다. 민들레는 포공영(蒲公英), 뿌리는 포공영근(蒲公英根)이라 한다.

민들레 뿌리는 육질이고 원추형, 흑갈색을 띠며, 길이 4~7cm, 표면은 흑갈색이고 주름이 패어 있다. 잎은 마주 나고, 잎자루가 있으며 잎에는 톱니가 있고 3개의 맥이 뚜렷하다. 꽃이 붙어 있는 것도 있으나 때로는 없다. 맛은 약간 쓰다. 잎이 황록색이고 뿌리의 지름이 10mm 이상인 것이 좋다.

민들레의 효과는 다음과 같다.

해열, 발한, 소염, 건위, 이뇨, 최유약으로 위염, 이담, 황달 등에 쓰인다.

①항세균·항진균작용, 포공영의 수침액은 포도상구균, 용혈성연쇄구균, 폐렴쌍구균, 뇌막염균, 디프테리아균, 녹농간균, 변형간균, 티푸스균 등에 대하여 살균작용을 나타낸다. 또 각종 피부진균의 성장을 억제한다.

②면역증강작용, 항암작용, 다당류 분획에는 항종양작용과 더불어 강한 면역증강작용이 있으며, 단백질 함유 분획은 고형암의 성장을 억제하고(*in vivo*, mouse), 면역기관의 무게를 늘린다(normal mouse).[134] 서양민들레(*T. officinale*)의 전제는 면역증강작용과 항암작용을 나타낸다.[135]

---

134) Jeong JY *et al.* (1991) Arch. Pharm. Res. 14: 68-72.

③desacetylmatricarin은 항알러지 작용과 밀접한 관련이 있는 β-hexosaminidase 의 유리를 억제한다(IC50, 7.5μM, RBL-2H3 cells).[136] 임상적으로는 이담작용이 있고 만성 담낭경련 및 결석증에 유효하며, 이뇨작용이 있다. 건위작용, 완하 작용 등의 효과를 얻을 수 있다.

민들레는 해열, 이뇨, 소염, 건위, 감기 및 기관지염에 효과를 얻을 수 있다 (박윤선, 2025).

54) 질경이

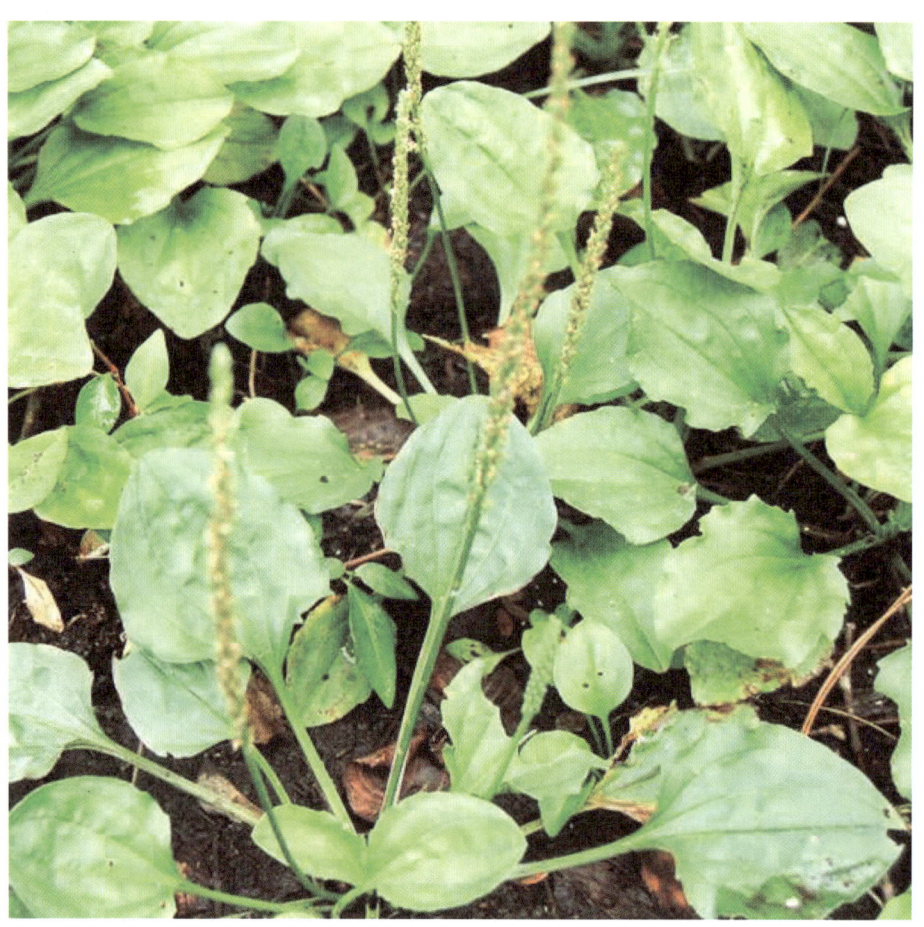

---

135) Baba K *et al.* (1981) Yakugaku Zasshi 101: 538-543.
136) Cheong H *et al.* (1998) Planta Med. 64, 577-578.

질경이(plantain)는 질경이과에 딸린 여러해살이풀로 들이나 길가에서 흔히 볼 수 있으며, 원줄기가 없고 많은 잎이 뿌리에서 나와 비스듬히 퍼진다. 잎은 길둥근 모양이며, 잎줄기가 길고 세로로 5~7줄의 잎맥이 뚜렷하게 보인다.

　　6~8월에 뿌리잎 사이에서 나온 10~50cm의 꽃줄기 끝에 작은 흰꽃이 이삭을 이루며 모여피며, 꽃잎은 깔때기 모양으로 끝이 4개로 갈라진다. 어린잎은 나물로 먹고, 씨는 이뇨제로 쓰인다(문순열, 2011).

　　질경이, 차전자(車前子, plantago seed)는 질경이 *Plantago asiatica* L. (질경이과 Plantaginaceae)의 씨이다. 납작한 타원형으로 길이 2~2.5mm, 너비 0.7~1mm, 두께 0.3~0.5mm이다. 바깥면은 광택이 있는 갈색~황갈색을 띤다. 100알의 무게는 약 50mg이다. 냄새가 없고 맛은 약간 쓰며 점액성이다.

　　질경이, 차전자의 효과는 다음과 같다.
　　소염, 이뇨, 점활[137], 지사, 진해약[138] 등에 쓰인다.
　　①이뇨작용 질경이는 수분배설을 증가시킴과 동시에 요중의 요소, 염화나트륨, 요산 등의 배설도 증가시킨다.
　　②진해작용 질경이에서 분리된 plantagin은 임상적으로 진해효과가 있어(사포닌에 의한 용혈작용은 없다) 어린이의 기침에 유효하게 사용될 수 있다. 농축제제는 만성기관지염에 대하여 80%의 치료율 효과를 얻을 수 있다.
　　③물추출물 소량을 실험동물(rabbit)의 무릎 관절강에 몇 번 주입하면 결합조직이 증식하여 이완된 관절낭을 회복시킨다. 악관절의 반탈구에도 쓰인다. 물추출물은 lymphoma cell(U937)을 비롯한 여러 종류의 암세포주에 대한 세포독성을 나타내고(항암작용), 항바이러스작용(HSV-2, ADV-11) 및 면역증강작용(임파구증식촉진, interferon-γ의 분비항진)을 나타낸다.[139] 물추출물은 고혈압에 대해서도 효과를 얻을 수 있다.

　　질경이는 감기, 혈뇨, 급성요도염, 이뇨, 소염, 안질, 간염, 거담, 지사에 효과를 얻을 수 있다.

---

137) 점활약은 소화관 안의 곪은 데를 감싸거나 약한 마취를 일으켜 자극을 줄여 주는 약재이다.
138) 진해약은 기침을 멎게 하는 약. 일반적으로 가래를 없애는 거담제(祛痰劑)와 합쳐 진해 거담제라고 하며, 기관지염, 천식, 폐렴 등에 쓰인다.
139) Chiang LC *et al*. (2003) Am. J. Chin. Med. 31: 225-234.

55) 소엽

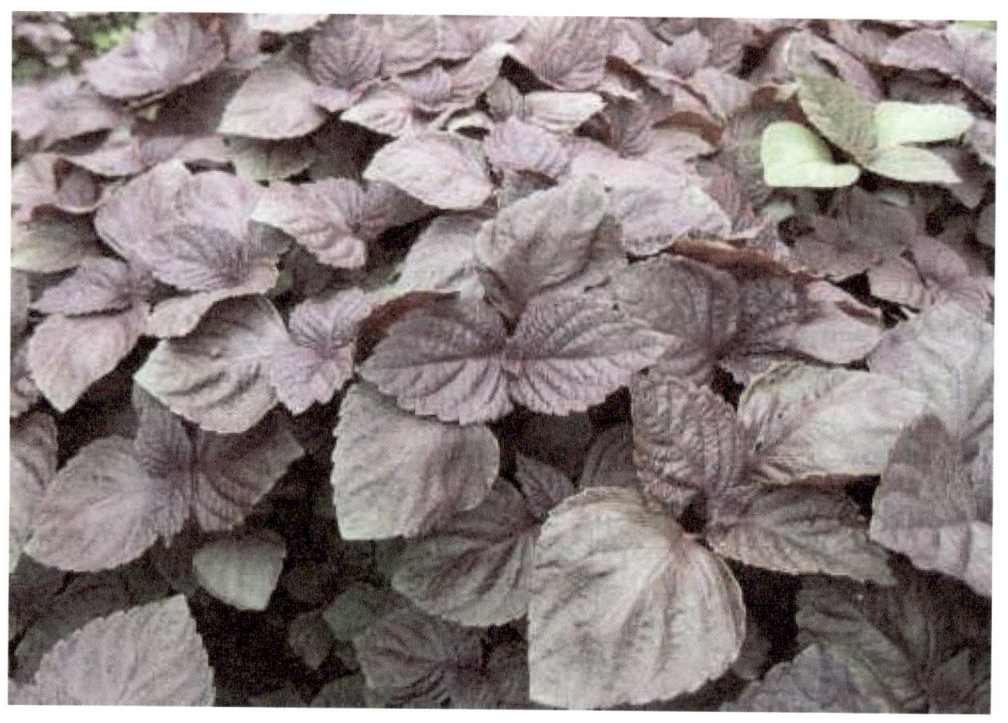

　차조기잎을 소엽(蘇葉)이라고 하는데 색깔이 붉은 것과 녹색인 것이 있다. 약용으로 쓰이는 것은 자색이 나는 것이므로 자소(紫蘇)라고 한다. 향기가 독특하고 식욕을 나게 하며 사람을 소생시킨다고 해서 붙여진 이름이다. 특유의 향기 성분은 정유로 페릴라알데히드가 주성분이다.
　이것은 발한(發汗)작용, 위액분비 촉진과 위장의 연동증진, 이뇨작용이 있다. 자소의 효용은 방부작용을 첫째로 들 수 있다.
　생선독을 중화하는 효과가 있다. 스트레스를 받았을 때나 초기 감기에는 자소를 달여서 마시면 효과가 있다.

　자소엽은 100g 중에는 비타민 A 효과가 무려 4800IU가 함유되어 있다(유태종, 2009).

피류(皮類, Cortex) 식물의 줄기, 가지뿌리, 뿌리줄기의 껍질 약초 한약 생약

피류는 겉씨식물 및 쌍자엽 식물의 줄기, 가지, 뿌리 및 뿌리줄기 중 형성층보다 바깥쪽을 약용으로 사용하는 약초 한약 생약을 말한다. 피(stem bark)라 함은 표피(epidermis)와 내피(endodermis) 사이에 있는 부분을 말한다.

56) 계피

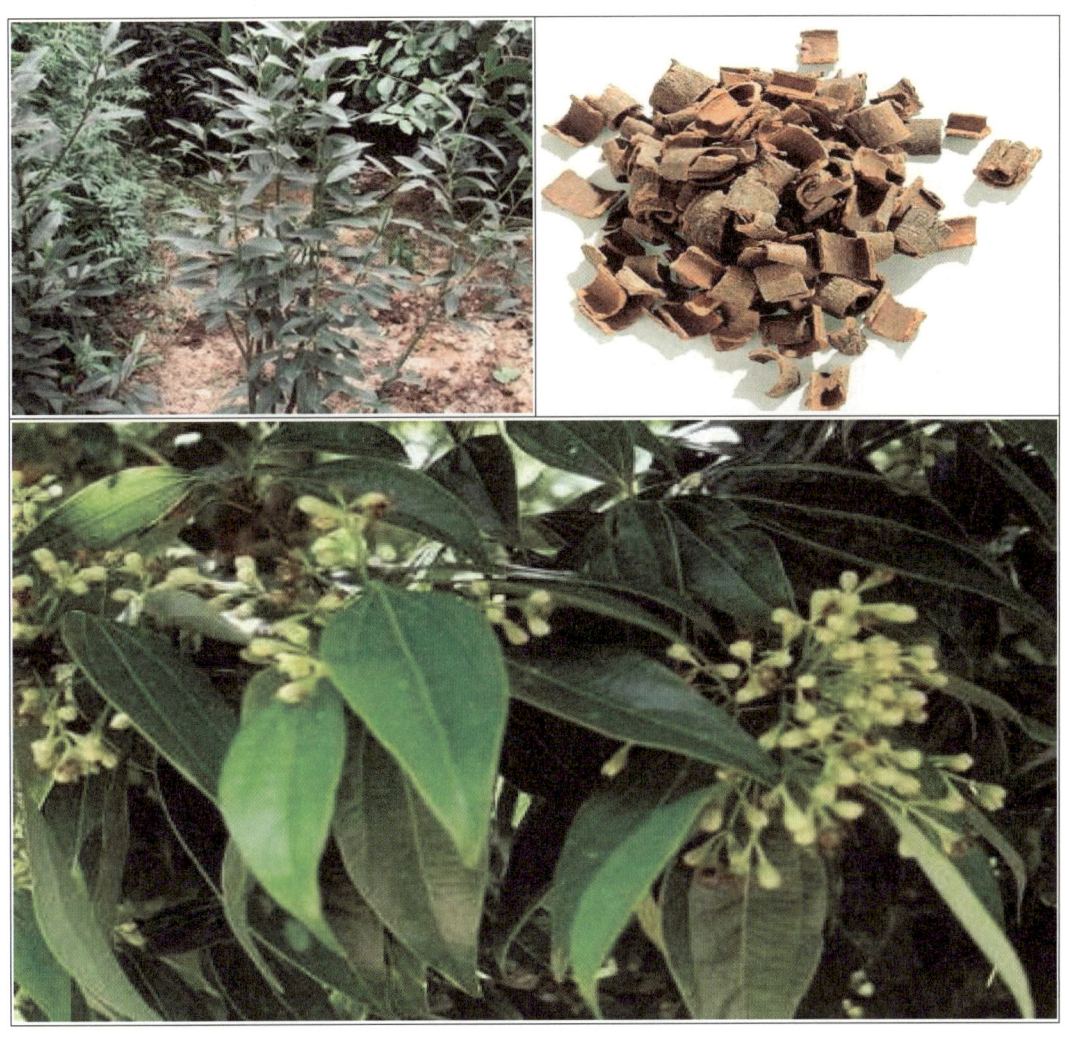

계피(桂皮, cinnamon bark, cassia bark, chinese cinnamon)는 계피나무 *Cinnamomum cassia* Blume 또는 그 밖의 동속 근연식물 (녹나무과 Lauraceae)의 수피를 그대로 또는 주피를 다소 제거한 것이다. 건조한 것은 정량할 때 cinnamic acid 0.03% 이상을 함유한다.

계피는 반관상 또는 말려 들어간 관상을 이룬다. 바깥면은 어두운 적갈색, 안쪽 면은 적갈색을 띠며 매끈하다. 질(質)은 꺾이기 쉬우며 꺾어진 면은 적갈색을 띠고 엷은 갈색의 엷은 층이 있으며 약간 섬유성이다. 계피는 특이한 냄새가 있으며 맛은 조금 달고 매우며 나중에는 약간 점액성이고 수렴성이다.

계피의 효과는 다음과 같다.
방향성 건위약으로 식욕부진, 소화불량, 감기약, 진통진경약, 진통약, 보건강장약, 부인약 등으로 쓰인다.

①혈액순환개선작용.
②건위작용, 물추출물은 serotonin으로 유도한 위궤양의 형성을 억제한다. 위산의 분비를 억제하면서 동시에 위점막으로의 혈류량을 증가시킴으로써 일어난다(*in vivo*, rat, *p.o*).[140] 정유는 생체 위장관의 운동을 항진시키고, 긴장도를 높인다(*in vivo*).
③항종양작용.
④항알러지작용 등의 효과를 얻을 수 있다.

---

140) Akira T *et al.* (1986) Planta Med. 52: 440-443.

57) 두충

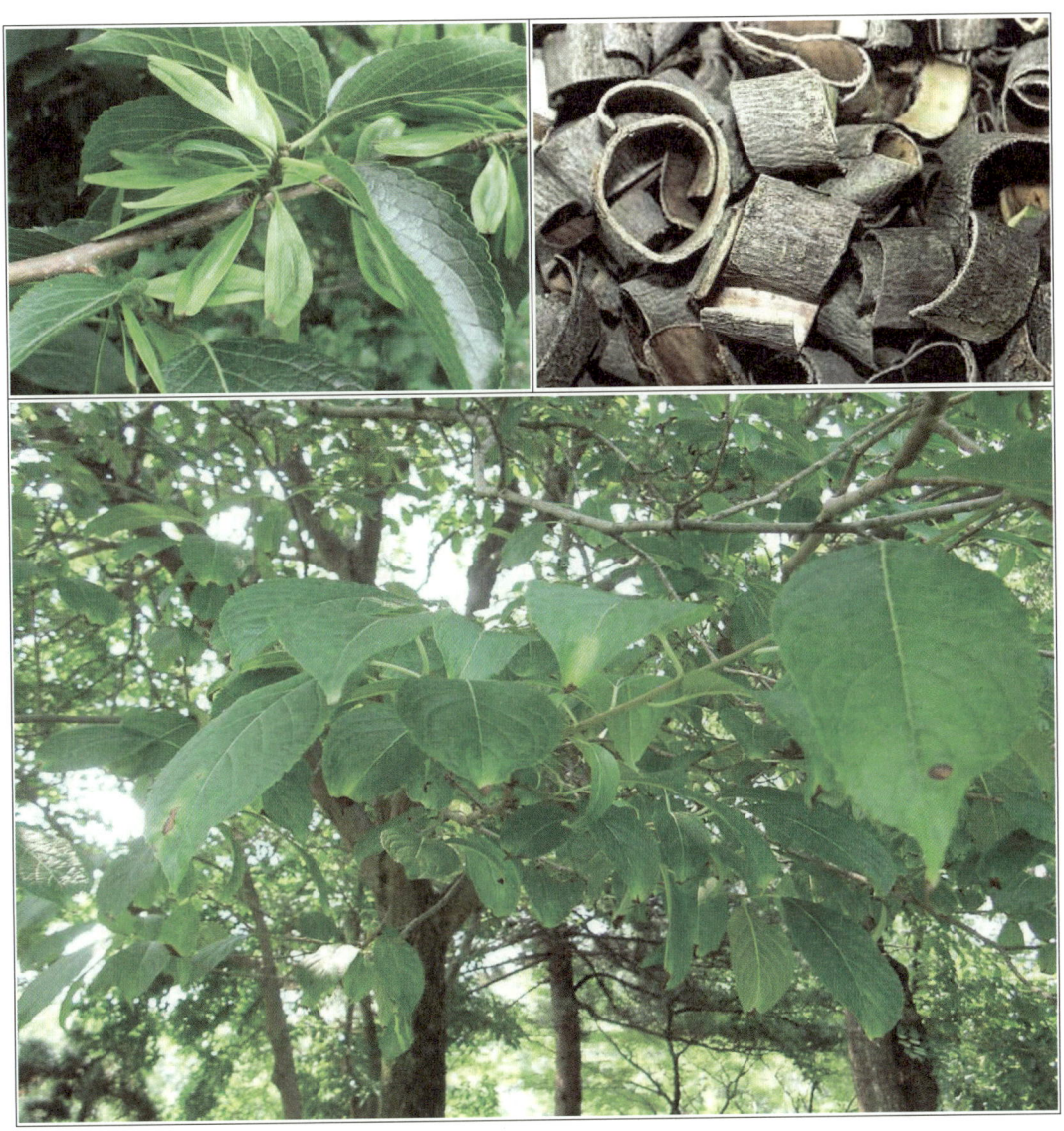

　두충(杜沖, eucommia bark)은 두충 *Eucommia ulmoides* Oliver (두충나무과 Eucommiaceae)의 수피이다. 대개 판상이고 두께는 3~7mm이다. 바깥면은 회색 또는 어두운 회색이며 현저한 주름과 피공(皮孔)이 있고 지의류가 부착되어 있는 것도 있다. 안쪽면은 평활하고 어두운 갈색을 띤다. 꺾으면 끈기 있는 흰 수지의 실이 생긴다.

두충의 효과는 다음과 같다.

강장, 강정, 진통약으로 허리와 무릎의 동통[141], 요중(腰重), 하지연약, 고혈압, 유산방지, 현기증, 빈뇨, 탈력감 등에 쓰인다.

①혈압강하작용, 실험동물의 혈압을 현저하게 낮추며, 귀동맥을 확장시키고, 내장과 자궁의 긴장도를 높인다(rabbit). 2~4개월간 복용할 때에 약 94%에서 고혈압의 혈압개선효과가 나타난다.

②진정작용·진통작용, 요통 및 무릎관절의 신경통을 경감시킨다.

③물추출물은 혈장에서의 cAMP와 cGMP의 농도를 증가시키며, 부교감신경 흥분작용을 가지고 있다. eucommiol은 콜라겐합성을 촉진한다(*in vivo*, rat).[142]

---

141) 동통은 신경에 가해지는 어떤 자극으로 인해 몸이 쑤시고 아픔이다.
142) Li Y *et al.* (2000) Biol. Pharm. Bull. 23: 54-59.

58) 황백

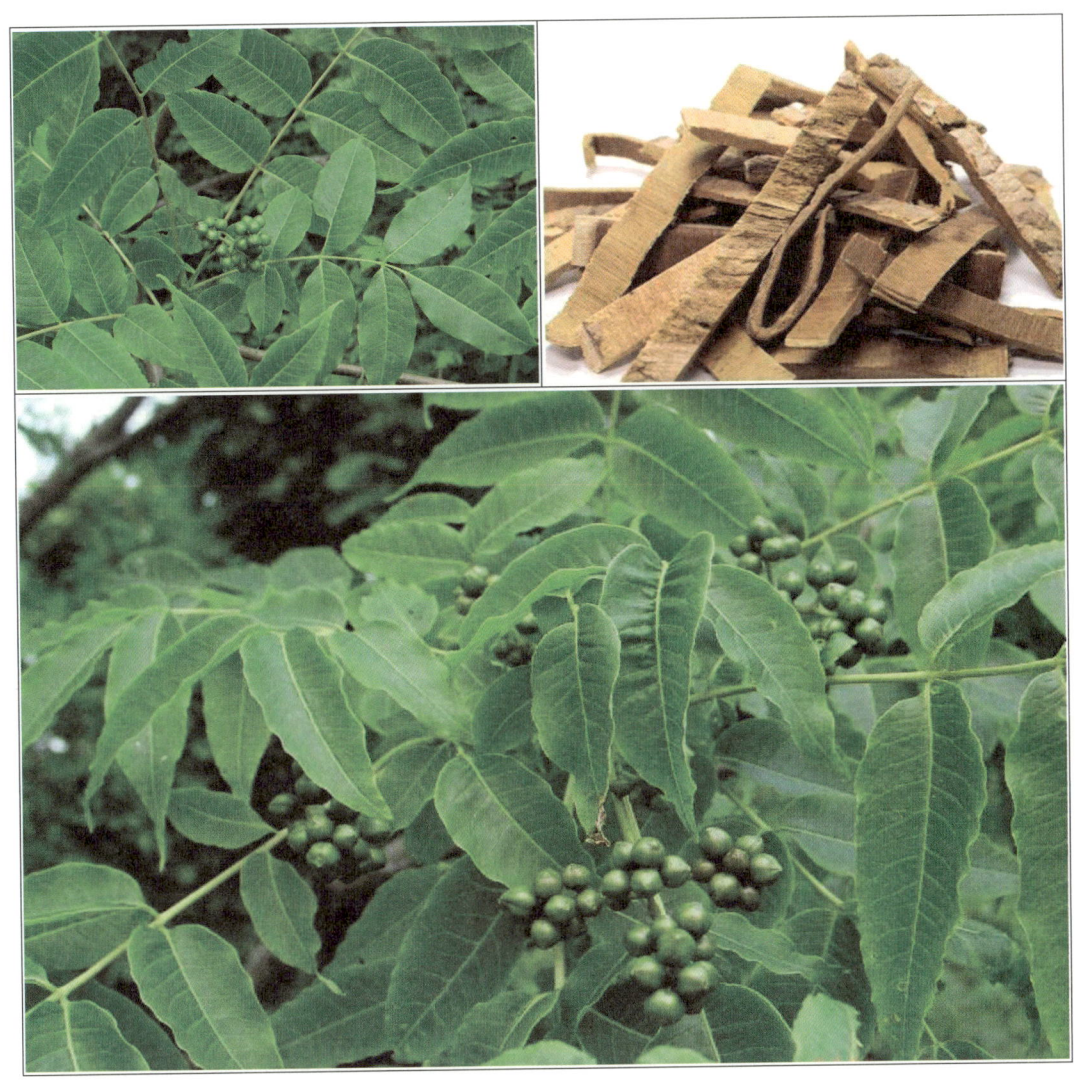

황백(黃柏, phellodendron bark)은 황백나무 *Phellodendron amurense* Rupr. 또는 기타 동속식물(산초과 Rutaceae)의 주피를 벗긴 수피이다. 건조한 것은 berberine 0.6% 이상을 함유한다. 황백은 판상~반관상의 조각으로 두께 2~4mm, 너비 5~15cm, 길이 20~40cm이나 때로는 파편이 섞여 있다. 바깥면은 회황갈색~회갈색이고 피목의 자국이 많이 있다. 안쪽면은 황색~어두운 황갈색으로 가는 세로줄을 볼 수 있고 매끈하다. 꺾인면은 섬유성이고 밝은 황색을 띤다.

황백은 특이한 냄새가 약간 있고 맛은 매우 쓰며, 점액성으로 침을 황색으로 물들인다.

황백의 효과는 다음과 같다.

고미건위, 정장, 소염성수렴약으로 위장염, 복통, 황달, 설사 등의 증상에 쓰인다. 또한 타박상에 쓰이기도 한다.

①항미생물작용, protoberberine류의 성분들은 칸디다균주들의 sterol과 chitin의 생합성을 억제하여 항진균 작용을 나타낸다(in vitro).[143]

②수렴작용, 피하출혈흡수촉진작용(외용), 콜레라균 및 대장균의 enterotoxin에 의한 소장내 수분 및 전해질 분비항진을 억제하는데, 이러한 작용은 황백의 지사작용(수렴작용)에 의한 것으로 볼 수 있다.

③항염증작용, 황백의 성분 중에는 항산화작용이나 tyrosinase 억제활성(미백작용)을 가지고 있는 성분들이 있다.[144] 추출물은 TPA로 유도한 부종을 억제한다.[145]

④주성분인 berberine에는 항미생물작용 외에도 건위작용, 혈압강하작용, 근수축력증강작용(positive inotropic action), 항헤파린작용, 아세틸콜린증강작용, 항염증작용, 해열작용, 담즙분비 및 빌리루빈 배출촉진작용, 혈청콜레스테롤 저하작용이 있다.[146] 또한 berberine은 caspase-3가 관여하는 경로를 통하여 암세포의 세포사멸을 촉진한다(*in vitro*, HL-60 cell).[147]

---

143) Park KS *et al.* (1999) J. Antimicrob. Chemother. 43: 667-674.
144) Wu TS *et al.* (2003) J Nat. Prod. 66: 1207-1211.
145) Cuellar MJ *et al.* (2001) Fitoterapia 72: 221-229.
146) Uchiyama T *et al.* (1989) Yakugaku Zasshi 109: 672-676.
147) Nishida S *et al.* (2003) Am. J. Chin. Med. 31: 551-562.

59) 느릅나무

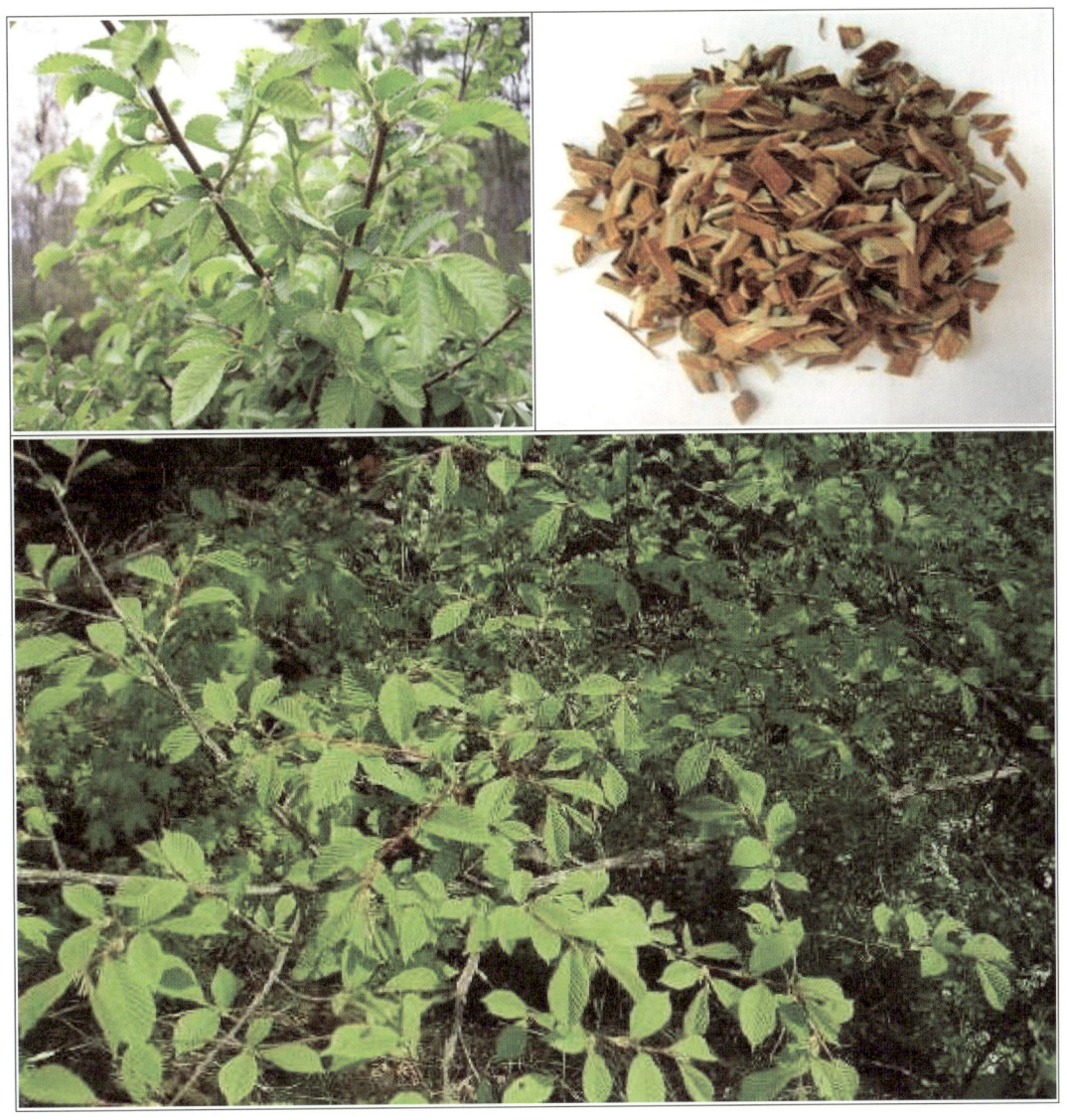

느릅나무는 높이 10~15m. 개느릅나무와는 달리 나무껍질이 훨씬 두툼하다. 줄기껍질은 붉은 갈색이며, 나이가 들면 거무스름하게 변한다. 줄기 겉면에는 너덜너덜한 비늘조각이 있다. 잎은 타원형으로 좌우 크기가 다르며, 두께가 두껍고 윤기가 난다. 잎 가장자리에는 자잘한 톱니가 있다.

꽃은 3~4월에 노란빛을 띤 갈색으로 핀다. 열매는 5~6월에 연갈색으로 여문다. 모양이 납작하고 날개가 달려 있어 바람에 날려 번식한다.

한방에서는 줄기껍질을 유피(楡皮), 뿌리껍질을 유근피(楡根皮), 잎을 유엽(楡葉), 열매를 유엽전(楡葉錢)이라고 한다. 장과 폐가 튼튼해지고, 소변이 잘 나오며, 염증을 가라앉히고, 새살을 돋게 하며, 부패를 방지하는 효능이 있다.

동의보감에서는 느릅나무는 대소변을 잘 통하게 하고 장·위의 열을 없애 장염에 효과적이며, 부기를 가라앉히고 불면증을 낫게 하며 위병에 잘 듣는다고 하였다.

장염, 위염, 몸이 부었을 때, 온갖 피부 질환에 약으로 쓰인다. 줄기껍질은 잎이 필 무렵에 채취하여 햇빛에 말려 사용한다. 껍질이 얇아서 전체적으로 벗겨지며 말리면 속껍질이 누레진다. 뿌리도 햇빛에 말려 사용한다.

봄에 어린잎을 삶아 나물로 무치거나, 된장국을 끓인다. 어린잎을 밀가루나 콩가루에 버무려 떡으로 먹고, 뿌리껍질을 가루로 내어 시루떡이나 국수를 만들기도 한다. 씨앗을 불려서 미끈거리지 않게 손질하여 절구에 찧어서 메주를 쑤었다가 된장을 담그기도 한다(솔뫼, 2006).

화류(花類, Flos) 식물의 꽃 약초 한약 생약

화류 약초 한약 생약은 식물의 꽃 또는 꽃이삭을 약용 부위로 사용하는 것을 말한다.

60) 감국

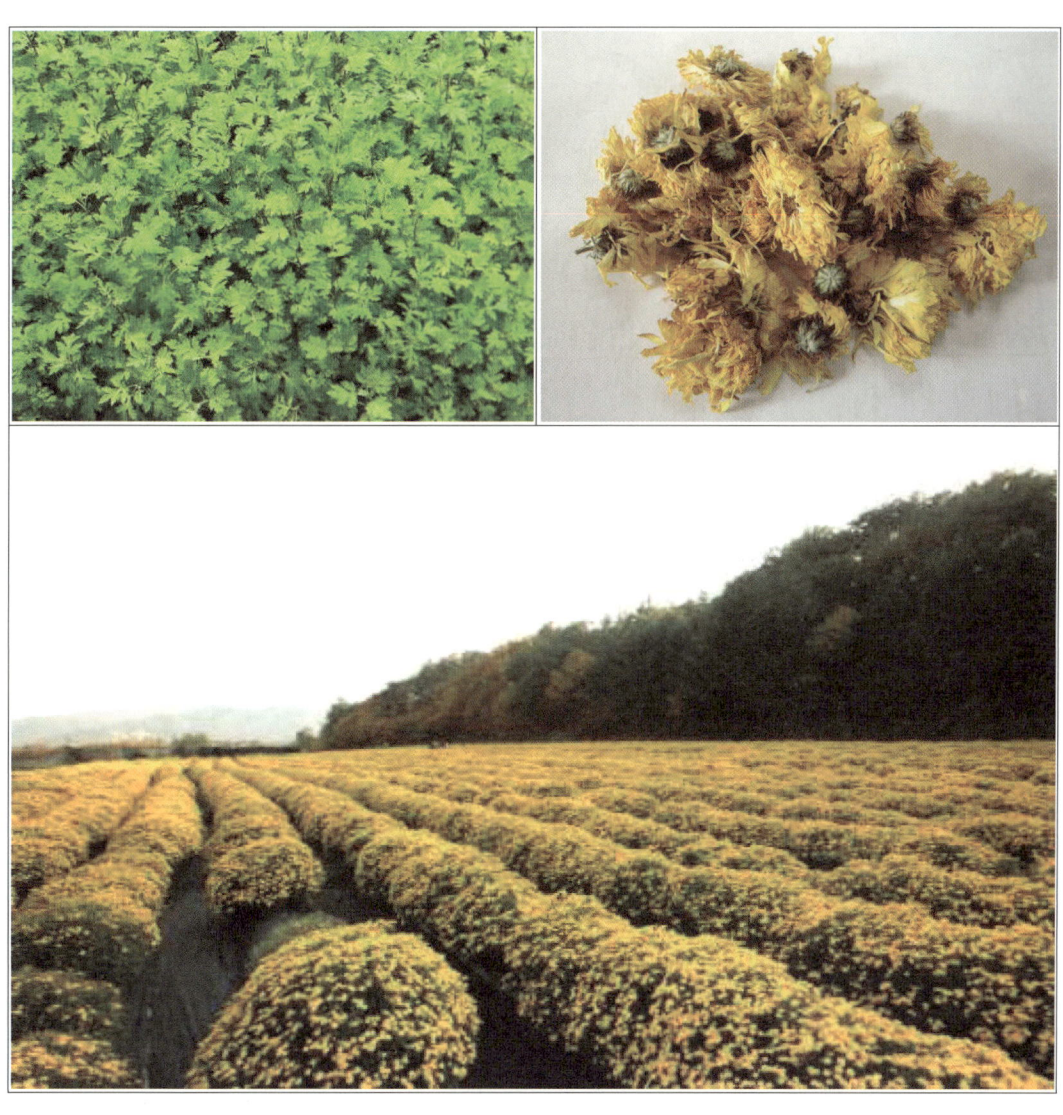

감국(甘菊, Chysanthemum flower)은 감국 *Chrysanthemum indicum* L. 또는 국화 *C. morifolium* Ramat. (국화과 Compositae)의 꽃이다. 감국은 지름 0.3~3cm의 두상화로 총포는 3~4겹으로 되어 있고, 바깥쪽의 총포는 선형~침형이고 안쪽의 총포는 좁은 난형 또는 난형을 나타낸다. 다수의 설상화는 백색~엷은 황갈색이고 소수의 관상화는 엷은 황갈색을 띤다. 총포의 바깥면은 녹갈색~갈색을 띤다. 질은 가볍고 부서지기 쉽다. 특유한 향기가 있고 맛은 조금 달며 쓰다. 황색의 설상화로 향기가 강하고 쓴맛이 적은 것이 좋다.

감국의 효과는 다음과 같다.
해열, 해독, 진통, 소염약으로 감기, 발열, 오한, 두통, 목적종통(目赤腫痛), 어지러움, 옹종(擁腫) 등에 쓰인다. 동맥경화, 고콜레스테롤혈증에 금은화와 배합하여 사용한다. 차(茶)로도 이용된다.

①해열작용, 수침액에는 해열작용이 있으며 모세혈관(mouse)의 저항성을 증강시킨다.
②항미생물작용, 항균작용과 항바이러스작용이 있다.[148]
③혈압강하작용, EtOH 추출물은 실험동물의 혈압을 내리고(cat, *i.p*), 물추출물은 관상동맥혈관을 확장시킨다(*in vivo*, dog).[149]

감국은 따뜻한 지방에서 자생하는 다년생초본으로 산야에서 자라나 가정의 화단이나 정원, 화분용으로 재배하기도 한다. 잎은 호생으로 타원형이며 날개모양으로 째졌고 줄기는 약간 목질(木質)이다.

감국의 주성분은 휘발성 정유(精油)로 보르네올, 보르닐아세테이트, 크리산테논 등을 함유하고 있다.

---

148) Aridogan BC *et al.* (2002) Arch. Pharm. Res. 25: 860-864.
149) Kato T *et al.* (1987) Arch. Int. Pharmacodyn. Ther. 285: 288-300.

한방에서는 감국꽃을 주로 두통약으로 사용해 왔는데 꽃을 말려서 달여 먹으면 머리가 아프고 어지러울 때, 고혈압과 중풍에 좋다고 한다. 또 눈이 침침하여 잘 안보일 때나 미열이 있을 때 효과가 좋으며 담즙 분비가 부족할 때 촉진제로 쓰인다. 소변이 불통일 때 감국을 달여 마시고, 술에 취하여 깨지 못할 때 감국을 분말하여 한 숟갈씩 수시로 먹으면 유효하다.

감국은 모든 풍과 머리의 어지러움, 종통(腫通), 눈물이 나오는 것과 악풍, 습비 등을 다스린다. 오래 먹으면 혈기를 이롭게 하고 몸이 가벼워지며 장수한다. 감국은 요통을 다스리고 가슴 속의 번열(煩熱)을 덜어주며 장(腸)과 위(胃)를 안정시키고 사지의 활기를 고르게 한다. 혈맥을 이롭게 하며 간기(肝氣)의 부족을 다스린다고 하였다.

감국은 중탕 하여 감국탕, 감국한약액 건강식품을 복용하면 감국과 약초 한약 생약의 효과를 얻을 수 있다(박윤선, 2025).

식물의 뿌리, 줄기, 잎, 열매 약초 한약 생약

61) 헛개나무, 지구자, 헛개열매

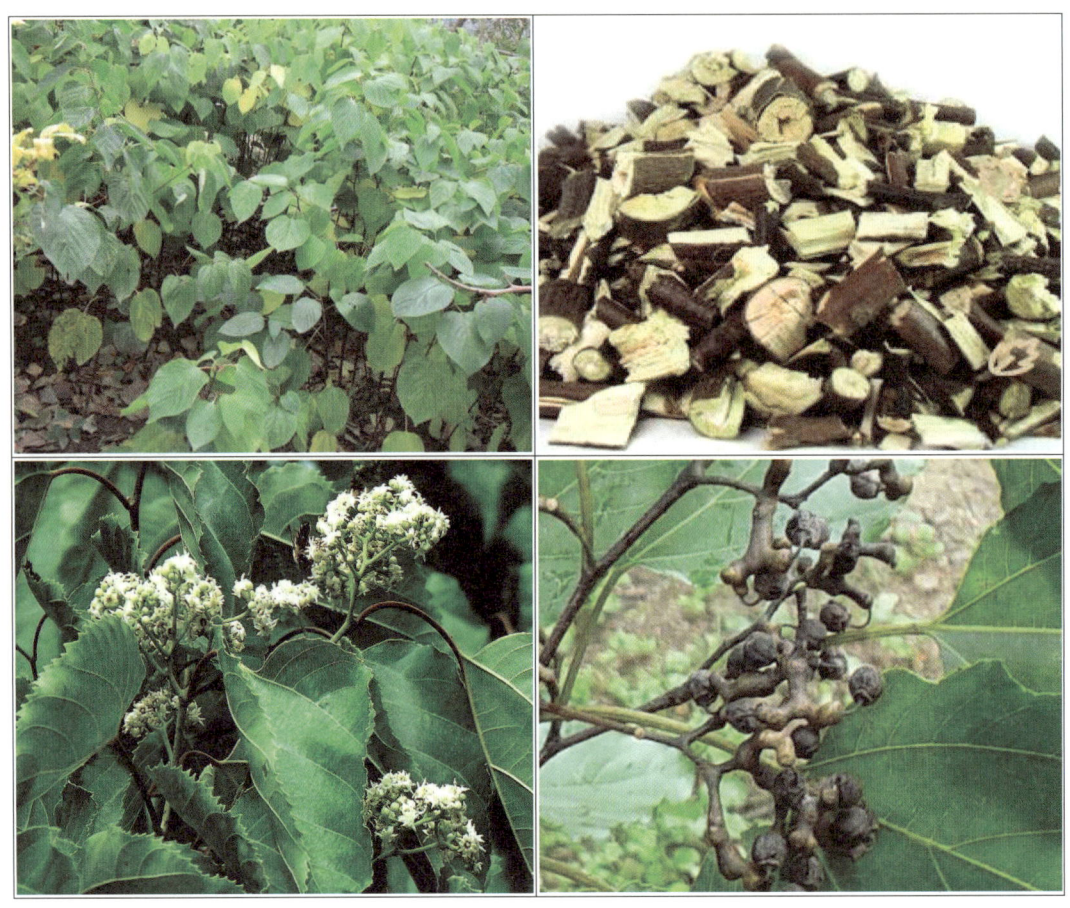

　헛개나무는 높이 10~17m. 멀리서 보면 줄기껍질이 검은 자주색이지만, 가까이 가서 보면 나무껍질이 깊게 갈라져 있어 속살은 검고, 중간 속살은 노랗다. 곁가지는 매끄럽고 부드럽다. 나뭇가지가 연하여 태풍이 불면 잘 부러지며, 꺾으면 소오줌 냄새가 난다. 잎은 길쭉하거나 둥글며 깻잎처럼 생겼다. 잎 가장자리에는 둔한 톱니가 있다. 꽃은 5월에 노란빛이 나는 초록꽃이 핀다. 열매는 9~10월에 여무는데, 닭발처럼 생긴 열매 안에 납작한 종자가 2~3개 들어 있다. 씨앗을 파종하면 새싹이 돋아나 1년에 약 1m씩 잘 자란다.

한방에서는 뿌리를 지구근(枳俱根), 잎을 지구엽(枳俱葉), 열매를 지구자(枳俱子)라고 한다. 간의 독을 풀고, 심장과 비장을 보하며, 장기능을 활성화시켜 대소변이 잘 나오게 하고, 갈증을 없애는 효능이 있다.

본초강목에는 헛개나무가 술을 썩히는 작용을 한다고 하였는데, 옛말에도 헛개나무 밑에서 술을 담그면 술이 물처럼 되어 버린다는 말이 있다.

간질환, 관절염, 치질, 구토, 팔다리가 저리고 감각이 둔할 때, 혈액 순환이 안될 때 약으로 쓰인다. 뿌리와 줄기껍질은 햇빛에, 열매는 그늘에 말려 사용한다. 봄에 연한 잎을 살짝 데쳐서 쌈을 싸 먹거나, 갖은 양념으로 나물을 무치기도 하며 간장이나 된장으로 장아찌를 담기도 한다(솔뫼, 2006).

지구자(枳椇子, Ji Gu Ja)는 헛개나무 *Hovenia dulcis* Thunb. (갈대나무과 Rhamnaceae)의 열매 또는 씨이다. 납작한 원형으로 등쪽면은 조금 볼록하고 배쪽면은 비교적 납작하며, 지름 3~5mm, 두께는 약 2mm이다. 바깥면은 홍갈색으로 광택이 있으며, 기부에는 타원형의 점모양의 종제가 있고, 끝쪽은 약간 볼록한 모듬점이 있으며, 배쪽에는 세로로 1개의 볼록한 종척이 있다. 냄새는 조금 있고, 맛은 쓰면서 떫다. 광택이 있고 이물이 없는 것이 좋다.

헛개나무, 지구자의 효과는 다음과 같다.

이뇨, 해독약으로 번갈(煩渴)[150], 오심[151], 소변불리(小便不利), 소아경풍, 소아황달, 수족경련 등에 쓰이며 주독(酒毒)을 푸는 데도 쓰인다.

①간세포보호작용, 알코올로 인한 급성독성에 효과가 있다(*in vivo*, mouse).[152] MeOH 추출물은 사염화탄소나 galactosamine/LPS로 유도한 간독성으로부터 간세포를 보호하며(*in vitro*), 활성성분으로는 hovenitin I 과 (+)-ampelopsin이 분리되었다. hovenitin I 과 (+)-ampelopsin은 알코올에 의한 근육의 이완을 억제한다(rat).[153]

---

150) 번갈은 가슴이 답답하여 입안이 마르고 갈증이 나는 증세이다.
151) 오심은 가슴속이 불쾌하면서 토할 듯한 기분이 드는 증상. 위가 허하거나 위에 한, 습, 열, 담, 식체 따위가 있어서 생긴다. 메슥메슥하면서 게울 듯하나 게우지 않으며, 신물이 올라오기도 한다.
152) Ji Y *et al.* (2001) Zhong Yao Cai 24: 126-128.

②이뇨작용, 현저한 이뇨작용이 있으며 부작용은 없다(rabbit). 항히스타민작용 등의 효과를 얻을 수 있다.

헛개나무는 숙취해독, 지방간, 간세포보호, 이뇨작용에 효과적이다. 헛개나무한약액 건강식품을 복용하면 헛개나무의 효과를 얻을 수 있다.

62) 뽕나무, 상백피, 상지, 상엽, 오디

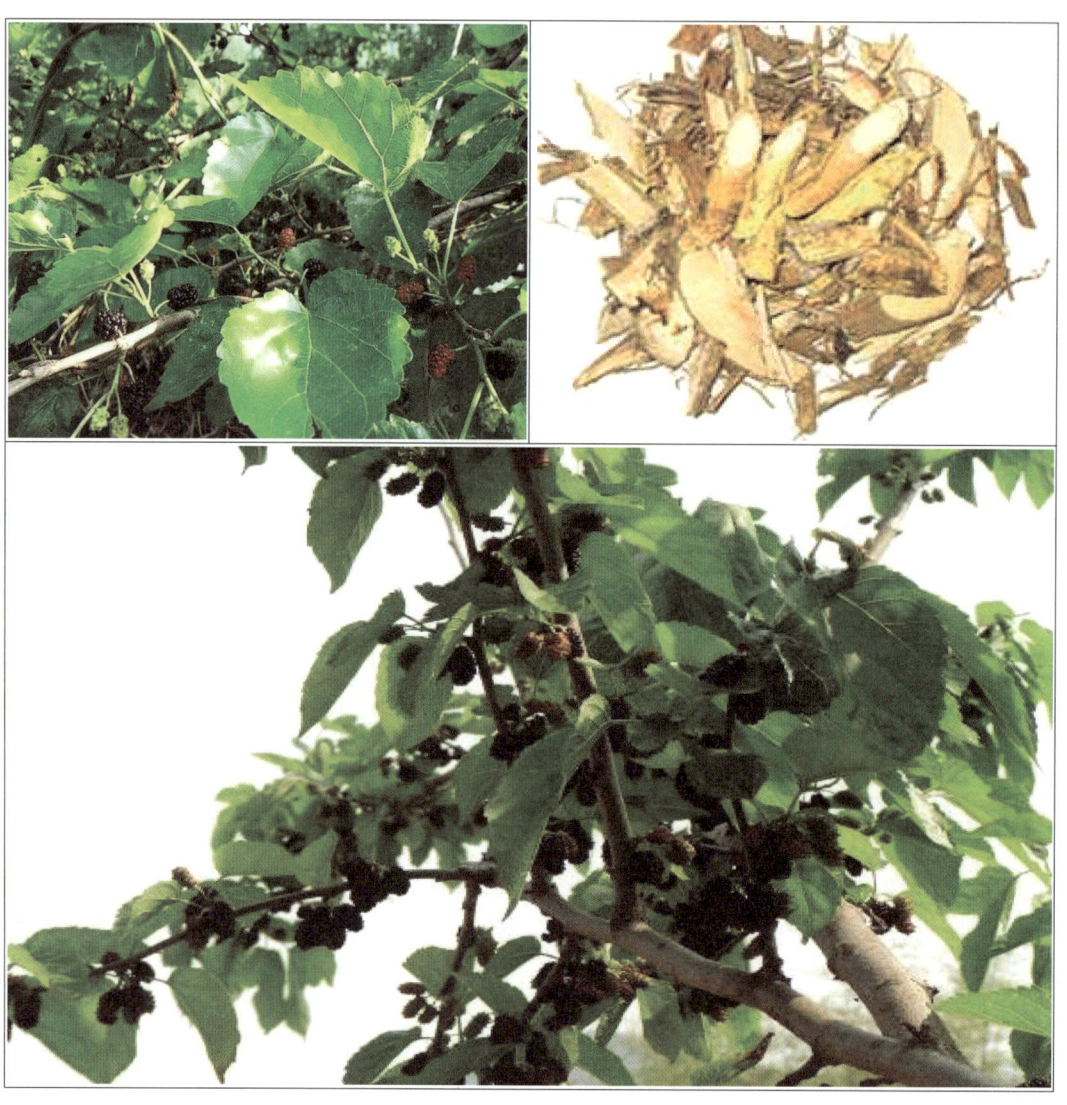

---
153) Hase K et al. (1997) Biol. Pharm. Bull. 20: 381-385.

뽕나무(morus bombycis koidz)는 낙엽소교목으로서 높이는 7~8m, 지름은 1m이고 수피는 회갈색이며 소지는 잔털이 있거나 없고 점차 흑갈색으로 된다. 잎은 가장자리에 불규칙한 톱니가 있고 뒷면은 주맥 위에 털이 약간 있으며 탁엽은 일찍 떨어지고 엽병은 길이가 5~25mm로서 잔털이 있다.

꽃은 이가화 또는 잡성화로서 5월에 피며 웅화서는 새 가지 밑에서 밑으로 처지고 수꽃은 화피열편과 수술이 각각 4개이다. 열매는 6월에 익으며 육질로 되는 화피가 합쳐져서 1개의 열매처럼 된다. 잎 끝이 길게 발달하는 것은 꼬리뽕, 잎이 우상으로 갈라지는 것은 좁은 잎뽕, 잎이 5개 정도로 크게 갈라지는 것은 가새뽕, 잎이 두껍고 윤기가 있으며 바닷가에서 자라는 것은 섬뽕, 1년생의 줄기가 붉은 것은 붉은대산뽕이라고 한다. 고혈압과 변비예방에 사용한다(문순열, 2011).

뽕나무 높이는 10~15m. 줄기는 회색빛이 나는 갈색이다. 봄에 수액이 올라올 무렵 나무를 잘라보면 누런 뜨물 같은 것이 나온다. 잎은 흔히 1장에서 3갈래로 불규칙하게 갈라지며, 잎 가장자리는 톱날모양이다. 꽃은 5월에 짙은 갈색이나 하얀 색으로 핀다. 열매는 6~7월에 열매가 맺히는데, 처음에는 푸르다가 중간에는 붉어지며 완전히 익으면 검게 된다.

한방에서는 뿌리를 상근(桑根), 줄기껍질을 상근백피(桑根白皮), 가지를 상지(桑枝), 잎을 상엽(桑葉), 열매를 상심(桑椹)이라고 한다. 간과 신장에 이롭고, 피를 멈추게 하며, 정신을 안정시키고, 풍을 없애며, 열을 내리고, 눈이 밝아지며, 관절이 부드러워지고, 소변이 잘 나오며, 새살을 돋게 하고, 통증을 없애며, 열을 내리는 효능이 있다.

기침, 천식, 잦은 소변, 신경 쇠약, 신경통, 팔다리가 뻣뻣하거나 마비가 올 때 고열에 약으로 쓰인다. 뽕나무에는 비타민 A, B1, D가 함유되어 있다. 열매는 오디라고 하는데, 아주 달아서 과실로 먹는다. 오디즙이나 오디주로 가공하기도 한다(솔뫼, 2006).

상백피(桑白皮, mulberry root bark)는 뽕나무 *Morus alba* L. 또는 기타 동속식물(뽕나무과 Maraceae)의 뿌리껍질이다.

상백피는 관상, 반관상 또는 띠 모양을 이루고 두께 1~6mm로 가끔 가늘게 세로로 잘라져 있다. 바깥면은 백색~황갈색을 띠며 주피가 붙어 있는 것은 주피가 황갈색이고 떨어지기 쉬우며 많은 가는 세로주름이 있으며 적갈색을 띤 많은 피목이 있다. 횡단면은 흰색~엷은 갈색이고 섬유성이며 안쪽 면은 어두운 황갈색이고 평탄하다. 상백피는 특이한 냄새가 약간 있고 맛은 거의 없다.

상백피의 효과는 다음과 같다.

혈압강하와 소염성 이뇨에 사용하고, 해열·진해약으로 기관지염, 천식 등에 쓰인다.

①이뇨·혈압강하작용, kuwanon G와 H, sanggenone C와 D, mulberrofuran C에는 현저한 혈압강하작용이 있으며, sanggenone C와 D는 저혈압을 일으키기도 한다(rabbit, *i.v.*). mulberrofuran F와 G(rabbit), moracenin A와 B, C, D(rat)도 혈압강하작용을 보인다.

②혈당강하작용, 물추출물 및 EtOH 추출물을 토끼에게 경구투여하면 혈당이 처음에는 올라가나 약 6시간 후에는 현저하게 떨어진다. maran A는 현저한 혈당강하작용을 나타낸다(*in vivo*, mouse, *i.p.*).[154]

③항균작용, kuwanon G는 구강병원균에 대하여 항균작용을 나타낸다(*in vitro*).[155]

④미백작용. ⑤항암작용·항염증작용, 물추출물은 microtubule assembly를 억제함으로써 암세포의 세포사멸을 유도한다(*in vitro*).[156]

⑥90% EtOH 추출물에는 부교감신경 말초흥분작용이 있다. 간세포보호작용 cudraflavone B와 oxyresveratrol은 tacrine으로 유도한 간독성으로부터 간세포를 보호한다(*in vitro*).[157] 항바이러스작용, 항산화작용 등의 효과를 얻을 수 있다.

---

154) Hikino H *et al.* (1985) Planta Med. 159: 160.
155) Park KM *et al.* (2003) J. Ethnopharmacol. 84: 181-185.
156) Nam SY *et al.* (2002) Arch. Pharm. Res. 25: 191-196.
157) Oh H *et al.* (2002) Planta Med. 68: 932-934.

상엽(桑葉, mulberry leaf)은 뽕나무 *Morus alba* L. 및 동속 근연식물(뽕나무과 Moraceae)의 잎이다. 잎은 난형 또는 넓은 난형으로 길이 8~15cm, 너비 7~13cm이며, 잎끝은 뾰족하며 엽병(葉柄)이 붙은 기부는 심장형이다. 잎의 가장자리에 거치가 있으며, 불규칙하게 갈라진 것도 있다. 잎의 윗면은 황록색 또는 엷은 황갈색이며, 아래면은 엽맥이 돌출되어 있으며, 그 위에 털이 있다. 상엽의 냄새는 거의 없으며 맛은 덤덤하나 조금 쓰며 떫다.

상엽의 효과는 다음과 같다.
한방에서 해열, 진해, 청혈, 명목(明目)약으로 감기, 기침, 두통, 안과질환, 각기, 수종, 복통하리 등에 쓰인다.

①해열작용, 진해·거담작용, 폐혈을 발산시켜 발열과 두통, 기침을 억제한다.
②혈당강하작용, 상엽의 전제는 glucose uptake를 증가시킴으로써 혈당강하작용을 나타낸다(*in vivo*, streptozotocin-in duced diabetic mouse).[158] 상백피와 상엽에서 분리된 질소함유당류는 glycosidase의 활성을 억제한다(*in vitro*).[159]
③항암작용. ④미백작용, 항세균작용, 발모작용 뽕나무의 가지에서 분리된 판상의 결정성물질(polyphenol)과 다당류, 펩틴, adenine, glucose 등의 혼합액은 현저한 발모효과를 나타낸다(rabbit, sheep).

오디의 성분은 수분 82.5%, 단백질 2.1g, 지질 1.5g, 탄수화물 13.1g, 칼슘 4mg, 인 33mg, 철 1.2mg, 비타민 C 9mg 등이다. 예로부터 오디는 강정·강장 작용을 좋게 하는 약초 한약 생약으로 사용되었으며 혈액 순환과 신진대사를 좋게 한다.
오디는 중탕 하여 건강식품 오디즙, 오디한약액을 복용하면 오디와 약초 한약 생약의 효과를 얻을 수 있다(박윤선, 2025).

---

[158] Chen F *et al.* (1995) Yakugaku Zasshi 115: 476-482.
[159] Asano N *et al.* (1994) Carbohydr. Res. 259: 243-255.

63) 꾸찌뽕나무, 오디

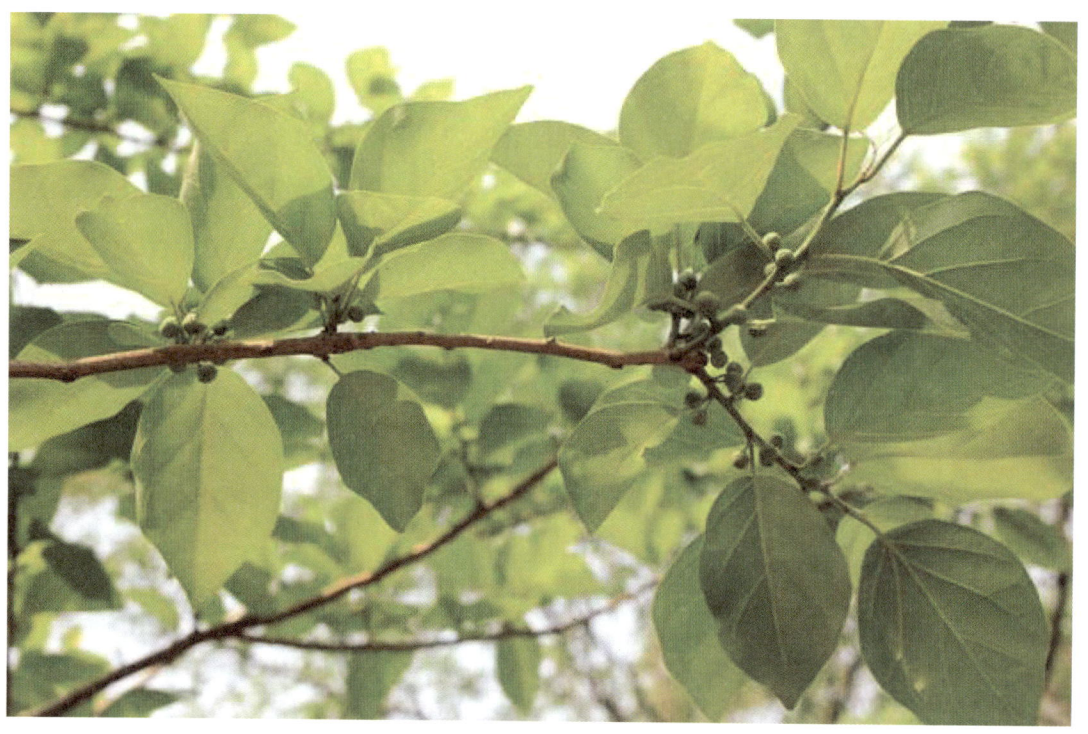

꾸찌뽕나무는 높이 10m 뿌리는 노란색인데 뽕나무 종류는 모두 뿌리가 노랗다. 줄기껍질은 단단하며 누르스름하다. 뽕나무와는 달리 몸 전체에 큰 가시가 드문드문 돋아 있으며, 자랄수록 곁가지가 많이 벌어진다. 잎은 긴 타원형이며 두툼하다. 꽃은 5~6월에 잎과 함께 암수딴그루로 핀다. 열매는 9~10월에 붉은 자주색으로 여무는데, 겉껍질이 뇌모양으로 갈라진다.

한방에서는 줄기를 자목(刺木), 줄기껍질과 뿌리껍질을 자목백피(刺木白皮), 잎을 자수경엽(刺樹莖葉), 열매를 자수과실(刺樹果實)이라고 한다. 신장을 보하고, 정기를 북돋으며, 피를 맑게 하고, 염증과 통증을 가라앉히며, 풍을 없애고, 피를 활성화시키는 효능이 있다.

여성 질환, 허리 통증, 폐결핵, 관절염에 약으로 쓰인다. 열매는 그늘에, 줄기와 뿌리는 햇빛에 말려 사용한다(솔뫼, 2006).

64) 오가피나무, 오가피, 오가엽, 오가피열매

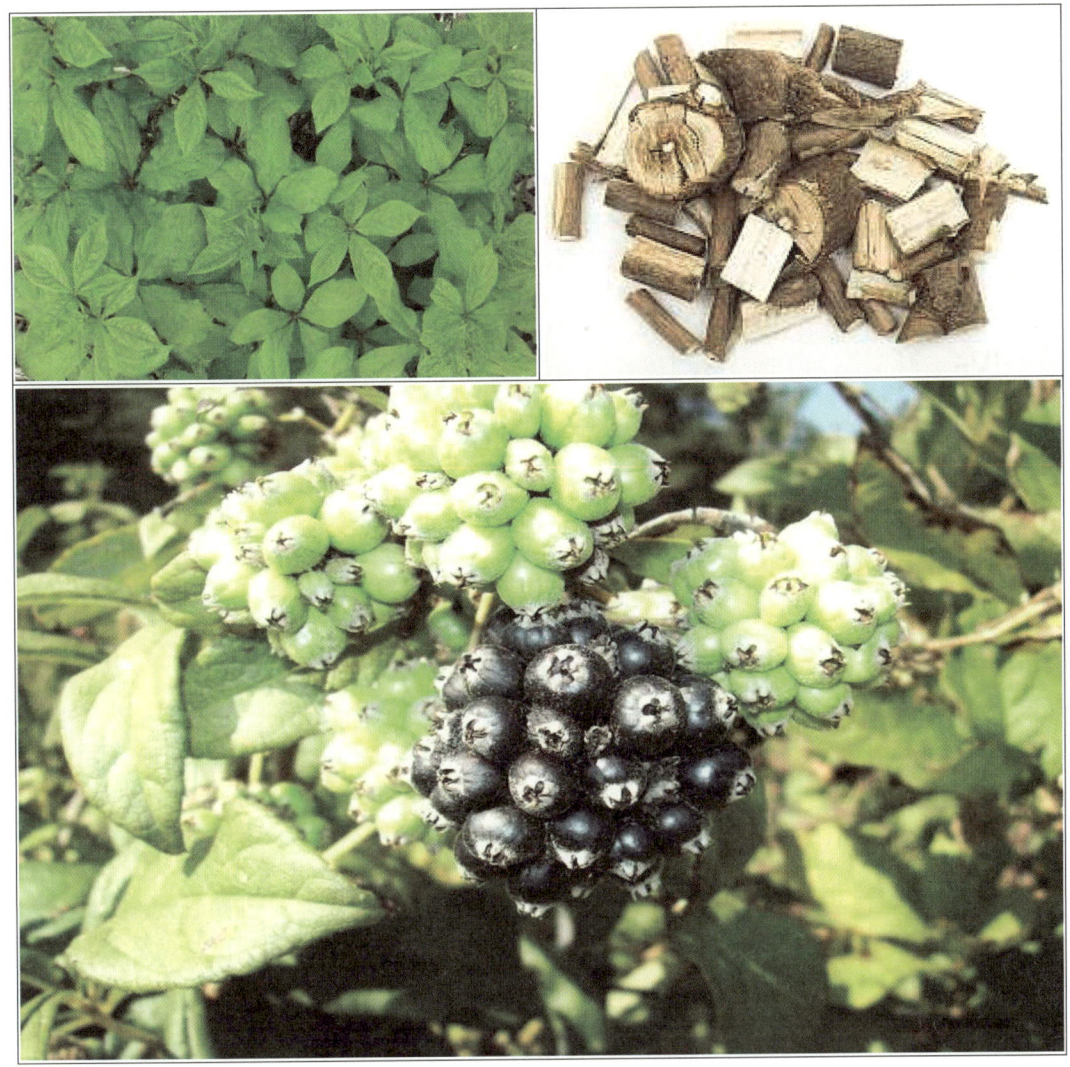

　오가피나무는 높이 2~3m. 줄기껍질이 백색에서 회색빛이 나는 갈색이며, 몸체에 가늘고 긴 가시가 있다. 잎은 어긋나고 사람의 손가락처럼 5장씩 갈라져 있다. 특히, 숲 속에서 자라며 오가피는 유달리 새순이 빨리 나오고 군락을 지어 자란다. 자연산과 재배용은 잎모양이 다른데, 자연산은 잎이 작은 반면 재배용은 넓다. 꽃은 7월에 노란빛이 나는 초록꽃이 피는데, 새 가지 끝에 여러 송이가 한데 뭉쳐서 달린다. 열매는 10월에 작고 둥글며 검은색으로 여문다.

같은 오가피나무라도 손을 대지 않은 나무는 자라는 속도가 빠르며, 가시도 적게 돋는다. 해마다 여러 번 가지를 벤 나무는 스트레스를 받아 자라는 속도가 느리고, 가시도 많이 돋는다. 가지를 많이 베면 다음해에 뿌리쪽에 새순이 많이 올라온다.

한방에서는 줄기와 뿌리껍질을 오가피(五加皮), 잎을 오가엽(五加葉)이라고 한다. 근육과 골격이 튼튼해지고, 피 속의 콜레스테롤 수치를 줄이며, 신장과 간을 보호하고, 어혈을 풀며, 통증을 없애는 효능이 있다.

오가피 첫맛은 쓰지만 시간이 지날수록 입 안에 깊은 단맛이 돌고, 비타민 A, B, 무기질, 철분이 풍부하다. 봄에 연한 잎을 데쳐서 초장에 찍어 먹거나, 갖은 양념으로 나물을 무친다. 데친 것을 말려서 떡을 해 먹는다. 어린순은 잘게 썰어서 밥을 할 때 넣어 먹기도 한다(솔뫼, 2006).

오가피(五加皮, Acanthopanax bark)는 오갈피나무 *Acanthopanax sessiliflorum* Seem. 또는 기타 동속식물(오갈피나무과 Araliaceae)의 뿌리, 줄기 및 가지의 껍질이다.

오가피는 관상 또는 반관상으로 길이 5~10cm, 지름 5~8mm, 두께 1mm 정도이다. 바깥면은 황갈색~어두운 회색으로 평탄하며 군데군데 가시가 있거나 또는 그 자국이 있고 비교적 어린가지의 껍질에는 회백색의 반점이 있다. 안쪽면은 황백색이며 섬유성이므로 자르기 어렵다. 오가피는 특이한 냄새가 있고 맛은 약간 쓰다.

오가피의 효과는 다음과 같다.
강장, 이수[160], 거습, 진통약으로 류마티스, 신경통 등의 요슬동통(腰膝疼痛), 각기(脚氣), 피부풍습(皮膚風濕), 수종(水腫), 임포텐츠[161], 음낭습양(陰囊濕痒) 등에 쓰인다.

---

160) 이수는 약재를 사용하여 이뇨작용이 좋게 하는 것이다.
161) 임포텐츠는 발기불능(勃起不能)으로 임포텐츠 약초 한약 생약으로 사용된다.

①강장작용, syringaresinol은 스트레스로 인한 성욕저하를 방지한다(mouse).[162] lignan류는 아미노산의 incorporation을 증가시켜 단백질을 합성을 촉진시킨다.

②강심작용, *A. gracilistylus*의 배당체분획을 관상동맥폐색에 의한 급성심근허혈증상을 일으킨 실험동물에게 정맥주사를하면 심장박동수와 혈압이 정상화된다(rabbit). 또는 혈중 젖산농도와 creatine kinase 활성이 현저하게 감소한다.

③간세포보호작용, acanthoside B, D는 sGOT, sGPT의 비정상적인 상승을 정상화한다(*in vivo*, mouse). acanthoside D에는 항지간(抗脂肝)작용이 있다(*in vivo*).

④항염증작용, *A. koreanum*의 CH2Cl2분획에서 분리된 acanthoic acid는 TNFα로 자극한 사람의 대장암세포주인 HT-29로부터 IL-8의 분비를 억제한다. 또한 trypsin으로 자극한 백혈병세포주인 HMC-1로부터의 TNFα의 분비를 억제한다(*in vitro*).[163] 항종양작용, *A. giraldii*로부터 얻은 다당류를 고형암을 일으킨 실험동물에 투여하면 생체면역반응이 촉진되어 sarcoma 180의 성장이 억제되고 생존기간이 길어진다(*in vivo*, mouse).[164] *A. obovatus*의 뿌리에서 얻는 다당류에는 면역조절작용이 있다(*in vivo*, mouse).[165]

동의보감에서는 오가피를 오래 복용하면 몸을 가볍게 하고 늙음을 견디게 하고 수명을 더하게 한다고 하였다. 관절염, 신경통, 요통, 양기를 북돋우고 근력을 키울 때 많이 쓰인다. 열매와 뿌리껍질은 햇빛에 말려 사용한다.

한방에서 오가피(五加皮)는 강장, 간해독, 지방간, 진통, 거풍, 고혈압, 당뇨제, 항암작용 약초 한약 생약으로 사용한다. 오가피를 장기간 복용하면 몸이 가볍고, 늙는 속도가 느려진다고 한다.

---

162) Nishiyama N *et al.* (1985) Shoyakugaku Zasshi 39: 238-242.
163) Cai XF *et al.* (2003) Chem. Pharm. Bull. 51: 605-607.
164) Wang JZ *et al.* (1992) Cancer Lett. 65: 79-84.
165) Wang JZ *et al.* (1991) Planta Med. 57: 335-336.

65) 가시오가피

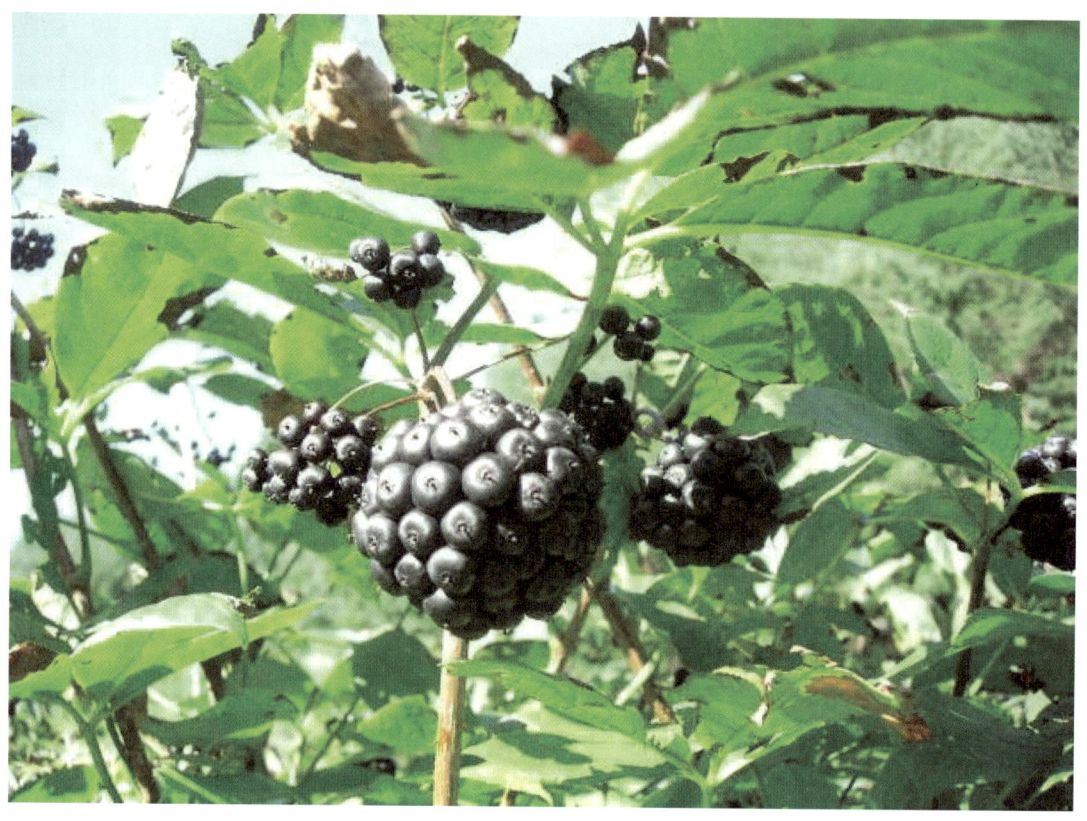

가시오가피는 높이 2~3m. 남쪽지방에서는 잘 자라지 않는다. 털복숭이처럼 몸체가 가늘고 긴 솜털 같은 가시가 있다. 잎은 둥근 타원형으로 5장씩 붙어난다. 꽃은 7월에 노란빛이 나는 초록꽃이 새 가지 끝에 여러 개가 모여 뭉쳐서 달린다. 열매는 10월에 자잘한 공처럼 둥근 열매가 검게 여문다.

한방에서는 줄기와 뿌리껍질을 자오가(刺五加)라고 한다. 기운을 보하고, 피로를 풀며, 혈당을 낮추고, 면역력을 높이는 효능이 있다. 폐결핵, 기침, 인후통, 관절염, 양기가 떨어졌을 때, 갱년기 장애에 쓰인다. 열매와 뿌리껍질은 햇빛에 말려 사용한다. 오가피나무의 잎은 처음에 쓴맛이 나지만, 가시오가피 잎은 쓴맛 보다는 단맛이 있다(솔뫼, 2006).

가시오가피(Ga Si O Ga Pi)는 가시오가피나무 *Acanthopanax* (=*Eleutherococcus*) *senticosus* Maxim. (오갈피나무과 Araliaceae)의 뿌리 및 뿌리줄기를 건조한 것이다.

가시오가피의 효과는 다음과 같다.
강장, 강정, 진정약 등에 쓰인다.

①강장작용, 가시오가피의 주된 효과는 사포닌 성분의 강장작용으로 인삼보다 큰 것으로 알려져 있다. 사포닌 성분은 심근경색을 예방하며, 고혈당증 동물에서 혈당강하작용을 나타낸다. (+)-syringaresinol-di-O-β-D-glucoside의 경우 실험동물(rat)의 수영시간을 연장시킨다.[166] eleutheroside B는 alloxan으로 유도한 당뇨에 의해 유리되는 hexokinase의 activity를 억제하여 혈당을 낮추며, 동물실험에서 체력 및 번식력의 증강에 유효하다.
②항염증작용, 추출물은 피부과민성(mast cell-dependent anaphylaxis)과 히스타민의 유리를 억제한다(설치류, *in vivo, in vitro*).[167] chlorogenic acid와 syringaresinol-di-O-β-D-glucoside는 스트레스에 의한 위궤양의 발생을 억제한다(rat).[168]
③가시오가피의 배양세포에서 분리된 다당류는 TLRs (=toll-like receptors)에 작용하여 mitogen-activated protein kinase와 NFkB를 활성화시킴으로써 B 세포와 macrophage의 작용을 활성화한다(면역증강작용, *in vitro*).[169] 뿌리껍질의 추출물은 스트레스나 Parkinson병과 관련된 뇌조직에서의 noradrenaline과 dopamine의 양을 조절하는 작용을 가지고 있다.[170] 고온이나 과산화물, 중금속(구리, 카드뮴)과 같은 스트레스로부터 태아(물뱀, *Lymnaea stagnalis*)를 보호한다.[171] liriodendrin에는 진통작용이 있다.

---

166) Nishibe S *et al.* (1990) Chem. Pharm. Bull. 38: 1763-1765.
167) Yi JM *et al.* (2002) J. Ethnopharmacol. 79: 347-352.
168) Fujikawa T *et al.* (1996) Biol. Pharm. Bull. 19: 1227-1230.
169) Han SB *et al.* (2003) Int. Immunopharmacol. 3: 1301-1312.
170) Fujikawa T *et al.* (2002) Phytother. Res. 16: 474-478.
171) Boon-Niermeijer EK (2000) Phytomedicine 7: 389-399.

가시오가피는 진해, 강장, 강정, 관절염, 면역기능, 갱년기장애, 당뇨에 좋은 약초 한약 생약의 효과를 얻을 수 있다.

오가피, 가시오가피를 중탕 하여 건강식품 오가피한약액, 가시오가피한약액을 복용하면 오가피, 가시오가피 약초 한약 생약의 효과를 얻을 수 있다(박윤선, 2025).

66) 소나무, 송엽

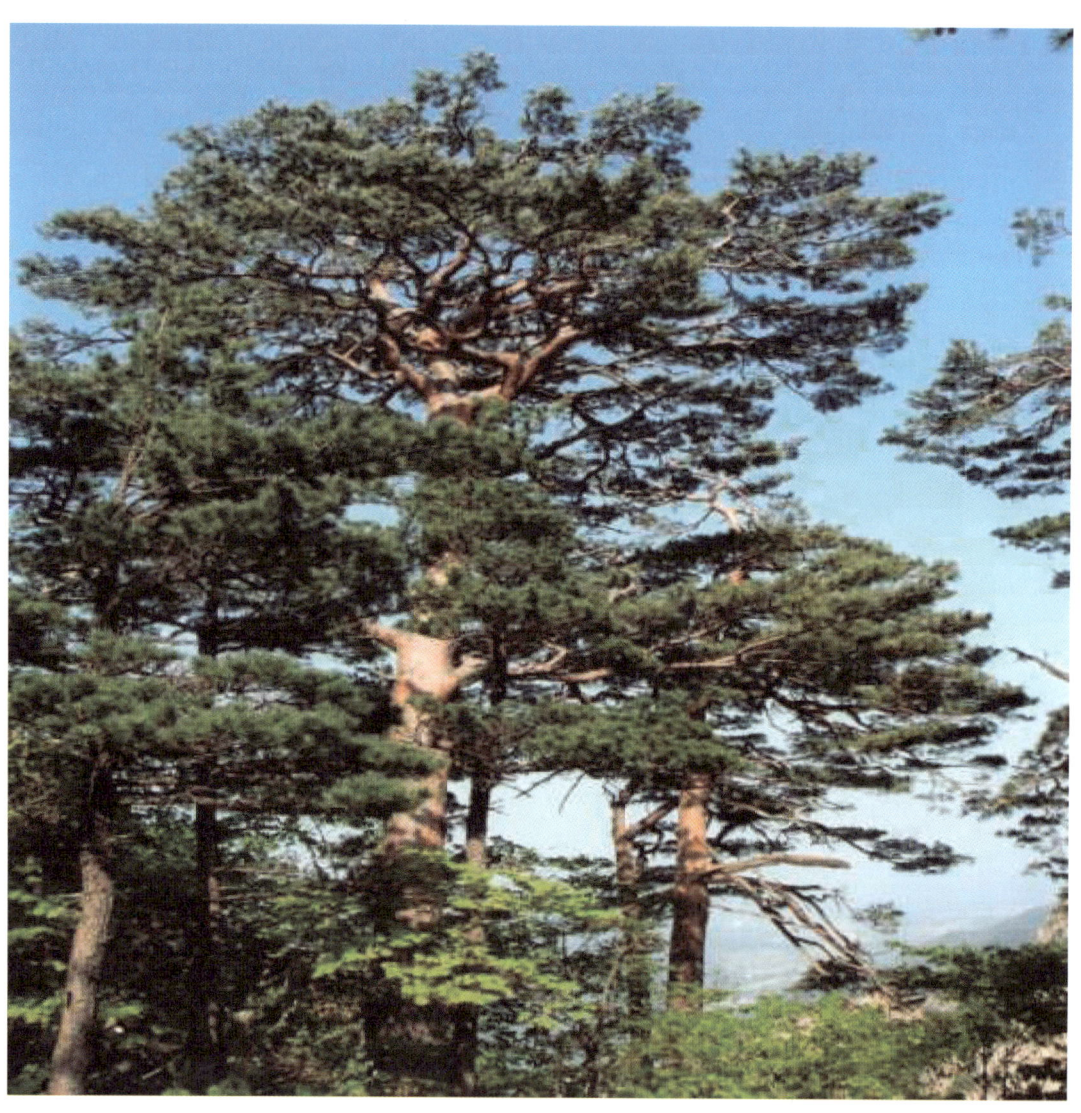

소나무(pine tree)는 소나무과에 딸린 늘푸른큰키나무로서 키는 20~30m까지 자라며 나무껍질은 검붉은 비늘 모양이다. 바늘처럼 가늘고 긴 잎은 한 눈에서 두 잎씩 모여나고 조금 비틀린다. 5월에 꽃이 피는데 수꽃이삭은 새 가지 밑부분에 달리며 누른빛이고, 암꽃이삭은 새 가지 끝부분에 달린다.
　방울 모양의 갈색 열매는 다음해 9월에 익어 간다. 씨는 타원 모양이며 씨에는 날개가 붙어 있다(문순열, 2011).

　소나무는 높이 20~30m 어릴 때는 줄기가 붉은 갈색을 띤 적송(赤松)이지만 자라면서 홍송(紅松)으로 변한다. 어릴 때 가지가 5개씩 올라오는 것은 반송(盤松)이다. 해송(海松)은 해안가에 서식하고, 몸 전체의 껍질이 검은빛이 나는 갈색이며, 잎은 찔리면 아플 정도로 아주 거칠다. 줄기껍질은 비늘처럼 갈라진다. 잎은 바늘처럼 뾰족하고 2장씩 마주 달린다. 꽃은 5월에 핀다. 꽃이 진 후 풋열매가 달리고 다음해 9월에 붉은 갈색으로 여문다.

　한방에서는 뿌리를 송근(松根), 가지와 줄기를 송절(松節), 줄기껍질을 송목피(松木皮), 잎을 송엽(松葉), 꽃가루를 송화분(松花粉), 열매를 송구(松䅽), 진을 송지(松脂)라고 한다.

　풍을 없애고, 기를 보하고, 피를 활성화시키고, 피를 멈추게 하며, 어혈을 풀고, 독을 내보내며, 통증·염증·가려움증을 가라앉히고, 균을 죽이는 효능이 있다. 풍기가 있어 한기가 돌 때, 산후풍, 관절염이나 골수염, 위염으로 소화가 안 될 때, 몸이 허할 때, 상처가 오랫동안 낫지 않을 때, 타박상, 소변보기가 힘들거나 변비가 있을 때 약으로 쓰인다. 줄기껍질과 뿌리는 햇빛에, 잎과 순은 그늘에 말려 사용한다(솔뫼, 2006).

　소나무에는 알코올류, 에스테르, 페놀 화합물, 그리코기닌을 포함해 테르펜틴, 비타민 A, C, K, 클로로필 등이 있다. 알코올, 에스테르 등은 체내의 노폐물을 배출하므로 신진대사를 촉진시킨다. 비타민 A는 점막을 튼튼하게 하는 작용을 한다.

글리코기닌은 혈당 강하 작용이 있어 당뇨병에 효과적이다. 아편과 니코틴 해독에 효과적인 아피에틴산도 있다. 잎에 바타민 C가 다량으로 함유되어 있다.

또한 프라보노이드의 쿼르세틴, 켄페롤, 또 정유분(精油分)으로 피덴과 볼네올, 캄펜 등이 함유되어 있다. 이 중에 특히 비타민 C와 쿼르세틴이 혈압에 효과가 있다. 솔잎에는 철분이 풍부하여 철분 부족 때문에 생기는 빈혈 치료에 좋다.

소나무는 예로부터 절조(節操), 장수(長壽), 번무(繁戊)의 상징으로 여겨왔으며, 잎, 열매, 송진 등은 성인병의 예방과 치료에 사용되었다. 소나무 솔잎은 위장병, 고혈압, 중풍, 신경통, 천식 등에 효과가 있다(유태종, 2009).

본초강목(本草綱目)에서는 송엽은 독이 없고 모발을 나게 하며 오장을 편안케 한다고 하였다. 송엽의 영양소 중에서 엽록소는 조혈작용[172], 피부조직의 상처를 치료하여 재생시키는 효능이 뛰어나다. 송엽은 상처의 치료, 빈혈, 위궤양에 좋은 약초 한약 생약으로 사용된다.

송엽은 콜레스테롤 축적을 막고 동맥경화를 방지하며 말초혈관을 확장시켜 혈액순환을 촉진하고 호르몬 분비를 도와 체내 균형에 도움을 준다.

새순은 두통에 좋고, 송엽은 구토, 설사, 기생충예방, 요통, 아토피피부염, 피부염에 좋다. 송진은 십이지장궤양, 살충작용에 좋다.

소나무는 예로부터 아주 좋은 우수하고 뛰어난 효과가 있는 약초 한약 생약이다.

---

[172] 조혈작용(hematopoiesis, 造血作用)은 혈액세포의 형성과 발육을 좋게 하는 것이다. 즉 조혈작용은 혈액을 생성하는 작용이다.

67) 삼지구엽초, 음양곽

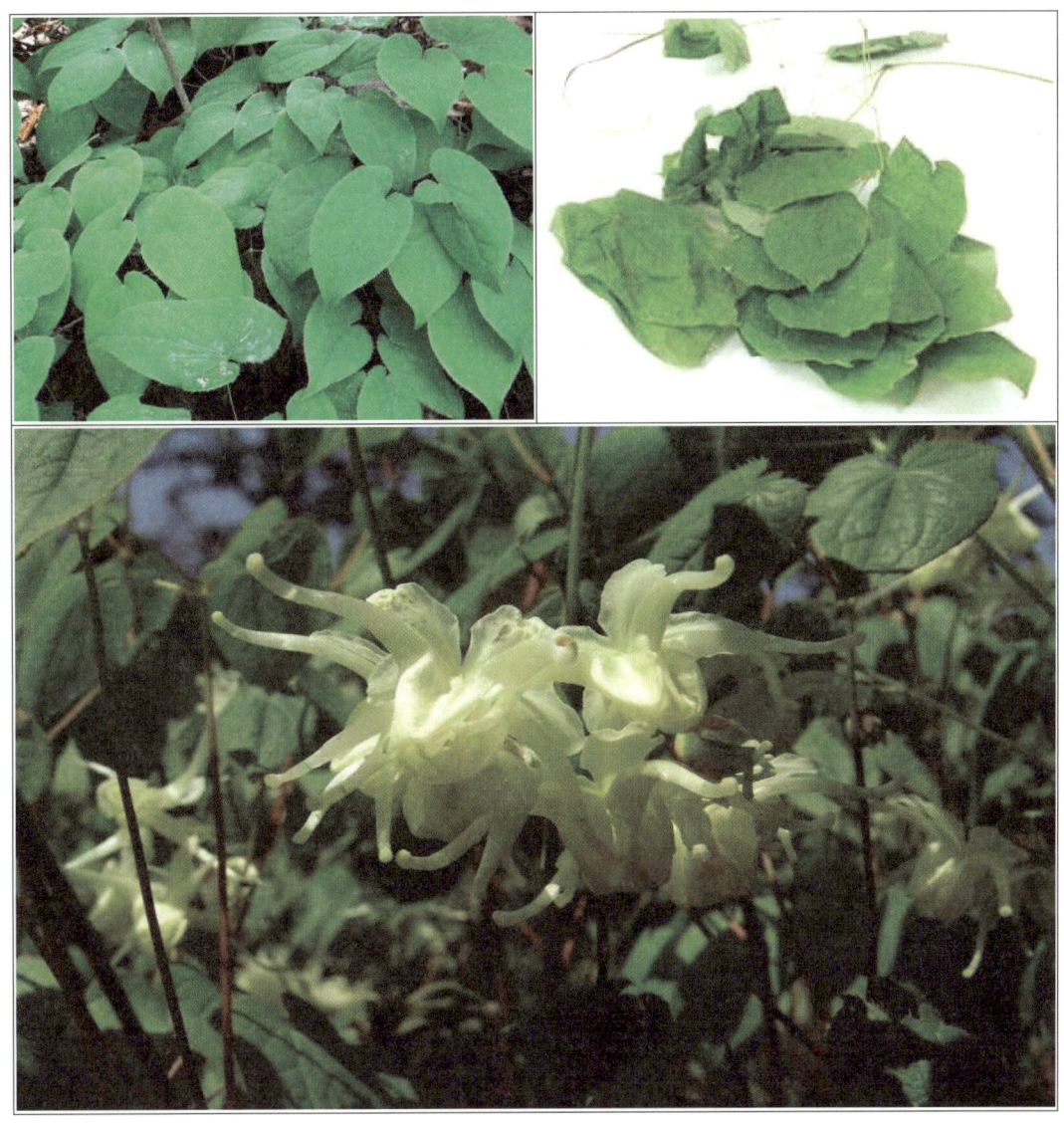

 삼지구엽초 음양곽(淫羊藿)은 높이 약 30cm. 한 포기에서 여러 줄기가 나와 3갈래로 갈라지고 그곳에서 다시 3갈래로 갈라진다. 잎은 타원형으로 잎 가장자리에 뾰족한 피침이 일정하게 돋아있다. 꽃은 4~5월에 노란빛이 나는 하얀 꽃이나 붉은 자주색 꽃이 피는데, 꽃 가장자리에 달팽이 촉수 같은 것이 붙어 있다. 열매는 7~8월에 여물고, 등쪽이 갈라지면서 씨앗이 나온다.

한방에서 줄기와 뿌리를 음양곽(淫羊藿), 뿌리를 음양곽근(淫羊藿根)이라고 한다. 신장을 보하고, 양기를 북돋우며, 풍을 없애고, 습한 기운을 몰아내는 효능이 있다.

동의보감에서는 신양을 보하며 성기능을 높인다고 하였다. 양기를 북돋울 때, 폐결핵으로 기력이 떨어졌을 때, 신경쇠약, 기관지염 등에 쓰인다. 줄기를 뿌리째 캐어 그늘에 말려서 약으로 사용한다(솔뫼, 2006).

음양곽(淫羊藿, Eum Yang Gwak)은 삼지구엽초 Epimedium Koreanum Nakai 또는 기타 동속 근연식물(매화나무과 Berberidaceae)의 지상부이다.
음양곽은 줄기와 잎으로 되어 있다. 줄기는 가늘고 원주형이며 표면은 황록색 또는 담황색이고 광택이 있다. 줄기에 붙은 잎은 대생이고 2회 3출복엽이다. 작은잎은 난원형으로 길이 3~13cm, 너비 2~7cm이며 잎끝은 약간 뾰족하고 정생하는 작은 잎은 밑부분이 심장형이고 양쪽의 작은잎은 비교적 작으며 심장형에 가깝고 바깥 편은 비교적 크고 이형을 나타내며 가장자리는 황색으로 자모(刺毛)와 같은 잔 톱니로 되어 있다. 상면 표피는 황록색이고 하면표피는 회록색이며 주맥은 7~9줄이고 밑부분에는 드문드문 가늘고 긴 털이 있고 그물맥이 뚜렷하다. 작은 잎자루는 길고 질은 빳빳하다. 음양곽은 냄새가 없으며 맛은 조금 쓰다.

음양곽의 효과는 다음과 같다.
강정, 강심, 이뇨, 신경성 강장제로 갱년기 고혈압, 소아마비 초기, 발기부전, 요슬연약(腰膝軟弱), 반신불수(半身不隨), 류마치스 등에 쓰인다.

①혈압강하작용, 지속적인 관상동맥확장에 의하여 혈압을 낮춘다.
②성기능흥분작용, epimidine은 정액분비를 촉진한다. 당이 떨어져 나간 epimidine의 가수분해물에는 이러한 작용이 없다. 하복부, 요천부(腰遷部)의 혈관을 선택적으로 확장시켜 성기(性器)에 자극을 준다.

③간세포보호작용, 음양곽의 주성분인 icariin은 사염화탄소로 유도한 세포독성으로부터 간세포를 보호한다(*in vitro*, rat hepatocyte).[173] 면역증강작용, 전엽음양곽의 70% MeOH 추출물은 간에 있는 세망내피계(reticuloendothelial system)의 식작용을 증가시키며 이러한 작용은 icariin과 epimedin에도 있다(*in vivo*, mouse).[174] 항종양작용, icariin은 암세포주인 HL-60 cell의 분화를 촉진한다(*in vitro*).[175] 신경분화촉진작용 등의 효과를 얻을 수 있다.

68) 두릅나무

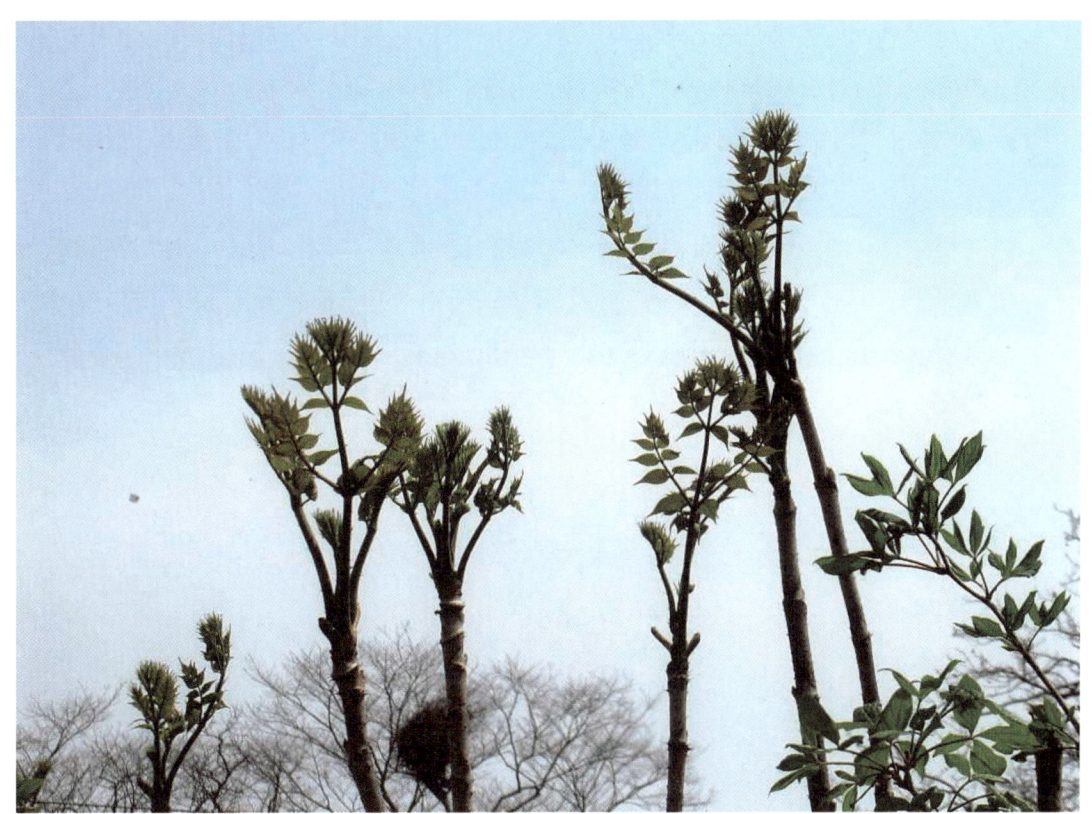

---

173) Lee MK *et al.* (1995) Planta Med. 61: 523-526.
174) Iinuma M *et al.* (1990) Yakugaku Zasshi 110: 179-185.
175) Zhao Y *et al.* (1997) Zhonghua Zhong Liu Za Zhi 19: 53-55.

참두릅나무는 높이 3~4m. 뿌리는 굵고 길게 뻗으며, 줄기껍질은 하얀 또는 회색빛이 도는 갈색이고, 몸체에 가시가 없다. 원줄기에서 곁가지가 많이 나오지 않는다. 새순은 초록빛이며, 크기가 굵고 가시가 없어 부드럽다. 잎은 작고 길쭉한 타원형으로, 앞면은 초록색, 뒷면은 회색이다. 잎 가장자리에는 큰 톱니가 있다.

꽃은 8~9월에 가지 끝에서 나온 꽃대 끝에 하얀 꽃이 자잘하게 달린다. 열매는 10월에 둥글고 검게 여문다. 씨앗보다는 뿌리로 번식이 잘 된다.

한방에서는 새순을 목두채(木頭菜), 뿌리껍질을 근피(根皮), 줄기껍질을 총목피(楤木皮)라고 한다. 양기를 북돋우고, 피를 활성화시키며, 풍을 없애고, 신경을 안정시키며, 통증과 염증을 없애고, 소변이 잘 나오게 하는 효능이 있다.

위염, 간염, 당뇨, 관절이 쑤시고 아플 때, 양기가 부족하여 몸이 허할 때 약으로 쓰인다. 줄기는 꽃이 피기 전에 채취하여 가시를 떼고 햇빛에 말려 사용한다. 참두릅나무는 비타민 C, 단백질, 칼슘, 철분, 사포닌 등이 풍부하다(솔뫼, 2006).

식물의 줄기 약초 한약 생약

69) 목통

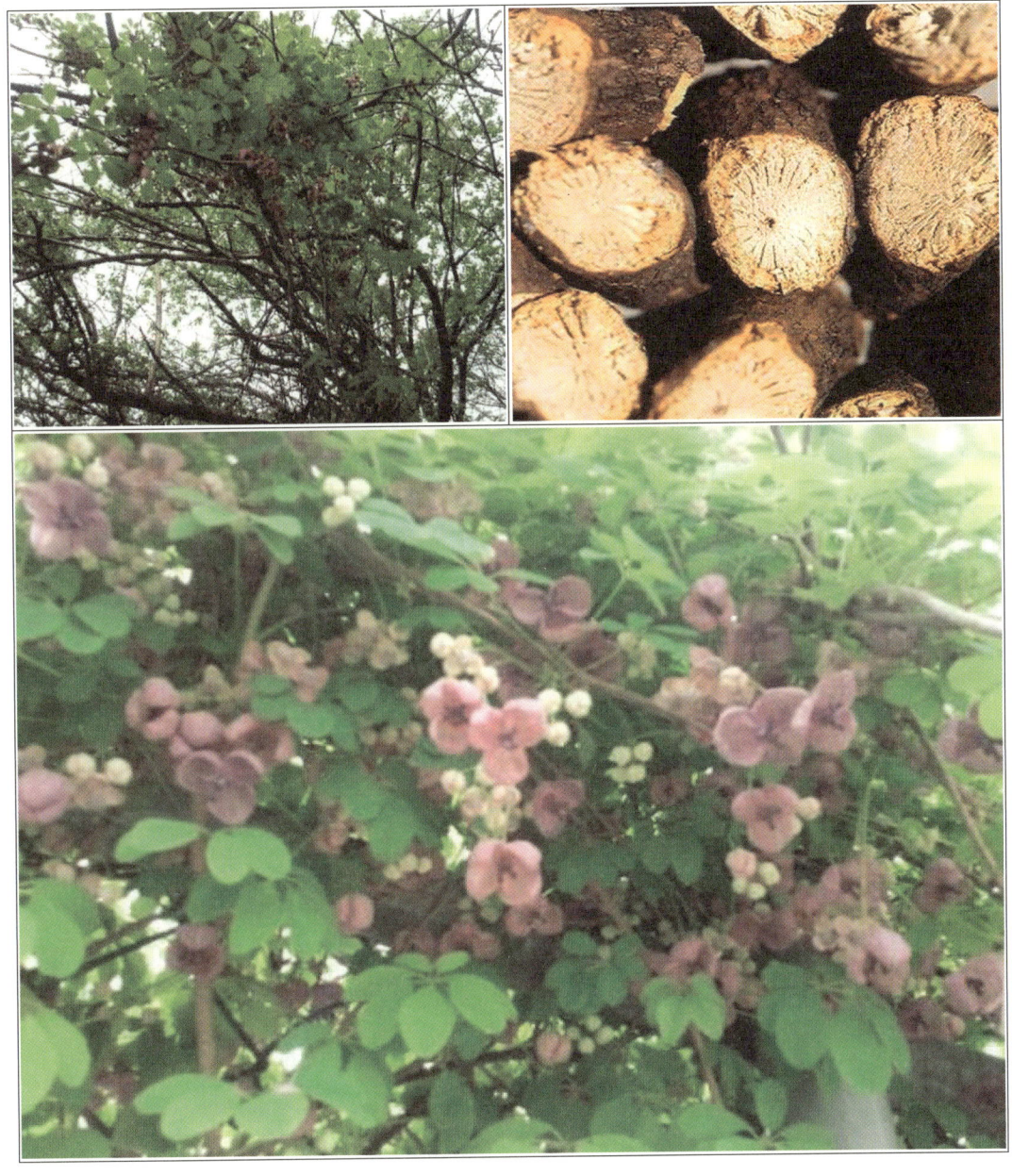

목통(木通, akebia stem)은 이름덩굴 *Akebia quinata* Decne. 또는 동속식물(으름덩굴과 Lardizabalaceae)의 줄기로 주피를 제거하고 가로로 자른 것이다.

원형 또는 타원형의 자른 조각으로 두께 2~3mm, 지름은 1~3cm이다. 바깥쪽의 코르크층은 회갈색이며 원형 또는 가로로 긴 타원형의 피목이 있다. 피층은 어두운 회갈색이며 목부는 엷은 갈색의 도관부와 회백색의 방사조직이 엇갈려서 방사상으로 배열되어 있다. 수는 엷은 회황색으로 뚜렷하다. 목통은 냄새가 거의 없고 맛은 약간 아리다.

목통의 효과는 다음과 같다.

소변불리(小便不利, 소염성 이뇨), 류마치스성관절염, 신경통, 월경불통, 통유(通乳) 등에 쓰인다.

①이뇨작용 토끼에게 경구투여하거나 귀에 정맥주사를 하면 이뇨작용을 나타낸다.

②진정작용, 해열작용과 함께 약한 진통효과가 있으며 장운동과 회장수축력을 자극하여 배변을 용이하게 한다. 임산부는 사용하지 않는 것이 좋다.

70) 엄나무

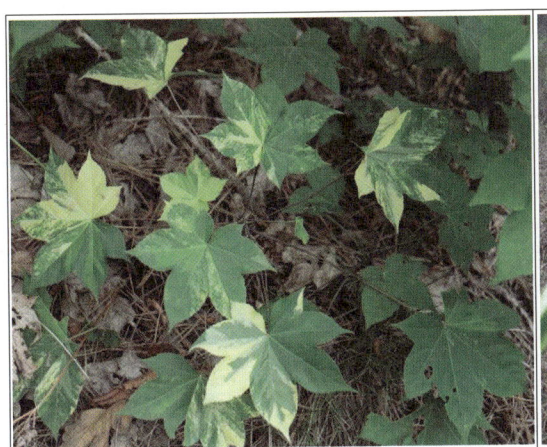 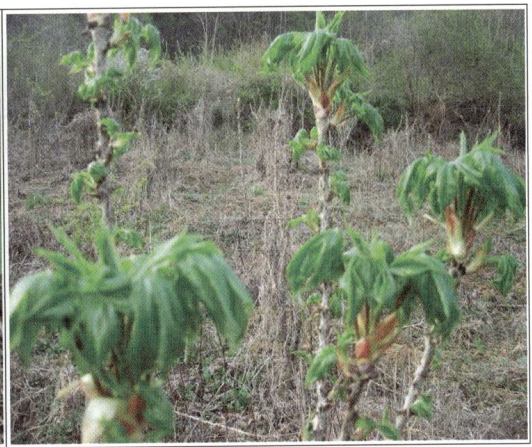

　엄나무는 높이 25~30cm. 참응개나무, 개응개나무 등 2종류가 있다. 참응개나무는 야생으로 추운 지방에서 큰 바위가 있는 주변에 1~2그루씩 서식하고, 몸체에 가시가 없다. 개응개나무는 더운 지방에서 밭둑이나 인가에 서식하고, 가시가 많으며, 껍질에 거친 주름이 있다.
　줄기껍질은 회색빛이 나는 갈색 또는 연한 붉은색이다. 잎은 크고, 손가락처럼 5~8갈래로 갈라진다. 꽃은 7~8월에 작은 연초록 꽃이 핀다. 열매는 10월에 검고 둥글게 여물고, 씨앗이 1~2개씩 들어 있다. 초봄에 뿌리를 약 10cm로 잘라서 다른 곳에 심으면 번식한다.
　한방에서는 줄기껍질을 해동피(海桐皮), 뿌리껍질을 해동수근(海桐樹根)이라고 한다. 풍을 없애고, 피를 활성화시키며, 열을 내리고, 벌레와 균을 죽이며, 고름을 빼고 새살을 돋게 하는 효능이 있다. 중풍, 관절염, 팔다리가 쑤시고 아플 때, 가래, 치질, 얼굴이 붉게 달아오를 때, 염증이 생겼을 때 약으로 쓰인다. 줄기껍질과 뿌리껍질은 햇빛에 말려 사용한다.
　봄에 어린잎을 살짝 데쳐 초장을 찍어 먹거나, 쌈이나 튀김도 좋다. 맛이 쌉쌀하고 향긋하다. 줄기껍질은 국이나 찌개에 넣거나, 백숙에 넣어 함께 조리하는데 맛은 약간 쓰지만 잡내가 없어져 음식맛이 좋아진다. 건강식으로 뿌리껍질이나 줄기껍질을 달인 물로 식혜를 만들거나, 차를 끓이기도 한다(솔뫼, 2006).

71) 참옻나무

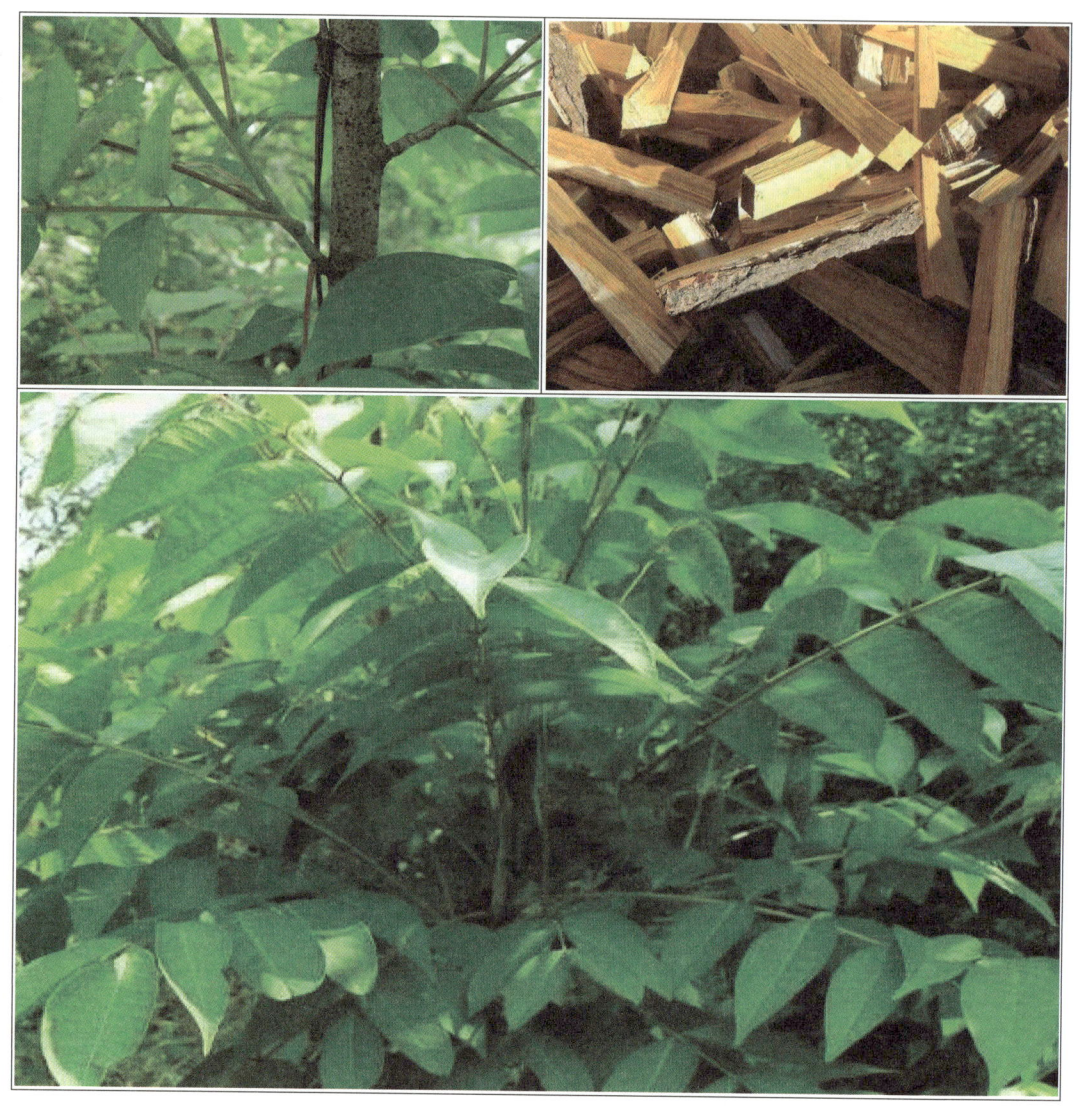

참옻나무는 높이 10~15m. 예전에는 흔했지만 지금은 찾아보기 힘들다. 줄기는 회색빛을 띤 갈색이고, 사선으로 얕게 갈라지며, 바탕에 검은 점이 있다. 잎은 매끈한 타원형으로 뒷면에 털이 많다. 가을에 선명한 붉은색으로 단풍이 든다. 꽃은 4~5월에 노랗게 핀다. 열매는 둥글고 납작하며 연노랑으로 한 줄기에 여러 개가 주렁주렁 달린다.

한방에서는 뿌리를 칠수근(漆樹根), 줄기껍질을 칠수피(漆樹皮), 잎을 칠엽(漆葉), 열매를 칠자(漆子), 말린 것을 건칠(乾漆)이라고 한다. 부러진 어혈과 염증을 풀어주고, 기를 잘 돌게 하며, 소화를 돕고, 통증을 없애며, 뼈를 잘 붙게 하고, 기생충을 없애는 효능이 있다.

동의보감에서는 옻이 소장을 잘 통하게 하고 기생충을 죽이며 피로를 다스린다고 하였다.

위장병, 몸이 찰 때, 골수염, 관절염, 생리가 멈추었을 때, 기생충으로 배가 뭉치고 아플 때 쓰인다. 굵게 자란 나무껍질을 벗겨서 햇빛에 말려 사용하는데 껍질이 두툼하고 길게 벗겨진다(솔뫼, 2006).

72) 대나무, 죽순

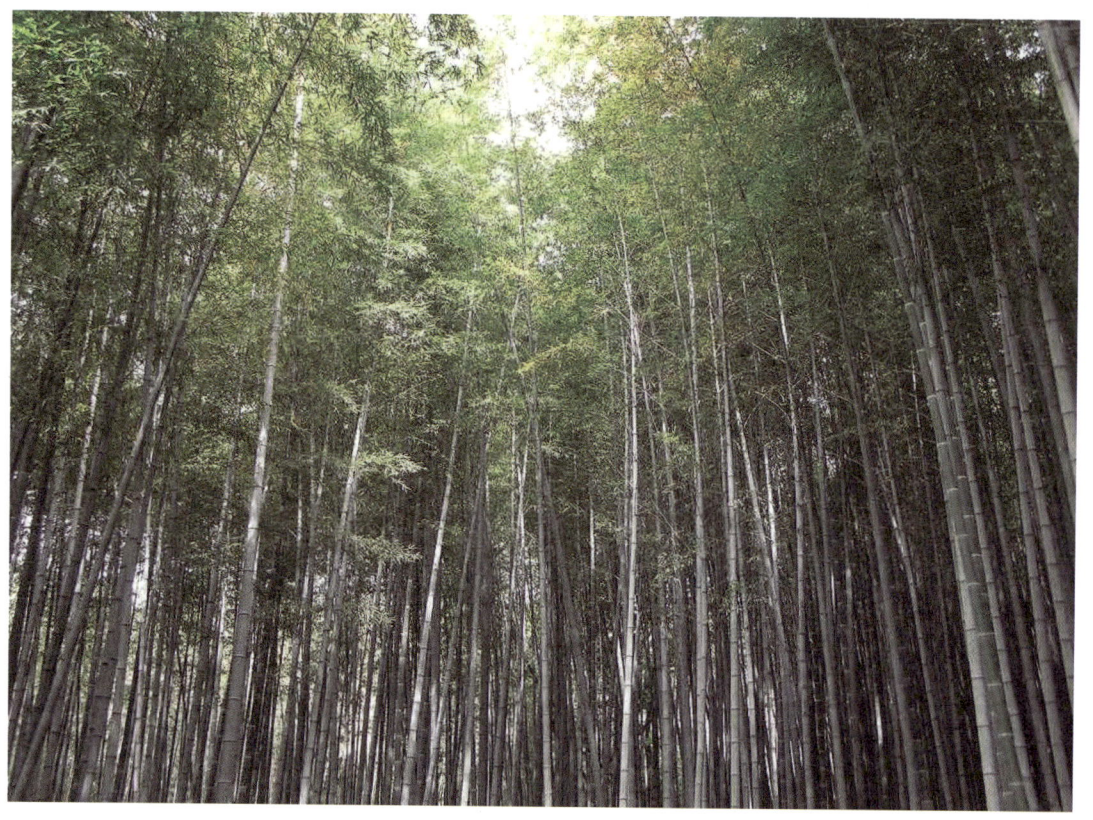

　대나무(bamboo tree)는 벼과에 딸린 여러해살이 늘푸른큰키나무로 땅속줄기는 옆으로 뻗어 마디에서 뿌리와 순이 나온다. 줄기는 꼿꼿하고 둥글며 속이 비어 있는데 군데군데 막힌 부분은 마디를 이루고 마디에서 가지가 어긋난다. 잎은 작은 칼 모양이며, 꽃은 수십 년 만에 피는데 두 해 동안만 피고 꽃이 진 다음에는 대개 말라 죽는다. 그러나 수명이 긴 것은 50~60년 가량 사는 것도 있다.
　매화, 국화, 난초와 함께 사군자라 하여 깨끗하고 높은 절개를 지키는 문인화가들이 즐겨 그렸다. 대나무의 종류에는 참대(왕대), 오죽, 이대, 조릿대, 솜대 등이 있다(문순열, 2011).

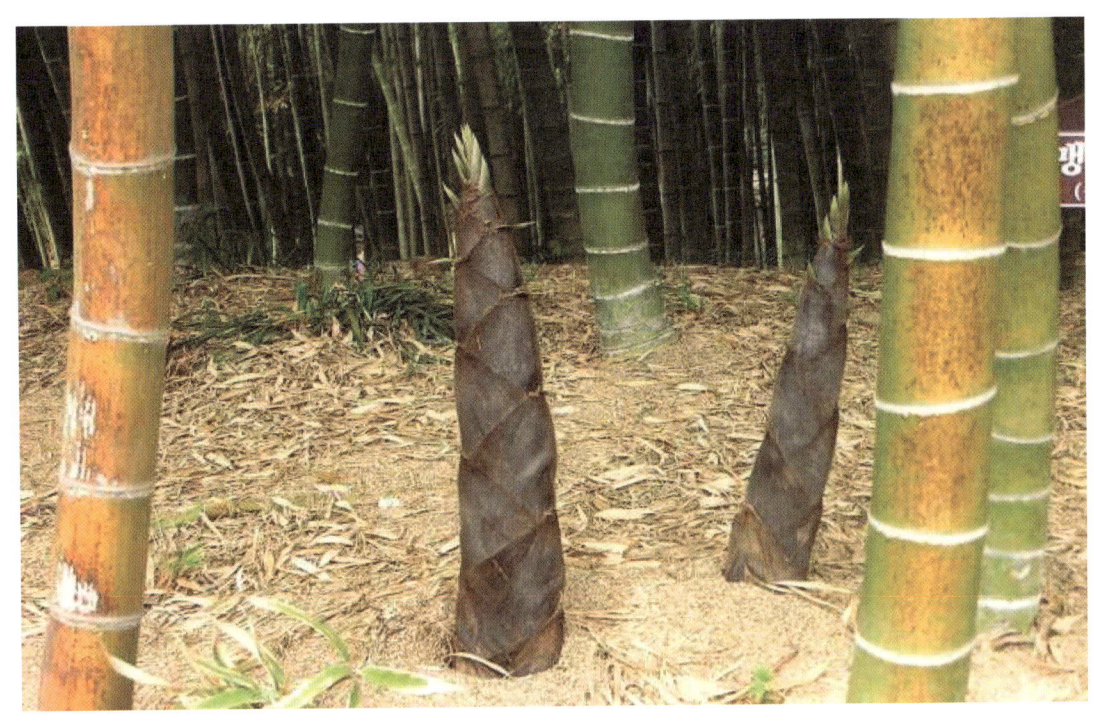

　죽순(bamboo shoot)은 벼과에 속하며, 대나무의 지하줄기에서 줄기가 갈라져 나온 어린 것을 이용한다. 식용 죽순으로는 맹종죽(孟宗竹, moso bamboo), 담죽(淡竹), 고죽(苦竹), 섬대, 왕대, 마죽 등이 있다.

　죽순의 성상은 다음과 같다.
　죽순은 지상에 나온 것을 캐서 식용한다. 일반적으로 죽순은 단백질과 비타민 B1, B2, 무기질이 풍부하다. 특히 섬유질이 풍부해서 좋은 식품으로 사용된다.

　죽순의 성분과 품질은 다음과 같다.
　죽순 고유의 맛은 글루탐산 등의 아미노산과 당류, 유기산, 아데닐산 등이 어울려 생기는 것이다. 죽순에서 18종의 유리아미노산이 검출되었는데 그 중 세린(serine)이 가장 많다. 아린 맛의 원인 물질은 수산(修酸, oxalic acid)과 호모겐티신산(homogen-tisic acid) 등이다. 떫은맛을 제거하는 데는 물에 10%의 미강(米糠)을 넣고 껍질이 붙은 채로 윗부분을 자른 후, 외피를 세로로 잘라서 삶는다.

모양과 색깔을 보고 판별하며, 외피는 담갈색이고 자른 부분과 껍질의 색은 순백의 윤이 나는 것이 좋다. 외피가 말라서 껍질에 밀착되어 있지 않고 느슨해져 있거나, 밑부분의 껍질색이 황색 혹은 청색을 띠는 것은 오래된 죽순이다(홍태희 외 5명, 2011).

대나무는 높이 7~8m. 군락을 지어 자란다. 뿌리는 짧고 잘게 갈라진다. 새순은 5~6월에 올라오는데, 묵은 대의 뿌리가 옆으로 뻗어나간 자리에 돋아나며 봄에 한꺼번에 자란다. 줄기는 위쪽으로만 빠른 속도로 자라는데, 햇대는 줄기가 푸르지만 2~3년 된 묵은 대는 황록색으로 변한다. 가지는 한 마디에서 2개의 가지가 엇갈려서 나온다. 잎은 가늘고 길며 3~5장씩 달린다.

꽃은 일생에 한번 피는데, 6~7월에 긴 꽃대가 나와 자잘한 연황록색 꽃들이 밥풀처럼 달린다. 꽃이 피고 나면 보리알 같은 열매가 달리며 이 때 몸 속 양분이 소진되어 식물 자체가 완전히 소멸한다. 대나무를 분재로 만들려면 초봄에 순이 올라올 때 맨 밑에 있는 껍질을 계속 제거하면 마디마디가 짧아져서 키가 작아진다.

한방에서는 순을 죽순(竹筍), 잎을 죽엽(竹葉), 줄기에서 나오는 진을 죽력(竹瀝)이라고 한다. 풍과 염증을 없애고, 열을 내리며, 장을 튼튼하게 하고, 기운을 북돋우는 효능이 있다. 잎은 그늘에 말려 사용한다.

대나무는 단백질과 각종 아미노산이 풍부하다. 봄에 올라오는 새순이 죽순이다. 삶아서 초고추장에 찍어 먹거나 각종 요리에 넣어 먹는다. 간장이나 된장으로 장아찌를 만들거나, 소금물에 삭혀서 김치를 담그기도 한다. 씹을 때 아삭한 맛이 난다. 잎은 따서 차를 끓이거나 술을 담는다. 동치미를 담글 때 항아리 속에 잎을 띄우기도 하는데, 이는 부패를 방지하고 허연 지게미가 생기지 않게 하여 맛도 깊어지고 시원해진다(솔뫼, 2006).

동의보감에서 대나무는 모든 식독을 풀어주고 전신을 맑게 하며 주독을 풀어주고 피를 맑게 하는 작용을 하며 노화 예방과 중풍 예방에 탁월하고 감기기침, 그리고 해열 작용이 있다고 하였다. 고혈압, 중풍, 눈이 침침할 때, 신경통에 효과를 얻을 수 있다.

식물의 수액 약초 한약 생약

73) 고로쇠나무

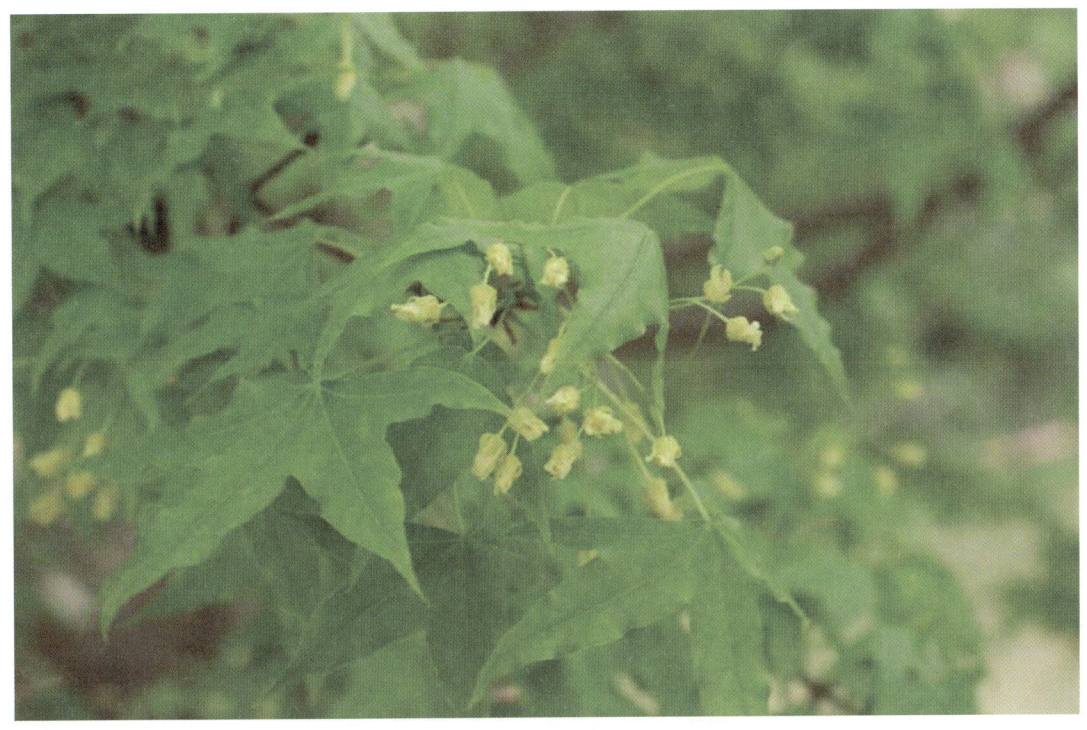

고로쇠나무는 높이 20m. 군락을 지어 자란다. 줄기껍질이 백색 또는 회색빛이 도는 갈색이며, 나무 끝은 하얗다. 가지는 하늘을 향해 뻗는다. 잎은 5~7갈래로 자유롭게 갈라지며, 폭이 넓고 끝이 뾰족하다. 꽃은 5월에 하얗게 핀다. 열매는 9~10월에 자주색을 띤 초록으로 여문다.

한방에서는 줄기껍질에서 나오는 수액을 풍당(楓糖), 뿌리와 뿌리껍질을 지금축(地錦槭)이라고 한다. 위장과 폐를 튼튼히 하고, 통증과 염증을 없애며, 피를 멎게 하는 효능이 있다.

위장병, 폐병, 관절염, 골절, 타박상에 쓰인다.

수액을 받아 음료를 마시는데 맛이 달고 시원하며 약간 탄내가 난다. 남부지방에서는 3~4월 곡우에 수액이 생기는데, 비가 오는 날에는 수액이 나오지 않는다. 특히 음식을 먹은 후 수액을 마시면 입 안에 단맛이 강해지고, 설탕이나 꿀을 먹고 난 후에 마시면 당도가 일정하게 느껴진다(솔뫼, 2006).

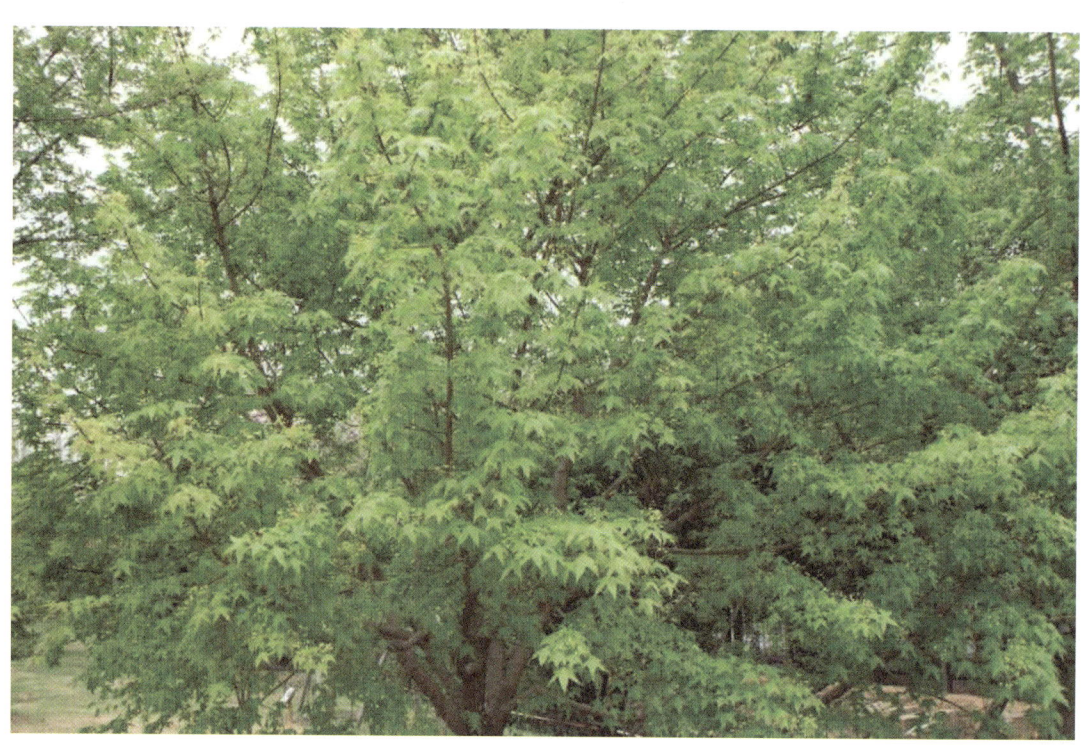

은화식물류(隱花植物類, Cryptogamia)

은화식물(隱花植物)은 현화식물(顯花植物, flwering plants)에 상대되는 분류용어로서 꽃이 피지 않는 식물, 즉 민꽃식물을 총칭한다.

이들은 A. Bronquist(1843년) 이래 고등식물에 대립되는 하등식물로 취급하는 것이 일반화되어 있고 선류(musci)와 양치류를 제외하면 유관속이 없다.

은화식물은 보통 균조류(Thalleophyta), 선태류(Bryophyta) 및 양치류(Pteridophyta)로 나누지만 Engler 분류체계에 따르면 나자식물문(Gymnospernatophyta)과 피자식물문(Angiospermatophyta)을 제외한 나머지 15문 전체이기 때문에 여러 가지 면에서 이용가치가 많다고 할 수 있다.

74) 동충하초

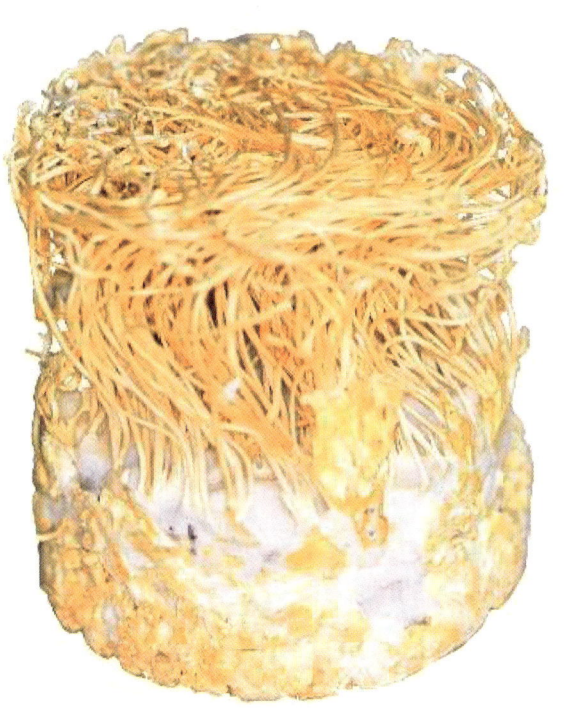

눈꽃동충하초는 자루 높이 1~4cm. 연노란 자루가 여러 덩어리 올라와 자잘한 나뭇가지 모양으로 뻗어나가며, 머리 부분에 밀가루 같은 포자 덩어리가 뭉쳐 있다.

봄부터 가을까지 곤충의 번데기, 애벌레, 성충의 몸 속에 침입하여 균사가 뻗어나가다가 숙주가 죽으면 곤충 형태를 그대로 유지하다가 이듬해 봄에 올라온다. 벌레는 땅 속에 깊게 들어가지 않으며 캐낼 때는 흙을 깊게 걷어내야 한다.

한방에서 동충하초는 인체의 맥과 기를 보하고, 양기를 북돋우며, 신장을 튼튼하게 하고, 노화를 막는 효능이 있다고 한다. 몸이 허하고 기력이 없을 때, 결핵, 간염, 천식, 빈혈에 약으로 쓰인다. 햇빛에 말려 사용한다(솔뫼, 2006).

동충하초(冬蟲夏草, Dong Chung Ha Cho)는 동충하초균 *Cordyceps sinensis* Berk. Sacc(맥각균과 Hypocreaceae)이 박쥐나방과(Hepialidae) *Hepialus armoricanus* Ober.의 유충에서 기생하여 자란 자실체와 유충의 몸체이다.

충체의 머리부위로부터 길게 나온 진균자실체가 충체와 서로 붙어 있다. 충체는 누에와 비슷하고 길이 3~5cm, 지름 3~8mm이다. 바깥면은 짙은 황색~황갈색으로 20~30개의 마디가 있고 머리쪽은 마디가 가늘며, 머리는 홍갈색이고 다리는 8쌍으로 몸통 가운데의 4쌍은 뚜렷하다. 질은 부스러지기 쉽고 꺾이며, 꺾인 면은 평탄하고 엷은 황백색이다. 자실체는 가늘고 긴 원주형으로 길이 4~7cm, 지름 3mm이다. 바깥면은 짙은 갈색~흑갈색으로, 가늘고 작은 세로 주름이 있고 위쪽은 조금 불룩하다. 질은 부드러우면서도 질기고 자른면은 유백색이다. 굵고 충실하며 꺾은 면이 황백색이고 균체가 짧고 작은 것이 좋다.

동충하초의 효과는 다음과 같다.
강장, 진정, 진해약으로 병후의 허약증, 임포텐스, 폐결핵[176)]에 의한 토혈, 노인성 만성기침, 도한[177)], 자한[178)], 빈혈증, 신장염 등에 쓰인다.

---

176) 폐결핵은 폐에 결핵균이 침입하여 생기는 만성 전염병. 감염 초기에는 거의 증상이 없으나 병이 진전됨에 따라 기침, 가래와 함께 피가 나오며 폐활량이 감소하여 호흡 곤란이 나타난다.
177) 도한은 몸이 쇠약해서 잠을 잘 때 나는 식은땀이다.

①강장작용, 성기능강화작용 동충하초와 수용성 단백질, 물에 잘 녹지 않는 다당류와 단백질은 용량과 시간 의존적으로 testosterone의 생산을 촉진한다(*in vitro, in vivo*).[179] 동충하초의 비수용성 단백질은 progesterone을 비롯한 스테로이드 호르몬의 생산을 촉진한다.[180]

②면역계에 대한 작용, 추출물이나 HA-1은 자가면역 질환의 하나인 IgA에 의한 mesangial mephropathy(신장염, Berger's disease)에 효과를 보인다(*in vivo*).[181] 추출물에는 면역조절작용이 있다(*in vitro*, human mononuclear cell).[182]

③항종양작용, EtOH 추출물에는 항종양작용(Sarcoma-180)과 면역증강작용이 있다(*in vivo*, mouse).[183]

④심혈관계에 대한 작용, 단백질 성분이 동충하초의 혈압강하작용과 혈관확장작용에 관여한다(*in vivo*, rat).[184]

⑤혈당강하작용, 동충하초는 nicotinamide와 streptozotocin으로 유도한 당뇨에 대해서 혈당강하작용을 나타내며 당뇨로 인한 체중감소를 지연시킨다(*in vivo*, rat).[185] 다당류인 CS-F10에는 혈당강하작용이 있다(*in vivo*).[186]

⑥세포보호작용, 간세포보호작용 동충하초는 사염화탄소와 EtOH로 유도한 간섬유화를 억제하며, 추출물은 간으로의 혈류량을 증가시킴으로써 간조직에서의 에너지 대사를 활성화한다(*in vivo*, dietary hypoferric annaemic mouse).[187] 신경세포보호작용이 있다.

⑦기관지확장작용, 평활근억제작용, 항염증작용 등의 효과를 얻을 수 있다.

---

178) 자한은 정신이 멀쩡하고 움직이지 않았는데도 저절로 많이 나는 땀이다.
179) Hsu CC *et al.* (2003) Life Sci. 73: 2127-2136.
180) Huang BM *et al.* (2001) J. Androl. 22: 831-837.
181) Lin CY *et al.* (1999) J. Lab. Clin. Med. 133: 55-63.
182) Weng SC *et al.* (2002) J. Ethnopharmacol. 83: 79-85.
183) Shin KH *et al.* (2003) Phytother. Res. 17: 830-833.
184) Chiou WF *et al.* (2000) Life Sci. 66: 1369-1376.
185) Lo HC *et al.* (2004) Life Sci. 74: 2897-2908.
186) Kiho T *et al.* (1999) Biol. Pharm. Bull. 22: 966-970.
187) Liu YK, Shen W(2003) World J. Gastroenterol. 9: 529-533.

75) 복령

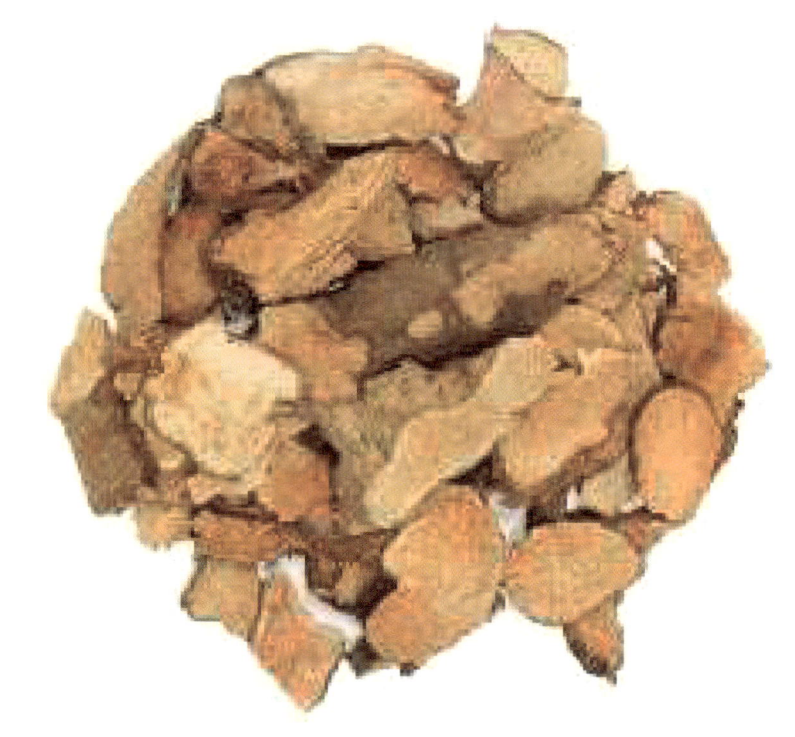

　복령(茯笭, hoelen)은 복령균 *Poria cocos* Wolf (잔나비걸상과 Polyporaceae)의 균핵으로 바깥층을 거의 제거한 것이다. 복령은 덩어리로 지금 10~30cm, 무게 0.1~2kg이고, 대부분 그 부스러진 조각 또는 자른 조각으로 되어 있다. 남아 있는 외피는 어두운 갈색~어두운 적갈색으로 거칠고 갈라진 틈이 있다. 속은 백색 또는 엷은 적색을 띤 백색으로 질은 단단하나 부스러지기 쉽다. 냄새가 거의 없고, 맛은 없으나 조금 점액성이다. 백색~회백색이고 견실하며 씹을 때 진액이 많은 것이 좋다.

　복령의 효과는 다음과 같다.
　건위, 이뇨, 진정약으로 위내정수(胃內停水)[188], 심계항진(心悸亢進)[189], 소변불리(小便不利), 구갈(口渴), 현기증[190] 등에 쓰인다.

①이뇨작용.

②항염증작용이 있다.

③자양작용191), 진정작용, 물추출물에는 약한 소화성 위궤양예방효과가 있고 교감신경을 흥분, 평활근마비, 자율운동감소, 긴장저하작용이 있다. 또한 위산을 감소시킨다(*in vivo*).

④항암작용, 여러 종류의 당과 단백질로 이루어진 heteropolysaccharide류는 Sarcoma 180에 의한 종양생성을 억제한다(*in vivo*).192)

⑤간세포보호작용, 적혈구용해억제작용, 진토작용 등의 효과를 얻을 수 있다.

복령은 이뇨, 자양강장, 건위, 항염증, 항암 등 효과를 얻을 수 있다.

76) 버섯

버섯(mushroom)은 담자균류에 딸린 고등 균류를 통틀어 일컫는 말로, 대부분이 우산 모양으로 생겼으며 아래쪽의 주름 속에는 많은 홀씨가 붙어 있다. 송이버섯처럼 독이 없는 것은 먹을 수 있으나 독이 있는 것도 많으므로 주의해야 한다.

버섯은 엽록소가 없어서 스스로 양분을 만들어 내지 못하기 때문에 산과 들의 그늘이나 썩은 나무에 붙어서 기생생활을 한다.

버섯의 몸은 크게 자실체와 균사로 나뉘는데, 송이버섯이나 느타리버섯에서 먹는 부분은 자실체에 해당한다. 자실체는 홀씨를 만들어 퍼뜨리는 일을 하며, 균사는 가는 실같이 생겼고 땅 속이나 나무 속에 얽혀서 퍼져 있다.

버섯의 종류에는 송이버섯, 표고버섯, 느타리버섯, 영지버섯, 싸리버섯, 밤버

---

188) 위내정수(胃內停水)는 수독(水毒)이 위 안에서 정체하는 것. 명치를 가볍게 두드리면 물을 흔들었을 때와 같은 소리가 난다. 대부분은 위하수(胃下垂), 위근 쇠약증이 원인이다.
189) 심계항진(心悸亢進)은 심장의 두근거림 심박동을 자각하는 상태이다.
190) 현기증은 눈이 아찔하고 어지러운 증세가 있는 것이다.
191) 자양은 몸의 영양을 좋게 함. 또는 그렇게 해 주는 음식이나 물질 약초 한약 생약이다.
192) Jin Y *et al.* (2003) Carbohydr. Res. 338: 1517-1521.

섯 등 여러 가지가 있다(문순열, 2011).

　버섯에는 혈액의 콜레스테롤을 적게 하는 구아닐산이 있어 고혈압이나 심장병에 좋은 식품이다. 버섯에는 항암물질이 포함되어 있다고 하며 칼로리가 낮은 식품이다(박윤선, 2025).

　77) 표고버섯

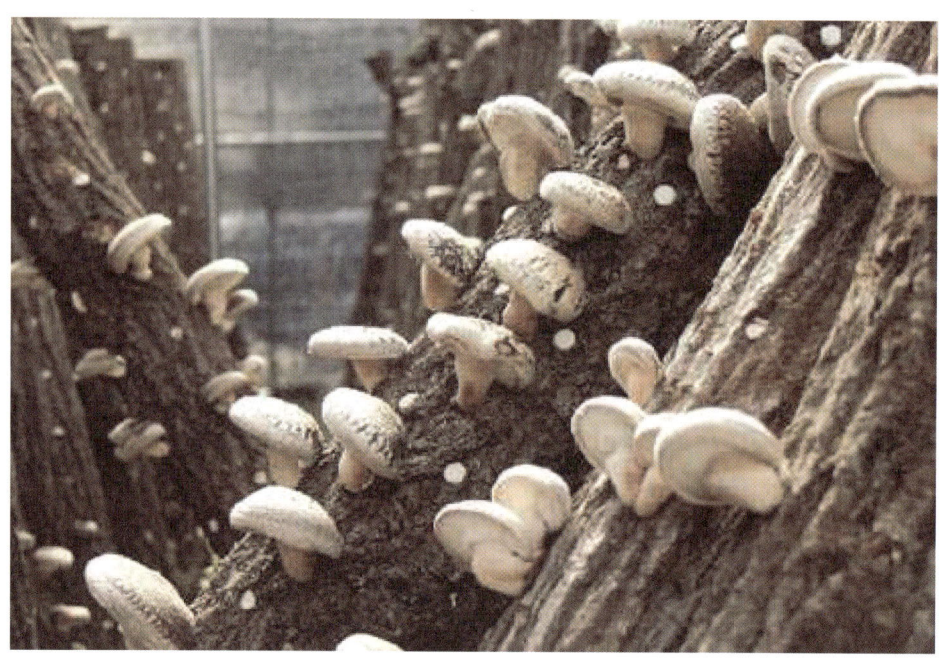

　표고버섯은 자루 높이 3~8cm, 갓 지름 4~10cm. 자랄 때는 작은 호빵처럼 둥글고 통통하며 속살이 희다. 윗등의 모양과 색깔은 계절에 따라 달라진다. 초봄에 나는 것은 등쪽이 검은 갈색이고 거북이 등처럼 갈라지며 잔털이 있고 눌러보면 딱딱하다. 여름이나 가을에 나는 것은 연한 갈색이며 등이 갈라지지 않고 매끄러우며 눌러 보면 말랑말랑하다.

자연산은 간혹 볼 수 있으며 한 번 채취한 다음해에 그 자리에 다시 나기도 하고 안 나기도 한다.

재배산은 농가에서 대량으로 생산하며 재배 방법은 다음과 같다. 늦가을에서 초겨울까지 굵은 상수리나무나 졸참나무를 120cm 높이로 베어 구멍을 촘촘히 뚫은 후 종균을 넣고 스티로폼으로 막아둔다. 그 이듬해 봄부터 버섯이 1~2개 올라오고 2년차부터 많이 딸 수 있으며, 5년간 계속해서 수확 할 수 있다.

한방에서 표고버섯은 기를 보하고, 풍을 다스리며, 피를 활성화시키고, 술독을 풀며 정신이 좋아지고, 음식을 잘 먹게 하며, 구토와 설사를 멎게 하는 효능이 있다고 한다.

동의보감에서는 표고는 산중 고송의 송기라고 하여 귀한 버섯이라 하였다. 동맥경화, 풍기, 어지럽고 기력이 떨어질 때, 심장병에 약으로 쓰인다. 햇빛에 말려 사용한다.

표고버섯은 씹히는 감촉이 쫄깃쫄깃하고 맛이 달며 향기가 깊고, 비타민 B1, B2, B12, D와 단백질, 칼슘, 철분이 풍부하다(솔뫼, 2006).

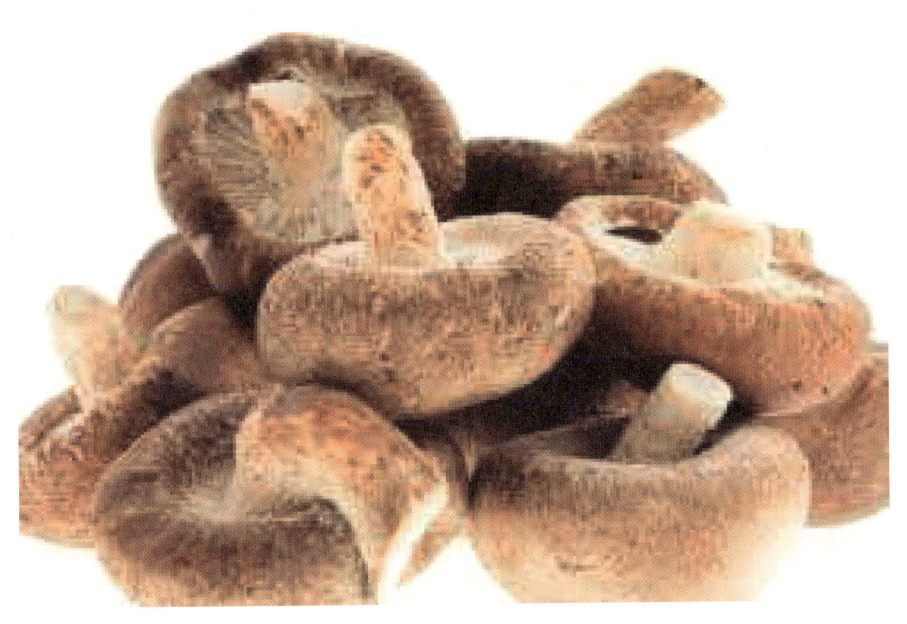

78) 느타리버섯

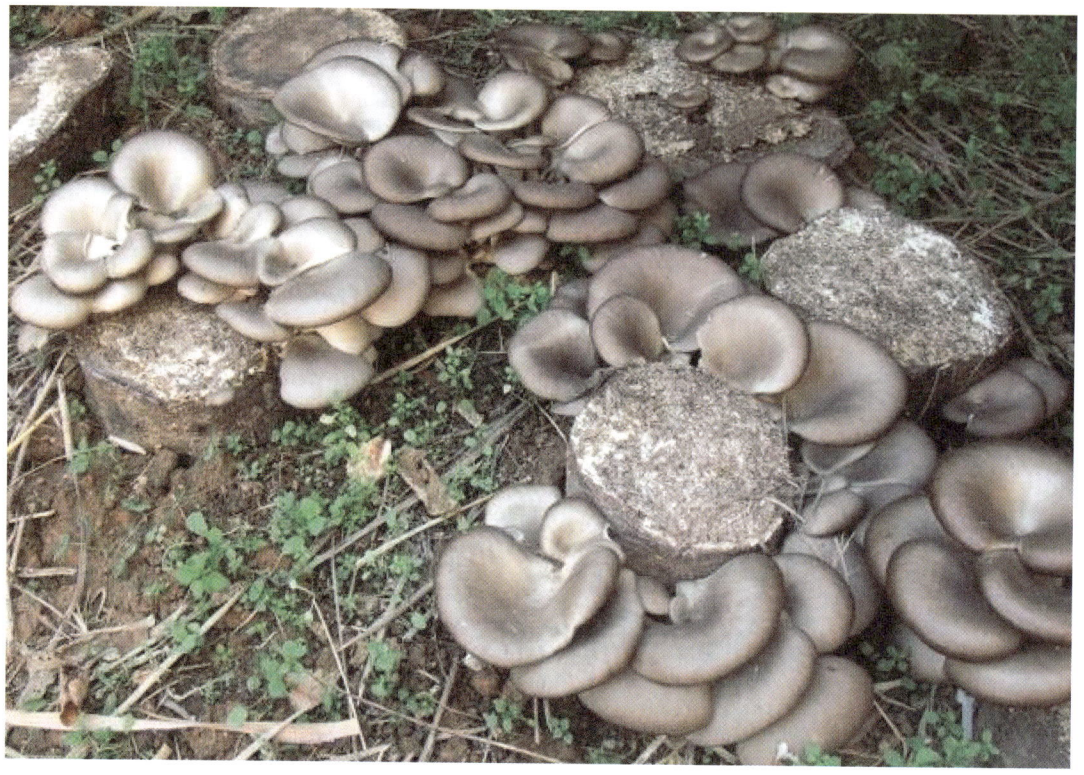

느타리버섯은 자루가 없고, 갓 지름 5~15cm. 수양버들이나 활엽수 죽은 나무 그루터기에 나며, 간혹 나무가 쓰러져 숲을 이룬 곳의 땅 속에서도 올라오는 경우가 있다. 갓은 두툼하고 촉촉하며 조개껍질 모양으로 펼쳐져서 자라고 표면이 매끄럽다. 어릴 때는 검푸른 회색빛이었다가 점차 색깔이 옅어진다. 갓 아랫면은 백색으로 잘게 주름이 있고, 촉촉하며 살이 두껍고 탄력이 있다.

한번 채취한 뒤 그 다음해에 같은 자리에 나기도 하고 안 나기도 하며, 나무가 완전히 썩어버리면 버섯도 소멸한다.

느타리버섯은 인슐린 분비를 돕고, 뼈를 튼튼하게 해주며, 혈압을 조절하고, 감기를 예방하는 효능이 있다. 햇빛에 말려 사용한다.

느타리버섯은 씹히는 맛이 좋고 향이 뛰어나며, 비타민 D, 아미노산, 무기질이 풍부하다(솔뫼, 2006).

79) 싸리버섯

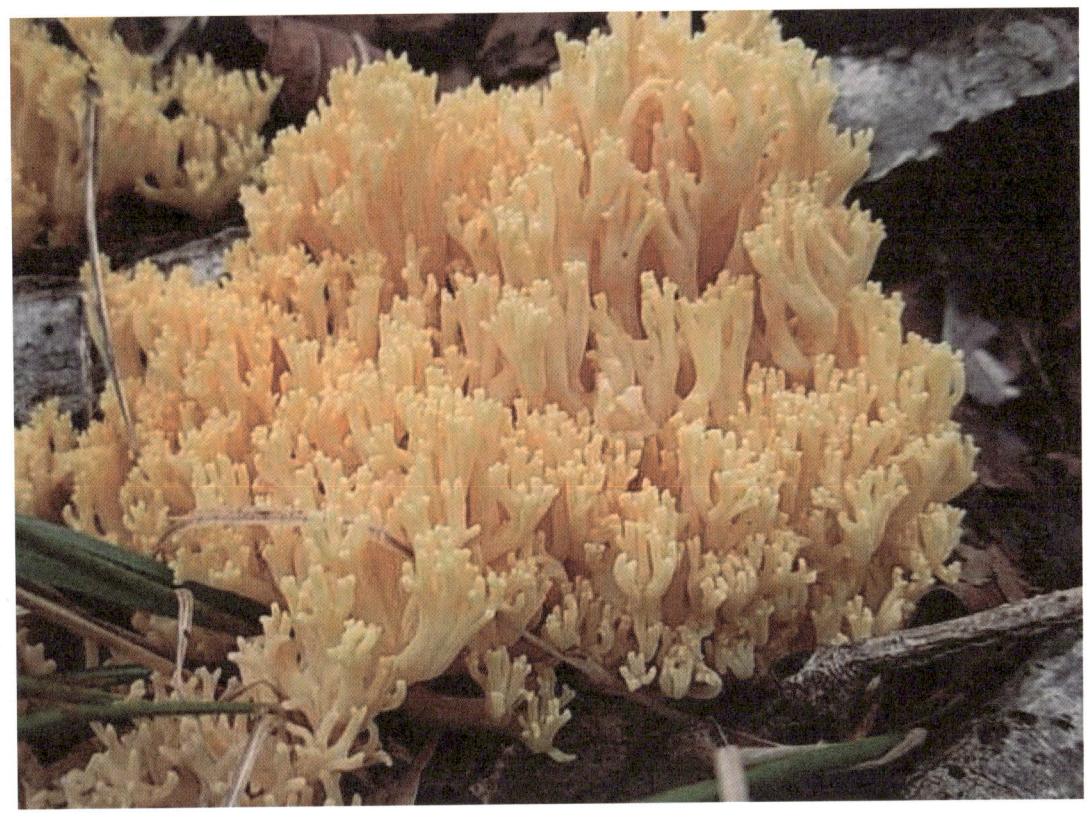

싸리버섯은 자루 높이 3~5cm, 넓이 15cm. 나무가 잘고 산 모양이 둥근 곳의 마사토나 낙엽 쌓인 곳에 잘 자란다. 한 줄기에서 연홍색이나 연자주색 가지들이 많이 올라오며, 위쪽에서도 가지가 계속 벌어진다. 몸 전체는 하얗고 살이 꽉 차 있다.

싸리버섯은 혈액 속의 콜레스테롤 수치를 낮추는 효능이 있다. 씹히는 맛이 쫄깃하고 닭고기와 비슷한 맛이 나며, 비타민 B, D, 구아닐산이 풍부하다(솔뫼, 2006).

80) 영지버섯

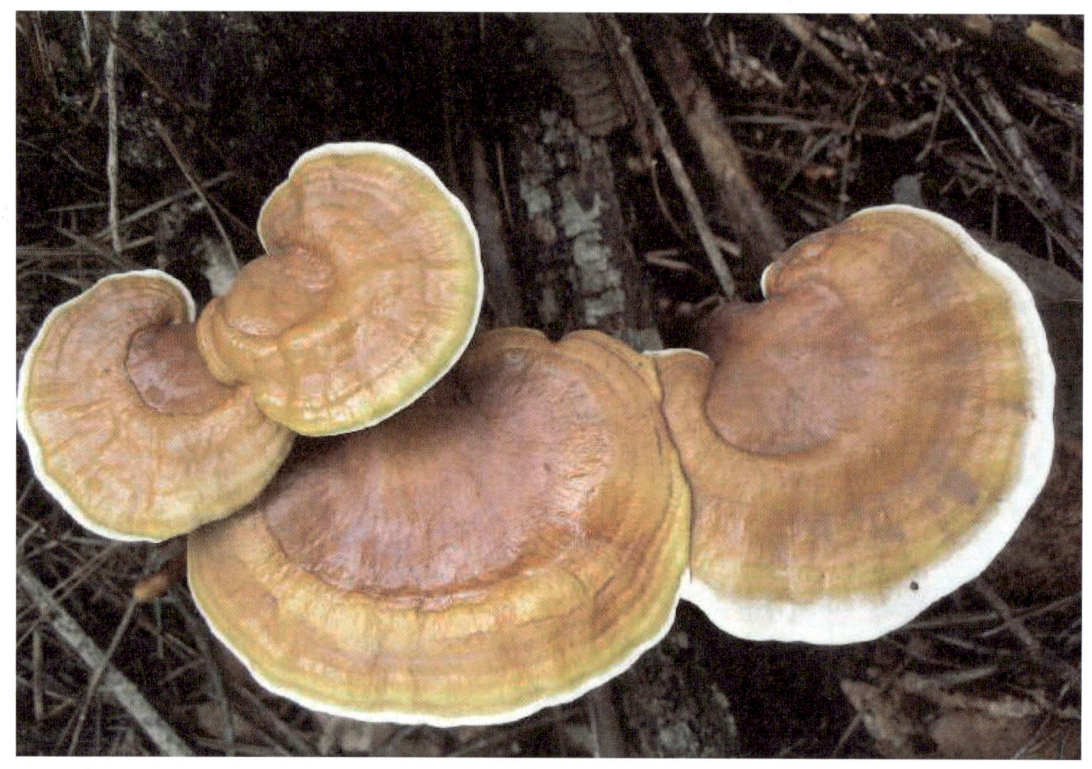

　영지(ganoderma lucidum)는 북반구 온대지방에 넓게 분포한다. 매실, 상수리나무, 졸참나무 등의 활엽수가 마른 것 또는 살아있는 나무의 줄기와 뿌리에 난다.
　산은 신장형으로 적갈색에서 자갈색까지 다양하고 윤기가 있다. 산의 표면은 황백색으로 무수히 많은 작은 구멍이 있고 이 구멍의 내벽에 다수의 단자포자가 생긴다. 포자는 갈색의 난형으로 너무 작아서 육안으로는 보이지 않는다.
　영지의 성분은 당질 톨루하로이스를 함유한다. 이것은 균류 공통 성분으로 알려져 있고 비환성의 이당류이다. 스테로이드의 에르고스테롤도 함유한 균류 공통 성분으로 자외선에 따라 비타민 D2로 변화한다(문순열, 2011).

영지는 자루 높이 10~40cm, 갓 지름 5~30cm. 장마가 올라오면 장마를 따라 남에서 북으로 발생지가 이동한다. 주로 낮은 산에 많으며, 죽은 큰 나무, 죽은 졸참나무, 죽은 꿀밤나무 밑둥치나 그 주변에서 볼 수 있다. 드물게 고산에서도 볼 수 있는데, 고산 영지는 기후의 영향을 받아 크기가 일정치 않으며 아주 큰 것도 가끔 발견된다.

갓은 불규칙한 원형 또는 부채꼴로 평평하고 울퉁불퉁하며 나이테처럼 둥근 고리 홈이 있다. 겉껍질은 매끄럽고 질기며, 누르면 코르크처럼 탄력이 있다. 줄기는 검붉고, 어릴 때는 몸체가 희고도 노란빛을 띠다가 점차 붉어지며 나중에는 짙어진다. 버섯을 채취한 이듬해에 그 자리나 부근에서 다시 자라나며, 나무에 자라는 경우에는 나무가 완전히 썩으면 버섯도 소멸한다.

버섯을 3~4년간 채취한 뒤 소멸할 무렵 다음해에 그 자리에는 간혹 잔나비걸상버섯이 나기도 한다. 반대로 잔나비걸상버섯이 먼저 나는 경우에는 영지버섯을 볼 수 없으며, 잔나비걸상버섯이 붙어서 자란 나무는 뭉개져 흙으로 돌아가는 등 간혹 이상 현상이 생기기도 한다. 활엽수에 붙은 구름버섯을 2년간 채취한 뒤 버섯이 소멸할 무렵이면 간혹 잔나비걸상버섯이나 영지버섯이 나는 경우도 있다.

한방에서는 영지버섯을 영지(靈芝)라고 한다. 면역력을 높이고, 피와 기를 잘 돌게 하며, 장기를 보하고, 근육과 뼈를 튼튼하게 하며, 어혈을 풀고, 혈색이 좋아지며, 정신을 안정시키는 효능이 있다. 동의보감에서는 영지를 장복하면 몸이 가벼워져 신선이 된다고 하였다.

암, 심장병, 신경 쇠약, 고혈압, 귀가 어두워졌을 때, 기침이 심할 때 약으로 쓰인다. 영지는 햇빛에 말려 사용한다(솔뫼, 2006).

영지(靈芝, Reishi mushroom, holy mushroom)는 영지 *Ganoderma lucidum* Leyss. ex Fr. Karsten (잔나비걸상과 Polyporaceae) 및 동속 근연종의 자실체이다. 색에 따라 홍지(紅芝), 황지(黃芝), 자지(紫芝), 백지(白芝), 흑지(黑芝)라고도 불린다.

영지는 삿갓은 목질화되어 딱딱하고 반원 또는 콩팥 모양이다. 바깥면은 붉은색, 검은색, 푸른색, 흰색, 황색, 자색 등 각각 다른 색을 띠는 여러 가지 종류가 있다. 삿갓의 바깥면은 옻칠과 같은 광택이 있고 안쪽면은 회색 또는 엷은 갈색이다. 자루는 6~10cm 내외로, 특히 삿갓의 지름보다 길고 윤기가 있는 검은색이다. 냄새가 거의 없고 맛은 약간 쓰다. 삿갓이 붉고 단단하며 크기가 고른 것이 좋다.

영지의 효과는 다음과 같다.

강장, 진정약으로 불면, 신경쇠약증, 소화불량, 노인성 기관지염에 의한 기침 등의 만성질환에 쓰이며 고지혈증, 협심증, 부정맥, 간염, 소화성궤양, 당뇨 등에도 쓰인다.

①항종양작용, 70% EtOH 추출물은 혈관신생을 억제하고 (chick embryo chorioallantoic membrane assay), LPS로 유도한 NO의 생산을 억제한다(RAW 264.7 macrophage).[193] 영지는 유방암과 전립선암세포주의 전이를 억제한다(*in vitro*).[194] 영지에는 NFkB와 AP-1의 활성을 억제하고 암세포에서 나타나는 세포간 부착과 침윤과정을 억제하는 등의 명백한 항암활성이 있다.

임상적으로 영지의 다당류 분획은 항암작용을 나타내며, 특히 암이 어느 정도 진행된 환자에 있어서 면역기능을 강화시킨다.[195] triterpene이 다량으로 들어 있는 분획은 간암세포의 성장을 억제하며(*in vitro*),[196] ganoderic acid F를 비롯한 triterpenoid 분획은 비장(spleen)의 고형암과 간으로의 전이과정에 유효하다(*in vivo*, mouse).[197] 추출물은 지질의 과산화와 산화과정(라디칼과 UV 조사 등)으로 인한 DNA의 손상을 억제한다(*in vitro*).[198]

---

193) Song YS *et al.* (2004) J. Ethnopharmacol. 90: 17-20.
194) Sliva D *et al* (2002) Biochem. Biophys. Res. Commun. 298: 603-612.
195) Gao Y *et al.* (2003) Immunol. Invest. 32: 201-215.
196) Lin SB *et al.* (2003) Life Sci. 72: 2381-2390.
197) Kimura Y *et al.* (2002) Anticancer Res. 22: 3309-3318.
198) Lee JM *et al.* (2001) Phytother. Res. 15: 245-249.

②심혈관계에 대한 작용, 영지는 혈중 LDL 콜레스테롤 수치를 낮추며(*in vivo*, hamster, minipig).[199] ganoderic acid와 그 유도체들은 콜레스테롤의 합성을 억제한다(*in vitro*).[200] 수용성 분획은 혈소판응집억제 작용이 있다. 추출물은 교감신경을 억제하여 혈압강하작용을 나타낸다(*in vivo*, rabbit, mouse).[201]

③세포보호작용, 간세포보호작용 다당류는 BCG 감염으로 유도한 간조직의 손상으로부터 간세포를 보호하며(*in vivo*, mouse),[202] 담즙관 결찰로 유도한 간 섬유화를 억제한다(*in vivo*, rat).[203] 위세포보호작용, 취장세포보호작용 등의 효과를 얻을 수 있다.

④면역계에 대한 작용, 면역증강작용, 면역조절작용 등의 효과를 얻을 수 있다.

⑤항바이러스작용, 다당류에 결합된 산성 단백질에는 항 HSV 작용이 있으며, acyclovir, vidarabine, interferon과 같은 바이러스 치료제의 작용을 증강시킨다(*in vitro*, Vero cell).[204]

⑥혈당강하작용, ganoderan B(β-glucan)를 포함한 다당류에는 혈당강하작용이 있으며(*in vivo*, normal mouse) 취장의 베타세포로의 칼슘이온의 유입을 촉진함으로써 인슐린의 분비를 증가시킨다.[205] 진통작용, 물추출물은 진정작용을 나타내며(mouse), 현저한 진해·거담효과를 나타낸다. 추출물은 항생제의 작용을 증강시킨다(*in vitro*).[206]

영지버섯은 항암, 고혈압, 당뇨, 면역기능, 건위, 고지혈증, 진해, 기관지염, 강심 등 효과를 얻을 수 있다.

---

199) Berger A *et al*. (2004) Lipids Health Dis. 3: 2.
200) Komoda Y *et al*. (1989) Chem. Pharm. Bull. 37: 531-533.
201) Lee SY, Rhee HM (1990) Chem. Pharm. Bull. 38: 1359-1364.
202) Zhang GL *et al*. (2002) World J. Gastroenterol. 8: 728-733.
203) Park EJ *et al*. (1997) Biol. Pharm. Bull. 20: 417-420.
204) Oh KW *et al*. (2000) J. Ethnopharmacol. 72: 221-227.
205) Zhang HN, Lin ZB (2004) Acta Pharmacol. Sin. 25: 191-195.
206) Yoon SY *et al*. (1994) Arch. Pharm. Res. 17: 438-442.

81) 상황버섯

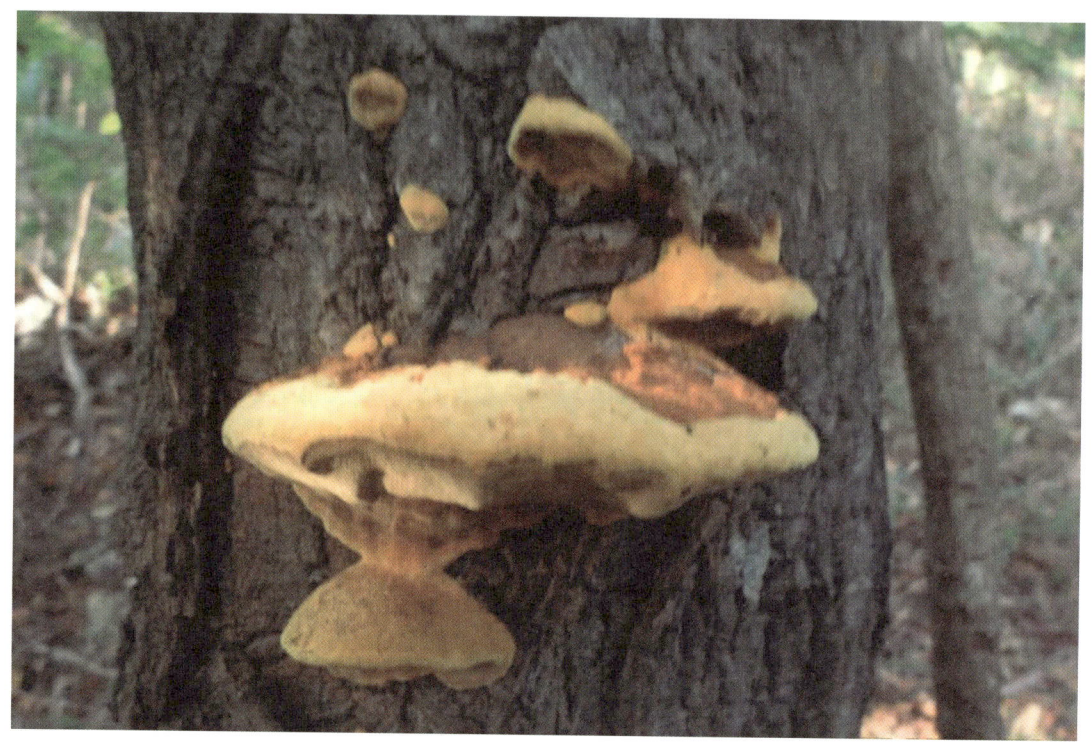

　상황버섯은 자루 높이가 없고, 갓 지름 6~12cm. 해 뜨는 북쪽 물 흐르는 계곡선에 이끼가 많은 곳이나 고산 계곡에 쓰러진 나무, 살아 있는 나무에 주로 자란다. 어떤 나무에서 자라느냐에 따라 버섯의 생김새와 강도, 이름이 조금씩 다르다.
　갓은 평평한 반원형 또는 둥그스름한 모양으로 자라며, 갓 표면에 둥근 나이테가 있다. 나이테가 많을수록 오래된 것이고, 나이테가 늘어날수록 몸 전체가 두툼해진다. 처음 자랄 때는 노란 진흙덩어리 같은 것이 길쭉하게 뭉쳐나오며 겨울이 되면 성장을 멈추고 노란 부분이 진흙색으로 바뀐다. 종류에 따라 희끄무레한 색으로 변하기도 하며 다시 봄이 되면 노랗게 덧자란다.

세계적으로 40종정도 발견되었으며 우리나라에는 8종이 있다. 캄보디아, 중국, 열대지역에서 나는 것은 성장이 빠르고, 춥고 4계절이 있는 지역에서 나는 것은 더디게 자란다.

우리나라에는 4계절이 있어 겨울에는 버섯의 성장이 멈추며 봄부터는 다시 동면에서 깨어나 여러 해에 걸쳐 성장한다. 4계절 내내 채취할 수 있으며 한 번 채취하면 5년 후에 그 자리나 주변에서 다시 채취할 수 있다. 나무가 완전히 썩어버리면 버섯도 소멸한다.

한방에서는 상황버섯을 상황(桑黃)이라고 한다. 면역력을 길러주고, 독을 없애며, 피를 맑게 하고, 몸을 보하며, 위를 튼튼하게 해주고, 장을 깨끗하게 하는 효능이 있다. 동의보감에서는 성질이 평이하고 맛이 달며 독이 없다. 위장의 딱딱한 멍울 암을 치료하고, 정신을 맑게 하며 음식을 잘 먹게 하고 구토와 설사를 멎게 한다고 하였다.

상황버섯은 암, 당뇨, 고혈압, 설사를 할 때 약으로 쓰인다. 약용버섯 중에 항암성분이 가장 많이 들어 있다. 상황버섯은 햇빛에 말려 사용한다.

5. 우리 몸의 부위에 좋은 한국의 축산물·수산물·농산물과 약초 한약 생약

소화기 계통에 좋은 축산물·수산물·농산물과 약초 한약 생약

1) 위염

우리가 살아가는 기본적 원동력 에너지인 음식물의 계속적인 섭취는 우리 몸 위(胃)가 운동을 하며 많은 자극을 받기도 한다. 위가 감당할 수 있는 능력의 한계를 넘은 폭음, 폭식, 식체(食滯)는 위를 병들게 할 수 있다.

위염(胃炎)은 급성(急性)과 만성(慢性)으로 나눌 수 있는데 급성위염(急性胃炎)과 만성위염(漫性胃炎)의 원인과 증세는 다음과 같다.

급성위염(急性胃炎) 원인은 내적 요인과 외적 요인이 있으며 내적 요인으로는 장티푸스, 디프테리아, 폐렴 등의 급성 전염성과 결핵, 매독 등의 만성 전염병, 신장(腎臟) 질환, 심장병(心臟病) 등이며 외적 요인으로는 지나치게 맵거나 짠 자극적인 음식, 부패한 음식, 폭음, 알콜, 커피 등의 과음, 약물중독 등에 의해서 일어난다.

만성위염(漫性胃炎) 원인은 과식과 과음, 불규칙한 식사법 등이 주된 원인이 되며 이 밖에 정신적 스트레스가 많을수록 위장이 장해를 받아 위의 염증을 일으키며, 짠 것, 매운 것을 상식(常食)하는 것도 위염의 원인이 되고, 항생제의 복용도 위점막을 상하게 하여 위염이 되며 그리고 알콜, 커피 등의 기호 식품을 지나치게 섭취하거나 또 유전적인 체질, 세균감염에 의해서도 만성 위염이 일어난다.

위하수증(胃下垂症) 원인은 위가 보통 사람보다 비정상적으로 밑으로 처져 있는 상태를 위하수라 하며 한국 사람의 33%가 위하수이다. 위하수 자체는 병이 아니고 증세가 나타나야 질병이 되는 것이다. 원인으로는 선천적으로는 허약체질이 되고 후천적으로는 전신쇠약 된다. 위하수증이 있는 사람은 보편적으로 신경질적이어서 마음을 너그럽게 가지지 못하고 사소한 일에도 과민성을 보이며 잠이 잘 오지 않아 불면증에 시달리고 화를 잘내고 언행에 불안정감을 주는 것이 특징이다.

급성위염(急性胃炎) 증세는 흔히 위경련으로 불릴 만한 윗배의 심한 통증과 팽만, 심와부용이 있으며 심한 구토에서 구역질을 일으킨다. 속이 메스껍고 식욕이 떨어지며 혀에는 백태가 끼고 입 안이 건조하여 꺼실꺼실하며 심한 냄새가 난다.
체온이 상승되며 맥박은 빠르고 현기증, 두통을 느낀다. 심한 때는 허탈에 빠진다. 설사를 일으키기도 하며 약물로 인한 시는 복막염(腹膜炎)을 병발한다. 급성위염(急性胃炎)은 단시일 내에 증세가 가라앉으나 때로는 반복되고 치료하지 않아 만성위염(漫性胃炎)으로 되는 경우가 있다.

만성위염(漫性胃炎) 증세는 만성 위염은 특유한 증세는 없으나 일반적인 증세로 지방이나 단 것, 알콜, 겨자, 고추 등을 먹었을 때 심한 증세가 있는데 2~3시간이 지나면 가슴이 쓰리고 위가 아파오는 경우가 있으나 공복시에 생기는 상복부의 통증과 달리 할키듯이 아파온다. 또 전신이 나른하고 신경 쇠약 증세가 나타나며 혀에는 백태가 끼고 구취가 심하다.
이러한 증세의 원인으로는 위액의 분비가 정상보다 더 많아졌을 때 생기는 경우와 정상보다 더 적을 때 생기는 경우 두 가지가 합쳐져 있다. 다시 말하면 만성 위염은 위액의 분비량에 따라 조금씩 다른 것이다.
만성 위염에서 정상보다 위액분비가 많은 것을 위산과다로서 비후성(肥厚性) 위염이라 하고 정상보다 위액분비가 감소되는 것을 저산(低酸), 무산(無酸)으로 위축성(萎縮性) 위염이라 한다.
위산과다증(胃酸過多症) 증세는 비후성 위염(肥厚性胃炎)이라고도 하며 위산과다증은 위액의 산도(酸度)가 높고, 위액의 분비량이 증가되며 산증상이나 동통의 증상이 나타나는 것을 말함인데 산증상이란 산성 하품, 신트림, 가슴이 쓰린 것을 이른다. 또 비후성 위염의 증세로 신물이 올라오고 군침이 돌며 자주 하품이 나면서 공복시에 배가 심하게 아프고 등줄기가 꼿꼿하며 그리고 등에 통증 같은 증세가 있다.

위산과소증(胃酸過小症) 증세는 무산증이라고도 하며 증상이 일정하지 않다가 차차 심해지면 나타난다. 식욕이 없으면서 윗배가 거북하고 더부룩하며 음식 냄새를 맡거나 먹으면 욕지기가 있다. 그리고 빈혈과 구갈이 있기도 한다. 위축성 위염의 특징은 위액의 산 분비량이 적하되는 것이며 합병증으로 위아토니나 위하수가 있다. 이로 인해 식욕이 떨어지며 식후에 윗배가 팽팽해져 거북할 때가 있는데 이는 위액의 염산 결핍과 위 운동의 활발하지 못 한데서 오는 증상이다.

위하수증(胃下垂症) 증세는 정상 위보다 약간 처져있기에 위 운동이 활동적이지 못해 늘 속이 그득하여 시장기를 느끼지 못한다. 또 음식물의 섭취량이 많으면 위가 심하게 부대끼고 통증이 온다. 배를 움직이면 위 속에서 출렁출렁 물소리가 나기도 한다. 그러다가도 몸의 자세를 오른쪽으로 기울이면 증상이 덜해진다.

위염에 좋은 축산물·수산물·농산물과 약초 한약 생약은 다음과 같다.

(1)팥 : 103페이지	(2)부추 : 116페이지
(3)엉겅퀴 : 119페이지	(4)진피 : 139페이지
(5)밤 : 149페이지	(6)도라지 : 156페이지
(7)더덕 : 159페이지	(8)고삼 : 164페이지
(9)인삼 : 185페이지	(10)황금 : 206페이지
(11)생강 : 215페이지	(12)마늘 : 211페이지
(13)삽주 : 220페이지	(14)마 223, 천마 224, 참마 227
(15)구절초 : 262페이지	(16)인진쑥 : 272페이지
(17)민들레 : 274페이지	(18)황백 : 283페이지
(19)느릅나무 : 285페이지	(20)송엽 : 302페이지
(21)두릅나무 : 307페이지	(22)복령 : 322페이지
(23)흑염소한약액 : 24, 481, +α	(24)붕어한약액 : 66, 481, +α
(25)잉어한약액 : 69, 481, +α	(26)인삼액 185, 홍삼액, 흑삼액 190
(27)흑마늘액 : 211페이지	(28)한약액

2) 위암

위암(胃癌)의 원인과 증세는 다음과 같다.

위암(胃癌)의 원인은 잘못된 식생활이 가장 큰 원인 인자로 볼 수 있다. 위암(胃癌)을 일으키는 직접적인 원인에 대해서는 아직까지 분명치 않으나 일반적으로 유전적 체질이나 만성 위염(慢性胃炎), 위궤양 등 위(胃)의 병이 상당히 진행되어 위암(胃癌)으로 발병(發病) 되는 경우가 많다고 한다.

위암의 증세는 초기에는 별다른 증세가 없어 발생 후 15개월 내지 20개월까지 아무 증세가 없다. 그 이후 증세가 있다 하여도 뚜렷하지 않아 대부분의 사람들이 지나쳐 버리기 쉽다. 그러다가 조금 증세가 심해지면 계속해서 소화불량이 나타나 식욕이 떨어지고 식사 후 배가 더부룩하고 괴로우며 몸이 야위어져 간다. 때로는 위궤양의 증세를 느낄 때도 있고 토혈(吐血), 구토, 위통(胃痛) 등이 나타날 수 있다.

위암(胃癌)이 말기가 되었을 때의 증세는 눈에 띄게 체중이 감소하고, 식욕이 떨어지며 암 종양(腫瘍)이 유문(幽門) 부근에 가까울 때는 위(胃)가 막히는 수가 있고 음식물을 먹은 후 조금 지나 토하기도 한다.

종양이 분문부(噴門部)에 있을 때는 음식물을 먹는 대로 즉시 토하게 되고 피를 토하며 또 대변에 검붉은 색의 피가 섞여 나오기도 한다. 이때에는 명치 부분에 혹이 만져지는 수가 있고 체중이 급격히 줄어들기도 한다.

위암(胃癌) 말기가 되면 위의 증세 외에 심한 위통(胃痛), 빈혈, 황달이 있고 좌쇄골상부임파선(左鎖骨上部淋巴腺)이 증대해 지기도 한다. 또 배에 복수(腹水)가 심하고 얼굴과 팔, 다리에 부종이 있다. 암(癌)이 위 주위의 임파선, 복막 및 혈액을 통하여 췌장, 간장, 대장(大腸), 비장(脾腸) 등으로 퍼질 수도 있다.

위암에 좋은 축산물·수산물·농산물과 약초 한약 생약은 다음과 같다.

(1)엉겅퀴 : 119페이지	(2)밤 : 149페이지
(3)도라지 : 156페이지	(4)인삼 : 185페이지
(5)황금 : 206페이지	(6)마늘 : 211페이지
(7)삽주 : 220페이지	(8)마 223, 천마 224, 참마 227
(9)인진쑥 : 272페이지	(10)민들레 : 274페이지
(11)느릅나무 : 285페이지	(12)송엽 : 302페이지
(13)두릅나무 : 307페이지	**(14)붕어한약액 : 66, 481, +α**
(15)인삼액, 인삼한약액 : 185	**(16)홍삼액, 흑삼액 : 190페이지**
(17)흑마늘액 : 211페이지	**(18)한약액**

3) 변비

변비(便秘)란 건강한 상태에 비해서 대변을 보는 횟수가 적고 배변량 또한 감소되어 불쾌감을 느끼는 것을 말하며 2~3일에 한 번 변을 보아도 이렇다 할 증상이 없는 경우 정상적인 변통이라 할 수 있다.

변비의 원인과 증세는 다음과 같다.
변비의 원인은 대부분 정신적인 스트레스, 불규칙한 생활, 섬유질이 적은 식사 등과 관계가 있으며 질병에 의한 것은 당뇨병, 뇌졸중, 임신, 우울증, 대장암, 간질환, 항문질환 등이 있다. 변비가 계속되면 비만, 여드름, 기미 등의 원인이 될 수 있고 쉽게 피로하여 권태감을 느끼게 되며 특히 여성의 생리나 위장, 간장 등의 악영향에 주의해야 한다.
변비증은 겉으로 모두 같아 보이지만 변비가 생기는 원인에 따라 기질성 변비와 기능성 변비로 나뉘어 진다.

기질성 변비(器質性便秘)는 장관이나 그 주위의 장기에 기질적으로 병변이 있어서 생기는 경우인데, 장에 염증이나 종양 혹은 반흔(瘢痕)이 있어서 이로 인해 장이 좁아졌다든지 구부러졌다든지 혹은 주위에서 장이 압박되고 유착되었을 때 생기는 것으로 그 원인이 되는 병근을 수술로 제거하지 않는 한 낫지 않는다.
또한 이러한 장해가 없더라도 거대 결장증(巨大結腸症)이라 하여 장관이 굵어지거나 혹은 결장 과장증(結腸過張症)이라 하여 장이 보통보다 더 길어졌거나 하면 역시 변비가 된다. 노인에게 변비가 있을 경우에는 일단 이러한 종류의 원인을 의심해 보는 것이 필요하다.

기능성 변비(機能性便秘)는 만성장염, 장결핵 등으로 인해 설사와 번갈아 생기는 변비 혹은 신경질환, 가령 뇌척수의 질병 등으로 장을 지배하고 있는 신경이 침해되어 마비로 인한 변비 혹은 내분비 이상, 장내 소화효소의 분비가 나빠 생기는 변비와 또 이러한 원인 이외에 생기는 변비를 총칭하여 기능성 변비라고 한다.

뚜렷한 원인이 없이 생기는 변비를 만성 기능성 변비 혹은 상습성 변비라 한다.

상습성 변비(常習性便秘)는 만성 변비 가운데 2/3 이상을 차지하는 상습성 변비는 다시 이완성 변비와 경련성 변비로 나뉜다. 상습성 변비를 가진 대부분의 사람에게는 대장 작용의 저하로 인해 대변 작용이 약화되어 변비증이 생기게 된다. 다시 말하면 대장의 긴장이 나빠지기 때문에 일어난다고 할 수 있으며 이를 이완성 변비라 한다.

그 밖에 너무 소화가 잘 되거나 찌꺼기가 적은 음식만을 섭취하고 있으면 변의 생산이 적어져 점차로 변비 증상이 나타나고 또 직업상 시간 관계로 해서 배변을 참거나 혹은 치질이 있어 배변 때 아픔이 오는 것이 두려워 변을 참고 있으면 만성 변비가 된다.

이와 같이 변을 보고 싶어도 꾹 참거나 화장실 가는 것을 귀찮아한다면 차츰 이것이 버릇이 되어 변비가 생기게 되므로 이것을 습관성 변비라 한다.
평상시에는 규칙적으로 변을 보는 사람일지라도 여행을 하거나 갑작스런 사고, 혹은 신경을 썼을 때 변비가 생기는 경우가 있으며 이를 신경성 변비라 한다. 이것은 신경의 긴장에서 해방되면 정상으로 돌아가지만 사소한 일에까지 신경을 써 그 때마다 변비증이 생긴다면 상습 변비증이 있는 사람과 똑같은 전신증상을 나타내므로 치료를 받아야 한다.
이 경련성 변비에 있어서는 강한 복통이 따르는 것이 특징인 점과 신경과민인 사람에게 많지만 우리나라 사람에게는 많지 않은 현상이다.

변비의 증세는 다음과 같다.
변비의 초기에 볼 수 있는 뚜렷한 원인도 따르지 않는 단순한 변비에서는 고통도 없고 거의 대부분 며칠 후에 저절로 변을 보게 된다. 따라서 초기 변비일 경우는 자신이 느끼지 못하므로 이런 증상들이 거듭되어 만성화된 변비 증상을 심하게 한다.

변비로 인해 생명의 위험에 빠지는 일은 없지만 변통이 잘 되지 않으면 대변에서 발생하는 나쁜 성분이 혈액 속으로 들어가서 두통이 일어나거나 몸이 무겁고 쉽게 피로하며 식욕부진이 일어날 수 있다. 또 배가 팽팽하며 아랫배에 압박감이 있고 가슴이 쓰리는 등의 증세가 있다. 이 밖에도 머리가 무겁고 운동능력이 저하되며 변비로 인해 숨을 내쉬면 냄새가 날 수 있다. 또한 피부가 거칠어지고 안색이 나빠지며 기미가 생기면서 이런 영향들이 전신에까지 나타날 수 있다.

더러는 숙변성 발열(宿便性發熱)이라는 열을 내는 수도 있으며, 변비증이 있는 사람은 항상 몸이 좀 뜨거운 듯 하면서 나른하다. 이완성 변비에 있어서는 경련성 변비 만큼의 심한 증상은 나타나지 않으며, 경련성 변비에 있어서는 식후에 배가 그득하고 가스 복통이 있을 수 있다.

변비는 일반적으로 남성보다 여성에게 더 많으며 여성의 경우 젊은층부터 시작하여 산전 산후의 변비가 습관성이 되어 상습성 변비 증상을 갖기도 한다. 노인의 경우 계속적인 변비는 거대 결장증의 원인이 많다.

변비에 좋은 축산물·수산물·농산물과 약초 한약 생약은 다음과 같다.

(1)미역 : 33페이지	(2)다시마 : 36페이지
(3)보리 : 88페이지	(4)고구마 : 93페이지
(5)감자 : 95페이지	(6)토마토 : 125페이지
(7)사과 : 133페이지	(8)배 : 136페이지
(9)잔대 : 162페이지	(10)결명자 : 236페이지
(11)어성초 : 267페이지	(12)질경이 : 276페이지
(13)뽕나무, 상엽, 오디 : 292페이지	(14)송엽 : 302페이지
(15)장어한약액 : 63, 481, +α	(16)붕어한약액 : 66, 481, +α
(17)잉어한약액 : 69, 481, +α	(18)토마토즙 : 125페이지
(19)사과즙 : 133페이지	(20)배즙, 약도라지배즙 136페이지
(21)한약액	

4) 복막염

복막(腹膜)이란 내장(內臟)을 둘러싸고 있는 두겹으로 된 얇은 주머니이다. 복막에 생긴 병으로는 그 원인에 따라 복막염(腹膜炎), 결핵성 복막염(結核性腹膜炎), 담즙성 복막염(膽汁性腹膜炎), 임균성 복막염(淋菌性腹膜炎) 등이 있다. 복막의 질병 중 가장 흔한 복막염(腹膜炎)은 위험도가 높은 급성 복막염(急性腹膜炎)과 만성 복막염(慢性腹膜炎)으로 나뉘어 진다.

복막염(腹膜炎)의 원인과 증세는 다음과 같다.
급성 복막염(急性腹膜炎) 원인은 복막(腹膜)에 일어나는 급성 염증으로 충수염의 천공에 의한 원인이 가장 많고, 위 및 십이지장 궤양의 천공소장의 회저성 폐색, 헤르니아, 장티푸스 등 위장관의 천공에 의한 원인이 있을 수 있다. 또한 체외로부터 복벽에 갑작스러운 압력이 가해지거나 둔기로 복부를 맞아 복벽에는 이상이 없으나 그 충격에 의해 위장관이 천공되거나 또 흉기나 총에 의한 관통창에 의해서도 급성 복막염(急性腹膜炎)이 있을 수 있다.

그리고 여성의 경우 분만, 유산, 임신중절 등에 의해서도 나타난다. 이는 남성과 달리 여성은 나팔관이 자궁 및 질을 통하여 체외로 개방되어 있기 때문이다. 만성 복막염(慢性腹膜炎)의 원인은 대부분 결핵성 복막염이며 이외 만성 신장염(慢性腎臟炎)이나 간경변증에 의한 복수로 인해서 발생되기도 한다.

급성 복막염(急性腹膜炎)의 증세는 갑자기 격심한 복통이 일어나면서 쇼크 상태에 빠진다. 열이 올라가고 맥도 얕아지고 빨라지며 배를 눌렀다가 갑자기 떼면 극심한 통증을 호소한다. 구토가 조기 증세로 나타나며 장이 마비되므로 대변 가스 배출이 없어진다. 백혈구 증가가 나타나며 차차 진행됨에 따라 의식이 불명되고 사망에 이를 수도 있다.

만성 복막염(慢性腹膜炎)은 결핵성 복막염과 암성(癌性) 복막염이 있는데 결핵성 복막염은 서서히 발병하는 것이 특징이며 복통은 심하지 않고 복수가 차서 배가 부어오른다. 미열이 있고 전신쇠약과 체중감소가 있다. 암성 복막염(癌性腹膜炎)은 복수가 차고 전신쇠약, 체중의 감소를 보인다.

결핵성 복막염(結核性腹膜炎)의 원인과 증세는 다음과 같다.
원인은 주로 폐결핵으로부터 혈행성 전이로 나타난다. 이외에 장결핵(腸結核)이 복막으로 퍼진 경우와 전신속립(全身粟粒) 결핵에 의해서도 결핵성복막염이 발생될 수 있다.

증세 발병은 매우 완만하며 동통도 심하지 않다. 다만 복부의 팽만, 전신권태, 소화불량, 설사, 하복부의 통증, 미열 등을 나타내고 복수가 있다. 이 복수는 섬유소를 포함하고 있다. 결핵성 복막염의 증세는 병리 해부학적으로 삼출형(滲出型)과 결절형성형(結節形成型)이 있는데 삼출형은 복막에 속립대의 결절이 무수히 생기며 다량의 복수가 있으나 담황색이며 혈액을 띤 경우는 드물다. 결절형성형은 복수가 적고 조대(粗大)한 결절은 종류(腫瘤)의 상태로 형성된다.

담즙성 복막염(膽汁性腹膜炎)의 원인과 증세는 다음과 같다.
원인은 화학물질 즉 장관(腸管)의 소화액, 췌장액, 담즙 등이 복강내로 유출되어 복막을 자극함으로써 나타난다. 직접적 원인으로는 담석증(膽石症)으로 담낭(膽囊), 담도(膽道)가 파열되었다든가 담즙의 울체가 있을 때 실시한 간생검(肝生檢) 후에 담즙이 복강으로 유출되고 복막을 자극하여 생긴다.

증세는 담즙성 복막염(膽汁性腹膜炎)은 급성 복막염(急性腹膜炎) 보다 더 격심한 통증이 있다.

복막염(腹膜炎)에 좋은 축산물·수산물·농산물과 약초 한약 생약은 다음과 같다.

(1)참마 : 227페이지	(2)결명자 : 236페이지
(3)녹용한약액 : 29, 481, +α	(4)붕어한약액 : 66, 481, +α
(5)잉어한약액 : 69, 481, +α	(6)한약액

5) 치질

항문(肛門)은 음식물이 소화 흡수된 후 찌꺼기인 대변이 몸 밖으로 배출하는 배출구이다.

항문은 직장(直腸), 대장(大腸), 소장(小腸), 위(胃), 식도(食道), 입으로 연결되어 있다. 섭취한 음식물이 소화되면 항문으로 내려와 항문과 직접 연결된 직장(直腸) 팽대부에 저장된다. 여기에 일정한 양이 저장되면 직장의 압력이 높아져 직장신경이 자극을 받아 변의(便意)를 느껴 배변을 한다. 또한 직장에 저장된 배설물이 배출되지 못하게 항문을 졸라 매고 있는 근육을 항문괄약근(肛門括約筋)이라 하며 배변시에는 이 근육이 이완되어 변이 쉽게 배설된다.

직장항문관(直腸肛門管)의 내면은 점막에 의해 덮여 있으며 이곳에는 대변이 통과하기 쉽게 점액(粘液)을 분비하는 항문소와(肛門小窩)와 항문선이 있어 배변이 원활히 이루어진다.

항문소와는 항문선에서 만들어진 점액이 나와 괴어 있는 곳이며 항문선이란 점액을 분비하는 곳이고 항문선에서 만들어진 점액이 나오는 길을 항문선도관(肛門腺道管)이라 하며 치루(痔瘻) 발생에 관계가 있다. 대변이 묻어 있는 세균이 이 도관을 통하여 항문선에 침입, 화농하여 고름이 주머니를 형성하여 치루로 된다.

항문(肛門)은 대변을 몸 밖으로 배출시키는데 필요한 모든 장치를 뜻하는 것이다. 항문 질병은 치핵(痔核), 열치(熱痔), 탈항(脫肛), 직장탈(直腸脫), 항문주위농양(肛門周圍膿瘍), 치루(痔瘻), 항문소양증(肛門搔痒症) 등이다.

치질의 원인과 증세는 다음과 같다.

치핵(痔核)의 원인은 항문관의 길이는 약 4cm인데 밖의 2cm의 부위는 지각신경이 지배하여 매우 동통에 예민하나 안으로 2cm의 부위는 내장신경(內臟神經)의 지배를 받아 동통에 둔감하여 치핵(痔核)이 심해서 출혈이 있어도 아무런 아픔을 느끼지 못하는 경우가 많다. 이러한 치핵(痔核)은 전 인구의 약 54~80%의 빈도로 발생하며 항문병 중에서도 가장 높은 비중을 차지하고 있다. 이 중 절반인 40%는 자기가 치핵을 갖고 있다는 것을 모르고 지나며 나머지 반은 자기에게 치핵이 있다는 사실을 알고 있다.

치핵은 항문부에 분포되어 있는 정맥내벽이 부분적으로 팽창되어 멍울을 일으켜 혹같이 두드러져 나온 것이다.

치핵(痔核)의 원인은 복압의 항진에 의해 생기는데 이를 유발하는 요인으로는 가장 많은 것이 변비이며 이 밖에 복강이나 골반의 종양, 염증성 삼출물(炎症性滲出物), 반흔(瘢痕) 또는 후굴자궁(後屈子宮)의 굴압박, 요도협착, 요로결석(尿路結石), 방광결석, 전립선비대 등도 모두 복합항진의 요인이 되고 있다.

이 밖에 치핵(=치질)의 원인으로는 지나치게 육식을 한다거나 알콜류나 담배를 너무 많이 피었다거나 탄력성이 있는 의자에서 오랫동안 앉았을 때, 자극성있는 음식을 먹었을 때, 하제를 남용했을 때, 항문 부분을 깨끗이 닦지 않았을 때, 과도한 성교를 하였을 때 등이다.

치핵(痔核)의 증세는 치핵(痔核)은 생기는 부위에 따라 외치핵(外痔核)과 내치핵(內痔核)으로 나뉘어 진다.

외치핵은 항문의 피하, 즉 항문 정맥총의 구 역내에 발생하는 것으로 이 정맥층은 항문부피하결체직 중에 있으며 그 혈액은 음부정맥을 거쳐 하대정맥(下大靜脈)으로 환류하게 된다. 외치핵은 피하에 있다고 피하치질이라고 하며 숫치질이라고도 한다.

내치핵은 자율신경의 지배를 받으므로 통증이 없으나 외치핵은 체신경의 지배를 받으므로 심한 통증을 호소한다. 증세로는 배변할 때 항문에 힘을 주면 살덩어리가 돌출되어 나오고 또한 출혈을 일으켜 배변 후에 피가 떨어진다.

치핵이 부어오르고 통증이 심하면 걸음걸이도 불편해지고 용변도 힘들게 된다. 가벼운 열도 있고 고열이 나는 경우도 있다.

내치핵의 경우 반드시 출혈하게 되는데 이는 초기에는 대부분 잠복성으로서 특이한 증상이 없으며 항문 내가 약간 개운치 못하고 막힌 듯한 느낌이 들거나 자리에 앉기가 거북하고 배변시 약간의 통증이 있을 정도이다.

내치핵 때 출혈의 양은 변을 볼 때 변의 덩어리의 표면에 묻어 나오는 정도의 것에서부터 변을 보고 밑을 닦을 때 휴지에 묻어 나오는 정도의 출혈까지 있는데 그 양은 두세 방울 가량이다.

출혈을 하는 횟수는 일정하지 않아 변을 볼 때마다 출혈하는 경우가 있는가 하면 한 달에 약 한 번 가량의 출혈로서 멎는 수도 있다. 이런 출혈이 계속되면 출혈량은 적더라도 빈혈을 일으켜 안색이 나빠지는 경우가 있다. 치출혈은 점막 아래 확장되었던 정맥류 모양의 정맥이 파열되거나 점막 출혈이 원인이 된다.

이 점막 출혈은 확장되었던 모세관이 변의 덩어리의 마찰로 해서 터지게 되기 때문이다. 힘을 주게 되면 물처럼 뿜어 나오는 때가 있다. 이는 힘을 가하면 맥관내의 혈압이 높아지기 때문이다. 이 때 나오는 피의 색깔은 대개 암흑색으로 정맥성이지만 더러는 선홍색인 경우도 있다. 이는 동맥혈이거나 출혈한 다음 바깥 공기에 의해 산화작용을 받기 때문이다.

변을 보자마자 검은 피가 묻어 나오는 수가 있는데 이것은 항문에 축적되었던 묵은 피이다. 출혈이 멎게 되는 것은 직장(直腸) 근육의 수축 때문이거나 대변이 출혈되는 부분에 그대로 머물러 압박하기 때문이다.

열치(裂痔)의 원인은 이는 변비로 변이 굳어져 배변시에 항문부가 찢어져 열창(裂瘡)을 일으킨 것을 말하며 치핵과 더불어 발생율이 가장 많다. 원인은 굳어진 변을 배설하거나 혹은 변비 때문이다.

열치(裂痔)는 여자의 경우 항문 앞쪽에, 남자는 항문 뒤쪽에 많이 생긴다. 그 외 결핵, 매독, 궤양성 대장염, 항문암 같은 질병으로 인해 생기는 수도 있다. 여성의 경우 분만 때에 찢어지는 수도 있다.

열치(裂痔)의 증세는 배변시 검붉은 출혈과 통증이 동시에 있는데 배변 시의 통증은 두 가지 형태로 나타난다.

즉 배변 직후부터 아픈 것과 20~30분 후부터 묵직하게 아리는 증상이다. 이것을 그대로 두면 나중에는 묵직하고 따갑고 아리는 듯한 동통시간이 점점 길어지며 처음의 아픔이 채 가시기도 전에 또 변이 마려워지고 그럼으로써 아픈 자리를 다시 자극하게 되므로 계속적인 통증이 수반된다.

탈항(脫肛)의 원인은 배변은 직장(直腸)의 수축에 의한 밑으로 내려 미는 힘과 항문이 밖으로 뒤집히며 내미는 힘에 의해서 이루어진다. 배변시엔 약간 항문이 뒤집혔다가 배변을 마치면 제자리에 돌아가는데 항문부에 치핵, 기타의 종양이 생기면 배변시의 생리적인 항문탈출(肛門脫出)의 도가 심해진다. 또 변비가 심하다든가 설사가 심할 때에도 항문탈출도가 심해진다. 이 현상을 탈항이라 하며 대개는 치핵(痔核)을 적시에 치료하지 않고 방치해 두면 치핵성 탈항(痔核性脫肛)이 된다.

탈항(脫肛)의 증세는 처음에는 손으로 밀어 넣으면 안으로 들어가 버리지만 오래되면 배변 때, 일어설 때 혹은 나중에 항상 나와 있게 된다. 중독증에서는 탈출된 한 점막에 염증이나 궤양을 일으키게 된다.

직장탈(直腸脫)의 원인은 이는 항문탈(肛門脫)이 심해져서 항문괄약근이 늘어나고 힘이 없어졌을 때에 생긴다.

직장탈(直腸脫)의 증세는 항문탈(肛門脫)은 장미꽃 송이 같고 직장탈(直腸脫)은 직장에 횡적인 주름이 있다. 반대로 항문탈(肛門脫)은 장(腸) 주름이 종으로 되어있다. 배변곤란이 있고 앉아 있지도, 서서 다니지도 잘 못하며 밑이 묵직한 느낌이 있고 팽만하며 상당한 불쾌감이 있다.

항문주위농양(肛門周圍膿瘍)의 원인은 이는 대부분이 직장에 있던 화농균이 항문주위 조직에 들어와 염증을 일으킨 것으로 치루(痔瘻)로 옮겨지는 원인이 된다. 대체로 항문을 통해 배출되는 대변은 항상 대장균으로 오염되어 있다. 하루 항문부를 통과하는 대장균의 수는 1천억 이상이라 한다. 이들 대장균이 어떤 기회를 틈타 항문소와(肛門小窩)와 연결되어 있는 항문선관(肛門腺管)을 따라 침입, 항문선에 도달하여 신체적 저항력이 약해졌을 때 세력을 팽창, 그곳에서 번식하게 되는 것이다.

항문주위농양(肛門周圍膿瘍)의 증세는 항문주위의 피하 또는 깊은 데에 작열감(灼熱感), 종창, 동통을 일으키며 그것 때문에 배변, 기거(起居), 보행이 곤란해진다. 국소의 피부는 빨갛게 부으면서 추위와 함께 고열을 낸다. 누르면 참을 수 없게 아파온다. 4~5일간 이 상태가 계속되면 멍울이 연약해져 농양을 만들고 아픔은 덜해진다.

치루(痔瘻)의 원인은 치루(痔瘻)란 항문 주위에 항문 내외를 연결하는 터널이 생겨 바깥쪽의 구멍으로 항상 분비물이 나오고 심하면 대변이나 방귀까지 여기로 나온다. 원인은 항문주위농양, 결핵, 궤양성 대장염, 직장암, 항문암 등이다.

치루(痔瘻)의 증세는 아픔은 거의 없고 출혈도 없으나 끊임없이 고름이 나와 팬티가 젖으며 때로 변이 나오기도 하며 주위가 젖어 불결하다. 흔히 구멍이 메어져서 고름이 고여 붓고 아플 때도 있지만 다시 터져 처음과 같이 된다.

항문소양증(肛門搔痒症)의 원인은 일반적으로 항문부의 가려움증을 말하며 명확하게 독립된 병명이라기 보다는 증상을 말하는 것이다. 원인으로는 변비, 대장염, 치핵, 직장 폴리프, 비뇨기병, 만성 당뇨병, 이외에 습진, 질 분비물의 자극, 요충의 기생 등이 있다.

항문소양증(肛門搔痒症)의 증세는 계속해서 항문부 피부에 불유쾌한 가려움이 생기고 특히 잠자리에 들어간 다음 몸이 따뜻해지면 가려움증이 더 심해져 편안한 잠을 잘 수 없다. 가려워 긁어 껍질이 벗겨지는 경우도 있고 습진에 걸리기도 한다. 이 가려움은 항문부 주위의 불결 특히 변이 붙어 있을 때 더욱 심하다.

치질에 좋은 축산물·수산물·농산물과 약초 한약 생약은 다음과 같다.

(1)부추 : 116페이지	(2)하수오 : 202페이지
(3)황기 : 208페이지	(4)생강 : 215페이지
(5)마늘 : 211페이지	(6)어성초 : 267페이지
(7)인진쑥 : 272페이지	(8)질경이 : 276페이지
(9)헛개나무, 지구자 : 290페이지	(10)송엽 : 302페이지
(11)엄나무 : 311페이지	(12)장어한약액 : 63, 481, +α
(13)붕어한약액 : 66, 481, +α	(14)잉어한약액 : 69, 481, +α
(15)흑마늘액 : 211페이지	(16)한약액

6) 간장병, 간염

간의 기능은 다음과 같다. 우리 몸의 장기(臟器) 중 가장 큰 간장의 무게는 체중 1/50 정도이며 혈관과 혈액으로 차 있고 1분에 1ℓ 이상의 혈액이 흐리고 있다. 간의 기능은 음식물의 소화를 돕고 해독작용을 하며 영양소를 저장하는 기능을 한다.

간은 음식물의 소화를 돕는다. 간장의 세포는 담즙이라는 노랗고 씁쓸한 액을 만들어 분비한다. 이 액은 간장 바로 옆에 있는 담낭에 저장해 두었다가 음식물이 위에 넘어 오면 담낭은 수축해서 저장해 두었던 담즙을 십이지장으로 보내 장 속의 음식물의 소화를 돕는다. 간장은 주로 지방질을 소화하기 쉬운 상태로 만들어 준다.

간은 해독작용을 한다. 우리는 음식물이나 다른 것을 먹었을 때 항상 몸에 이로운 것만을 섭취하지는 않는다. 즉 알콜, 세균, 독물 같은 것이 음식에 섞이는 경우가 있고, 병이 났을 때 치료약 중에서 몸에 해로움을 끼치는 것이 있을 수 있다. 이러한 유해한 것이 장으로 들어 왔을 때 분해하여 우리 몸에 해롭지 않은 것으로 만들어 배설해 버리는 작용을 한다.

간은 영양소의 저장을 한다. 음식에서 얻어진 단백질, 지방, 탄수화물은 그대로 장에서 흡수되지 않고 단백질은 아미노산으로서 장에 흡수되고 문맥(門脈)을 거쳐 간장으로 들어가 몸에 필요한 단백질로 다시 합성되며 지방은 소장에서 분해된 다음 대장에서 지방으로 다시 합성되는데 이것은 에너지원으로서 저장된다.

탄수화물은 간장에서 글로코겐으로 저장되었다가 필요시 포도당으로 분해되어 보내게 된다. 간장은 이처럼 여러 가지 기능을 가졌다. 간장은 인간이 살아가는데 꼭 필요하고 중요한 장기인데 여기에 이상이 생기면 많은 장해가 온다.

간장에 이상이 있는 것을 간장병이라 하며 간장병의 종류에는 황달, 급성간염(急性肝炎), 지방간(脂肪肝), 간경변(肝硬變), 간암(肝癌) 등이 있다.

간장병(肝臟病)의 원인과 증세는 다음과 같다.

황달의 원인은 황달은 독립된 병명이 아니고 그 질병에 나타나는 신체의 증상일 뿐이다. 이는 간장에서 만들어진 담즙이 간 기능의 이상으로 제대로 흐르지 못하여 혈액에 가득 고이면 혈액이 담즙으로 황색을 띠게 되고 피부가 누렇게 되는 것이다. 황달의 증상이 있다고 반드시 간장병이라고 속단해서는 안된다. 왜냐하면 귤이나 호박을 너무 많이 섭취하여도 이런 증세가 나타나기 때문이다.

급성 간염의 원인은 간염 바이러스가 원인이 되어서 나타나는 것으로 과수혈 간염과 유행성 간염이 있고, 약물, 독물이 원인이 되어 생기는 중독성 간염, 알콜에 의한 알콜 간염 등이 급성 간염이다.

유행성 간염의 원인은 감염 바이러스 A의 병원체에 의해 더럽혀진 음료수나 음식을 섭취했을 때 감염되어 이 병원체는 혈액, 소변, 대변 속에서 볼 수 있다. 유행성 감염의 증세는 감기와 같은 증세가 있고 변비, 피로감이 있다.

수혈 간염의 원인은 수혈 간염은 입을 통해서는 감염되지 않으며 간염 바이러스 B에 의해 더럽혀진 혈액, 혈장을 몸 속에 주사했을 때 감염된다. 증상은 열도, 위장 장해도 없으나 만성 간염으로 이어지는 확률이 가장 높다. 왜냐하면 간장의 자각 증상으로 황달을 들 수 있는데 수혈 간염은 황달증세가 거의 나타나지 않아 모른 채 지내다가 치료를 하지 않아서 만성화되기 때문이다.

중독성 간염의 원인은 간 세포에 직접 장해를 일으키게 하는 간장독과 간장 세포에 필요한 물질을 손상시켜 영양장해를 일으키는 것이 있다.

중독성 간염의 원인이 되는 물질로는 황린(黃燐), 비소, 사염화탄소, 크레졸, 석탄산, 항생물질, 항결핵제, 정신안정제, 수면제, 두통약, 경구 피임약, 감기약 등이 있다. 그리고 먹은 음식이 장 안에서 부패하여 유해한 독물을 발생시켜 간장의 장해를 일으키는 경우도 있다.

증세는 바이러스성 간염과 비슷하며 욕지기, 식욕부진, 소화불량, 열, 가려움증이 있다. 약물로 인한 중독성 간염 일 경우는 복용하던 약을 즉시 중단하여야 한다.

알코올 중독의 원인 술에 의한 간장의 직접적 장해가 아니라 음주시 위에 부담을 주게 되는 영양 장해의 결과 인 것이다. 그러므로 음주시 고단백가의 안주를 충분히 섭취한다면 심각한 간 장해가 없을 것이다.

간(肝) 지방의 원인은 간에 지방이 비정상적으로 증가한 경우로 원인은 여러 가지가 있다.
①섭취한 음식의 지방분이나 체내에 비축되어 있는 지방분이 무리하게 간으로 운반된 경우가 있다. ②간장에서 지방 합성이 과도해지고 이용의 장해를 받은 경우가 있다. ③신체의 다른 기관에서 이용되어야 할 지방이 간장에서 장해를 받아 혈액으로 운반되지 못하는 경우가 있다. ④간장에서 무리한 지방 합성이 이루어졌을 때 간 지방이 되는데 간장이 부을 뿐 아픔이 없어 거의 고통을 느끼지 못하며 가끔 변비가 있고 배가 팽팽해지며 식욕이 떨어지는 등의 자각 증세가 없어 지방간(脂肪肝)을 발견하는데 어려움이 있을 수 있다.

간(肝) 경변의 원인은 간장이 단단하게 굳어진 상태를 말하는데 원인에 따라 문맥성 간경변과 담즙성 간경변이 있다. 문맥성 간경변은 영양성, 독물성, 알콜성, 순환성, 간염성, 감염증 등 인자(因子)로써 간(肝) 경변이 나타날 수 있다.

담즙성 간경변은 담즙이 장으로 배설되는 도중에 담즙이 통과 장해를 받아 황달을 일으킴으로써 발생한 것이다. 이는 담관의 암이나 혹은 담석증 등이 원인이 되어 담관까지 담즙이 채워지고 간장의 압력이 높아짐으로 간세포가 파괴되어 간경변이 된다.

증세로는 혈액 순환이 되지 못하여 복수(腹水) 증상이 오며, 복부나 흉부의 피하 정맥이 부풀어 올라 얼기설기 꿈틀거리는 모양이 보이며 식도, 위장, 비장에까지 혈액이 고이게 되며 식도 주변의 정맥류는 파열되어 토혈이나 하혈 증상을 초래한다. 심한 출혈은 사망의 요인이 되기도 한다. 그리고 어깨, 목, 앞가슴 등에 거미집 같은 혈관종이라는 것이 나타난다.

간경변으로 인해 사망하는 수가 간질환 중 가장 많은데 요인은 정맥류의 파열로 인한 출혈사와 황달이 혈액 내에 충만하여 간성 혼수로 의식이 없어지면서 사망하는 것과 신체가 극도로 쇠약해져 외부에서 침입한 병균을 이겨내지 못한데서 사망하는 것이 있다.

간암(肝癌)의 원인은 간암은 동남 아시아인과 아프리카인에 많이 생기는 원발성 간암과 전이성 간암이 있는데 원발성 간암은 진단 후 거의 6개월 이내 사망하는 수가 많다. 전이성 간암이란 다른 장기에서 생긴 암이 간으로 옮겨간 경우이며 전이를 일으키는 것으로는 폐암, 위장암, 유방암을 들 수 있다.

간암의 원인은 확실히 규명되지 않고 있으나 대체로 아플라톡신같은 발암성 물질과 B형 간염 바이러스, 간 디스토마로 알려져 있다. 증세는 초기에 정신 쇠약 증세가 나타나나 잘 파악할 수 없으며 차츰 시일이 지나면 심해져 알 수 있다. 대개 열은 별로 없으면서 바른쪽 위 복부에서 심한 압박감을 느끼고 불쾌감과 소화불량이 있고 심한 통증과 황달을 수반하기도 한다. 그러다가 간이 점점 커져서 호흡 곤란을 초래하고 복부에 물이 차고 토혈, 하혈을 하기도 한다.

간장병(肝臟病)의 증세는 다음과 같다.

간장이 나빠지면 가장 먼저 나타나는 증세는 다음과 같다.
①식욕부진.
②욕지기.
③복부의 팽만감.
④몸 전체가 나른하며 자주 피곤함을 느끼게 된다.
⑤소변 빛깔에 이상이 있다.
⑥온 몸에 황달이 있다.

직접적 증세는 다음과 같다.
⑦간장부근이 아프다.
⑧심한 압박감이 있다.
⑨간장이 비대해진다.

이러한 증세는 간장병이 있다고 다 나타나는 것이 아니고 하나의 증상이 있을 수도 있다. 이런 증상이 많이 있다면 간장병의 상태가 심한 것으로 볼 수 있다.

간장병(肝臟病), 간염에 좋은 축산물·수산물·농산물과 약초 한약 생약은 다음과 같다.

(1)조개 : 43페이지	(2)다슬기 : 76페이지
(3)우렁이 : 77페이지	(4)감초 : 170페이지
(5)단삼 : 172페이지	(6)인삼 : 185페이지
(7)작약 : 195페이지	(8)하수오 : 202페이지
(9)현삼 : 204페이지	(10)황금 : 206페이지
(11)생강 : 215페이지	(12)삽주 : 220페이지
(13)천문동 : 231페이지	(14)구기자 : 241페이지
(15)오미자 : 252페이지	(16)삼백초 : 265페이지
(17)쑥 271, 인진쑥 272페이지	(18)민들레 : 274페이지
(19)질경이 : 276페이지	(20)뽕나무, 상엽 : 292페이지
(21)오가피 297, 가시오가피 300	(22)음양곽 : 305페이지
(23)두릅나무 : 307페이지	(24)동충하초 : 319페이지
(25)복령 : 322페이지	(26)표고버섯 : 324페이지
(27)영지버섯 : 328페이지	(28)우렁이한약액 : 77, 481, +α
(29)다슬기한약액 : 76, 481, +α	(30)포도즙 : 130페이지
(31)칡즙 : 166페이지	(32)인삼액 185, 홍삼액, 흑삼액 190
(33)헛개나무한약액 : 290페이지	(34)붕어한약액 : 66, 481, +α
(35)한약액	

7) 비만증

비만증(肥滿症)은 피하조직이나 근육에 필요 이상의 지방이 많이 축적되어 뚱뚱해지는 것이다.

비만증의 원인은 다양하며 여러 가지 원인 인자가 있다. 예를 들면 음식물의 과잉섭취, 운동 부족, 유전적 요인, 심리적 장애, 내분비질환 등이 있다.

지나치게 몸이 뚱뚱해지는 것은 칼로리를 너무 많이 섭취하기 때문으로 볼 수 있다. 즉 탄수화물, 단백질 음식물을 섭취할 때 체내에서 일정량 이상 지방으로 전환하여 축적하는데 신진대사의 장애로 지방이 체내에서 제대로 연소되지 않아 신체의 각 부위에 지방이 축적되는 것이다.
다시 요약하여 설명하면 섭취하는 칼로리가 소비하는 칼로리보다 많아서 남는 칼로리가 지방이 되어 몸에 쌓이는 것이다.
구체적으로는 두 가지 원인이 있다. 외적인 요인은 음식물의 과다섭취와 운동부족이다. 내적인 요인은 갑상선, 뇌하수체 호르몬 분비 이상, 신체기능의 장애로 인한 칼로리의 불균형이 있다.

비만증의 증세는 비만이 있는 사람은 처음에는 적당히 살이 찌고 혈색도 좋지만 비만이 심하게 되면 목, 어깨, 허리, 아랫배에 지방이 쌓이게 된다. 그러면 비대해지는 만큼 과중한 일 운동을 해야 하니 그만큼 심장의 부담이 커지게 된다. 운동을 하거나 계단을 오르내리면 심장이 압박되어 숨이 차고 심장의 활동이 저하된다. 뿐만 아니라 피로하고 호흡이 가쁘게 되며 요통, 사지통이 생기고 피부에서는 피지(皮脂)나 땀이 많이 나오게 되며, 간찰진(間擦疹)이나 습진, 그 밖에 균의 감염이 쉽게 된다.
비만증은 특히 다른 합병증이 있을 수 있으므로 주의해야 하는데 지방대사 장해가 일어나면 동맥이 경하되어 혈압상승으로 머리가 무겁거나, 두통, 어깨 결림이 나타나며 당뇨병, 관절 류머티스, 협심증 증세도 나타난다. 때로는 남자의 경우 정력이 감퇴되거나 여자는 월경불순이 있을 수 있고 변비, 치질이 있을 수도 있다.

비만증에 좋은 축산물·수산물·농산물과 약초 한약 생약은 다음과 같다.

(1)미역 : 33페이지	(2)다시마 : 36페이지
(3)미꾸라지 : 74페이지	(4)삽주 : 220페이지
(5)감자 : 95페이지	(6)당근 : 112페이지
(7)마늘 : 211페이지	(8)양파즙, 양파즙한약액 : 114
(9)호박즙, 신선목호박즙 : 122	(10)배즙, 약도라지배즙 : 136페이지
(11)사과즙 : 133페이지	(12)흑마늘액 : 211페이지
(13)신선목한약액[207]	(14)한약액

---

[207] 예로부터 신선목은 홀쭉이나무, 빼빼목으로 부르기도 하였다.
동의보감에서는 신선목(神仙木), 팥, 두충, 사과, 다시마, 배도 신선목과 비슷한 효능이 있다고 하였다. 신선목(神仙木)은 따뜻한 지방에서 자라는 나무이다. 신선목을 중탕 하여 복용하면 살이 빠지고 몸이 가벼워져서 신선과 같이 된다고 하여 붙여진 이름이다. 신선목은 해독작용, 해열작용, 이뇨작용의 효과를 얻을 수 있다.

순환기 계통에 좋은 축산물·수산물·농산물과 약초 한약 생약

8) 심장병

30~40년 전만 하여도 심장병은 선천적으로 심장이 약한 사람에게만 일어난다고 생각하였다. 근래에 와서는 다른 원인으로 인해 심장병을 앓고 있는 사람이 많이 있다.

심장이 우리 몸에서 하는 역할은 신체의 구석구석까지 혈액을 공급시켜 주는 펌프역할을 하여 혈액 순환을 원활하게 해주는 것이다. 심장은 우리 몸에 있어서 아주 중요한 역할을 하고 있으므로 심장의 질병을 예방 관리해야 한다.

선천성 심장질환 이것은 태어날 때부터 지니고 있는 심장의 기형으로 다른 신체기관의 기형은 쉽게 눈에 띠나 이 심장의 기형은 겉으로는 전혀 알 수 없지만 심장의 작용에 장해가 있다.

선천성 심장질환은 확실히 규명되고 있지 않으나 대부분 영양불량, X-광선 사진, 임신 중에 알콜 중독, 매독 등으로 태아가 성장에 방해를 받아 심장의 기형이 생기는 것으로 알려져 있다. 그리고 부모에게 선천성 질환이 있을 때 증상이 없는 부모의 자식보다 걸릴 확률이 높다는 유전 관계도 있다.

선천성 심장병은 숨이 차며 입술이 파래지는 청색증이 나타나는 것과 그렇지 않은 것으로 크게 나눌 수 있으며 심실중격 결손증, 심방중격 결손증, 동맥관 개존증, 팔로씨4 증후군 등이 있다.

심실중격결손증은 가장 흔한 심장병으로서 모체에서 심장이 형성 될 때 좌우 심실 사이의 구분이 완전하게 형성되지 못하고 구멍으로 결손이 남는 경우이다. 이는 좌심실이 우심실보다 압력이 높으므로 이미 산소교환된 혈액이 결손을 통해 우심실로 들어가 폐동맥의 압력이 높아진다. 심실중격 결손증은 폐동맥 고혈압증, 심부전증, 신내막염 등과 같은 합병증을 초래할 수 있다.

심방중격결손증은 이 병은 모체에서 태아의 심장이 만들어질 때 좌우 심방 사이의 벽이 완전하게 형성되지 못하고 벽이 터져 좌우혈액이 서로 왕래하는 것이다.

동맥관개존증은 정상적으로 동맥관은 태아의 혈액순환 때 열려 있다가 생후 1개월이면 폐쇄되는데 이 대동맥과 폐동맥 사이에 동맥관이 열려있어 대동맥혈과 폐동맥혈이 서로 왕래하게 되는 것이다.

팔로씨4 증후군은 이 질환은 심실중격결손, 우심실 비대, 폐동맥협착, 좌우심실에서 대동맥으로 혈액이 동시에 나가는 등의 심장기형에서 생기며 청색증이 있다. 이는 생명이 가장 위험한 선천성 심장병이다. 환자의 약 30%가 1세 이하에 사망하며 그 후 매년 약 10%씩 사망하여 5세까지는 45%만 살아 남는다. 보통 출생 후 5개월경에 청색증이 나타나며 아기가 상태가 좋지 않아 울 때에는 더 심해진다. 이 병을 앓고 있는 어린이는 호흡곤란으로 인해 조금만 운동을 하여도 숨이 차 쪼그리고 앉아 있게 된다. 또 뇌에 산소가 결핍되어 의식을 잃는 저산소발작이 나타나며 심내막염, 뇌혈전, 뇌종양 같은 합병증이 있다.

심장판박증(心臟瓣膜症)의 원인은 혈액이 심장을 기저로 온 몸을 순환할 때에 피가 거꾸로 도는 것을 방지하여 주는 심장의 판막인 승모판(僧帽瓣), 대동맥판(大動脈瓣), 삼첨판(三尖瓣), 폐동맥판(肺動脈瓣) 등에 염증이 생겨서 판막과 그 주위의 이상에 의해 판이 완전히 막히지 않든가 혹은 판구의 협착이 생겨 혈류의 장해를 일으키는 것이다. 원인은 거의가 심내막염에 의한 것이며 직접적 원인은 류머터스열, 동맥경화증, 매독 등이다.

심장판박증(心臟瓣膜症)의 증세는 승모판의 이상에 의한 때는 숨이 차고 기침을 자주 하며 얼굴과 손, 발이 붓고 폐부종이 있으며 간이 부어 명치가 답답하다. 또한 안색이 창백하고 정신피로를 느낀다.

대동맥판의 이상의 증세는 호흡곤란의 현상이 없다가 갑자기 나타나며 진행속도가 빠르다. 신체활동을 하여서 호흡관란이 있는 것이 아니라 가만히 앉아있을 때도 호흡곤란이 나타난다.

심장판막증은 초기 증상이 없을 수도 있어 우연히 발견되는 수가 많다. 그리고 병을 발견하여 진단할 때도 일상생활에 불편을 느끼지 못한다. 심장판막증이 심해져서 심부전증이 심해지면 간이 붓고 수족이 부으며 복통을 호소하는 수가 많다.

심계항진(心悸亢進)의 원인은 심장의 박동이 정상보다 많아지는 것을 말하며 심내막염, 심근염, 빈혈, 갑상선기능항진 등이 원인이 되어서 생긴다.

심계항진(心悸亢進)의 증세는 이 병은 정신 신경성에 의한 것으로 크게 걱정할 것은 못된다. 증상으로는 가슴이 울렁거리고 얼굴색이 붉어지며 긴장감이 늘 있다. 건강한 사람에게도 몹시 놀랬거나 흥분하였을 때 심계항진이 나타난다.

심부전(心不全) 울혈성 심장쇠약의 원인은 고혈압, 심장판막증, 심내막염, 심근질환, 심근염, 심근경색 등과 분만출혈, 임신에 의해 생기며 병의 진행이 원만하다.

심부전(心不全) 울혈성 심장쇠약의 증세는 병의 생김과 진행속도가 상당히 원만하며 발병 초기에는 조금의 운동을 하였을 때에만 호흡곤란과 심장의 고통이 심하여 가슴울림이 있다가 병이 악화 되었을 때는 운동을 하지 않고 안정을 취하고 있는 동안에는 호흡곤란이 생기고 심장의 압박을 느낀다. 그러다가 차츰 병세가 심해지면 피부가 혈색이 돌지 않고 창백해지며 부종이 생기며, 오줌의 상태가 좋지 않아 색깔은 암적색으로 변하고 양은 줄어든다. 그리고 기관지염과 신경증세가 나타난다.

심장성 부종(心臟性浮腫)의 원인은 심장쇠약으로 인해 정맥혈관 내의 혈액이 충분히 심장으로 돌아오지 못하여 혈관 내에 혈액이 모여 그 정맥 내의 혈압이 높아지고 아울러 모세혈관의 압력도 높아져 수분이 조직사이에 고여 부종이 일어나게 된다. 그리고 나트륨과 물의 적체로 인한 심장성 부종도 볼 수 있다.

심장성 부종(心臟性浮腫)의 증세는 심장성 부종은 다른 신체의 부종과 달리 하반신에서부터 붓기 시작하여 차츰 위로 퍼진다. 즉 발, 다리 등에 먼저 나타나 차츰 상체로 파급되며 누웠을 시는 어깨쪽, 등, 엉덩이 등이 먼저 붓는다. 부종이 나타나기 시작하면 피부색이 창백해진다.

심내막염(心內膜炎)의 원인은 심장을 둘러싸고 있는 심내막에 염증이 생긴 것을 심내막염이라 하며 좌심실의 벽이 혈액에 부딪힐 때 헐고 핏덩어리가 생기며 여기에 세균, 바이러스 곰팡이 등이 기생하여 염증을 일으킨 것이다. 이 병은 모든 사람에게 다 발생하는 것이 아니라 선천성 심장병, 당뇨병, 간염, 약물중독자, 면역결핍증 등을 앓고 있는 사람에게 잘 생긴다. 합병증으로는 뇌경색, 뇌막염, 신장경색, 신장염 등이다.

심내막염(心內膜炎)의 증세는 고열이 있으며 식욕이 떨어지고, 전신이 나른해져 오며, 관절통, 빈혈, 호흡곤란의 증세가 있다.

협심증(狹心症)이란 심장에 산소와 영향을 공급하는 관상동맥의 이상 상태에 의해 그 혈관이 좁아져 심장근의 산소와 영양소가 부족해서 생기는 질환을 말한다.

협심증(狹心症)의 원인은 가장 많이 차지하고 있는 것은 심장의 관상동맥경화증이며 그리고 고혈압, 당뇨병, 비만증, 흡연 등이 위험인자로서 알려져 있다.

협심증(狹心症)의 증세는 진성 협심증과 신경성 협심증으로 나눌 수 있으며 진성협심증의 증세는 가슴 한 가운데가 누르는 듯 또는 조이는 듯한 압박감이 있고 왼쪽 어깨와 팔이 저리고 아프다. 통증은 길게 계속되지 않고 분간 나타났다 없어진다.

신경성 협심증은 관상동맥의 경련에 의한 것인데 휴식이나 잠을 자고 있는 동안에도 발작이 생긴다. 증세는 가슴의 심한 압박과 가슴이 째어지는 듯함, 칼로 가슴을 베어내는 것과 같은 통증을 느끼며 동시에 안면은 창백해지고 식은땀이 흐르고 하품이 나며 헛구역질과 미열을 볼 수 있다. 협심증은 빨리 걷거나 운동할 때, 식사 후에, 흥분을 하였을 때에 많이 나타난다. 협심증이 자주 발생하면 심근경색으로 발전하여 심장마비를 초래할 수 있다.

심근경색증(心筋梗塞症)은 심장마비를 일으키게 되는 심근경색증은 심장의 관상동맥이 막혀 혈류량의 공급 부족으로 심근세포가 괴사를 일으키는 병이다.

심근경색증(心筋梗塞症)의 원인은 거의가 관상동맥경화증에서 오며 부차적인 원인으로 고혈압, 흡연, 당뇨병, 비만증을 들 수 있다.

심근경색증(心筋梗塞症)의 증세는 심장부근에 심한 압박감과 통증을 느끼며 왼쪽 어깨, 왼쪽 팔이 저리고 아프다. 미열이 있고 호흡곤란, 부정맥(不整脈) 전신의 쇠약감이 나타나며 식은땀이 나고 구토를 하며 무기력 해지고 혈압이 떨어져 쇼크 등의 증세가 있다.

심장성 천식(心臟性喘息)이란 심장의 기능부전증이 발생될 때에 일어나는 호흡곤란을 말한다.
심장성 천식(心臟性喘息)의 원인은 좌심실의 기능이 떨어졌을 때, 고혈압, 동맥경화증이 원인이 되고 있다.

심장성 천식(心臟性喘息)의 증세는 밤중이나 과식했을 때, 과음 후에 갑자기 심한 호흡곤란이 일어나며 호흡수가 증가 되고 얕아지며, 호흡곤란은 특히 공기를 들이 쉴 때 더욱 심해진다. 가래가 나오는데 증세가 가벼울 때는 포말(泡沫 = 물거품)이나 증세가 심할 때는 혈색이 보인다. 호흡곤란은 30분 내지, 수시간 계속되며 그 이상 장기간 계속될 때도 있다.

심근염(心筋炎)이란 심장에만 있는 특이한 불수의근(不隨意筋)인 심근에 염증이 있는 것을 말한다.

심근염(心筋炎)의 원인은 심근염은 만성과 급성으로 나뉘어지며 단순성을 띤 급성심근염은 유행성 질환인 디프테리아, 성홍열, 류머티스열, 장질부사에 의한 것과 패혈증(敗血症)의 경과 중에 일어나는 패혈성 심근염이 있다. 급성심근염은 심내막염과 합병이 되어 나타난다. 만성 심근염은 류머티스 열과, 동맥경화증, 매독 등에 의해 나타난다.

심근염(心筋炎)의 증세는 질환의 초기에는 심한 운동을 하지 않아도 숨이 끊어지는 듯하며, 심장에 심한 압박감을 느끼고, 열감(熱感)이 있으며, 심장의 박동이 증가하며, 몸이 쇠약해진다. 병세가 심해지면 심장 기능부전이 오며 부종이 있고, 피부가 창백해지며, 호흡곤란 등이 나타난다. 또한 불규칙한 맥박이 있고, 협심증, 심장성천식 등을 일으킨다.

지방심(脂肪心)이란 비만한 사람에게 일어나는 심장장해를 말한다.

지방심(脂肪心)의 원인은 심장에 지방이 쌓였다든지 지방침윤을 일으켜 복강 내에 지방의 적체현상으로 횡격막을 올려 밀어 심장을 압박하여 일으키는 것이다. 이외에 체중과 심장발육과의 불균형이 원인이 된다. 즉 비만한 사람은 체중에 비해 수의근(隨意筋)의 발육 상태가 불량하고 또 심근의 발육도 뒤떨어져 심근은 쉽게 피로, 과로해져 지방심을 일으키는 것이다.

지방심(脂肪心)의 증세는 운동할 때나 엎드렸을 때에 호흡곤란이 나타나고 상반신을 구부렸을 때는 호흡이 끊어지는 듯한 통증이 있다. 병이 악화되면 안정시에도 심장의 박동이 증가하며, 호흡곤란이 오며 더 심해지면 심부전증세를 일으킨다.

각기심장(脚氣心臟)의 원인은 비타민 B1의 결핍이 원인이 되어서 나타나는 심장은 종전에는 쉽게 볼 수 있었지만 현대에 와서는 이 병으로 고생을 하는 환자는 드물다.

각기심장(脚氣心臟)의 증세는 운동을 하였을 때만 심계항진이 나타나다가 병이 악화되면 격심한 심계항진, 심장의 압박에 따른 고통이 있고 딸꾹질, 구토, 입안의 건조증세가 있다. 이 질환은 사망도 빠르게 진행되지만 회복도 빨리 된다.

심낭염(心囊炎)이란 심장의 간염이나 주위조직으로부터 심장을 보호하며 심장의 위치를 고정시켜 주는 심장을 둘러싸고 있는 막인 심낭에 염증이 생긴 것을 말한다.
심낭염(心囊炎)의 원인은 류머티스열, 결핵에 의하여 발생되는 일이 가장 많으며 이 밖에 폐렴, 성홍열, 패혈증에 의해서도 발병한다. 우리나라에서는 결핵성 심낭염이 가장 많다.

심낭염(心囊炎)의 증세는 호흡곤란이 있으며 흉몽을 호소하고 몸에 열이 난다. 목의 정맥이 확장되고 간이 붓고, 손과 발에 부종이 생기며 증세가 심하면 복수나 음낭부종이 나타난다. 그리고 맥박은 여리고 수가 감소하며 심부전증세도 나타난다.

만성압축성 심낭염은 유착성 심낭염이라고도 하며 심낭의 양막이 붙었거나 심낭과 심장 자체 속은 심낭과 그 주위 조직과의 유착을 말한다.
만성압축성 심낭염의 원인은 확실한 원인은 규명되어 있지 않으나 7분의 1은 결핵에 의한 것으로 또 류머티스열, 심낭염 등에 의한 것으로 알려져 있다.

만성압축성 심낭염의 증세는 복수로 인한 배의 팽만감, 체중의 급격한 감소, 운동시에 나타나는 호흡곤란, 간장의 종창, 우심쇠약증이 있다.

심장신경증(心臟神經症)은 문자 그대로 심장의 질환이 없음에도 불구하고 심장병과 같은 증세를 나타내는 것이며 주로 젊은 여성에게 많이 나타난다. 심장신경증의 원인은 확실한 질환이 없으며 단지 신경성에 의한 과민 반응인 것이다.

심장신경증의 증세는 이 병 특유의 증세는 있을 수 없으나 신경성에 의해 여러 가지 증세를 호소한다. 즉 맥박의 이상과, 흉부 합박감, 심장부, 흉부하부의 격렬한 통증이 있으며, 혈압이 부정하여 사소한 일에도 혈압은 크게 변화되며 수족의 냉증과 두통이 있다.

폐성심(肺性心)이란 심장 자체병에 의해서가 아닌 폐나 기관지의 질환이 원인이 되어서 나타나는 심장의 우심실의 작용이 나빠지는 상태를 말한다.

폐성심의 원인은 폐결핵, 폐기종, 늑막병저 등의 폐병이 있을 때는 폐의 작용 미흡으로 산소를 취하기 어렵게 되며 따라서 혈액 속의 산소농도가 저하된다. 이런 현상이 있으면 심장에서 내 보내는 혈액량은 급증하는데 비해 폐는 이를 받아들이지 못하여 혈액량이 떨어져 심장에 부담을 주게 되어 우심실의 확대와 폐에 울혈이 생기게 되는 것이다.

폐성심의 증세는 급성과 만성으로 나눌 수 있으며 급성인 경우에는 심한 호흡 곤란과 실신, 혼수가 오며 만성인 경우에는 기침, 가래가 있고 자주 숨이 차온다. 병세가 악화하면 복수가 있으며, 간, 발과 다리에 부종현상이 있고 때로는 협심증과 같은 통증이 흉부에 있으며 심하고 격렬한 호흡곤란이 있다.

부정맥(不整脈)이란 맥박의 상태가 고르지 못함을 말함인데 현대에 와서 조금의 변화가 있다. 발작성 심박급진증은 정상성인의 맥박수는 1분에 60~100회이며 진동이 규칙적인데 비해 이 질환은 맥박수가 1분간에 100회 이상에서 250정도로 상승하게 된다.

발작성 심박급진증의 원인은 신경과민증, 약물중독, 소화불량, 스트레스, 격한 운동, 담관계의 질환 등이 원인이 되어 나타난다. 발작성 심박급진증의 증세는 발작적으로 심장이 두근거리며 맥박이 고르지 못하여 정상인에 비해 상당한 맥박수의 증가가 있다. 이 질환이 가장 많이 나타나는 연령은 20~40세이다.

절대부정맥(絶對不整脈)은 심장에 질환이 생겨서 나타난다. 즉 류머티스성 심장질환, 관상동맥경화, 갑상선기능항진증에서 볼 수 있으며 이 밖에 흡연, 음주 및 중독증, 과도한 육체적 일, 폐렴 등에 의해서도 일어난다.

절대부정맥의 증세는 상당히 중요한 혈액순환의 장애가 있으며 맥박의 대소와 간격이 일정하지 않고 매우 불규칙하게 뛰며 1분간에 120~160 또는 60~90번 쯤 뛴다.

기외수축(期外收縮)의 원인은 기외수축은 심근질환이나 관상동맥경화증에 의한 것이 가장 많으며 이외에 수면부족, 흥분, 흡연, 과한 음주 등이 원인이 되어서 나타나는 수도 있다.

기외수축의 증세는 매우 불규칙한 맥박의 움직임이 있고 심장부가 답답하고 압박감이 있으며 가슴이 배를 탄듯이 울렁거리고 갑자기 경직되는 듯한 덜컹거림이 있다.

심장병의 위험인자 당뇨병, 비만증, 스트레스, 흡연, 고혈압, 콜레스테롤 등은 다음과 같다.

당뇨병이 있으면 동맥경화가 발달되어 관동맥의 아테롬 경화가 일어난다. 당뇨병은 심장병의 악화를 촉진시키므로 30대에 들어서면 당뇨병의 조기 발견에 힘을 쓰고 발병을 예방하는 생활을 철저히 해야 한다.

비만증으로 몸에 살이 많이 쪄 있다는 것 그 자체만으로 심장에 부담을 준다. 비만한 사람은 콜레스테롤이 높은 경향이 있고 고혈압으로도 되기 쉽다. 심장병의 위험인자인 당뇨병도 또한 비만과 상당한 관계가 있음을 익히 알고 있다.

　비만증은 심장병의 진행을 악화시키므로 평소에 비만의 원인이 되는 과식을 금하며, 지나친 당질이나 지방의 섭취를 줄이며, 비타민과 미네랄이 함유된 식품을 취하며 또한 영양소의 균형을 맞춰주는 것이 중요하다. 아울러 적당한 운동을 하여 칼로리를 소비하는 것도 중요하다.

　스트레스 심장병 환자라고 생각하면 살이 찌고 연세가 높으신 분을 연상하게 되는데 최근에는 30~40대의 중년층에서 심장병은 눈에 띄게 많아졌다. 이는 급격한 사회변화와 복잡한 사회에서 현대인은 어려운 문제에 부딪치게 되어 불안, 화를 잘 내며, 추위 등이 심신 스트레스가 쌓이게 되면 부신에서 카테콜몬이라는 호르몬이 분비되어 혈관벽에 상처를 만들어 동맥의 아테롬 경화를 촉진시키게 된다.

　그러므로 항상 긴장 상태로 있으며, 격렬한 경쟁 속에 있는 사람은 너무 한 가지 일에만 몰두하거나 무슨 일에나 앞장 서려고 생각하지 말고 때때로 안정된 시간을 만들도록 한다. 또 영양과 휴식을 충분히 취하고 몸의 스트레스도 절대 축적시키지 말고 그 다음 날까지 피로감이 남지 않도록 운동이나 취미생활을 갖는 것이 좋다.

　흡연으로 담배에 관한 몸의 유해 사실은 누구나 알고 있지만 멀리 하지 못하는데 담배에 함유되어 있는 니코틴은 혈관벽에 상처를 입히는 카테코라민이란 호르몬의 분비를 촉진시켜 간접적으로 심장의 아테롬 경화를 촉진한다. 그리고 흡연시 내뿜는 연기속에는 상당한 일산화탄소가 많아 호흡시 필요한 산소의 양은 극히 저하된다. 담배의 니코틴은 혈관을 수축시키며 혈액 중의 유리지방산을 늘리는 작용을 한다. 흡연자는 미흡연자에 비해 심근경색에 걸리기 쉬운 확률은 3배며 사망은 6배나 된다고 한다. 그러므로 금연이 어려운 일이더라도 굳게 결심을 하여 장수할 수 있도록 하는 것이 좋다.

고혈압은 심장병에 있어서 가장 중요한 혈액순환이 활발하지 못한 것으로 심장의 근육에 영양이나 산소를 운반하는 관상동맥 혈액의 흐름이 나빠졌기 때문이다. 관상동맥혈액의 흐림이 나빠진 것은 관상동맥통로가 좁아졌든가 막혀 버려서인데 이는 동맥경화를 유발시킨다. 동맥경화를 촉진시키는 것이 고혈압인 것이다.

고혈압과 동맥경화는 서로 악영향을 미치는데 고혈압이면 관상동맥의 아테롬 경화가 촉진되며 또 동맥경화가 진행되어 혈관의 통로가 좁으면 고혈압이 되는 것이다.

혈압이 높으면 혈액순환에 큰 힘이 들게 되므로 심장에 심한 부담을 주게 된다. 고혈압을 예방하는 생활을 실행하여 심장병의 유발을 방지하도록 하는 것이 좋다.

콜레스테롤은 혈액 속에 포함되어 있는 콜레스테롤이 많아지면 콜레스테롤을 중심으로 한 황색의 지방질이 동맥의 내벽에 달라붙어 있는 동맥의 아테롬 경화를 촉진시킨다.

콜레스테롤은 동맥의 내벽에 작은 상처가 생기면 침입하여 성장하고 나중에는 관동맥을 막아 버린다. 또 아테롬이 더욱 부어오르면 일부가 혈액 중에 노출되어 혈전을 만든다.

이같이 콜레스테롤도 심장병에 상당한 위험인자가 되므로 콜레스테롤의 과한 섭취는 절대 금하고 적당한 운동을 하여 체내에 콜레스테롤이 쌓이지 않게 하는 것이 좋다.

심장병에 좋은 축산물·수산물·농산물과 약초 한약 생약은 다음과 같다.

(1)닭고기 : 20페이지	(2)사슴, 녹용 : 29페이지
(3)미역 : 33페이지	(4)조개 : 43페이지
(5)청국장 : 471페이지	(6)콩 : 99페이지
(7)달래 : 118페이지	(8)은행엽 : 151페이지
(9)도라지 : 156페이지	(10)감초 : 170페이지
(11)단삼 : 172페이지	(12)당귀 : 174페이지
(13)인삼 : 185페이지	(14)작약 : 195페이지
(15)지황 199, 숙지황 200페이지	(16)하수오 : 202페이지
(17)생강 : 215페이지	(18)마늘 : 211페이지
(19)결명자 : 236페이지	(20)대추 : 244페이지
(21)질경이 : 276페이지	(22)오가피 : 297페이지
(23)송엽 : 302페이지	(24)음양곽 : 305페이지
(25)버섯 323, 표고버섯 324 페이지	(26)영지버섯 328페이지
(27)흑염소한약액 : 24, 481, +α	(28)녹용한약액 : 29, 481, +α
(29)붕어한약액 : 66, 481, +α	(30)양파즙, 양파한약액 : 114
(31)인삼액, 인삼한약액 : 185	(32)홍삼액, 흑삼액 : 190페이지
(33)흑마늘액 : 211페이지	(34)한약액

9) 동맥경화증

동맥경화증(動脈硬化症) 동맥경화는 동맥의 벽이 두텁게 되어, 지방분이 붙어 탄력성이 없어지고 굳어지는 상태를 말한다. 경화(硬化)는 신체 어느 곳의 혈관에서도 일어나며 특히 잘 일어나는 곳은, 생명에 가장 중요한 뇌, 심장, 신장이다. 뇌의 동맥에 경화현상이 있으면 뇌졸중이 되고 심장에 있으면 심근경색(心筋硬塞)이 되며 신장에 있으면 요독증(尿毒症)을 일으킬 수도 있다.

동맥경화는 병리학적으로 분류해 보면, 가느다란 동맥에 생기는 세동맥경화(細動脈硬化), 크기 중간 정도 굵기 동맥의 내막(內膜)에 생기는 아테롬경화(죽상경화), 또 동맥의 중막에 생기는 중막경화(中膜硬化) 등 세 가지로 나눌 수 있다.

이 가운데서 세동맥경화는 고혈압에 의해 촉진되어 뇌나 신장의 동맥이 침해되는 경우가 많으며, 아테롬경화는 (죽상경화) 뇌나 심장의 동맥과 대동맥에 생기고 뇌졸중이나 심근경색의 원인이 된다. 중막경화는 커다란 혈관에 석회침착(石灰沈着)을 야기 시키는 것으로 이는 노화현상과 관계가 깊다.

이처럼 동맥경화는 생기는 방식이나 혈관의 침해 방식에 상당한 차이가 있다. 암을 제외하고는 성인병의 대부분이 동맥경화로 인해 일어나는 병이라 해도 과언이 아니며, 이런 의미에서 동맥경화를 예방하여 그 경과를 늦추는 것은 장수와 건강을 지키는 첩경이다.

동맥경화증(動脈硬化症)의 원인 동맥경화는 나이가 늘어감에 따라 자연스럽게 나타나는 현상이며, 이것은 병이라고 하기 보다는 오랫동안 혈관을 사용해 온 당연한 결과라 할 것이다.

동맥의 벽은 다른 조직과 같이 영양을 받아들이며, 여러 가지 물질을 받아들여 밖으로 운반하는 일을 계속한다. 나이가 들어감에 따라 동맥벽을 구성하는 세포막에서 물질의 출입 속도를 저하시키고, 또 세포 속에 어떤 종류의 물질이 침착되는데 이곳에 물질이 정체하게 되면 동맥경화를 촉진하게 된다.

동맥경화증(動脈硬化症)의 증세 동맥경화가 진행되면 혈행장애가 일어나고 그 결과 여러 가지 병을 일으키는데 현재 가장 문제가 되는 것은 관상동맥과 뇌동맥이다.

뇌동맥경화(腦動脈硬化)의 증세는 뇌에 동맥경화가 일어나면 기억력이 둔해지고, 노하기 쉬우며 성격의 변화가 나타나고 혀가 자유롭지 못하며 운동이 부자유스러울 뿐만 아니라 판단력도 나빠진다.

심동맥경화(心動脈硬化)의 증세는 심장을 보호하고 있는 관상동맥(冠狀動脈)이 경화되면 심한 압박감과 아픔이 동반되고 숨이 차며, 심각한 협심증, 심근경색을 일으킨다.

신동맥경화(腎動脈硬化)의 증세는 신장의 동맥이 경화되면 소변의 이상과 부종, 밤의 다뇨(多尿) 등의 증세가 나타나고 고혈증을 더욱 악화시켜 요독증(尿毒症), 위축신(萎縮腎)을 일으킨다.

대동맥경화(大動脈硬化)의 증세는 대동맥이 경화되면 심장부에 가벼운 통증이 있고 대동맥류를 일으키는 경우도 있다.

하지동맥경화(下肢動脈硬化)의 증세는 발이나 허벅지에 경화가 생기면 간헐성파행증(間歇性跛行症)이라고 하여 조금만 걸어도 발의 근육이 아파 못 걷게 되고 잠깐 동안 쉬고 나면 다시 걸을 수 있게 된다. 이는 발의 동맥이 확장되지 못하므로 발을 사용하면 혈액의 부족을 초래하기 때문이다.

뇌동맥경화(腦動脈硬化)에서 생기는 질환은 다음과 같다.

뇌의 동맥경화에서 생기는 질병에는 뇌졸중이 대표적이며 이것은 뇌의 혈관에 장해가 생겨 갑자기 의식을 잃고 혼수상태에 빠지거나 반신불수와 언어장해 등이 생기는 상태를 말한다. 뇌졸중에는 뇌출혈과 뇌연화-뇌혈전, 뇌색전 등이 있다.

뇌출혈(腦出血)의 가장 큰 원인은 고혈압이며, 이는 뇌의 혈관이 터져 뇌 안에 출혈이 생기는 것이다. 뇌출혈은 대부분 아무런 증상도 없이 갑자기 생기는 경우가 많다. 출혈이 많으면 깊은 혼수상태에 빠지며 호흡도 깊고 코를 골며 하품을 하고 소변을 가리지 못한다. 체온도 발작 직후부터 상승하고 구토나 경련을 일으킨다.

뇌혈전(腦血栓)은 뇌의 동맥경화가 가장 큰 원인이 되는 질병으로 동맥경화 때문에 좁아진 뇌의 동맥에 혈액 덩어리가 붙어 혈관을 막아 버리는 데서 여러 가지 혈액순환에 장해가 생겨 어려 형태의 증상이 나타난다.

비교적 고령자에게 많이 일어나는 것이며, 밤중, 새벽과 같이 안정을 취하고 있을 때 발작이 일어난다. 발작을 일으키면 먼저 발이 자유롭지 못하고, 다음에 손을 놀릴 수 없게 되며 입도 제대로 말을 듣지 않는 등 단계적으로 마비가 진행된다.

뇌전색(腦栓塞)의 원인은 이것은 심장판막증이 있는 사람으로 심장내에 생긴 혈액의 덩어리가 벗겨져 뇌의 혈관을 막아버리게 되는 데서 생기는 증세로 젊은이나 고령자에게 모두 나타난다.

뇌졸중 가운데서 가장 돌발적으로 일어나며 깊은 혼수상태에 빠지고 경련 발작을 일으키기도 한다.

일과성 뇌허혈발작(一過性腦虛血發作)의 원인은 이것은 뇌동맥경화, 척추의 변형과 같은 노인성 변화가 있고 머리의 위치를 바꾸어 혈관이 좁아졌거나, 압박을 받았을 때, 또는 혈액의 작은 덩어리가 뇌의 혈관을 일시적으로 막거나 했을 때 일어난다. 일시적으로는 의식 장해가 오고 반신불수 혹은 손발 마비가 오며, 동시에 현기증, 시력 장해 등이 생기지만 24시간 내에 이런 증상은 모두 없어진다.

이러한 일과성 뇌허혈 발작은 뒤에 뇌혈전의 발작을 수반하게 되므로 발작 뒤에는 반드시 정밀 검사를 받아야 한다.

관상동맥경화(冠狀動脈硬化)에서 생기는 질환은 다음과 같다.

심장의 영양을 담당하고 있는 관상동맥이 경화되어 심장의 혈액 순환이 나빠져 산소 부족으로 일어나는 것이다. 이 발작은 왼쪽 어깨에서 왼쪽 팔로 내려오는 경향이 있으며 심한 고통을 수반한다.

협심증(狹心症)의 유인(誘因)은 과음, 지나친 흡연 등이며 때로는 스포츠 중계를 보다가 갑자기 흥분하여 발작을 일으키는 경우도 있으므로 이런 것들을 되도록 피하는 것이 좋다. 이런 증상이 자주 나타난다면 아초산아밀이나 니트로글리세린과 같은 약을 휴대하고 다녀 발작을 억제하는 것이 좋다.

심근경색(心筋梗塞)은 관상동맥 경화가 원인이 되어 혈액의 덩어리가 혈관을 막아 버려 심장에 순환장해가 일어나는 상태를 말한다. 협심증과 마찬가지로 흉골에서 왼쪽 앞가슴에 걸쳐 심한 아픔이 수반되며 협심증보다도 그 고통은 더 심하다. 병의 상태에 따라 다르긴 하지만 급성기를 지나 발작 후 2~3일 동안은 절대 안정을 취하고 그 후는 평소와 같이 몸을 움직이도록 한다. 심근경색에서는 고지혈증(高脂血症)의 합병이 많으므로 콜레스테롤이 많은 식품이나 설탕 등의 섭취를 되도록 삼가는 것이 좋다.

동맥경화를 악화시키는 질환은 다음과 같다.

고혈압(高血壓)은 조사 결과에 의하면 고혈압과 가장 관계가 깊은 것은 뇌동맥경화와 다음은 관상동맥경화이다. 즉 최고 혈압이나 최저 혈압이 높아지는데 따라 뇌나 심장의 동맥경화도 더 심해지는 것이다.
이런 의미에서 보아도 고혈압이 있으면 뇌출혈의 위험만이 아니라 심근경색이나 협심증을 일으킬 위험도 수반되는 것이다. 그러므로 평소에 혈압이 오르지 않도록 노력하는 동시에 일단 높아진 혈압은 약이나 식사로 조절해야 한다. 약을 먹을 필요가 있을 때에는 꾸준히 복용해야하며, 혈압의 변화는 자각 증세로 나타나지 않기 때문에 약의 복용을 중지해서는 안된다.

그러므로 반드시 정기적으로 혈압을 체크하고, 심전도, 안저(眼底), 소변 등의 검사를 하여 혈압 뿐만이 아니라 동맥경화의 진행도 막아야 한다.

당뇨병(糖尿病)은 동맥경화를 악화시키는 중요한 질병 중의 하나인 당뇨병은 뇌졸중, 심근경색, 협심증을 일으켜 쓰러지는 경우가 많다.

당뇨병은 유전적인 요인이 크게 작용하는 질병이며, 인슐린이라는 호르몬이 부족하여 당질대사의 이상을 일으켜 혈액 속에 당이 증가되고 또 소변에 당이 나오게 된다. 이 때문에 혈액의 중성 지방이 증가되어 있는 경우가 많으며 콜레스테롤도 증가하는 사람이 많다. 이것은 또 비대한 사람에게 당뇨병이 많은 것과 일맥상통하는 점이 있으며 유전 체질인데다 과식하는 것이 이런 고지혈증을 일으키는 원인이 되기도 한다.

당뇨병도 한 번 발병하면 대체로 평생 지속되며, 가장 중요한 것은 식이요법이다. 적절한 식사지도를 받으면서 혈당·소변검사·혈액내의 중성지방이나 콜레스테롤검사를 정기적으로 받아야 한다.

신염(腎炎)이 생기면 고혈압증이나 동맥경화도 발병한다. 신염 역시 가장 중요한 것은 식이요법이며, 적절한 식사로 혈압상승을 억제하고 동맥경화를 비롯한 합병증의 진행을 억제할 수 있다.

비만증(肥滿症)은 호르몬이상으로 생기는 경우와 과식이나 운동부족으로 일어나는 것이 있다. 일반적으로 비만한 사람은 당뇨병, 고혈압증의 두 가지가 합병되어 있는 경우가 많다. 그러므로 이런 사람은 체중을 줄여 표준체중으로 가는 노력을 하는 것이 합병증을 예방하는 방법이다.

스트레스는 생체에 커다란 영향을 주어 이것이 쌓이면 혈액 내의 콜레스테롤이 증가되고 중성 지방도 증가되는 등 생체내에서 변화가 일어난다. 오늘날과 같이 사회적으로 복잡한 생활을 하는 현대인들에게 스트레스가 많이 있을 수도 있지만 스트레스를 적절히 해소하는 방법이 중요하다.

동맥경화증(動脈硬化症)에 좋은 축산물·수산물·농산물과 약초 한약 생약은 다음과 같다.

(1)닭고기 : 20페이지	(2)오리고기 : 22페이지
(3)다시마 : 36페이지	(4)김 : 38페이지
(5)콩 : 99페이지	(6)감귤 : 139페이지
(7)감초 : 170페이지	(8)인삼 : 185페이지
(9)작약 : 195페이지	(10)하수오 : 202페이지
(11)황금 : 206페이지	(12)생강 : 215페이지
(13)마늘 : 211페이지	(14)결명자 : 236페이지
(15)구기자 : 241페이지	(16)대추 : 244페이지
(17)석류 : 255페이지	(18)삼백초 : 265페이지
(19)감국 : 287페이지	(20)송엽 : 302페이지
(21)표고버섯 : 324페이지	**(22)양파즙, 양파한약액 : 114**
(23)포도즙 : 130페이지	(24)인삼액 185, 홍삼액, 흑삼액 190
(25)흑마늘액 : 211페이지	(26)붕어한약액 : 66, 481, +α
(27)잉어한약액 : 69, 481, +α	(28)미꾸라지한약액 : 74, 481, +α
(29)한약액	

10) 당뇨병

당뇨병(糖尿病)은 기원전 1500년이나 이전에 입안이 깔깔하게 마르고 물을 마시는 동안에는 소변이 나와서 쇠약해져 죽는 질병이라고 기록상에 남겨져 있다.

당뇨병은 요(尿) 속에 당분이 배설되는 병으로서 혈당치의 상승이 나타날 수도 있다. 당뇨병의 원인으로는 췌장에서 분비되는 인슐린이 부족하거나 결핍되어 있어서 함수탄소의 신진대사가 원만하게 이루어지지 못하고 체내의 당분이 원활하게 이용되지 못하면 결국 오랜 시일을 지나는 동안에 혈액 속에 당이 증가되어 오줌 속에 당이 많이 포함되어 배설되게 되는 것이다.

당뇨병은 유전, 비만체질, 내분비 장애 등이 그 원인으로서 중요시 되고 있으며 이 밖에 감염, 외상, 정신적 장애도 원인이 되고 있다.

당뇨병(糖尿病)의 원인은 다음과 같다.

약 4분의 1의 당뇨병 환자가 가족 중에 당뇨병이 있으며 어린이의 당뇨병 환자는 20%가 가족 중 당뇨병 환자가 있다. 그리고 부모가 모두 당뇨병을 가지고 있는 사람의 일란성 쌍생아에게는 70%가 발병하며, 이란성 쌍생아에서는 10%가 당뇨병 환자이며 멘델의 열성 유전법칙에 따라서 유전 된다고 한다.

당뇨병(糖尿病)의 감염은 당뇨병 전체의 5%에 불과하다. 췌장염, 간염, 담도 질환 등으로 인하여 생긴다고는 하지만 감염에 의한 것은 당뇨병의 증세를 심하게 할 뿐 직접적 유발 요인은 아니다.

당뇨병(糖尿病)의 비만관계는 어린이를 제외한 성인 당뇨병 환자의 거의가 뚱뚱한 체격을 가지고 있으며 이는 섭취하는 음식물과 인슐린 분비와의 균형이 깨져 당뇨병을 일으키게 된다.

당뇨병(糖尿病) 내분비관계는 당뇨병은 지단비대증(肢端肥大症) 환자에게도 나타난다. 뇌하수체 전엽 호르몬의 이상으로 나타나는 수도 있다. 특히 성장호르몬이 비정상적으로 많이 분비되거나 부신피질에서 나오는 여러 종류의 호르몬이 보통 이상으로 많아도 당뇨병을 유발 시킬 수 있다.

당뇨병(糖尿病)의 증세는 다음과 같다.

연령상 중년(中年) 이후에 많이 발병되며 살이 찐듯한 사람에게 당뇨병은 많은데 발병은 경우에 따라 급성으로도 나타나지만 거의가 서서히 진행되므로 질병을 발견하기 어려우며 치유도 어려운 질병이다.
당뇨병은 흔히 다음(多飮), 다식(多食), 다뇨(多尿)의 경향을 볼 수 있으며 입맛이 돋는 것 같아서 식사를 많이 하지만 체중이나 체력이 조금도 증진 되지 않는다.

체력이 약해지는 노후의 환자는 식후에 심한 피로감을 느끼게 되며 또 하지근육통(下肢筋肉痛) 때문에 조금만 걸음을 걸어도 금방 피로를 느끼게 된다. 당뇨병 환자는 대체로 수척해지고 피부도 건조해지며 어린이 당뇨병 환자는 간(肝)이나 비장이 붓는 일도 있다. 그리고 당뇨병은 당뇨가 있으며 혈당량이 비정상적으로 증가한다.
적혈구나 백혈구의 수는 전염이나 감염이 없는 한 변화가 없고 체내의 수분이 감소되므로 혈액이 농축된다.

당뇨병(糖尿病) 합병증은 당뇨병은 그 자체로 인해 사망하는 경우는 아주 적으나 조기에 치료하지 않아 합병증으로 인해 생명을 잃게 되는 경우가 있을 수 있다.
합병증으로는 당뇨병성 망막병변, 망막염, 백내장, 말초신경염, 동맥경화증, 폐결핵, 그리고 당뇨병성 혼수(昏睡) 등이 있다. 합병증의 치료는 원인 질병 치료와 당뇨를 적절히 조절함으로 치료할 수도 있다.

당뇨병(糖尿病)에 좋은 축산물·수산물·농산물과 약초 한약 생약은 다음과 같다.

(1)다시마 : 36페이지	(2)조개 : 43페이지
(3)고등어 : 52페이지	(4)된장 : 466페이지
(5)현미 : 79페이지	(6)보리 : 88페이지
(7)콩 : 99페이지	(8)팥 : 103페이지
(9)칡 : 166페이지	(10)감초 : 170페이지
(11)당귀 : 174페이지	(12)작약 : 195페이지
(13)백작약 : 197페이지	(14)지황 : 199페이지
(15)생강 : 215페이지	(16)마 223, 참마 227페이지
(17)천문동 : 231페이지	(18)둥굴레 : 233페이지
(19)구기자 : 241페이지	(20)복분자 : 247페이지
(21)산수유 : 248페이지	(22)오미자 : 252페이지
(23)오가피 : 297페이지	(24)가시오가피 : 300페이지
(25)송엽 : 302페이지	(26)두릅나무 : 307페이지
(27)동충하초 : 319페이지	(28)영지 : 328페이지
(29)상황버섯 : 332페이지	(30)붕어한약액 : 66, 481, +α
(31)양파즙, 양파한약액 114페이지	(32)호박즙 : 122페이지
(33)인삼액, 인삼한약액 : 185	(34)홍삼액, 흑삼액 : 190페이지
(35)한약액	

11) 고혈압

고혈압은 동맥경화증, 당뇨병과 함께 중요한 3대 성인병의 하나이다.

고혈압은 심장에서 보낸 혈액이 전신으로 퍼져가도록 혈관(동맥)의 긴장이 유지되어 있는 동맥압이 어느 일정한 한계를 넘었을 경우를 말한다.

세계보건기구(WHO)의 기준에 의하면 140/90mmHg 이하인 경우는 정상혈압이라 하고, 160/95mmHg 이상인 경우는 고혈압이라고 규정하고 있다. 또 140 / 90~160 / 95mmHg인 경우는 경계역 고혈압이라고 한다.

혈압은 나이와 더불어 상승하는 경향이 있고 각 나이의 평균 혈압은 그 사람의 나이에 90을 더한 값과 비교적 가깝다. 따라서 60세 이상의 고령자는 혈압이 150/90mmHg 이상 수치결과일 수도 많이 있다.

고혈압의 원인은 다음과 같다.

고혈압은 원인을 알 수 없는 본태성 고혈압이 95%를 차지하고 있으나 고혈압은 일종의 노인성 질환이고 연령현상으로 나타나므로 생활환경의 영향을 받는 것은 말할 것도 없으며 그 밖에 유전 영향 등도 생각할 수 있다.

유전적인 요인은 고혈압인 사람의 가계를 조사해 보면 양친이 모두 고혈압 환자인 경우는 아이들의 약 반수가 고혈압이 되고 양친 중 한 사람이 고혈압이면 그 아이들의 약 1/4이 고혈압이 된다. 또 양친이 모두 정상혈압인 경우에는 3~20% 정도가 된다. 그러므로 고혈압은 멘델의 우성유전을 하는 것이 확실하다.

고혈압의 환경조건은 다음과 같다.

①식염의 과다섭취와 연령, 정상적인 혈압을 가진 사람이 하루에 30g 이상의 식염을 섭취하면 혈압은 상승하게 된다. 하물며 고혈압 환자에게 식염을 많이 섭취해주면 혈압은 대단히 높아진다. 또 연령의 증가와 더불어 혈압이 증가하기도 한다. 통계적으로 보면 식염의 섭취가 적은 미개발지역의 사람에게는 고혈압의 환자가 적은데 그런 의미에 있어서 일본이나 우리나라는 대표적인 고혈압 국가라고 할 수 있다.

②비만의 체질, 비만의 체질이라고 해서 꼭 고혈압이 되지는 않으나 목이 짧고 얼굴의 폭이 넓으며 혈색이 붉은 뚱뚱한 사람에게서 많이 발병한다.

③영양과 기온관계, 대개 고혈압 환자는 여름철에는 혈압이 비교적 낮고 겨울철에는 높다. 따라서 따뜻한 지방에서는 고혈압 환자가 적으며 산촌, 농촌, 어촌을 비교해 보면 산촌이 가장 많고, 어촌이 가장 적다. 또 도시와 농촌, 선진국과 후진국을 비교해 보면 도시와 선진국에서 고혈압의 발생률이 높은데 이것은 생활수준이 높아 동물성 단백질과 지방 등의 섭취가 많기 때문이다.

④정신적 긴장과 스트레스, 초기의 고혈압 환자는 조그마한 정신적인 긴장에 대해서도 곧 혈압이 높아지고 긴장이 풀리면 도로 내려간다. 또 과격한 운동이나 한냉의 자극으로도 혈압은 올라간다. 어느 환자는 평소에 혈압이 높지 않았는데 심한 정신적인 고민에 빠져서 고혈압이 되었고 이 고민이 해결된 순간 혈압이 내려갔다는 예도 있다.

고혈압의 증세는 다음과 같다.

고혈압의 대부분 환자는 별다른 자각 증세가 없다. 그러나 비교적 일찍부터 자각증세를 수반할 때가 있는데 다음과 같다.

①두통과 구역질, 아침에 일어났을 때 머리 뒤쪽이 묵직하며 그다지 아프지는 않다. 그러나 악성 고혈압이 되면 최소혈압이 120 이상이나 되며 밤에도 잠을 잘 수 없을 정도의 지속적인 두통을 느끼고 구토를 일으킨다. 또한 안저출혈(眼底出血)을 일으켜 눈이 흐릿해져서 보이지 않게 되기도 하는데 이때에는 뇌출혈 가능성이 있으므로 입원 치료해야 한다.

②현기증, 사람에 따라서 다르나 심신이 피로하거나 혈압이 발작적으로 급상승하면 심한 현기증을 일으킨다. 이런 경우의 현기증은 뇌안의 혈액순환이 나쁘기 때문에 뇌졸중의 원인이 되기도 한다.

③숨이 차고 가슴이 두근거림, 고혈압이 계속되면 심장이 점차 비대해져서 관상동맥의 혈액 공급량이 부족하게 된다. 그리하여 계단을 오르내리거나 작업시에 숨이 차고 가슴이 두근거리는 증상이 나타난다. 또한 관상동맥의 경화가 진행되면 협심증, 심근경색의 발작을 일으켜 생명의 위험을 초래한다.

고혈압은 합병증을 동반하므로 특히 주의해야 하는데, 고혈압성 심장병이 있으면 숨이 차고 심장이 두근거리며 몸이 붓는다. 고혈압성 심부전이 있으면 심장의 기능장애로 요독증이 되어 혈액에 노폐물이 증가하고 단백뇨가 나오고 소변이 잘 나오지 않는다. 또한 고혈압으로 뇌출혈을 일으키면 갑자기 의식을 잃고 쓰러지거나 살아남더라도 반신불수가 된다.

고혈압에 좋은 축산물·수산물·농산물과 약초 한약 생약은 다음과 같다.

(1)오리고기 : 22페이지	(2)다시마 : 36페이지
(3)조개 : 43페이지	(4)된장 : 466페이지
(5)감자 : 95페이지	(6)콩 : 99페이지
(7)엉겅퀴 : 119페이지	(8)토마토 : 125페이지
(9)사과 : 133페이지	(10)은행엽 : 151페이지
(11)잔대 : 162페이지	(12)칡 : 166페이지
(13)만삼 : 177페이지	(14)현삼 : 204페이지
(15)황금 : 206페이지	(16)황기 : 208페이지
(17)마늘 : 211페이지	(18)천마 : 224페이지
(19)천궁 : 229페이지	(20)둥굴레 : 233페이지
(21)결명자 : 236페이지	(22)구기자 : 241페이지
(23)대추 : 244페이지	(24)산수유 : 248페이지
(25)오미자 : 252페이지	(26)익모초 : 269페이지
(27)질경이 : 276페이지	(28)두충 : 281페이지
(29)감국 : 287페이지	(30)뽕나무, 상엽 : 292페이지
(31)오가피 : 297페이지	(32)송엽 : 302페이지
(33)음양곽 : 305페이지	(34)대나무, 죽순, 죽엽 : 314페이지
(35)동충하초 : 319페이지	(36)버섯 323, 영지버섯 328페이지
(37)상황버섯 : 332페이지	(38)붕어한약액 : 66, 481, +α
(39)잉어한약액 : 69, 481, +α	(40)양파즙, 양파한약액 : 114
(41)호박즙 : 122페이지	(42)홍삼액, 흑삼액 : 190페이지
(43)흑마늘액 : 211페이지	(44)한약액

12) 저혈압

저혈압(低血壓)은 최대 혈압이 100~90 이하이고 최소 혈압이 90 또는 너무 낮아서 포착하기 어려운 경우를 말한다.

저혈압(低血壓)에 대한 개념은 대단히 위험한 질병이라고 생각하면 막연한 불안감 때문에 조혈제를 찾는 사람, 혈압을 올리기 위해 노력하는 사람이 많은데 이는 저혈압(低血壓)이 고혈압(高血壓)에 대한 반대의 질병이라 생각하는 데서 오는 것인데 혈압이 낮다고 하여 반드시 나쁜 현상은 아니며 정상혈압인과 같은 생활을 할 수 있고 오히려 저혈압(低血壓)인 사람이 장수하는 경우가 많다는 것을 염두 해두고 저혈압에 대해 이렇다 할 원인과 증세가 심각하여 평소의 생활에 큰 영향을 끼치지 않는 한 염려하지 않아도 된다.

저혈압의 원인은 유전으로 생기는 경우가 있으며 호르몬 이상 혹은 혈관계의 이상에 의해서 저혈압은 나타나기도 한다. 호르몬 이상인 경우로 부신피질부전(副腎皮質不全)을 들 수 있는데, 이 때는 체내의 나트륨 성분이 몸 밖으로 배출시키고 혈액량을 감소시켜 혈압이 떨어지게 된다.

혈관계에 이상이 생기는 경우는 맥박이 없어지는 질병을 들 수 있다. 이런 때에는 대동맥에서 갈라져 팔과 목줄기 같은 데로 가는 동맥이 좁아짐으로써 이 부분부터는 혈액량이 뚝 떨어지고 아울러 이곳의 혈압이 저하된다.

이 밖의 원인으로 세균성 패혈증, 심근 경색증, 체액의 상실 등으로 인한 쇼크와 심장질환, 약물, 자율신경계 질환 등이 있다.

저혈압의 증세는 얼굴이 창백하고 식은 땀이 나고 전신쇠약감, 현기증, 심할 때는 실신을 일으키는 경우와 앉았다가 일어설 때 갑자기 눈앞이 캄캄해지고 다시 앉거나 누우면 증상이 없어지기도 한다.

또 머리가 무겁고, 귀에서 가는 소리가 나며, 심계항진, 불면, 위(胃)의 팽만감, 식욕 부진, 위통(胃痛), 변비 등의 증세가 있고 기타 맥박이 일정하지 않으며 여리고, 심장부에 압박감이 있고 여성에게는 월경이상(月經異常)이 일어나는 경우도 있다.

저혈압의 자각증세(自覺症勢)는 다음과 같다.

①쉬 피로하다. ②온 몸이 나른하다.

③현기증이 있다. ④어깨가 뻐근하다.

⑤변비증이 있다. ⑥가슴이 두근거리고 답답하다.

⑦차, 배 멀미를 전에는 안했는데 이 증세가 있다.

⑧속이 쓰리다.

⑨불면증이 심하다.

⑩헛배가 부르다.

⑪구역질이 난다.

⑫다리나 손이 차갑다.

⑬머리가 무겁고 통증이 있다.

이상은 저혈압이 있는 사람의 자각 증세인데 정확한 혈압을 재어 보는 것이 좋다.

저혈압에 좋은 축산물·수산물·농산물과 약초 한약 생약은 다음과 같다.

(1)사슴, 녹용 : 29페이지	(2)부추 : 116페이지
(3)더덕 : 159페이지	(4)인삼 : 185페이지
(5)작약 : 195페이지	(6)생강 : 215페이지
(7)마늘 : 211페이지	(8)구기자 : 241페이지
(9)산수유 : 248페이지	(10)오미자 : 252페이지
(11)인진쑥 : 272페이지	(12)뽕나무, 상엽 : 292페이지
(13)음양곽 : 305페이지	**(14)녹용한약액 : 29, 481, +α**
(15)인삼액, 인삼한약액 185, 481, +α	**(16)흑마늘액 : 211페이지**
(17)한약액	

13) 갱년기장해

갱년기장해(更年期障害)는 여성의 성숙기로부터 노년기로 접어드는 시기, 다시 말하면 여성의 생리현상이 없어지는 폐경 시기를 중심으로 한 그 전후의 몇 년 동안의 시기를 갱년기라 하며 이때의 신체의 변화로 인해 생기는 신체적, 심리적 이상을 통틀어 갱년기장해라 한다.

갱년기장해의 원인은 나이가 들고 늙어가면서 신체의 기관이 쇠퇴해지고 여성의 신체변화 중 호르몬분비가 쇠퇴해진다. 그리고 뇌하수체와 부신 같은 내분비기관의 호르몬도 균형이 깨어져 일어나는 생리적인 원인과 정신적인 원인이 있다. 정신적 원인은 40대 이후가 중심이 되는 갱년기는 연령적으로 보아 인생의 여러 문제에 봉착하는 시기로 여태까지 부딪쳐 온 문제와 다른 정신적인 범민도 많아진다. 즉 자식들이 제 2의 인생을 걷는 결혼이나 별거문제도 있으며 남편의 퇴직후의 일, 노후대책, 조금씩 느껴오는 소외감, 그리고 죽음을 생각하는 등 고민거리가 늘기 마련이다. 이러한 정신적 부담이 갱년기장해를 일으키는 요인인 것이다. 따라서 생리적 및 정신적인 요소로 일어나는 자율신경 증상이 갱년기장해이다.

갱년기장해 증세는 폐경 전기의 여성에게 보이는 내분비 자율신경 장해 증세를 주체로 하여 나타나는 것으로 그 증세는 매우 다양하며, 증세의 경중도 개인차도 상당히 심하다. 갱년기장해를 호소하는 부인의 발생 빈도는 75%에 달하여 이는 생리적인 것이 원인이 되어 나타난 것이며, 질병적인 장해의 발생 빈도는 10~40%로 평균 25%이다.

혈관 운동, 신경 장해의 증세로 나타나는 것은 열감, 추위, 손발의 냉증, 가슴이 두근거리고 맥박이 불규칙하고 여린 증세가 나타나며 정신, 지각, 운동신경 증세로 머리가 아프고 무거운 느낌이 있고 공포감, 초조감, 저림과 마비감, 눈의 경련 등의 증세가 나타나며 운동기관장해 증세로 요통이 있고, 어깨결림, 관절통이 있고 소화기 증세로는 늘 속이 울렁거리며, 식욕부진, 위의 팽만감, 변비, 설사가 있다.

비뇨기 기관의 장해로는 오줌이 자주 마렵고 양은 늘 조금이다. 그리고 배뇨시에 심한 통증이 있다. 분비이상 증세로 식은땀이 잘 나며 입 안이 건조하고, 피부가 윤택이 없다. 이 밖의 증세로는 피로감, 복통, 외음부가 가렵고, 유방통, 구취, 대하증이 있다. 또 심한 갈증, 정신, 격동, 불안 등이 있다.

이러한 증세가 있는 갱년기장해는 폐경기를 전후한 여성 누구에게나 나타나며 치료를 받지 않으면 안될 정도로 심각한 증세의 사람은 1% 미만이므로 갱년기장해 증세에 대해 크게 염려하지 않아도 되나 이 모든 증세는 자칫 인생을 우울하게 만들 수 있으니 근본적 원인과 대책을 강구하여 노년기를 늘 밝고 정력적으로 살아가도록 노력해야 한다.

남자의 갱년기장해, 갱년기장해는 여성에게만 생기는 질병이라고 인식하기 쉽지만 남성에게도 갱년기장해가 있다. 그러나 여성에게는 갱년기 장해가 필발 적으로 일어나지만 남성은 비교적 현저하게 나타나는 것이 아니다. 갱년기장해의 전신증세로는 피로, 권태감, 성욕의 감퇴, 임포텐스(남성의 성교 불능 상태) 등이 있다.

갱년기장해에 좋은 축산물·수산물·농산물과 약초 한약 생약은 다음과 같다.

(1)당귀 : 174페이지	(2)우슬 : 181페이지
(3)인삼 : 185페이지	(4)작약 : 195페이지
(5)마늘 : 211페이지	(6)대추 : 244페이지
(7)산수유 : 248페이지	(8)익모초 : 269페이지
(9)질경이 : 276페이지	(10)뽕나무, 상엽 : 292페이지
(11)오가피 : 297페이지	(12)흑염소한약액 : 24, 481, +α
(13)장어한약액 : 63, 481, +α	(14)붕어한약액 : 66, 481, +α
(15)잉어한약액 : 69, 481, +α	(16)인삼액, 인삼한약액 : 185
(17)홍삼액, 흑삼액 : 190페이지	(18)흑마늘한약액 : 211페이지
(19)한약액	

호흡기 계통에 좋은 축산물·수산물·농산물과 약초 한약 생약

14) 감기

감기는 만병의 근원이라고 할 만큼 여러 가지 중병의 원인이 되므로 세심한 주의를 해야 하는 질환이다. 감기의 원인은 인체는 외부의 기온 변화에 대해 방어반응을 나타내지만 어느 때는 그 방어력이 충분하지 못하여 저항력이 약해진 틈을 타서 병원균이 침입하는 경우가 있는데 감기도 이런 경우의 하나이다.

감기는 코·기관지·인후 등 호흡기 계통의 상부기도에 생기는 카타르성 염증을 가리키며 이 사람에게서 저 사람으로 전염되는 것이다. 그 정확한 원인은 아직 잘 알려져 있지 않으며, 바이러스, 혹은 세균 감염, 알레르기가 주요 원인이라고 알고 있다. 바이러스란 일반 세균을 통과시키지 않는 세균 여과기를 통과해 버릴 정도로 아주 작은 미생물인데, 이 바이러스에 의한 상부기도 감염증은 감기 이외에도 여러 가지가 있다.

가장 흔한 감기인 코감기를 일으키는 피코르나 바이러스, 여름 감기나 푸울열의 원인인 아데노 바이러스, 그리고 장감기 라고 하여 위장을 침입해서 잦은 설사를 유발하게 하는 에코 바이러스나 코크사키 바이러스, 겨울마다 위세를 떨치는 인플루엔자 바이러스나 파라인플루엔자 바이러스 등 이 밖에도 굉장히 많은 것들이 있다.

감기의 증세 초기의 증세는 감기는 대표적인 전신질병의 하나이며, 일단 감기에 걸리면 먼저 콧물, 재채기가 나오고 몸이 으시시 추우며 미열이 있다. 또 두통이 나고 팔다리가 아프며 전신이 나른하여 피로권태감이 온다. 목 안이 따끔따끔 거리고 침을 삼키기에 거북하다. 때로는 눈꼽이 끼는 결막염의 증세가 나타나기도 한다.

감기가 악화되었을 때의 증세는 감기가 어느 정도 전진되면 높은 열이 나고 식욕이 감퇴되며 때로는 기침, 가래 등이 심하게 나온다. 또 몸이 나른해지고 대개는 온 몸의 근육이 아파지기 마련이다. 감기는 소화기 장애를 일으켜 토하거나 설사 등을 하며, 변비, 기관지염, 폐결핵, 심장병의 합병증이 생겨 그 병세가 더욱 악화될 수도 있으므로 합병증 예방에 특히 주의해야 한다.

유행성감기 (인플루엔자) 원인은 이 감기는 세계적으로 대유행을 초래한 적도 있으며 아직도 해마다 일부 지역에서 유행을 되풀이 하고 있는 전염력이 가장 강한 것이다. 원인은 인플루엔자 바이러스이지만 여기에는 여러 형, A 혹은 B가 있으며 최근의 유행은 A형 균주에 의한 것이 대부분이다. 더욱이 때때로 이형이 변화하여 항원적(抗原的)으로 신종(新種)이 생겨나므로 전에 유행했던 인플루엔자 바이러스로 만든 예방 주사를 맞아도 별 효과가 없을 수도 있다.

병균은 호흡기의 점막을 통해 침입하므로 가을이나 겨울에 많이 발생한다. 전염 경로는 환자의 기침이나 재채기 등에 의해서 환자 입 속의 분비물의 비말에서 직접 전염되는 경우와 환자가 쓰던 손수건·타올 등에서도 전염된다.

유행성감기 (인플루엔자) 증세는 잠복기는 감염 후 1~3일쯤이다. 1~3일이 경과되면 갑자기 한기가 들며 심한 오한이 난 뒤 발열이 시작되어 38~40도까지 상승하는 동시에 심한 권태감·두통·요통·관절통이 일어나며 토하는 경우도 있다. 식욕이 감퇴되고 모든 의욕이 저하되며 결막염을 일으켜 눈이 아프고 기관지염을 일으켜 심한 기침과 가래로 혈담이 나오는 수도 있다.

이 밖에도 위장장해로 인한 설사·구토의 증세도 있고 헛소리를 하며 뇌막염을 일으켜 사망하는 수도 있다. 이 질병 중에서 가장 무서운 것이 인플루엔자 폐렴인데 유행성 감기에 걸린지 2~3일 후에 일어난다. 이때는 호흡 곤란 맥박 증진, 치아노제를 일으키며 사망하는 경우도 있을 수 있다.

어린이 감기는 어린이들은 어릴수록 각종 감기 바이러스 감염증에 대해서나 2차적인 세균 감염에 대해서도 저항력이 약하다. 어린이에게 무조건 항생물질을 주는 것은 바람직하지 못하지만 저항력이 약한 어린이에게는 적절하고 충분한 항생물질을 먹이는 것이 좋다.

노인의 감기는 나이가 들면 혈관이 낡고 세포의 기능이 약화되어 감기나 그 후의 2차 감염에 대한 저항력이 약해진다. 노인이 감기에 걸렸을 때는 2차 감염을 주의해야 한다.

감기에 좋은 축산물·수산물·농산물과 약초 한약 생약은 다음과 같다.

(1)다시마 : 36페이지	(2)배 : 136페이지
(3)귤, 진피 : 139페이지	(4)수세미 : 121페이지
(5)도라지 : 156페이지	(6)잔대 : 162페이지
(7)취 : 166페이지	(8)감초 : 170페이지
(9)방풍 : 179페이지	(10)하수오 : 202페이지
(11)생강 : 215페이지	(12)마늘 : 211페이지
(13)맥문동 : 218페이지	(14)삽주 : 220페이지
(15)구기자 : 241페이지	(16)대추 : 244페이지
(17)오미자 : 252페이지	(18)모과 : 259페이지
(19)구절초 : 262페이지	(20)인진쑥 : 272페이지
(21)민들레 : 274페이지	(22)질경이 : 276페이지
(23)계피 : 279페이지	(24)감국 : 287페이지
(25)뽕나무, 상엽 : 292페이지	(26)대나무, 죽순, 죽엽 : 314페이지
(27)양파즙, 양파즙한약액 : 114	(28)취즙 : 166페이지
(29)흑마늘액 : 211페이지	(30)약도라지배즙 (도라지 156, 배 136, 은행 151, 생강 215)
(31)한약액	

15) 기관지염

계절이 바뀌게 되거나 인플루엔자나 감기가 유행되면 해마다 꼭 폐렴이나 기관지염(氣管支炎)이 더 극성을 부리게 되어 노인이나 어린아이에게 많이 찾아볼 수 있다. 이러한 기관지염(氣管支炎)은 급성기관지염(急性氣管支炎)과 만성기관지염(慢性氣管支炎)으로 나눌 수 있다.

우리 몸의 기관지에는 섬모라고 하는 작은 솜털이 있어서 먼지나 기타 해로운 물질이 기관지에 들어가면 이들을 밖으로 밀어내 버리는 역할을 한다. 그러나 담배 연기 같은 원인물질이 계속적인 자극을 가하게 되면 이 섬모는 더 견디지 못하고 하나, 둘 떨어져 나가게 되고 섬모의 기능이 마비되어 청소를 못하게 되며 우리 몸의 기관지에는 먼지 등이 쌓이게 되어 염증을 잘 일으킨다.

섬모는 한 번 파괴되면 다시 만들어 지지 않는다. 그리고 기관지 점막의 점액선이 비대하여 끈끈한 점액을 많이 분비하면 섬모운동으로 쉽게 밖으로 내보낼 수 없으므로 우리 신체는 기침이라는 비상수단을 쓰는데 이 기침을 자주 하면 기관지가 약해지게 된다. 여러 원인으로 하여 감기에 걸렸을 때는 빨리 치료하여 기관지염이 발생하지 않도록 해야 한다.

기관지염의 원인과 증세는 다음과 같다.

급성기관지염(急性氣管支炎)의 원인은 유행성 감기에 걸리게 되면 대개의 사람 모두가 2~3일 정도면 완전 쾌유는 아니지만 증세가 가벼워지는데 신체의 저항력이 약한 사람은 유행성 감기가 계속되며 동시에 세균 감염 때문에도 급성기관지염이 생긴다.

유행성 감기란 인플루엔자, 바이러스 등에 의해 생겨난 것이므로 어떤 항생물질도 직접적인 효과가 있다. 그러므로 유행성 감기일 때는 몸이 쇠약해졌거나 피곤하였을 때 감염되기 쉽고 빨리 치유되지 않으니 해열제의 복용과 절대안정이 필요하다. 그러나 2~3일 지나도 열이 내리지 않고 가래 같은 것이 있을 때는 일단 기관지염을 의심해야 한다.

이같이 기관지염의 원인은 대개 감기인 것이다. 감기로 인해 목 혹은 기관(氣管)을 상하게 하고 기관지까지 침범하는 수가 많다. 그러므로 이 질병은 일교차가 심한 환절기에 많이 생긴다.

그러나 특히 걸리기 쉬운 체질을 가지고 있는 사람도 있다. 연령적으로 노인이나 어린이가 많고 바깥에서 유독성 가스를 마실 때, 예를 들면 염소, 아비산 같은 화학적 자극으로 일어나는 수도 있고 먼지나 그 밖의 더러운 공기에서부터 오는 수도 있다. 그리고 홍역, 백일해, 장질부사, 인플루엔자 등의 합병증으로 생기는 수도 있다.

급성기관지염(急性氣管支炎)의 증세는 전신 권태를 느끼고 머리가 아프며 기침이 난다. 감기의 합병증으로 인한 기관지염(氣管支炎)인 경우는 대개 열이 나며 오한이 있다. 그리고 흉골(胸骨) 뒤쪽이 기침 때문에 아픔을 느끼게 되고, 담이 폐 안에서 부글거리는 소리가 있다. 그리고 콧물이 나오며 목이 갈리고 목청이 쉬며 불쾌감 등의 전신증상과 함께 건기침이 심한 것이 특징이고 비교적 담은 적다.

만성기관지염(慢性氣管支炎)의 원인은 감기로 인한 급성기관지염(急性氣管支炎)이 빨리 낫지 않고 시일을 끌게 되어 만성기관지염(慢性氣管支炎)으로 되는 경우가 많다.

특히 저항력이 약한 노인이 감기에 걸리게 되면 여간해서 낫지 않고 일반적 상태는 좋아졌다하나 기침이 나올 때마다 가래가 섞여 나오는 등 만성기관지염(慢性氣管支炎)을 앓게 된다. 그리고 사람이 많이 모인 곳이나 먼지, 담배 연기가 많은 곳에는 스모그 현상이 있어 만성기관지염(慢性氣管支炎)에 걸리기 쉽다.

이 밖에 심장병, 신장염, 백일해 후에도 만성기관지염(慢性氣管支炎)이 생기는 경우가 많다. 세계에서 만성기관지염(慢性氣管支炎)이 가장 흔한 나라는 영국인데, 영국은 안개 때문에 매연이 스모그 현상을 일으키므로 만성기관지염이 흔하게 발병한다.

규정된 만성기관지염(慢性氣管支炎)의 정의는, 2년 이상에 걸쳐 적어도 1년에 2~3개월 동안은 거의 가래나 기침이 나오는 것을 만성기관지염(慢性氣管支炎)이라 한다고 되어 있다.

만성기관지염(慢性氣管支炎)의 증세는 이 질환에는 여러 가지 형이 있으며 증세로는 기침이 심하고 객담이 있는 것이다. 그러므로 그 증세별 종류를 보면, 숨을 들이마실 때마다 빽빽 소리가 나는 것으로 건성기관지염이 있고, 담이 진하고 분량이 많고 기침을 할 때마다 담이 나오는 것을 점막성 기관지염이라 하며, 이는 열이 보통 없으며 기침과 가래가 주요한 반응 증세로 나타난다. 기침은 좀처럼 그치지 않고 치료를 해도 잘 듣지 않고 가래가 농후하며 양이 많다.

담이 많은 때를 기관지루(氣管支漏)라고 하며 이런 기관지루 속에 다른 부패성 세균이 들어가면 객담에서 특유한 악취가 나는데 이를 부패성 기관지염(腐敗性氣管支炎)이라 한다. 이 밖에 얇은 거품이 섞인 담이 수시로 많이 나오는 것으로 장액성기관지루(漿液性氣管支漏)가 있다. 이 중 가장 질병 정도가 가벼우나 치유가 어려운 것은 건성기관지염이다.

대부분의 만성기관지염(慢性氣管支炎)은 초기에는 증상을 드러내지 않으나 시일이 지날수록 신체를 급히 움직이면 숨이 가빠지고 층계를 오를 때 쉬지 않고는 오를 수 없게 된다. 가래도 급성 기관지염 때와는 달리 진한 가래가 아니라 새까만 먼지를 많이 들이마실 때와 같이 시꺼먼 가래, 뿌연 가래가 나오는 것이 특징이다.

만성 기관지염(慢性氣管支炎)의 합병증으로 폐기종(肺氣腫), 폐성심(肺性心), 심부전(心不全)이 될 수도 있으니 유행성 감기를 예방 치료하도록 해야 한다.

기관지염에 좋은 축산물·수산물·농산물과 약초 한약 생약은 다음과 같다.

(1)부추 : 116페이지	(2)사과 : 133페이지
(3)감귤, 진피 : 139페이지	(4)감 : 144페이지
(5)밤 : 149페이지	(6)도라지 : 156페이지
(7)더덕 : 159페이지	(8)감초 : 170페이지
(9)인삼 : 185페이지	(10)마늘 : 211페이지
(11)맥문동 : 218페이지	(12)구기자 : 241페이지
(13)대추 : 244페이지	(14)오미자 : 252페이지
(15)모과 : 259페이지	(16)인진쑥 : 272페이지
(17)민들레 : 274페이지	(18)질경이 : 276페이지
(19)뽕나무, 상엽 : 292페이지	(20)음양곽 : 305페이지
(21)영지버섯 : 328페이지	**(22)흑마늘액 : 211페이지**
(23)도라지즙, 도라지한약액 : 156	(24)약도라지배즙 (도라지 156, 배 136, 은행 151, 생강 215)
(25)한약액	

16) 천식

한번 걸리면 오랫동안 떠나지 않는 질환으로 기관지에 경련이 일어나 숨이 차고 기침이 나며 담이 성하는 천식(喘息)은 크게 기관지천식(氣管支喘息), 심장성천식(心臟性喘息)으로 나눌 수 있는데 천식(喘息)이 오랫동안 치유되지 않는 것은 알레르기성 질환이 많고 이 알레르기성 질환은 근본적 체질 개선을 요하는 것이기 때문이다.

천식(喘息)의 원인은 천식(喘息)에는 기관지 천식(氣管支喘息)과 심장천식(心臟喘息)으로 나눌 수 있는데 기관지 천식은 알레르겐에 의한 것으로 50%가 실내 먼지이며 10%가 꽃가루, 10%가 곰팡이, 5%가 음식, 25%가 세균 감염에 의한 것이다.

심장천식은 고혈압과 관상(冠狀) 동맥경화 등에 속발(續發) 되는 호흡곤란으로 과식과 운동이 원인이 되어 나타난다. 이 밖에 자율 신경, 내분비의 이상이 원인이 될 수도 있다.

천식(喘息)의 증세는 처음에는 코의 증상, 기관지 증상 두 가지로 나눌 수 있는데 코의 증상으로는 재채기, 콧물, 코막힘 등으로 해서 목이 아파오고 기관지로 번져 기침이 심하게 나오면서 얼굴이 벌겋게 상기 되며 숨이 차고 숨을 내쉴 때 핵핵거리고 가래가 끓는다.

기관지 증상으로는 숨이 차고 기침, 가래, 핵핵거림이 있는데 처음부터 이 증상이 바로 나타난다. 이런 초기 증상이 만성화되면 기침과 가래가 나오면서 핵핵거리는 것과 기침과 가래가 나오는 경우, 다른 증세 없이 기침만 하는 경우, 호흡시 핵핵거리기만 하는 경우 등으로 나타나며 병행되는 경우도 있다. 천식은 증세로 발작형과 만성형으로 나눌 수 있다.

발작형(發作型) 천식은 여태까지 아무런 증세가 없다가 밤중에 별안간 증세가 있어 숨이 차서 어깨숨을 쉬며 핵핵거리고 누우면 더욱 숨쉬기가 곤란하여 앉아 지새는 경우가 있는 것으로 발작이 있을 때는 심하게 앓지만 없을 때는 평상인과 똑같다.

발작형에는 소발작, 대발작이 있으며 소발작은 크게 심하지 않아 천식약을 흡입시키면 가라앉는 것이며, 중발작은 천식약을 주사하여야만 가라앉는 것이고, 대발작은 점적(點滴) 정맥주사를 3~4일 또는 1주일 정도 맞아야 가라앉는 증세가 심한 발작이다.

만성형(慢性型) 천식은 몇 달, 혹은 몇 년 동안을 계속해서 핵핵거리는 상태를 말하는 것으로 합병증을 초래하는 경우가 있다.

천식에 좋은 축산물·수산물·농산물과 약초 한약 생약은 다음과 같다.

(1) 은행 : 151페이지	(2) 도라지 : 156페이지
(3) 더덕 : 159페이지	(4) 감초 : 170페이지
(5) 생강 : 215페이지	(6) 맥문동 : 218페이지
(7) 천문동 : 231페이지	(8) 대추 : 244페이지
(9) 오미자 : 252페이지	(10) 질경이 : 276페이지
(11) 뽕나무, 상엽 : 292페이지	(12) 송엽 : 302페이지
(13) 동충하초 : 319페이지	**(14) 도라지한약액 : 156페이지**
(15) 도라지, 은행, 대추, 생강 한약액	**(16) 한약액**

17) 폐렴

우리 인간을 포함하여 살아 있는 생물이라면 모두 한시도 쉬지 않고 숨을 쉰다. 즉 살기 위해서 호흡작용을 하고 있는 것이다.

호흡(呼吸)은 산소를 들이 마시고 체내에서 생성된 탄산가스를 내보내는 작용을 말하는 것이다. 우리가 숨을 쉬면 공기는 우선 입이나 콧구멍을 통해서 인두(咽頭), 후두(喉頭), 그리고 기관(氣管)을 지나 폐에 들어가게 된다. 이렇게 공기가 출입하는 통로를 모두 합쳐서 호흡기라고 한다.

호흡기는 특히 현대에 와서 깨끗하지 못한 공기, 그 속에 떠다니는 미세한 입자들, 그리고 수없이 많은 여러 가지 세균, 바이러스 등에 의해 항상 시달리고 있다. 폐렴 역시 이런 이유들로 인한 호흡기 질환 중의 하나이다.

공기가 드나드는 기도(氣道), 즉 기관지는 처음에는 한 길이지만 아래로 내려가면 2 가지로, 또 내려가면 4 가지로 마치 나뭇가지가 벌려진 모양으로 되어 있다. 그 끝은 마침내 해면과 같은 모양을 하게 되는데 이것을 허파꽈리라고 한다. 폐렴은 바로 이 부분이 바이러스나 곰팡이류, 기타 각종 세균류의 침해를 받을 때 발생하는 질병이다.

폐렴에 좋은 축산물·수산물·농산물과 약초 한약 생약은 다음과 같다.

(1)매실 : 146페이지	(2)도라지 : 156페이지
(3)더덕 : 159페이지	(4)감초 : 170페이지
(5)생강 : 215페이지	(6)산수유 : 248페이지
(7)오미자 : 252페이지	(8)민들레 : 274페이지
(9)흑염소한약액 : 24, 481, +α	(10)황구한약액 : 28, 481, +α
(11)붕어한약액 : 66, 481, +α	(12)잉어한약액 : 69, 481, +α
(13)한약액	

18) 폐결핵

과거에는 국민의 사망수를 병류별로 보면 결핵이 으뜸이었으나 1950년경부터 우수한 항 결핵제의 출현과 국가의 결핵관리로 불치의 질병이 아님을 인식해 가고 있다.

결핵은 결핵균에 의해서 일어나는 전염병이다. 결핵균은 표면이 엷은 밀 같은 물질로 싸여 있기 때문에 대단히 저항력이 강하며, 여러 가지 약으로도 쉽사리 퇴치하지 못한다. 결핵균의 발육·번식은 3~4주간 또는 그 이상의 오랜 기간이 필요하며 이러한 느린 발육이 결핵질환의 만성의 경과를 거치는 중대한 이유이다.

결핵의 전염경로는 코에서 기관지를 거쳐 폐로 균이 들어가는 것이 가장 많다. 폐결핵 환자가 기침을 한다든지 이야기할 때 많은 결핵균이 섞여 있는 비말(飛沫)이 퍼져 미전염자의 입이나 코로 들어가는 것이 보통의 감염형식이며 이를 비말감염이라고 한다. 또 환자에게서 나온 가래나 비말이 말라서 그 중의 결핵균이 먼지에 섞여 공중에 떠돌아다니는 것을 호흡하여 감염될 때도 있는데 이것을 진애감염이라 한다. 그러나 감염을 받았다고 해서 모두 발병하는 것은 아니고 많은 결핵균을 내는 사람에게 가까이 접했다든지, 유아기, 청년기의 사람들이 전염되기 쉽다.

결핵균이 몸 안에 들어와서 병소를 만들면 체내에서도 곧 여러 가지 세포를 동원하여 균에 대항하는 동시에 투베르쿨린 반응이 음성에서 양성으로 전화하게 되어 결핵균에 대한 면역이 생긴다. 그 예방법은 매년 정기적으로 투베르쿨린 반응을 조사해서 음성인 사람에게는 BCG 접종을 해서 면역을 주는 동시에 양성인 사람도 정기적으로 x선 검사를 통해 초기진단 하여 치료 예방에 힘써야 하겠다.

폐결핵(肺結核) 원인은 결핵 중에는 폐결핵이 가장 많고 또 중요한 위치를 차지하고 있다. 폐결핵(肺結核)의 원인은 결핵균 감염이며 활동성 폐결핵 환자와 접촉으로 공기전염 된다.

같은 폐결핵이라 해도 초감염결핵, 폐문임파선결핵, 속립결핵, 침윤성폐결핵, 건락성폐렴, 증식성폐결핵, 경화성폐결핵, 건락성폐렴, 증식성폐결핵, 경화성폐결핵 등이 있고 각각 발병의 모양이나 그 후의 경과 등이 다르다. 주로 하나의 병형에서 다른 병형으로 옮아가는 일이 많다. 심각한 급성 증세로 발병하여 단기간의 경과로 죽어가는 경우, 감기나 폐렴 같은 증세로 시작하여 증세는 사라져도 폐 안의 결핵성 병변은 그대로 천천히 진행하는 경우, 또 만성기관지염과 같이 기침만 하고 아무런 이상이 없고 아주 오랜 기간 경과하는 경우 등 여러 가지가 있다. 또 처음에는 자각증세는 전혀 없고 잠행성으로 진행하여 어떤 기회에 가끔 발견되는 것이 많이 있다.

폐결핵(肺結核) 증세는 결핵은 초기만이 아니라 상당히 경과한 다음에도 뚜렷한 자각증세가 없는 것이 특징이다. x선검사로 결핵에 의한 병소의 음영을 알 수 있다. 폐결핵의 증세로는 발열, 오한, 식욕감퇴, 전신이 노곤하고 피로하기 쉬우며 몸이 여위고 기침, 가래, 혈담, 객혈, 흉통, 호흡곤란 등을 들 수 있다. 그러나 이런 증세는 초기에 한두 가지로 나타나다가 중기가 되면 여러 가지 증세가 복합적으로 나타난다. 폐결핵의 발열은 미열이 있는 정도이지만 가끔씩 38~38.5도 정도까지 상승하는 경우도 있는데 이는 폐 안에 새로운 병소가 들어오거나 기존의 병소가 다시 활동을 시작하기 때문이다.

기침과 더불어 병이 진행되면 가래도 나오게 되는데 그 형태는 고름 같은 담, 점액성의 것, 점액에 고름이 섞인 담 등 여러 가지가 있다. 병의 경과가 진행된 환자에게는 기관지확장증을 일으키는 경우가 많아 결핵균 이 외의 기타 균이 혼합되어 감염을 일으키고 다량의 가래를 내는 일도 있다.

혈담이나 결핵은 중요한 폐결핵의 증세이며 가래에 피가 약간 섞여 나오는 경우나 상당한 양의 핏덩이를 토해 내는 경우 등 여러 가지가 있다. 그러나 이 증상은 폐결핵 뿐만 아니라 폐암이나 기관지확장증·폐디스토마 등에서도 나타난다.

폐결핵으로 인해 가슴의 둔통과 땅기는 듯한 증상은 늑막까지 염증이 생겼기 때문이다. 기력이 없으며 약한 운동에도 쉽게 피로를 느끼고 급속도로 몸이 여위어 가는 체력감퇴의 증상이 있을 수도 있다. 식은땀이 나는 수가 많이 있고 등이 아프며 몸을 조금만 움직여도 곧 숨이 가빠질 수도 있다. 폐활량이 정상인보다 상당히 적어질 수도 있다. 식욕이 저하되어 위의 소화력이 악화될 수도 있는데 폐결핵으로 위장작용이 약해지는 것이다.

폐결핵에 좋은 축산물·수산물·농산물과 약초 한약 생약은 다음과 같다.

(1)엉겅퀴 : 119페이지	(2)은행 : 151페이지
(3)도라지 : 156페이지	(4)더덕 : 159페이지
(5)생강 : 215페이지	(6)천문동 : 231페이지
(7)둥굴레 : 233페이지	(8)결명자 : 236페이지
(9)구기자 : 241페이지	(10)오미자 : 252페이지
(11)석류 : 255페이지	(12)꾸찌뽕나무 : 296페이지
(13)가시오가피 : 300페이지	(14)음양곽 : 305페이지
(15)동충하초 : 319페이지	**(16)흑염소한약액 : 24, 481, +α**
(17)황구한약액 : 28, 481, +α	**(18)붕어한약액 : 66, 481, +α**
(19)한약액	

비뇨기 계통에 좋은 축산물·수산물·농산물과 약초 한약 생약

19) 신장염

신장염 우리 몸의 신체 중 신장은 수분이나 염분량을 조절하고, 오줌을 만들어 배설함과 동시에 혈압 조정을 하는 기관인데 여기서 이상이 생겼을 때를 말한다. 신장염은 급성신염(急性腎炎), 만성신염(慢性腎炎), 속발성위축신(續發性萎縮腎) 등의 세 가지로 증상이 나타난다.

신장염의 원인은 다음과 같다.

급성 신염의 원인은 신장의 사구체에 급성으로 일어난 염증에 인한 것이다. 급성 신염은 세균의 감염으로 인한 경우가 가장 많으며 이 밖에 화학약품, 바이러스에 의해서 생기기도 한다.

세균 감염이란 신체의 한 부분에 감염이 있어서 그 반응으로 생겨나는 것이며, 세균이 우리 몸에 들어오면 독소를 내 뿜는데 이를 항원이라 하고 이 독소에 대해 몸에서 방어하기 위한 항체를 내 보내어 싸우게 되는데 신장염의 경우에는 바로 이 항원과 항체의 반응이 일어나는 사구체에 이상이 오게 되어 신염을 일으키는 것이다. 신염을 일으키는 균은 편도선염, 감기 등에 의한 용혈연쇄구균이 가장 많으나 성홍열로 생기는 수도 있다.

급성 신염은 주로 유년기에서 소년기에 걸쳐 잘 걸리며 편도선염, 감기가 심한 겨울에 잘 발병된다.

급성 신염의 증세는 신염의 대부분이 급성으로 시작 되지만 초기의 증세는 반드시 일정하지는 않다. 그래서 미열, 전신권태, 허리앓이, 식욕저하, 목마름 등이 있으나 대개는 부종(浮腫)으로 시작 되는데 신염의 3대 특징은 부종과 더불어 고혈압, 비정상적 소변이다.

부종은 처음에는 눈 주위가 부석부석하게 붓고 얼굴 전체가 부은 것 같이 된다. 그러다가 차차 밑으로 내려오다가 전신이 붓게 된다. 그리고 가슴과 배에 물이 고이는 증세가 있다. 몸이 붓게 될 때에는 소변의 분량이 줄고 갈증이 심하게 난다. 신염은 거의가 붓지만 더러 체질상 붓지 않는 수도 있으니 붓지 않는다고 신염이 아니라고 단정지을 수는 없다.

비정상적 소변은 부기가 나타나고 2~3일 지나면 혈액이 섞인 오줌, 즉 혈뇨가 나온다. 육안으로 확실히 알 수 있는 붉은 오줌인 경우도 있으나 그 정도가 심하지 않을 때는 눈으로 보아서는 빛깔의 구별이 되지 않는 수도 있다. 혈뇨가 나올 때는 오줌의 양도 적어지는데 증세가 심하지 않은 경증일 때는 소변의 양이 정상적이나 심하게 얼굴이 부었을 시는 조금 줄어들다가 심할 때는 소변이 전혀 나오지 않는다. 성인 남자의 1일 배뇨량은 1000~1500cc이다. 그리고 오줌 단백질이 나오는 것이 일반적인 증상이다.

혈압상승 발병 초기에는 급격한 혈압상승을 보게 되며 두통, 어깨결림, 현기증, 구역질, 식욕부진 등의 증상을 동반하는 수가 많다. 혈압상승의 정도가 매우 가벼운 것도 있으나 160~180, 때로는 200으로 오르는 경우도 있다. 또 한때 부쩍 올라갔다가 그냥 또 내려오는 것이 있는가 하면 계속 유지되는 때도 있다.

만성 신염, 속발성 위축신의 원인은 급성 신염이 완전히 낫지 않고 만성으로 경과하는 경우와, 발병시 만성의 증상으로 되는 것 등이 있다. 속발성 위축신은 만성 신염이 낫지 않고 결국 신장의 기능이 부전(不全)에 빠진 증상이다.

만성 신염, 속발성 위축신의 증세는 급성 신염이 제대로 낫지 않게 되면 만성 신염이 되는데 대부분 급성 신염이 나은 것처럼 보이다가 별안간 나빠지는 일이 반복되는 동안에 만성 신염이 된다.

증세는 오줌 속에 단백질이 포함된 단백뇨가 있는 경우도 있으나 부종, 고혈압, 심장 쇠약을 일으킬 때도 있다. 속발성 위축신이 되면 얼굴색이 좋지 않고 쇠약해지고 비중이 적은 맑은 오줌을 늘 많이 보고 밤에 소변 때문에 잠을 설치기도 한다.

신장염, 신장에 좋은 축산물·수산물·농산물과 약초 한약 생약은 다음과 같다.

(1)새우 : 42페이지	(2)달래 : 118페이지
(3)밤 : 149페이지	(4)더덕 : 159페이지
(5)우슬 : 181페이지	(6)인삼 : 185페이지
(7)하수오 : 202페이지	(8)생강 : 215페이지
(9)맥문동 : 218페이지	(10)삽주 : 220페이지
(11)마 : 223페이지	(12)결명자 : 236페이지
(13)구기자 : 241페이지	(14)대추 : 244페이지
(15)산수유 : 248페이지	(16)오미자 : 252페이지
(17)뽕나무, 상엽 : 292페이지	(18)오가피 : 297페이지
(19)음양곽 : 305페이지	(20)두릅나무 : 307페이지
(21)동충하초 : 319페이지	**(22)흑염소한약액 : 24, 481, +α**
(23)붕어한약액 : 66, 481, +α	**(24)잉어한약액 : 69, 481, +α**
(25)가물치한약액 : 73, 481, +α	**(26)녹용한약액 : 29, 481, +α**
(27)황구한약액 : 28, 481, +α	**(28)한약액**

20) 방광염

　방광염(膀胱炎)은 세균감염에 의하여 방광에 염증을 일으킨 것을 말한다. 우리 몸의 방광은 골반 안에 위치하고 있으며 앞쪽에는 치골이 있고, 뒤쪽에는 남자는 직장이 있고 여자는 자궁과 질이 있다.
　소변을 보게 되는 경로는 방광에 오줌이 차면 신경을 통해 배교반사 중추가 있는 척수에서 다시 반사적으로 방광에 전달되며 최종적으로 대뇌에서 요도괄약근을 열어 소변을 배출시키라고 명령을 내려 소변을 보게 되는 것이다.
　사람에 따라 약간의 차이는 있으나 정상 성인의 방광용적은 350~450cc 정도이다. 그리고 정상 성인의 배뇨횟수는 1일 5~6회 가량이며 소변 배출량은 한번에 300cc 씩 하루에 1500cc 정도를 배뇨한다.
　방광염(膀胱炎)은 비뇨기과의 가장 흔한 질환이며 또한 방광염(膀胱炎)을 평생동안 한 번도 경험하지 않는 여자는 거의 없다고 할 정도로 여자에게 흔한 질병이다. 연령별로 볼 때는 3세까지의 여아에게 많으며 13세에서 20세까지는 드물고 20세 이상 폐경기 전까지 성생활이 빈번한 성인 여자에게 많이 발생한다.
　이는 남자의 요도(尿道)는 길이가 약 30cm 정도로 길며 가늘며 곡선인데 반해 여자의 요도는 길이가 4~5cm 정도로 짧고 굵으며 직선이고 항문이나 질에 가깝기 때문에 방광염이 쉽게 발생되는 것이다.

　방광염(膀胱炎)의 원인은 세균 감염에 의한 것이 가장 많으며 이 밖에 음식물, 약 등에 의한 기계적, 화학적 요인과 알레르기성도 있으나 흔하지 않다. 세균이 방광으로 감염되는 경로를 살펴보면 요도에서 올라온 것, 신우신염에서 요관을 거쳐 방광으로 내려온 것, 방광주위의 성기(性器)나 장의 염증이 직접 전해온 것 등이다.
　여자는 요도가 짧아 성교 때 외음부의 세균이 쉽게 방광으로 들어가게 되므로 상행감염(上行感染)이 많다. 방광염(膀胱炎)의 원인이 되는 세균으로는 대장염, 변형균, 장구균, 포도상구균, 연쇄상구균 등이며 이 세균의 종류에 따라 치료를 하여야 한다.
　방광은 세균에 감염되더라도 배뇨작용과 점막자체의 저항력에 의해 방광염에 쉽게 걸리지 않으나 일단 감염되어 증세가 오줌을 누기 어려울 정도로 심하여 합병증이 있으면 방광염(膀胱炎)은 치료가 어려워진다.

신우신염에서 요관을 거쳐 방광으로 내려와 방광염(膀胱炎)을 일으킨 경우에는 편도염, 인두선염을 앓았던 경험이 있거나 몸의 어느 부분이 화농성이 있었을 때에 발병하는 것이다. 그리고 변비나 설사 후에 방광염(膀胱炎)을 일으키는 수도 있다.

방광염(膀胱炎)의 증세는 세 가지 증상이 있다.
①소변을 자주 보고 싶어진다. ②소변을 볼 때 통증이 뒤 따른다. ③소변의 상태가 흐리다. 이상 세 가지이다. 소변을 본지 얼마 되지 않았음에도 다시 보고 싶고, 소변을 본 직후에도 또 마려우며 시원하지가 않다.

소변을 거의 다 누었을 때 요도부가 따끔따끔 거리는 통증이 있다. 또한 소변이 부옇게 탁해지는 때도 있고 소변을 거의 다 누었을 때 약간의 피가 스며 나오거나 소변 전체가 검붉은 경우가 있다. 소변이 부옇게 되는 것은 백혈구에 의한 것이다. 소변에 피가 섞여 나오지 않는 한 소변에 단백은 섞여 나오지 않는 것이다.

이 밖의 신체적 통증으로 허리가 묵직해지며 아랫배에 불쾌감이 생기고 몸이 차고 압통이 생긴다. 방광염(膀胱炎) 만으로는 열이 나지 않는데 열이 있을 시는 신우염을 일단 생각하여야 한다. 방광염(膀胱炎)이 신우신염을 일으키는 경우는 드물며, 방광에서 요관으로의 역류현상이 생기거나 임신하였을 때는 신우신염을 합병하는 수가 있다.

요즘에 와서 방광염(膀胱炎) 증상이 고질적으로 오래 계속되면서 소변 검사 결과는 정상적인, 즉 심인성(心因性) 방광이 상당히 많다. 이는 낮에 특히 소변이 자주 마려워지며 밤에는 그 정도가 약해지는 것이다.

그리고 방광염(膀胱炎)이 일반적인 것과 달리 특이한 증세를 보이는 것으로 급성 출혈성 방광염(急性出血性膀胱炎)이 있는데 이는 어린이에게 많이 볼 수 있으며 원인은 정확하게 규명 되어 있지 않으나 알레르기성이나 비뇨기성으로 알고 있다. 이는 1주일 정도의 치료면 좋은 효과를 얻을 수 있다.

증세를 오래 끄는 만성 방광염은 대개 만성 신우신염의 합병, 신장결핵, 방광의 결석(膀胱結石), 종양 등이 원인이 되어 합병증으로 인한 것이다. 위와 같은 방광염(膀胱炎)의 원인이 되는 것을 조기에 발견하여 충분한 치료를 하는 것이 중요하다.

방광염, 방광에 좋은 축산물·수산물·농산물과 약초 한약 생약은 다음과 같다.

(1)당귀 : 174페이지	(2)우슬 : 181페이지
(3)삽주 : 220페이지	(4)마 223, 참마 : 227페이지
(5)결명자 : 236페이지	(6)산수유 : 248페이지
(7)익모초 : 269페이지	(8)인진쑥 : 272페이지
(9)질경이 : 276페이지	(10)녹용한약액 : 29, 481, +α
(11)붕어한약액 : 66, 481, +α	(12)잉어한약액 : 69, 481, +α
(13)호박즙, 호박한약액 122페이지	(14)마즙, 마한약액 : 223, 227
(15)한약액	

21) 배뇨의 이상

빈뇨(頻尿)는 어떤 원인에 의하여 배뇨의 횟수가 잦아지는 증상을 말하며 다른 말로 삭뇨, 요의빈수 라고도 부른다.

1일 배뇨 횟수는 대개 4~5회, 여성에 있어서는 이것보다 1~2회 적은 것이 보통이다. 그러나 배뇨 횟수는 각 개인의 체질과 습관, 정신적인 상태, 기온, 수분의 섭취량 등으로 인하여 상당한 차이가 있어 어떤 사람은 1일 10회 이상인 경우도 있으며 1일 2~3회 정도만 배뇨를 하는 사람도 있다. 아이들은 배뇨의 횟수가 많고 특히 3~6개월의 유아들은 1일 20회 정도라고 한다.

빈뇨(頻尿)의 원인으로서는 다음과 같은 것들이 있다.

①소변량이 많을 경우, 방광(膀胱)에 차 있는 소변량이 대체로 300cc 이면 소변이 마려워지는데 건강한 성인의 경우 1일 소변량은 일반적으로 남자 1,500cc, 여자 1,000cc 정도가 표준이다. 그러나 하루의 총 소변량이 많아지면 방광의 크기는 누구나 정해져있기 때문에 자연히 배뇨의 횟수가 많아지게 되고, 그 원인이 되는 질환으로 요붕증(尿崩症), 당뇨병(糖尿病), 수신증(水腎症) 등을 생각할 수 있다. 요붕증의 경우는 매우 묽은 소변이 1일 5,000~6,000cc나 배출되며 당뇨병일 때는 당분이 섞인 비중이 큰 오줌이 나온다. 수신증은 신우가 확대되고 신체기능이 약화되어 묽은 소변이 대량으로 배출되는 질병이다.

②방광의 용량이 적은 경우, 앞에서도 언급했듯이 보통 성인의 방광에는 300cc 정도의 오줌이 고이면 요의(尿意)를 느끼게 되는데 어떠한 원인으로 방광의 용량이 적어질 경우는 소변이 자주 마려워지게 된다.

원인이 되는 질환 중 가장 심한 것은 결핵성 방광염(結核性膀胱炎)이 치유된 후 그 상처가 당겨져서 방광이 축소되어 버린 경우이다(위축방광 : 萎縮膀胱). 이때는 5분 내지 10분마다 오줌을 누어야 할 경우가 있다. 또 전립선 비대증, 요도협착(尿道狹窄), 방광신경증 등과 같은 질환에서는 소변의 전량이 다 나오지 못하고 일부가 방광에 남아 있기 때문에 그만큼 소변이 고일 여유가 적게 되어 빈뇨 현상이 나타난다.

③방광이 자극되는 경우, 방광 내의 결석(結石)이나 외부로부터 요도 혹은 방광으로 밀려들어 온 이물이 있을 경우, 또 방광에 염증이 일어났을 경우는 방광이 자극되어 소변이 자주 마렵다. 이러한 질병으로 방광결석(膀胱結石), 방광이물(膀胱異物), 방광염(膀胱炎) 등이 있다. 이외에 방광에 가까운 요도 부분이나 전립선, 정낭선 등의 염증인 경우에도 그 자극으로 인해 빈료가 일어나게 된다.

여성이 임신을 하면 방광이 자궁에 의해 압박을 받으므로 빈료증세가 나타나며 자궁, 난소, 난관 등에 질병이 있을 경우에도 이러한 증세가 있을 수 있다.

④염류뇨(鹽類尿)로 인한 경우, 염류뇨의 자극으로 빈료가 일어나는 수도 더러 있는데 이 경우는 오래 계속되지 않고 수회에서 그치기 때문에 몇 번으로 그치는 빈료는 염류뇨의 원인이라고 할 수도 있다.

⑤신경성 빈뇨(神經性頻尿), 정신적으로 불안초조하거나 강박증이 있는 사람에게도 빈뇨증세가 나타날 수 있으며 수험생이나 훈련병의 경우 소변이 자주 마려운 것도 정신적인 긴장 때문이다. 어린아이가 학교생활에 적응을 잘 하지 못할 경우에는 빈뇨가 일어난다.

이러한 신경성빈뇨는 취침 중, 낮 활동 중, 놀이에 열중할 때에는 일어나지 않는다.

⑥기타, 여성은 일생에 한두 번 정도는 빈뇨증세를 경험하기 마련이다. 그것은 남성에 비해 여성은 요도입구에서 방광까지의 거리가 짧기 때문이며 질이나 항문으로부터 세균의 침입이 쉬워 방광염에 잘 걸리기 때문이다.

배뇨곤란(排尿困難) 방광에 소변이 고이면 당연히 배뇨를 하고 싶은 충동이 일어나게 된다. 그러나 실제로 소변을 누려고 하면 잘 나오지 않는 경우가 있는데 이것을 배뇨곤란(排尿困難) 혹은 배뇨장애(排尿障碍)라고 한다. 배뇨곤란 증세로는 배뇨의 자세를 취한 후 소변이 나오기 시작할 때까지 시간이 걸리는 경우와 나오기 시작해서 그칠 때까지의 시간이 상당히 긴 경우, 이 두 가지가 있다.

배뇨곤란에도 다음과 같은 여러 가지 원인이 있다.

①요도가 좁아진 경우, 대부분의 배뇨곤란의 원인은 요도의 개구(開口)가 불충분한 경우로서 이러한 일은 전립선비대증이나 전립선암, 또는 요도협착의 경우에 일어난다. 이와 같은 때는 오줌선이 좁아지고 심하면 찔끔찔끔 흘릴 정도가 되며 나중에는 한 방울도 나오지 않을 수가 있다.
특히 50세 이상의 남성에 있어서 배뇨개시가 지연되는 증세가 나타난다면 전립선비대증인 경우가 가장 많다. 이때 배뇨곤란의 정도는 비대하는 크기보다는 비대의 발생장소와 방향에 의해서 결정된다. 전립선비대로 인한 배뇨 곤란은 야간이나 음주 후, 변비, 감기, 자극성식품, 과로 등으로 인해서 더욱 악화되며 충혈과 울혈된 혈관이 터지면 혈뇨(血尿)를 일으킨다.

②통증으로 인한 배뇨곤란, 충수염 등 복부의 수술이나 치질수술을 한 후에는 배뇨를 하기 위해 힘을 주면 통증이 느껴지기 때문에 그 공포감으로 인해 배뇨개시가 늦어지는 수가 있다. 또 방광염이나 요도염이 있을 때도 역시 통증 때문에 배뇨곤란이 있을 수 있다.

③신경성 배뇨곤란, 요도에 이상이 없는 데도 정신적인 원인으로 인해 근육이 긴장될 때는 주로 배뇨개시가 지연되는 증상의 배뇨곤란이 일어난다. 예를 들면 공동변소 등에서는 딴 사람들이 있으므로 정신적인 압박을 받아 소변이 잘 나오지 않는 사람이 있다. 이외 장시간 배뇨를 참았던 후라든가 성교 전후 등에 일어나는 배뇨곤란도 이런 종류라고 할 수 있다.

④방광결석, 요도결석 혹은 이물 등이 있을 때도 배뇨곤란이 일어나는데 이때는 주로 소변이 나오기 시작해서 그칠 때까지의 시간이 길어지는 증세가 나타나고 또는 평소에는 잘 나오던 오줌이 돌연히 나오지 못하게 되는 일이 많다.

이외 자궁 등의 수술에서 방광으로 가는 신경을 절단하였을 경우나 뇌출혈, 척수질환 등의 중추신경장애의 경우, 수술이나 마취 후에도 배뇨곤란을 일으킬 수 있다. 척수나 뇌의 질병이 있을 때는 그 반대로 요실금(尿失禁) 증세가 나타나는 경우도 있다.

배뇨 이상에 좋은 축산물·수산물·농산물과 약초 한약 생약은 다음과 같다.

(1)은행 : 151페이지	(2)수세미 : 121페이지
(3)고삼 : 164페이지	(4)우슬 : 181페이지
(5)지황 : 199페이지	(6)숙지황 : 200페이지
(7)황기 : 208페이지	(8)생강 : 215페이지
(9)마늘 : 211페이지	(10)맥문동 : 218페이지
(11)삽주 : 220페이지	(12)마 223, 참마 : 227페이지
(13)천문동 : 231페이지	(14)결명자 : 236페이지
(15)대추 : 244페이지	(16)복분자 : 247페이지
(17)산수유 : 248페이지	(18)어성초 : 267페이지
(19)익모초 : 269페이지	(20)인진쑥 : 272페이지
(21)민들레 : 274페이지	(22)질경이 : 276페이지
(23)소엽 : 278페이지	(24)목통 : 309페이지
(25)헛개나무, 지구자 : 290페이지	(26)뽕나무, 상엽 : 292페이지
(27)음양곽 : 305페이지	(28)복령 : 322페이지
(29)호박즙, 호박한약액 122페이지	(30)배즙, 약도라지배즙 : 136
(31)흑마늘액 : 211페이지	(32)붕어한약액 : 66, 481, +α
(33)잉어한약액 : 69, 481, +α	(34)가물치한약액 : 73, 481, +α
(35)한약액	

22) 전립선비대증

전립선(前立腺)은 남자에게만 있는 것으로 무게가 15mg 이고 밤알 크기이며 정액을 만들어 내는 요도(尿道) 주위의 분비선으로서 방광의 출구에 있으며 후두요도를 고리 모양으로 감싸고 있다.

이러한 전립선은 50세가 되면서 누구든지 비대해져 80세에서는 80%의 남성에게 전립선비대가 발생되는데 이 현상이 지나치게 비대해지면 그에 따른 부작용이 있어 질병을 갖게 된다.

전립선비대증(前立腺肥大症)은 노인에게만 발생하는 것으로 요도 주위 분비선의 증식을 말한다. 이는 전에부터 전립선 조직이 증식되어 커진 것이 아니라 그 자리에 양성 종양이 새로 생겨 커진 것이다. 그러므로 엄밀하게는 전립선 종양의 한 가지이지만 종전부터 이렇게 호칭되어 왔기 때문에 용어를 그대로 쓰고 있다.

전립선비대증(前立腺肥大症)은 이 질병 자체는 그다지 악성은 아니지만 평균 수명의 연장으로 수도 늘어났고 노인에게만 생기는 질병이기 때문에 여러 가지 복잡한 증세를 일으켜 중요한 질병으로 간주하게 되었다.

전립선비대증(前立腺肥大症) 원인은 확실히 규명되어 있지 않으나 남성 호르몬과 여성 호르몬의 불균형으로 보고 있다. 나이가 들어 신체가 허약해져 성생활의 횟수가 적어지면 자연히 정액을 생산할 필요가 없어져 전립선의 활동은 계속 위축을 받기 때문에 전립선은 사용하지 않을수록 더욱 비대하여 진다. 실제나이가 많아도 계속 성생활을 하는 사람은 전립선이 비대해지지 않는다.

전립선비대증(前立腺肥大症)의 증세는 정상적인 전립선은 호도 크기인데 비대해지면 밀감 크기에서 심하면 사과 크기까지 붓게 되는데 이때의 증세를 3기로 나누어서 설명하도록 하겠다.

제 1기에는 후부요도의 불쾌감, 오줌을 자주 누며 그리고 오줌을 누고 싶다고 느끼면 참을 수 없게 되거나 오줌을 눌 때 아랫배에 힘을 강하게 줘야한다. 이러한 것은 밤에 잠자리에 들어 몸이 따뜻해지면 더욱 심해진다. 이 시기에는 방광에 모인 오줌을 전부 배출하여 잔뇨(殘尿)는 볼 수 없다.

제 2기에는 자기 자신은 오줌을 다 누었다고 생각하나 방광에 오줌이 남아 있게 되어 그 양이 많아져 방광속의 압력이 높아지고 그것이 신우에까지 미치어 신장(腎臟)의 기능이 약하게 된다.

전립선은 자꾸 커져가기 때문에 오줌을 누기가 더욱 곤란해진다. 오줌의 줄기는 가늘어지고 약해진다. 그리고 찔금찔금 나오며 소변을 누고 싶어 변기에 가서 있어도 시원하게 곧장 나오지 않는다. 그래서 배에 힘을 가하여야 소변을 보게 된다. 이 때문에 치질이 생기는 경우가 많다. 이런 증세가 나타날 무렵 감기에 걸린다든지 과음, 과로 또는 성교 후에 갑자기 오줌이 나오지 않는 수가 있다. 이를 급성 요폐라고 하는데 몹시 오줌이 마렵고 하복부가 팽팽하게 불러 있는 데도 오줌은 한 방울도 나오지 않아 무척 괴롭고 견디기 어렵다. 이 급성 요폐가 없어지고 잔뇨(殘尿)가 천천히 불어나서 만성의 요폐가 계속되면 방광의 근육이 완전히 늘어나 만성 방광염이 되는 일이 많다.

제 3기에는 잔뇨가 수 백cm^3에 이르고 방광이 완전히 늘어나 조금만 오줌이 고여도 오줌을 눠야 하는데 오줌을 누는 횟수가 병적으로 많아진다. 그리고 신장의 기능이 떨어져 일정량의 오줌 속에 일정한 노폐물을 가질 수 없기 때문에 오줌의 양을 증가시켜가지고서 몸속의 노폐물을 여과시키려 하게 된다. 따라서 오줌의 양이 늘고 묽은 오줌이 나오게 되며 입이 마르고 물을 자주 먹게 되나 아무리 물을 마셔도 체내에는 수분이 부족해진다.

이리하여 피부가 건조해지고 탄력을 잃게 되며 주름이 늘고 입술이 트는가 하면 혀가 갈라지며 입에서 냄새가 난다. 또한 식욕이 없고 몸이 쉬 피곤해지며 무기력해지고 동작이 느려지고 손발에 무좀이 생기기도 한다. 더욱 심해지면 몹시 무기력해지고 설사, 코피, 치조로부터 출혈이 있기 쉽고 요독증이 있다.

전립선 비대증의 증세를 살펴보았는데 이러한 증세가 있으면 적절한 치료를 하는 것이 좋다. 50세가 넘은 남자는 전립선을 계속해서 잘 관리하는 것이 좋겠다.

전립선비대증에 좋은 축산물·수산물·농산물과 약초 한약 생약은 다음과 같다.

(1)다시마 : 36페이지	(2)우렁이 : 77페이지
(3)팥 : 103페이지	(4)부추 : 116페이지
(5)감 : 144페이지	(6)은행 : 151페이지
(7)당귀 : 174페이지	(8)우슬 : 181페이지
(9)지황 : 199페이지	(10)마늘 : 211페이지
(11)삽주 : 220페이지	(12)참마 : 227페이지
(13)복분자 : 247페이지	(14)산수유 : 248페이지
(15)오미자 : 252페이지	(16)산딸기 : 257페이지
(17)익모초 : 269페이지	(18)인진쑥 : 272페이지
(19)질경이 : 276페이지	(20)영지버섯 : 328페이지
(21)우렁이한약액 : 77, 481, +α	(22)흑마늘액 : 211페이지
(23)양파즙, 양파한약액 114페이지	(24)장어한약액 : 63, 481, +α
(25)붕어한약액 : 66, 481, +α	(26)잉어한약액 : 69, 481, +α
(27)한약액	

23) 성교불능증

성교불능증(性交不能症)은 성욕(性慾), 발기, 성교, 사정, 쾌감 등 정력의 조건 중 한 가지 이상에 이상이 있는 경우를 말하며 이 중에서 발기불능증이 가장 많다. 성교불능증(性交不能症)은 영어로는 임포텐스(Impotence)라고 하며 음위(陰痿)라고도 한다.

성교는 남성과 여성 사이에 성립하는 것인데 여기에는 남성의 발기가 절대적으로 필요하다. 그러나 성생활에서 가장 필요한 발기에 장애가 있는데 무리하게 성교를 치르게 되면 조루(早漏)현상이 있어 여성으로 하여금 성교의 불만이 누적되고 또 실생활에 파급되어 부부간의 불협화음을 조성하게 된다. 이뿐만 아니라 왕성한 정력은 정신과 육체가 건강해야 생기는 것이므로 성생활의 지속은 남자와 여자의 건강에 중요한 척도가 된다.

성교불능증(性交不能症)의 원인은 심인성인 것과 체질성인 것으로 구분할 수 있다. 심인성은 원인불명인 경우도 있으나 심리적인 스트레스에 의한 것으로 주로 성교에 대한 미신, 공포, 실패에 대한 염려, 과로, 성병이나 임신에 대한 우려, 성 상대자에 대한 증오감, 이상한 성습관, 금욕주의, 동성연애 등이 있다.

체질성 원인으로는 선천적, 후천적인 성기의 기형이나 뇌척수 신경 계통의 외상 또는 질병, 당뇨병, 약물중독 등이 있다.

성교불능증(性交不能症)의 증세는 대부분 발기되지 않거나 발기되었다가도 질내에 들어가기 전에 위축되거나 또 방사하여 성교가 이루어지지 않게 된다.

성교불능증에 좋은 축산물·수산물·농산물과 약초 한약 생약은 다음과 같다.

(1)부추 : 116페이지	(2)은행, 은행엽 : 151페이지
(3)당귀 : 174페이지	(4)인삼 : 185페이지
(5)홍삼, 흑삼 : 190페이지	(6)하수오 : 202페이지
(7)황기 : 208페이지	(8)마늘 : 211페이지
(9)마 : 223, 참마 : 227페이지	(10)구기자 : 241페이지
(11)복분자 : 247페이지	(12)산수유 : 248페이지
(13)두충 : 281페이지	(14)오디 : 292페이지
(15)오가피, 가시오가피 : 297, 300	(16)음양곽 : 305페이지
(17)동충하초 : 319페이지	(18)흑염소한약액 : 24, 481, +α
(19)녹용한약액 : 29, 481, +α	(20)장어한약액 : 63, 481, +α
(21)붕어한약액 : 66, 481, +α	(22)잉어한약액 : 69, 481, +α
(23)미꾸라지한약액 : 74, 481, +α	(24)양파즙, 양파한약액 114페이지
(25)인삼액, 인삼한약액 188페이지	(26)홍삼액, 흑삼액 : 190페이지
(27)흑마늘액 : 211페이지	(28)한약액

24) 숙취

사람이 삶을 살아가며 느끼는 것 중 즐거운 것보다 괴로운 일, 슬픈 일이 더 가슴에 자리 잡고 오랫동안 인간의 마음을 괴롭혀 오는데 이런 감정에서 벗어나기 위해 사람들은 한 방편으로 술을 마시게 된다. 술은 약자(弱者)들의 열반(涅槃) 이라고도 했듯이 적당한 술은 스트레스를 풀어주기도 한다.

역사적인 기록을 보면 술이 쓰여진 목적은 주로 즐거움의 목적을 위해서 여러 다양한 축제나 종교의식 때 또 사회적인 활동의 윤활유로서 혹은 계속되는 정서적 긴장을 완화시키기 위해 쓰여져 왔다. 술에는 많은 종류가 있지만, 그 성분은 에틸알콜이다.

술이 다른 음식물과 달리 그 즉시 반응이 오는 이유는 술이 다른 음식물처럼 복잡한 중간 소화 단계를 거치지 않고 직접 위(胃)와 십이지장에서 바로 혈액에 흡수되어 몸의 조직세포에 영향을 주기 때문이다.

술은 최종적으로 간에서 분해하여 해독시킨다. 알콜이 분해되는 과정에서 생기는 아세트 알데히드는 간세포를 파괴하거나 간에 지방을 축적시키게 된다.

숙취(宿醉)는 이튿날까지 깨지 않는 술기운을 말하는데 숙취가 있는 경우에는 알콜이 간에서 신속히 분해되지 않고 해독기능이 저하되어 있는 것이다.

숙취(宿醉)의 원인은 알콜이 알데히드라는 물질로 변화하기 때문에 일어나는 것으로 일종의 중독현상이라고 할 수 있다.

숙취(宿醉)의 증세는 구역질 또는 구토를 되풀이 하며 머리가 무겁고 식욕부진 등을 호소한다. 숙취 경험이 있는 사람이라면 두 번 다시 술을 마시지 않겠다고 다짐할 만큼 숙취는 괴로운 것이다.

숙취는 아세트 알데히드의 영향 때문인데 마시는 양과 속도에 따라 아세트 알데히드가 생기는 방법이 다르기 때문에 그 영향이 여러 가지로 변한다. 알콜 그 자체는 뇌 기능을 마비시킨다. 그런데 아세트 알데히드는 자극을 하는 기능을 가지고 있어 구토증과 두통을 일으키는 것이다.

숙취, 숙취해소에 좋은 축산물·수산물·농산물과 약초 한약 생약은 다음과 같다.

(1)콩 : 99페이지	(2)팥 : 103페이지
(3)감 : 144페이지	(4)매실 : 146페이지
(5)도라지 : 156페이지	(6)맥문동 : 218페이지
(7)결명자 : 236페이지	(8)구기자 : 241페이지
(9)대나무, 죽순 : 314페이지	**(10)칡즙 : 166페이지**
(11)약도라지배즙 : 136, 156페이지	**(12)헛개나무한약액 : 290페이지**
(13)한약액	

피부에 좋은 축산물·수산물·농산물과 약초 한약 생약

25) 피부염

피부염(皮膚炎)은 피부의 염증을 말한다. 피부염은 보통 발진·부종·수포가 나타나고, 진물이 나며 대개 소양증을 동반한다. 습진이라는 말은 원래 수포가 형성되고 진물이 나는 피부염을 뜻했으나, 점차 피부염과 같은 의미로 쓰이게 되었다. 피부염은 몇 가지로 분류할 수 있다.

접촉성피부염(contact dermatitis)은 피부를 자극하는 물질이나 사람에게 알레르기를 일으키는 물질과 접촉했을 때 생긴다. 이러한 염증성 질환은 강산이나 강알칼리 또는 다른 화학물질에 접촉했을 때도 생기며 전혀 해롭지 않은 물질, 예를 들어 화장품·비누·옷 등도 그 자체는 아무런 자극성이 없으나, 이러한 물질에 되풀이해서 노출되어 예민해진 사람에게는 반응을 일으킬 수 있다. 가장 흔하게 접촉성피부염을 일으키는 것은 덩굴옻나무이다. 다른 여러 식물들도 피부염의 원인이 될 수 있다. 접촉성피부염을 일으키는 화학물질로는 니켈과 크롬 같은 금속류, 아닐린 염료, 그리고 여러 가지 약물들이 있다. 접촉성피부염을 예방하기 위해서는 자극성 물질을 가려낸 뒤 그 물질을 피하는 방법을 사용한다.

아토피성피부염(atopic dermatitis)은 영아와 청소년에게서 볼 수 있는 질환이다. 주로 얼굴·목·손·발·팔오금과 무릎뒤 부위에 있는 피부가 발적이 되고, 두꺼워지며 가피가 형성되는 특징이 있다. 피부가 매우 건조해져서 소양증이 생긴다. 아토피성피부염의 원인은 밝혀지지 않았으나 고초열이나 천식 환자가 있는 가족 중에 많이 발생할 수 있다.

피부염에 좋은 축산물·수산물·농산물과 약초 한약 생약은 다음과 같다.

(1)감자 : 95페이지	(2)달래 : 118페이지
(3)토마토 : 125페이지	(4)은행 : 151페이지
(5)고삼 : 164페이지	(6)감초 : 170페이지
(7)당귀 : 174페이지	(8)우슬 : 181페이지
(9)인삼 : 185페이지	(10)하수오 : 202페이지
(11)천문동 : 231페이지	(12)둥굴레 : 233페이지
(13)결명자 : 236페이지	(14)대추 : 244페이지
(15)산수유 : 248페이지	(16)석류 : 255페이지
(17)민들레 : 274페이지	(18)느릅나무 : 285페이지
(19)오가피 : 297, 가시오가피 : 300	(20)송엽 : 302페이지
(21)흑염소한약액 : 24, 481, +α	(22)장어한약액 : 63, 481, +α
(23)한약액	

26) 탈모증

탈모증(脫毛症)은 비정상적으로 머리털이 많이 빠져 정상적으로 모발이 존재해야 할 부위에 모발이 없는 상태, 머리숱이 적어지거나, 부분적으로 많이 빠지게 되는 것을 탈모증이라 한다.

털은 피부 조직의 부속기관인 모낭에서 만들어지는데 기질세포에서 세포 분화되어 털이 되는 것이다. 털은 무한히 자라는 것이 아니고 어느 시기가 되면 빠지게 된다. 머리털은 두피에는 약 10만 개의 모낭이 있으며 그 중 하루 100개 정도의 털이 빠지는 것은 정상인데 그 이상이 되면 탈모증이 되는 것이다.

원형탈모증(圓形脫毛症)은 모낭과 드물지 않게 조갑을 침범하는 염증성 질환이다. 동전처럼 원형의 모양으로 털이 빠지는 것으로 경계가 뚜렷하기 때문에 쉽게 구별이 되며 대부분이 아무런 증상이 없이 갑자기 나타나는 것이 특징이다.

남성형탈모증(男性型脫毛症)은 주로 남성에서 발생하며 머리의 앞부분과 중심부위에 진행성으로 양측모두에 광범위한 탈모를 보이는 경우가 있다.

여성형탈모증(女性型脫毛症)은 여성에서 남성에서 대머리와 유사한 모양의 탈모가 일어날 수 있다. 측두부위가 남성들보다 덜 빠지고 두정부위에서 균등하게 탈모이다.

탈모증에 좋은 축산물·수산물·농산물과 약초 한약 생약은 다음과 같다.

(1)부추 : 116페이지	(2)고삼 : 164페이지
(3)하수오 : 202페이지	(4)생강 : 215페이지
(5)구기자 : 241페이지	(6)산딸기 : 257페이지
(7)감국 : 287페이지	(8)뽕나무, 상엽 : 292페이지
(9)양파즙, 양파한약액 : 114페이지	(10)장어한약액 : 63, 481, +α
(11)붕어한약액 : 66, 481, +α	(12)한약액

신경에 좋은 축산물·수산물·농산물과 약초 한약 생약

27) 요통, 디스크

허리는 척추의 아래에 위치하여 인체에서 가장 큰 비중을 받으면서 지지(支持)와 굴신(屈伸)에 의한 운동량이 크고 마치 집안의 기둥과 같아서 외부의 자극과 내적인 병인에 의해 통증이 나타나게 된다. 요통(腰痛)은 전체 인구의 약 65~80%가 일생에 한 번 이상 경험하고 있다. 요통(腰痛)을 요각통(腰脚痛)이라고 부르기도 한다.

요통(腰痛)의 원인을 유발시키는 요인은 추간판에 의한 것으로 요부부전증, 디스크, 퇴행성 질환 및 요부협착증이며 척추뼈에 의한 것으로는 선천성 발육이상, 척추전방전위증, 염증, 외상, 노쇠성 골조송증이며 이 밖에 내적인 장기(臟器)의 이상, 정신적인 신경증, 혈관계 계통으로 인한 것 등으로 분류할 수 있다. 가장 흔한 경우는 구부리는 자세로 무거운 물건을 들다가 허리가 삐끗해지는 급성 요통증이다. 이 요통(腰痛)은 노인에게도 쉽게 나타난다.

요통의 증세는 허리에 한정된 불쾌한 무거운 느낌과 묵직한 느낌, 찌릿하고 뻐근한 느낌, 무엇인가 달려있는 느낌, 얼음이 붙어 있듯이 차고 날카로운 통증이 있고, 심하면 엉덩이와 허벅지, 무릎이하 복숭아뼈에 이르기까지 저리며, 빠져나가는 듯한 통증이 있다. 요통은 하루 중 자는 도중, 아침에 일어나면서, 낮, 비오거나 추운 날, 저녁때 등 특별한 경우에 통증이 더 심해지는 수가 많다.

허리를 눌러보면 국소적인 통증이 있거나 허리 전체에까지 있으며 혹은 엉덩이와 경련상태가 있고 요부(腰部)의 근육은 경직되는 수가 많고 야간에는 수면장해도 나타난다. 때로는 장딴지의 근육긴장이나 통증이 운동하고 난 후처럼 나타나며, 하지의 피부지각, 운동기능 약화 등의 증세가 있을 수 있다.

요통(腰痛)의 예방법은 다음과 같다. 요통(腰痛)은 예방이 중요하며 평소에 허리를 올바르게 관리해야 한다. 즉 앉거나 눕거나 서 있을 때, 또는 걸을 때 항상 올바른 자세를 취하여 우리 몸을 지지하는 허리를 유연하게 해주는 것이 좋다. 무거운 물건을 들어 올릴 때는 무릎을 구부리고 양팔을 몸에 가까이 붙이면 허리에 부담을 덜 주게 되며 의자에 앉을 때는 무릎을 구부리거나 한쪽 다리를 올려 앉으며, 누워 있을 때도 무릎을 약간 구부리는 것이 허리에 충격을 덜 주게 된다.

요통, 디스크에 좋은 축산물·수산물·농산물과 약초 한약 생약은 다음과 같다.

(1)은행 : 151페이지	(2)우슬 : 181페이지
(3)작약 : 195페이지	(4)하수오 : 202페이지
(5)산수유 : 248페이지	(6)인진쑥 : 272페이지
(7)두충 : 281페이지	(8)황백 : 283페이지
(9)감국 : 287페이지	(10)뽕나무, 상지, 상엽 : 292
(11)꾸찌뽕나무 : 296페이지	(12)오가피 : 297페이지
(13)송엽 : 302페이지	(14)두릅나무 : 307페이지
(15)닭발한약액 : 20, 424 ~ 427	**(16)녹용한약액 : 29, 481, +α**
(17)장어한약액 : 63, 481, +α	**(18)붕어한약액 : 66, 481, +α**
(19)한약액	

28) 관절류머티즘, 관절염

관절류머티즘은 급성 관절류머티즘과 만성 관절류머티즘으로 나눌 수 있는데 원인과 증세는 다음과 같다.

급성 관절류머티즘의 원인은 용혈성 레자구균의 감염으로 이 균은 목감기와 편도선의 주범이라 할 수 있는 세균인 것이다. 이 용혈성 레자구균에 대하여 알레르기 반응으로써 생기는 신체의 통증이 류머티즘이라 할 수 있다.

급성 관절류머티즘의 증세는 관절, 큰 관절, 어깨, 팔꿈치, 무릎, 발 등의 관절이 발갛게 부으면서 열을 낸다.

만성 관절류머티즘의 원인은 대체로 체질, 유전, 연령과 성별, 호르몬이나 자율신경 실조 등으로 알려져 있다. 만성 관절류머티즘은 여성의 질병이라 할 정도로 남성의 3배나 되는 수가 이 병을 앓고 있다.

만성 관절류머티즘의 자가진단 증세는 다음과 같다.

①아침에 일어나면 관절의 경직이 있다.
②관절의 운동통 또는 압통.
③관절의 부종.
④다발성의 신경염.
⑤좌우대칭의 관절염.
⑥피하결절의 유, 무 등이 있다.
위 증상이 두 개 이상의 관절에 생기고 그것이 3주 이상 계속된다면 관절류머티즘의 증상이 있는 것이다.

관절류머티즘, 관절염에 좋은 축산물·수산물·농산물과 약초 한약 생약은 다음과 같다.

(1)검은콩 : 99페이지	(2)엉겅퀴 : 119페이지
(3)단삼 : 172페이지	(4)방풍 : 179페이지
(5)우슬 : 181페이지	(6)생강 : 215페이지
(7)천마 : 224페이지	(8)참마 : 227페이지
(9)익모초 : 269페이지	(10)질경이 : 276페이지
(11)황백 : 283페이지	(12)두충 : 281페이지
(13)목통 : 309페이지	(14)헛개나무, 지구자 : 290페이지
(15)뽕나무 292, 꾸찌뽕나무 296	(16)오가피 297, 가시오가피 300
(17)송엽 : 302페이지	(18)엄나무 : 311페이지
(19)참옻나무 : 312페이지	(20)고로쇠수액 : 317페이지
(21)닭발한약액 : 20, 424 ~ 427	(22)장어한약액 : 63, 481, +α
(23)붕어한약액 : 66, 481, +α	(24)잉어한약액 : 69, 481, +α
(25)한약액	

29) 마비와 경련

　마비(痲痺)는 수족(手足)이 움직이지 않거나 자유롭게 움직일 수 없는 운동의 마비와 감각에 이상이 있는 지각의 마비를 말한다.

　운동의 마비는 근육의 어느 곳에서나 일어날 가능성이 있으며 이 근육의 마비에는 수의근(隨意筋)이 마비되는 경우와 불수의근(不隨意筋)이 마비되는 경우가 있다. 수의근이란 팔다리의 근육으로 자기 뜻대로 움질일 수 있는 근육을 말하며 불수의근이란 내장(內臟)의 벽 등에 있는 근육으로 뜻대로 움직일 수 없는 근육을 말한다.

　수의근은 황문근(橫紋筋)으로 이루어졌으며, 불수의근은 평활근(平滑筋)으로 이루어져 있다. 팔다리의 근육을 지배하는 신경은 척수의 전각(前角)이라 불려지는 곳에서 일어나며 이 신경은 대뇌에서 발해지는 명령을 근육에 전달하는 것이다. 팔다리의 근육을 지배하는 말초신경은 근육의 운동을 위한 명령을 전달하는 운동신경 섬유 뿐만 아니라 지각을 담당하는 지각신경섬유도 포함한다.

　지각의 마비는 신체 내부, 외부의 자극에 대해 감각이 없어지는 것을 말한다. 피부의 감각에는 촉각(觸覺), 통각(痛覺), 온각(溫覺), 냉각(冷覺)이 있으며 이러한 감각을 지각이라 한다. 감각은 피부와 점막에 분포되어 있으며 감각에는 지각 외에 후각(嗅覺), 시각(視覺), 청각(聽覺), 미각(味覺) 등이 있다. 지각은 피부나 점막 뿐만 아니라 신체의 내부, 즉 내장과 관절, 근육에도 존재한다.

　관절이나 근육에 지각이 있다는 것은 눈을 감고서도 팔이나 손가락 등의 위치를 감지할 수 있는 것과 동작의 변화를 줄 때 체중을 관절이나 근육에 전체적으로 균등히 배치할 수가 있는 것으로 알 수 있다.

　운동과 지각의 마비가 나타나는 원인은 여러 가지가 있으며 운동마비 중 대뇌피질(大腦皮質) 및 추체로(대뇌피질로부터 척추전각까지의 운동섬유의 경로)의 질병으로 일어나는 마비를 경성마비(痙性痲痺)라 하고 척수전각 및 말초신경의 질병으로 일어나는 마비를 이완성마비(弛緩性痲痺)라 한다.

　마비의 원인 경성마비의 원인은 뇌졸중(腦卒中), 뇌종양(腦腫瘍), 뇌농양(腦膿瘍), 뇌성소아마비(腦性小兒痲痺), 유행성뇌염, 파킨슨씨병, 화농성수막염, 결핵성수막염(結核性髓膜炎)이 있다. 이완성마비의 원인은 안면신경마비(顔面神經痲痺), 소아마비, 다발성경화증(多發性硬化症), 다발성신경염(多發性神經炎)이 있다.

마비와 경련에 좋은 축산물·수산물·농산물과 약초 한약 생약은 다음과 같다.

(1)새우 : 42페이지	(2)검은콩 : 99페이지
(3)부추 : 116페이지	(4)사과 : 133페이지
(5)매실 : 146페이지	(6)방풍 : 179페이지
(7)우슬 : 181페이지	(8)작약 : 195페이지
(9)생강 : 215페이지	(10)천마 : 224페이지
(11)모과 : 259페이지	(12)두충 : 281페이지
(13)헛개나무, 지구자 : 290페이지	(14)뽕나무, 상엽 : 292페이지
(15)뽕나무겨우살이 : 292페이지	(16)오가피 : 297페이지
(17)송엽 : 302페이지	(18)음양곽 : 305페이지
(19)천마한약액 : 224, 481, +α	**(20)한약액**

여성에게 좋은 축산물·수산물·농산물과 약초 한약 생약

30) 자궁의 병

자궁(子宮)은 여성의 생식기 중 난자를 생식하는 것 중의 하나로 골반의 중앙, 즉 방광(膀胱)과 직장(直腸) 사이에 위치하고 있으며 상부(上部)는 복막으로 싸여 있고 자유로이 움직일 수 있는 기관이다.

자궁의 생김새는 서양배 모양이며 하부의 좁은 부위를 자궁경부(子宮頸部)라 하며, 이 자궁체부의 상부양단에 난관(卵管)이 부착되어 있다. 그리고 이 자궁체부의 상부를 자궁저(子宮底)라고 한다.

자궁 내부에는 점막(粘膜)으로 되어 있는 자궁강(子宮腔)이 있고 이것은 난관을 통해 복강(腹腔)과 연결되어 있으며 하부는 질(膣)과 연결되어 있다.

자궁의 크기는 사람과 연령에 따라 다르다. 성(性) 성숙기 여성에 있어서는 자궁경부와 자궁체부와의 비율은 1대2 정도이며 가장 넓은 폭은 3.5~5cm며, 두께는 2.5cm정도이고 무게는 약 30~50g 정도이며 길이는 약 7cm이고 자궁벽은 월경이란 생리현상을 나타내는 점막층과 근육층, 장막층으로 되어 있다.

이런 현상이 있는 자궁내막은 월경 때에는 박리되어 배출되며 그 자리에 새로운 자궁내막이 재생되는 것이다. 자궁내막의 변화는 전적으로 난소 호르몬의 작용에 의한 것이다. 이와 같은 구조와 역할을 지닌 자궁에 생기는 질병은 여러 원인에 의해 생길 수 있다.

자궁은 태아가 되는 수정란이 착상하여 성장하는 애기집이므로 임신의 여부와 밀접한 관계가 있다. 그러므로 여성은 무엇보다도 중요한 자궁에 질병이 생기지 않도록 관리해야 한다.

자궁에 좋은 축산물·수산물·농산물과 약초 한약 생약은 다음과 같다.

(1)엉겅퀴 : 119페이지	(2)달래 : 118페이지
(3)복숭아 : 142페이지	(4)당귀 : 174페이지
(5)우슬 : 181페이지	(6)마늘, 흑마늘액 : 211페이지
(7)삽주 : 220페이지	(8)익모초 : 269페이지
(9)쑥 271, 인진쑥 272페이지	(10)질경이 : 276페이지
(11)두충 : 281페이지	(12)흑염소한약액 : 24, 481, +α
(13)녹용한약액 : 29, 481, +α	(14)잉어한약액 : 69, 481, +α
(15)가물치한약액 : 73, 481, +α	(16)한약액

31) 월경불순

여성은 사춘기가 되면 난소내의 난포가 발육하여 난포 호르몬을 분비하고, 또 배란 후에는 황체가 이루어져 황체 호르몬을 분비하게 된다. 이 두 가지 호르몬은 혈액에 섞여 전신으로 퍼지게 되는데 이로써 여성은 더욱 여성다운 특징을 나타나게 된다. 예를 들면 유방이 커진다든가 골반이 발달된다든가 피하지방이 증가되는 것은 모두 이 두 호르몬의 작용 때문에 일어나는 현상이다.

월경(月經) 또한 난포 호르몬과 황체 호르몬의 규칙적 분비에 의해서 사춘기(思春期) 때부터 경험하게 되는 현상 중의 하나이다. 난포 호르몬은 특히 자궁을 중심으로 하는 성기에 작용하여 이것을 크게 발육시키고, 자궁막을 두껍게 하고 부드럽게 만드는 작용을 한다. 따라서 난포가 발육하고 내부의 난자도 성숙하는 기간이 되면 난소에서 난포 호르몬이 배출되는 것이다.

배란 후에 난포는 황체가 되어 황체 호르몬을 분비하고, 이것이 자궁내막에 작용하여 더욱 부드럽고 두껍게 증식시켜 준다. 그러나 배란된 난자가 수정하지 않을 경우 황체는 배란 후 12~16일이면 사멸하여 버림으로써 황체 호르몬 분비는 중지된다. 이 때문에 자궁 내막은 허물어져 떨어지고 그 속에 있는 효소(酵素)의 작용으로 녹아서 피와 함께 자궁 밖으로 흘러나오게 된다. 바로 이것을 월경(月經)이라고 한다.

이와 같이 자궁내막이 떨어져 나간 다음에는 출혈이 잠시 계속되나 곧 지혈(止血) 되고, 남아 있는 내막의 일부에서 다시 새로운 내막이 증식된다. 이렇게 볼 때 월경이 생기는 것은 배란된 난자가 수정하지 않고 황체 호르몬 분비가 정지되었기 때문임을 알 수 있다. 만약 배란된 난자가 난관 안에서 정자와 만나 수정되어 임신하면 황체는 사멸하지 않고 계속 황체 호르몬을 분비해 나가므로 자궁내막은 허물어지지 않으며 따라서 월경은 생기지 않는다. 이 때문에 임신을 하게 되면 월경이 멎게 되는 것이다.

처음에 나오는 월경은 초경(初經) 또는 초조(初潮)라 부르는데, 우리나라 여성의 초경연령은 대체로 13~16세이다. 그러나 이 연령은 환경과 체질에 따라 차이가 있는 것으로 열대 지방은 빨라서 8~9세, 한대 지방에서는 18세 전후에 월경을 시작하게 된다.

월경이 시작된 첫날부터 다음 월경이 있는 전날까지를 월경주기라 하고 대부분 정상적인 여성 생리주기는 28내지 30일로 보고 있다. 그러나 반드시 이렇게 규칙적인 것은 아니므로, 2~3일 늦고 빠른 것은 아무 상관이 없다.

월경불순(月經不順)은 월경주기가 극단적으로 짧거나(2~3주간) 또 너무 길어 40일 이상이 되는 경우, 월경이 전혀 없거나 정상적으로 있던 월경이 없어진 경우, 또 월경은 있으나 배란이 안되는 경우, 월경량이 너무 적거나 지나치게 많은 경우 등을 가리키는 말이다.

월경은 인체의 생리 현상인 만큼 이상이 오면 모든 기능에 영향을 미치게 되며 여성에 있어 월경은 생산의 의미와 직결되므로 모든 여성은 자신의 신체를 잘 관리해야 한다.

월경불순(月經不順)의 원인 월경불순은 어떤 한 가지 증세만 가리키는 말이 아니라 앞에서도 잠시 언급한 월경 주기의 이상, 무월경, 무배란성 월경, 과다·과소 월경 등 여러 가지 증세가 있다.

월경불순(月經不順)의 증세는 다음과 같다.

주기성(週期性)의 이상(異狀), 가장 정상적인 월경주기는 28일 내지 30일 이라고 한다. 그러나 반드시 이렇게 규칙적인 것은 아니므로 2~3일 정도 늦고 빠른 것은 상관이 없다. 보통 3주일 이상 40일 이내의 월경주기를 가졌으면 정상으로 보아야 한다.

월경주기가 3주 보다 짧거나 40일 보다 긴 경우, 또는 전혀 불규칙한 경우는 주기성의 이상에서 기인하는 월경불순이라 할 수 있다. 18세 미만의 소녀와 40세 이상의 부인일 경우에는 정상적 월경주기를 나타내지 않을 수도 있다.

무월경(無月經)은 임신, 수유성 무월경, 환경성 무월경은 정상적으로 있던 월경이 일시적으로 중단되는 것으로 다시 나타나는 것이 대부분이다.

과다월경과 과소월경, 월경주기에는 이상이 없으나 과다 월경일 때는 월경량이 많아 1주일 이상 계속되고, 과소월경일 때는 적으며 지속일수도 짧아 2일 이하가 된다.

월경곤란증과 월경전긴장증은 둘 다 같은 계통의 장해가 변화되어 나타나는 것이나 월경전긴장증은 고통의 정도가 비교적 가볍고, 월경곤란증은 심한 고통을 느낄 때가 많다. 월경 중의 증세인 월경곤란증은 심한 하복통, 요통, 두통을 비롯해 우울증, 초조감 등을 주로 나타내게 되며 월경전긴장증도 이와 비슷한 증상이나 그 증상이 더욱 다양하다. 월경전긴장증은 대개 정신·긴경증상 및 유방 증상이 주가 되지만 때에 따라서는 식욕부진, 구토, 변비와 같은 위장 증상 및 손발, 얼굴이 붓는 경우도 있다. 이런 증상들은 월경이 시작되면 저절로 없어진다.

월경불순에 좋은 축산물·수산물·농산물과 약초 한약 생약은 다음과 같다.

(1)단삼 : 172페이지	(2)당귀 : 174페이지
(3)우슬 : 181페이지	(4)울금 : 183페이지
(5)작약 : 195, 백작약 : 197페이지	(6)하수오 : 202페이지
(7)구절초 : 262페이지	(8)익모초 : 269페이지
(9)쑥 271, 인진쑥 : 272페이지	(10)민들레 : 274페이지
(11)목통 : 309페이지	(12)음양곽 : 305페이지
(13)흑염소한약액 : 24, 481, +α	(14)장어한약액 : 63, 481, +α
(15)잉어한약액 : 69, 481, +α	(16)가물치한약액 : 73, 481, +α
(17)한약액	

32) 임신과 출산

정자(精子)와 난자(卵子)

①정액(精液), 남성에 있어서 성적 흥분이 극치에 달함과 동시에 사정되는 액체가 정액이다. 정액은 고환(睾丸), 정관(精管), 정낭선(精囊腺), 전립선(前立腺) 및 요도선(尿道腺)에서 나오는 여러 분비물이 모인 것으로 사정직후의 정액은 끈기가 있는 반유동체이지만 실온에서 그대로 놓아두면 20~30분 만에 액체로 변한다. 신선한 사정액은 고형(固形) 성분과 무형 성분으로 나누어지는데, 고형 성분의 대부분은 정자(精子)이고 무형 성분은 수분 외 단백질, 당류, 무기염류, 효소 등이 섞여 있는 것이다. 정액은 사춘기에 산출되기 시작하여 노년기에 이르면 끝나지만 개인에 따라 차이가 있다. 한 번 사출되는 정액의 양은 3~5g이며 그 속에는 2~3억 마리의 정자가 포함되어 있다.

②정자(精子), 정자는 남성의 고환에서 만들어지며 머리와 꼬리를 가지고 있어 올챙이와 비슷한 모양이다. 성숙한 정자의 전체 길이는 40~50마이크로(약 0.04~0.05mm)이고 꼬리를 움직여서 활발한 운동을 하며 머리부분만 난자와 결합한다. 정자는 1회 사정(射精)에서 약 2억개 이상이 되며 1분간에 평균 2~3mm의 속도로 전진운동을 한다. 보통 여성의 자궁내에서 정자가 살아 있는 기간은 3일이라고 한다.

③난자(卵子), 난자는 인간의 세포 중에서 가장 그 크기가 큰 것으로 성숙한 난자의 지름은 약 0.2mm 정도이며 육안으로도 하나의 흰점으로 보인다. 난자는 여성의 난소(卵巢)안에 약 40만개 난소가 있지만 성숙한 난자로 자라서 난소에서 나오는 것은 일생동안 약 200~400개에 불과하다. 난소에서 배출된 난자의 생존 기간은 극히 짧아 5~6시간에서 하루 정도에 지나지 않는다.

성(性)호르몬과 배란(排卵)

여성의 난소에는 여성 특유의 특성을 나타내는 내분비 기능이 있는데 그 분비되는 물질을 난소 호르몬이라고 하고 이에는 난포호르몬(에이스트로겐)과 황체호르몬 두 가지가 있다.

난포호르몬은 자궁내막을 발육·증식시키며 성기의 발육 및 여성의 제 2차 성징을 일으키는 작용이 있는 호르몬으로 어린아이 때부터 다소 작용하기 시작하여 여아를 여자답게 자라게 한다. 사춘기가 되면 난포는 충분히 발육하여 매달 한 번씩 좌우 난소 중에서 한 개의 성숙난포가 터져 그 속에 들어있던 난자가 복강내로 튀어 나오게 되는데 이것을 배란(排卵) 이라고 한다. 배란된 난자는 난자 주위를 둘러싸고 있는 과립막세포와 난포액과 더불어 복강내로 튀어 나오는데, 그 후 난자는 난관채의 작용으로 난관 속으로 들어가게 된다.

배란 후 난포 안에는 혈액이 고여서 혈체가 되며 곧 이어서 황체가 되어 황체호르몬을 분비한다. 배란 전 발육 증식하는 난포에서 생산되는 난포호르몬의 작용으로 자궁점막은 점점 두껍게 증식하여 가는데 여기에 배란 후 황체에서 분비되는 황체호르몬이 다시 작용하면 자궁은 분비(分泌)를 하게 되고 수정란이 뿌리를 내리기에 알맞은 태세를 갖춘다.

이때 만일 배란된 난자가 수정이 되어 임신이 이루어지면 황체는 더욱 커져서 임신황체가 되고 임신이 지속되는 데 필요한 호르몬을 생산한다. 그러나 만일 임신이 성립되지 않으면 난소에 생긴 황체는 약 14일 만에 다시 위축되어 버리고 따라서 황체호르몬의 분비도 없어진다. 이 호르몬이 없어지면 자궁점막 밑의 혈관이 파괴되어 출혈하기 시작하고 동시에 점막도 떨어져 나와 월경이 일어난다. 이 점막이 떨어져 나온 자리에는 다시 난포호르몬의 작용으로 새로운 점막이 생겨서 출혈도 멎고 새로운 증식을 시작한다.

임신과 출산에 좋은 축산물·수산물·농산물과 약초 한약 생약은 다음과 같다.

(1)멸치 : 49페이지	(2)콩 : 99페이지
(3)귤 : 139페이지	(4)복숭아 : 142페이지
(5)당귀 : 174페이지	(6)대추 : 244페이지
(7)쑥 271, 인진쑥 : 272페이지	(8)질경이 : 276페이지
(9)흑염소한약액 : 24, 481, +α	(10)잉어한약액 : 69, 481, +α
(11)가물치한약액 : 73, 481, +α	(12)호박즙, 호박한약액 122페이지
(13)한약액	

33) 불임증

불임증(不姙症)의 원인은 다음과 같다.

결혼한 부부가 1년 이내에 아기를 가질 수 있는 확률은 40~60%이고, 2년이 되면 70~80%이며, 3년이 되면 90%의 여성이 임신을 하게 된다. 따라서 불임증은 결혼한 지 3년이 지나도 임신이 안 되는 경우를 말하는 것이다. 이런 경우를 흔히 원발성 불임증(原發性不姙症)이라고 한다. 또 이전에 임신, 분만한 경험이 있는 사람이 그 후 4년 이상이 지나도 임신 안되는 경우도 불임증에 속하는 것으로 이런 경우는 속발성 불임증(續發性不姙症)이라고 한다.

우리나라 통계에 의하면 결혼한 부부 100쌍 중 10쌍은 불임증(不姙症)을 가지고 있다고 한다. 이 중에서 그 원인이 남자에게 있는 경우가 약 40%, 여자에게 있는 경우가 약 60%이다.

불임증(不姙症)의 원인이 여성에게 있는 경우, 대부분은 난관(卵管)이 막혔다든지 막히지 않았어도 염증성(炎症性) 변화 때문에 난(卵) 또는 정자(精子)가 통과하지 못하는 난관 통과장애(卵管通過障碍)가 가장 많고, 이것은 거의 임균(淋菌)이나 결핵에 의한 것이다. 다음으로는 여성의 질이 얕아서 정액(精液)이 질(膣) 안에 머물러 있지 못하고 성교 후 곧 밖으로 흘러나오거나 정자(精子)가 자궁 안으로 들어갈 수 없게 되는 자궁발육부전(子宮發育不全)을 그 원인으로 들 수 있는데 이런 경우에는 임신을 해도 유산이나 조산(早産) 되는 일이 많다. 또한 자궁후굴증(子宮後屈症)이 있거나 자궁경관(子宮頸管)에서 나오는 분비물의 성질이 나빠서 정자를 통과시키지 않을 때도 임신하기가 어렵다.

이 밖에 난소염(卵巢炎), 복막염(腹膜炎), 골반결합직염(骨盤結合織炎)과 인공유산(人工流産) 후에 올 수도 있는 병균감염에 의해서도 임신이 되지 않는 경우가 있다. 또 무배란성 월경(無排卵性月經), 과도한 성교, 지방과다(脂肪過多)나 내분비장애(內分泌障礙) 등의 체질 이상이 있는 경우도 불임증의 원인이 될 수 있다.

남성의 원인으로는 정자형성의 장해, 정관폐쇄(精管閉鎖)·전립선이나 정낭(精囊)의 장해, 사정(射精)이나 성교의 장해 등이 있다. 이중 특히 중요한 것은 정자가 나쁜 경우인 정자감소증(精子減少症), 정자결핍증(精子缺乏症), 정자괴사증(精子壞死症) 등이 있다.

불임증(不姙症)의 원인과 증세는 다음과 같다.

여성불임(女性不姙) 성기(性器)자체의 이상, 여성의 성기는 정자를 질에 받아들여 수정란(受精卵)을 자궁에서 발육시키는 역할을 한다. 난자를 배출하는 난소는 물론 자궁·난관·질의 기능도 원활하여야 정상적인 임신이 가능하다. 여성의 성기 이상에는 처녀막의 이상, 자궁발육부전(子宮發育不全), 자궁후굴증(子宮後屈症), 기형자궁(奇形子宮), 반음양(半陰陽) 등이 있다.

남성불임(男性不姙) 정관장해(精管障害), 정자의 통로인 정관이 폐쇄되어 있으면 정자가 나오지 못해 불임의 원인이 된다. 정관의 이상으로는 정관의 발육이 좋지 않은 수도 있으나 탈장(脫腸) 수술 때 다치거나 잡아매져서 정관이 막히는 수도 있다. 이 외에 정관의 하나인 부고환이 결핵과 임질 등으로 인해서 이상이 있는 경우도 불임의 원인이 된다. 한 쪽만 이상이 있으면 괜찮지만 양 쪽 모두 이상이 있으면 불임이 된다.

성교장해(性交障害), 남성에 있어서 발기-성교-사정의 과정이 있어야 임신이 가능한데, 선천적으로 성기가 기형인 경우는 성욕도 적고 완전한 성교도 할 수 없으므로 불임을 가져 올 수 있다.

정자장해(精子障害), 고환 주위의 질병으로 순환장해가 있거나 압박되면 정자 생산 능력이 저하되거나 정자 생산이 전혀 되지 않는 수가 있다. 또한 정자가 생산되더라도 죽어있는 경우도 있어 불임이 된다.

불임증에 좋은 축산물·수산물·농산물과 약초 한약 생약은 다음과 같다.

(1)단삼 : 172페이지	(2)당귀 : 174페이지
(3)인삼 : 185페이지	(4)작약 : 195, 백작약 : 197페이지
(5)하수오 : 202페이지	(6)결명자 : 236페이지
(7)구절초 : 262페이지	(8)쑥 271, 인진쑥 : 272페이지
(9)민들레 : 274페이지	(10)음양곽 : 305페이지
(11)흑염소한약액 : 24, 481, +α	(12)장어한약액 : 63, 481, +α
(13)붕어한약액 : 66, 481, +α	(14)잉어한약액 : 69, 481, +α
(15)가물치한약액 : 73, 481, +α	(16)한약액

눈에 좋은 축산물·수산물·농산물과 약초 한약 생약

34) 시력장애

눈은 빛의 자극을 받아 물체를 보는 감각기관이다. 눈에 들어가는 빛은 처음 각막(角膜)을 통해서 굴절하며, 다음은 각막 뒤의 전방을 통해 홍채(虹彩)의 중앙에 있는 동공(瞳孔)을 통과하고, 그 다음으로 수정체(水晶體)에서 굴절한 빛은 초자체(硝子體)를 지나서 망막(網膜)에 상을 맺는다. 이것이 시신경(視神經)을 거쳐 대뇌에 전해지면 비로소 우리가 물체를 감각하게 되는 것이다.

우리의 눈은 가까운 물체를 볼 때는 수정체의 굴절력이 증가하고, 먼 곳을 볼 때는 감소하여 여러 가지 거리에 있는 물체의 상(像)이 망막 상에서 정확히 맺어질 수가 있다. 이것은 모양체 안에 있는 모양체근의 수축으로 인해 이루어지는 것으로 이러한 작용을 조절작용이라고 한다.

조절작용을 하지 않는 상태의 눈이 멀리 있는 물체를 보고 있을 때 무한대의 먼 거리에서 오는 평행광선이 굴절장치에 의하여 정확히 망막위에 초점을 맺는 눈을 정시안(正視眼)이라 하고, 그 외의 경우는 굴절이상(屈折異常)이라고 한다. 눈의 굴절이상은 곧 시력장애를 말하며, 여기에는 크게 근시(近視), 원시(遠視), 난시(亂視)가 있다.

사람은 태어날 때부터 정상 시력을 갖추고 있는 것이 아니라 정상적인 시력 형성과정이 있다. 즉 아기가 태어날 때는 눈 바로 앞에 어떤 물체가 왔다 갔다 하는 정도 밖에 구별할 수 시력을 갖고 있으며, 생후 3개월이 되면 0.02, 8개월이 되면 0.1, 4살이 되면 대부분 1.0 이상의 시력이 나타나며, 6살이 되어야 정상 시력을 갖게 된다.

그러나 사람들의 문화가 발달할수록 시각을 통해 대부분의 정보를 제공받게 되므로 정상 시력을 유지하기가 점점 힘들어지고 있다.

시력의 장애가 생긴 눈은 앞에서 말한 근시안 원시안·난시안 외에 노안(老眼)이 있으며, 또한 안정피로(眼睛疲勞)에 의해서도 일시적, 혹은 점차 시력장애가 생길 수 있다.

시력장애(視力障碍)의 원인 및 증세는 다음과 같다.

근시(近視)는 무한대의 먼 거리에서 오는 평행광선이 수정체에서 굴절되어 망막보다 앞서 상(像)을 맺는 경우를 말한다.

근시(近視)가 되는 원인에는 여러 가지 요인이 복합적으로 관계한다. 눈을 혹사시킴으로써 눈의 과로를 초래했을 때, 독서나 TV 시청시의 나쁜 자세와 부적당한 거리, 부적당한 조명아래에서의 눈 사용 등이 근시(近視)에 영향을 미치는 중요한 원인들이며, 고도 근시는 물론 경한 근시의 경우도 그 소질은 유전되기 때문에 부모가 모두 눈이 나쁘면 근시가 될 확률이 더 높아진다.

근시(近視)의 증세는 가까운 것을 보는 데는 아무 이상이 없으나 먼 곳의 물체는 잘 보지 못한다.

원시(遠視)의 원인은 근시와는 반대로 무한대의 먼 거리에서 오는 평행광선이 망막 뒤에서 상(像)을 맺는 경우를 말한다.

원시(遠視)의 증세는 멀리 있는 것은 잘 보이나 가까이 있는 것은 잘 보이지 않는다. 원시(遠視)의 눈은 가까운 곳을 보려면 언제나 수정체를 두껍게 만들어 조절할 필요가 있다. 심하지 않은 원시일 때에는 조절력에 의한 노력이 잘 되면 잘 볼 수 있다. 그러나 원시의 눈은 이상과 같은 조절 노력이 항상 필요하므로 조절성 안정피로가 있을 수 있다.

시력장애에 좋은 축산물·수산물·농산물과 약초 한약 생약은 다음과 같다.

(1)우렁이 : 77페이지	(2)팥 : 103페이지
(3)달래 : 118페이지	(4)작약 195, 백작약 : 197페이지
(5)생강 : 215페이지	(6)결명자 : 236페이지
(7)구기자 : 241페이지	(8)오미자 : 252페이지
(9)산딸기 : 257페이지	(10)인진쑥 : 272페이지
(11)황백 : 283페이지	(12)감국 : 287페이지
(13)뽕나무, 상지, 상엽, 오디 : 208	(14)대나무, 죽순 : 314페이지
(15)흑염소한약액 : 24, 481, +α	(16)장어한약액 : 63, 481, +α
(17)우렁이한약액 : 77, 481, +α	(18)한약액

이비인후과에 좋은 축산물·수산물·농산물과 약초 한약 생약

35) 귀울림, 이명

귀울림(tinnitus), 이명(耳鳴)은 청력손실로 인한 증상으로 귀울림, 이명으로 인해서 난청과 이명의 어려움이 있을 수 있다. 기원전 400년경 Hippocrates가 처음으로 기술한 이후 많은 학자들이 연구하고 있으나 현재까지 이명의 원인과 치료가 어려운 실정에 있다. 통계조사에 의하면 미국 성인의 32%가 이명을 호소하고 이들 중에서 20%, 즉 성인인구의 약 6%가 심한 이명으로 고생하고 있으며, 영국에서는 성인인구의 35~45%가 이명을 호소하고 있으며 이들 중에서 8%는 수면에 방해가 될 정도이고, 0.5%는 이명 때문에 일상생활에 지장을 받고 있다고 하였다(Schleuning, 1998). 우리나라에서 청각장애인 심한이명이 있는 청각장애인이 많이 있어 이에 대해 더욱 관심을 가져야 한다.

이명의 증상 이명의 들리는 소리는 벌레우는 소리(귀뚜라미소리, 매미소리), 시냇물 흐르는 소리, 김새는 소리(쏴~), 높은 기계음(윙~, 찡~) 등 다양하며 이러한 단순음으로 표현하는 경우가 3/4 정도이며, 이런 소리들의 복합음으로 표현되는 경우가 1/4 정도이다.

이명의 원인은 추정할 수 있는 예가 71%이고 원인불명인 예가 29%이며, 추정 가능한 원인으로는 내이질환 20%, 소음 15.1%, 두경부 외상 13.1%, 외이염 및 중이염 6.5%, 약물 6.0% 및 상기도염 3.4%이며, 그 외 스트레스, 피로의 순이다.

이명의 성상은 돌발적으로 발생하는 것이 51.2%, 점진적인 것이 48.8%로서 서로 비슷하며, 지속적인 것(64.0%)이 단속적인 것(36.0%)보다 훨씬 빈도가 높다. 전체적으로 점진적으로 시작하여 지속적인 것이 34.5%로 가장 많고, 그 다음이 돌발적으로 시작하여 지속적인 것으로 29.5%이다.

청각장애 이명과 함께 청각장애 난청을 동반하는 경우는 88.4% 정도이고, 청각장애 난청은 없고 청각장애 이명만 있는 경우는 11.6% 정도이다.

청각장애 이명은 이명의 주파수 청력장애가 가장 심한 주파수 청력이 감소되는 주파수와 청각장애 이명이 있는 주파수가 일치한다.

귀울림, 이명에 좋은 축산물·수산물·농산물과 약초 한약 생약은 다음과 같다.

(1)곶감 : 144페이지	(2)구기자 : 241페이지
(3)산수유 : 248페이지	(4)감국 : 287페이지
(5)흑염소한약액 : 24, 481, +α	(6)녹용한약액 : 29, 481, +α
(7)붕어한약액 : 66, 481, +α	(8)한약액

36) 비염

호흡기의 입구인 코는 우리의 얼굴 중에서도 한가운데 위치하고 있기 때문에 미적 견지에서도 상당히 중요한 역할을 한다. 그러나 이런 미적 측면보다도 더욱 중요한 것은 그것의 기능에 있다. 흔히 사람들은 우리 몸속의 여러 내장기관에 대해서는 항상 관심을 가지고 그것에 조금의 이상만 생겨도 경계를 하게 되나 코에 대해서는 별 주의를 기울이지 않는 것이 보통이다.

코의 기능은 크게 나눠 4가지로 생각해 볼 수 있다.

①냄새를 맡는 후각작용이다. 비강 내 상부의 후각부, 즉 상비갑개와 중비갑개 상부 및 비중격의 위 1/3 부분에 있는 후각 신경의 말단장치에서 냄새를 맡게 된다. 그러므로 냄새를 못 맡는 경우가 있다면 그것은 냄새가 후각부까지 도달하지 못하도록 비강상부가 막혀 있거나 후각신경 자체의 퇴행성변화로 인한 것이다.

②호흡작용으로, 우리가 공기를 호흡하는 것은 대부분 비강을 통해서 하는데, 들이마신 공기는 비강상부를 지나고 비인강을 통과해서 폐에 들어가고 나가는 공기는 비강하부를 지나 외부로 배출된다.

③가습작용이다. 외부의 공기는 우리 신체의 내부에 부적당하므로 외부의 건조한 공기를 호흡하면 비강 내에서 습기가 가해져 비인강을 지날 때는 이미 75~80%의 습도로 된다. 이런 습도로 변하는 것은 비강내에서 1일 1,000cc의 수분을 발산하기 때문에 이루어지는 것이다.

④가온작용(加溫作用)을 한다는 것이다. 외부의 한랭한 공기는 폐속에 들어가기 전에 비강에서 발생되는 고열이 이를 조절하여 공기가 비인두에 이르면 36~37도의 온도로 되는 것이다.

이런 기능을 가진 코에 이상이 생기면 코의 병만으로 끝나지 않고 다른 여러 기관에도 영향을 미쳐 합병증을 유발하므로 항상 코의 건강에도 신경을 쓰도록 해야 한다. 코의 건강을 위해서는 우선 감기에 걸리지 않도록 하고 술, 담배, 정신적, 육체적 피로를 경계하며 집안을 청결히 하여 먼지가 나지 않도록 하는 것이 중요하다.

비염(鼻炎)은 코점막에 생긴 염증이다. 비염은 크게 급성과 만성으로 나뉜다.
급성비염은 흔히 코감기라고도 하는데, 원인균은 여과성세균으로 재채기나 비말접촉(飛沫接觸) 등으로 전파된다. 급성비염에 걸리면 2~3일 동안에 가장 전파가 잘되므로 사람이 많이 모이는 곳은 되도록 피하는 것이 좋다. 증상은 재채기·오한·근육통·미열·피로, 다량의 분비물 등이 있다. 합병증이 없는 한 투약 없이도 1주일 정도만 지나면 모든 증상이 사라진다. 증상에 따라 치료하며, 몸을 따뜻하게 하고 침상안정을 취하며 적절한 수분섭취를 한다.

만성비염은 급성비염이 만성화된 것으로 먼지가 많은 작업장에서 일하는 사람, 허약체질이거나 알레르기 체질인 사람에게 빈발한다. 증상은 비폐색이 일어나 후각장애를 일으키고 콧소리를 내며 점액이 많은 콧물을 분비한다.

비염에 좋은 축산물·수산물·농산물과 약초 한약 생약은 다음과 같다.

(1)감귤, 진피 : 139페이지	(2)수세미 : 121페이지
(3)잔대 : 162페이지	(4)생강 : 215페이지
(5)산수유 : 248페이지	(6)삼백초 : 265페이지
(7)어성초 : 267페이지	(8)질경이 : 276페이지
(9)느릅나무 : 285페이지	(10)어성초 삼백초 한약액: 265, 267
(11)느릅나무배즙 : 136, 285페이지	(12)느릅나무한약액 : 285페이지
(13)느릅나무 285, 배 136, 진피139 은행 151, 생강 215 등, 한약액	(14)한약액

[참고문헌]

강삼식·고영민·김주선·이명환·이동선(1995). 노랑은행잎의 성분분석. 생약학회지. 26(1). 23-26.

강순의(2001). 한국의 맛 김치. 한국외식정보.

강정현·이창숙·오용자(1992). 한국산 마과 마속의 *Enantiophyllum* 절과 *Stenophora*절 식물의 계통분류학적 연구. 식물분류학회지. 22(4). 255-278.

고정삼(1987). 식품가공학. 아카데미서적.

김상보. 조선시대의 음식문화. 283-284.

김윤식·김정희(1979). 한국산 둥굴레속의 분류학적 연구(Ⅰ). 식물분류학회지. 9(1, 2) : 27-41.

김정숙·한도연(2011). 자연의 깊은 맛 장아찌. 아카데미북.

김진웅·한대석·이선주·이용주(2006). 생약학. 생약학교재편찬위원회. 동명사.

농림부(1999). 농림통계연보.

농수산부(1986). 농림수산통계연보.

문범수·이갑상(1981). 식품재료학. 수학사.

문순열(2011). 산야초 식물도감. 한국들꽃연구회. 글로북스.

박상철(2010). 한국의 약초 The Medicinal herb of Korea. 문학사계.

박영신·윤경환·박명철·김현옥·김중정(1993). 가정동의대전. 여강출판사.

박영호(1983). 수산식품가공학. 형설출판사.

박종희·김진수·정애영·이준도(1996). 질경이의 생약학적 연구. 생약학회지. 27(2). 146-154.

박현서·이영순·구성자·한명주·조여원·오세영(2006). 식생활과 건강. 효일.

방근철·김민선·이민원(1996). 복분자딸기 열매의 가수분해성 탄닌. 생약학회지. 27(4). 366-370.

백석기(1997). HAPPY COOKING. 웅진출판주식회사.

백영숙·송재경·윤춘희·정교순·윤혜숙(1995). 천마의 항혈소판, 항혈전활성. 생약학회지. 26(4). 390-410.

변우혁·안성로·박찬용·김학범·유재웅·이우균. 한국의 주요경제수종의 생장모델연구(Ⅰ) 한국소나무를 중심으로. 과기처연구보고서.

생약학 연구회(1992). 현대생약학. 학창사.

성환길·이용호(2009). 한방약초. 푸른행복.

소웅영·박상진(1985). 한국산 목본식물에 대한 계통분류학적 연구. 식물학회지. 28(4). 271-284.

솔뫼(2006). 산속에서 만나는 몸에 좋은 식물. 동학사.

신철호·현상철·지옥표(2009). 생약학. 성균관대학교 출판부.

안완식(2009). 한국토종작물자원도감. 이유.

안효일(1987). 축산식품가공학. 세진사.

오상룡·김성수·민병용·정동효(1990). 구기자, 당귀, 오미자, 오가피 추출물의 유리당, 유리아미노산, 유기산 및 타닌의 조성. 한국식품과학회지. 22(1). 76-81.

오용자·장진성·이경아(1996). 한국산 자생 마속(Dioscorea) 식물 식별형질에 대한 다변량 분석. 식물분류학회지. 26(2). 125-140.

유수열(2012). 고소득 약초재배. 오성출판사.

유태종(2009). 식품동의보감. 아카데미북.

유태종·홍문화·구본(1995). 현대인의 생활한방. 생활한방연구소.

윤숙자(2004). 한국의 저장 발효 음식. 신광출판사. 215-218.

이서래(1997). 한국의 발효 식품. 이화여자대학교 출판부.

이원창(2011). 흑염소·염소. 오성출판사.

이은방·김정근·김옥경(1993). 포공영의 항위염작용. 행약학회지. 24(4). 313-318.

이은방·조태순·최병천(1987). 산수유 Ether 분획물의 약리작용. 약학회지. 29(1). 1-10.

이정희·장창석·이유미·조동광(2010). 세밀화로 보는 약용식물. 국립수목원.

이준호(1993). 동의보감. 삼성문화사.

장대식·남상해·최상욱·양민석(1996). *Chrysanthemum*속 식물의 항균성. 농화학회지. 39(4). 315-319.

장대식·박기훈·최상욱·남상해·양민석(1997). 구절초꽃의 항균성물질. 농화학회지. 40(1). 85-88.

정혜정·홍진숙·박혜원·박란숙·명춘옥·신미혜·최은정(2012). 식품재료학. 교문사.

정희곤(1987). 최신 식품위생학. 세진사.

최재천·주현규·이시경(1995). 오미자 추출물이 *Saccharomyces verevisiae*의 알콜발효 및 효소활성에 미치는 영향. 한국농화학회지. 38(3). 278-282.

최혜미·김정희·장경자·민혜선·임경숙·변기원·이홍미·김경원·김희선·김현아(2004). 21세기 영양학원리. 교문사.

태경환(1998). 한국의 식물 약용식물 II Medicinal plant II. 생명공학연구소.

한덕룡(1981). 국산 오가피류의 자원화. 과기처연구보고서.

한덕용·이민원(1991). 우슬의 성분(I). 우슬의 oleanolic acid bisdesmoside. 약학회지. 35. 457-460.

한복려·한복진. 장 담그는 법. 도서출판둥지.

허인회·이상준(1983). 갈근 Butanol Fr.의 약리작용. 약학회지. 27(4). 263-270.

허창걸(2000). 북한 동의보감. 대원문화사.

홍문화·유태종(1995). 건강식생활을 위한 식품영양카르테. 식품사전. 생활한방연구소.

홍태희·김기연·김창렬·서종권·오창환·정용진(2011). 식품재료학. 지구문화사.

Akira T *et al.* (1986) Planta Med. 52: 440-443.

Anonymous (1996) Prescription Drug Product List. 16th ed. Washington, DC: US Food and Drug Administration.

Aridogan BC *et al.* (2002) Arch. Pharm. Res. 25: 860-864.

Asano N *et al.* (1994) Carbohydr. Res. 259: 243-255.

Baba K *et al.* (1981) Yakugaku Zasshi 101: 538-543.

Berger A *et al.* (2004) Lipids Health Dis. 3: 2.

Bin-Hafeez B *et al.* (2001) J. Ethnopharmacol. 75: 13-18.

Boon-Niermeijer EK (2000) Phytomedicine 7: 389-399.

Caceres A *et al.* (1991). J. Ethnopharmacol. 31: 263-276.

Cai XF *et al.* (2003) Chem. Pharm. Bull. 51: 605-607.

Campos-Toimil M *et al.* (2000) Arterioscler. Thromb. Vasc. Biol. 20: E34-E40.

Carai MAM *et al.* (2000) Fitoterapia 71: S38-S42.

Chakraborty A *et al.* (2002) Cancer Lett. 177: 1-5.

Chan YC *et al.* (2003) Am. J. Chin. Med. 31: 171-179.

Chan YC *et al.* (2003) Am. J. Chin. Med. 31: 71-77.

Chen F *et al.* (1995) Yakugaku Zasshi 115: 476-482.

Cheng JT *et al.* (1999) Clin. Exp. Pharmacol. Physiol. 26: 815-816.

Cheong H *et al.* (1998) Planta Med. 64, 577-578.

Chiang LC *et al.* (2003) Am. J. Chin. Med. 31: 225-234.

Chiou WF *et al.* (2000) Life Sci. 66: 1369-1376.

Chiu PY *et al.* (2002) Planta Med. 68: 951-956.

Chiu PY *et al.* (2002) Planta Med. 68: 951-956.

Cho EJ *et al.* (2003) Phytomedicine 10: 544-551.

Choi SS *et al.* (2002) Planta Med. 68: 794-798.

Choudhary D *et al.* (1999) J. Ethnopharmacol. 64: 1-7.

Chu DT *et al.* (1988) J. Clin. Lab. Immunol. 25: 119-123.

Cuellar MJ *et al.* (2001) Fitoterapia 72: 221-229.

Fujikawa T *et al.* (1996) Biol. Pharm. Bull. 19: 1227-1230.

Fujikawa T *et al.* (2002) Phytother. Res. 16: 474-478.

Gao Y *et al.* (2003) Immunol. Invest. 32: 201-215.

Gokhale AB *et al.* (2002) Phytomedicine 9: 433-437.

Gracious Ross R *et al.* (2001) J. Ethnopharmacol. 78: 85-87.

Han SB *et al.* (2003) Int. Immunopharmacol. 3: 1301-1312.

Hase K *et al.* (1997) Biol. Pharm. Bull. 20: 381-385.

Hayashi J *et al.* (2002) Phytochemistry 59: 513-519.

Heo HJ *et al.* (2003) Biosci. Biotechnol. Biochem. 67: 1284-1291.

Hiai S *et al.* (1983) Chem. Pharm. Bull. 31: 168-174.

Hikino H *et al.* (1985) Planta Med. 159: 160.

Hong B *et al.* (2003) J. Fam. Pract. 52: 20-21.

Hong CY *et al.* (1992) Am. J. Chin. Med. 20: 289-294.

Hong SH *et al.* (2004) Int. J. Mol. Med. 13: 717-721.

Hou WC *et al.* (2002) Planta Med. 68: 1072-1076.

Hou Y, Zhang X (1990) Zhongguo Zhong Yao Za Zhi 15: 221-222, 225.

Hsieh CL *et al.* (2001) Am. J. Chin. Med. 29: 331-341.

Hsieh MT *et al.* (1999) Phytother. Res. 13: 256-257.

Hsieh MT *et al.* (2000) Phytother. Res. 14: 375-377.

Hsu CC *et al.* (2003) Life Sci. 73: 2127-2136.

Hsu FL et al. (2003) J. Nat. Prod. 66: 788-792.

Hsu HH *et al.* (2002) Planta Med. 68: 999-1003.

Hu YQ *et al.* (2000) Jpn. J. Cancer. Res. 91: 113-117.

Huang BM *et al.* (2001) J. Androl. 22: 831-837.

Huang SL *et al.* (1991) Chem. Pharm. Bull. 39: 384-387.

Hwang BY *et al.* (2002) J. Nat. Prod. 65: 616-617.

Iinuma M *et al.* (1990) Yakugaku Zasshi 110: 179-185.

Ip C, Lisk DJ (1995) Carcinogenesis 16: 2649-2652.

Jeng H *et al.* (1997) Am. J. Chin Med. 25: 301-306.

Jeon BH *et al.* (2000) Gen. Pharmacol. 35: 135-141.

Jeong JY *et al.* (1991) Arch. Pharm. Res. 14: 68-72.

Ji Y *et al.* (2001) Zhong Yao Cai 24: 126-128.

Jin Y *et al.* (2003) Carbohydr. Res. 338: 1517-1521.

Kato H *et al.* (1973) Jpn. J. Pharmacol. 23: 709-716.

Kato T *et al.* (1987) Arch. Int. Pharmacodyn. Ther. 285: 288-300.

Kiho T *et al.* (1999) Biol. Pharm. Bull. 22: 966-970.

Kim *et al.* (1999) Pharmacol. Res. 40: 171-176.

Kim H *et al.* (1998) Int. J. Immunopharmacol. 20: 153-162.

Kim H *et al.* (1998) Int. J. Immunopharmacol. 20: 231-240.

Kim HP *et al.* (2002) Biol. Pharm. Bull. 25: 390-392.

Kim JY *et al.* (2002) Planta Med. 68: 119-122.

Kimura Y *et al.* (2002) Anticancer Res. 22: 3309-3318.

Kiso Y *et al.* (1985) Planta Med. 51: 97.

Komoda Y *et al.* (1989) Chem. Pharm. Bull. 37: 531-533.

Kong YC *et al.* (1976) Am, J. Chin. Med. 4: 373-382.

Koo HN *et al.* (2000) J. Ethnopharmacol. 73: 137-143.

Kubo M *et al.* (1983) Yakugaku Zasshi 103: 442.

Kubo M *et al.* (1994) Biol. Pharm. Bull. 17: 1282-1286.

Kubo M *et al.* (1994) Yakugaku Zasshi 116: 158-168.

Kwon YS *et al.* (2003) J. Vet. Sci. 4: 83-92.

Lee AK *et al.* (2003) Br. J. Pharmacol. 139: 11-20.

Lee IS *et al.* (2003) Planta Med. 69: 63-64.

Lee JM *et al.* (2001) Phytother. Res. 15: 245-249.

Lee KT *et al.* (2001) Biol. Pharm. Bull. 24: 1117-1121.

Lee MK *et al.* (1995) Planta Med. 61: 523-526.

Lee SM *et al.* (2002) Life Sci. 71: 2267-2277.

Lee SY, Rhee HM (1990) Chem. Pharm. Bull. 38: 1359-1364.

Lee YS *et al.* (1999) Arch. Pharm. Res. 22: 404-409.

Li Y *et al.* (2000) Biol. Pharm. Bull. 23: 54-59.

Lin CY *et al.* (1999) J. Lab. Clin. Med. 133: 55-63.

Lin SB *et al.* (2003) Life Sci. 72: 2381-2390.

Lin YC *et al.* (2003) Am. J. Chin. Med. 31: 543-549.

Liu J *et al.* (2001) Life Sci. 69: 309-326.

Liu YK, Shen W (2003) World J. Gastroenterol. 9: 529-533.

Lo HC *et al.* (2004) Life Sci. 74: 2897-2908.

Lu ZQ *et al.* (1985) Biochem. Biophys. Res. Commun. 126: 636-640.

Luo Y *et al.* (2002) Proc. Natl. Acad. Sci. Sci. USA 99: 12197-12202.

Martinez-Vazquez M *et al.* (1998) Planta Med. 64: 134-137.

Matsuda *et al.* (1991) Yakugaku Zasshi 111: 36-39.

Miyamoto K *et al.* (1995) Biol. Pharm. Bull. 18: 1443-1445.

Nam SY *et al.* (2002) Arch. Pharm. Res. 25: 191-196.

Nishibe S *et al.* (1990) Chem. Pharm. Bull. 38: 1763-1765.

Nishida S *et al.* (2003) Am. J. Chin. Med. 31: 551-562.

Nishida S *et al.* (2003) Am. J. Chin. Med. 31: 551-562.

Nishiyama N *et al.* (1985) Shoyakugaku Zasshi 39: 238-242.

Ogita S, Samugawa K (1994) The Ginseng Review 18: 95-97.

Oh H *et al.* (2002) Planta Med. 68: 932-934.

Oh KW *et al.* (2000) J. Ethnopharmacol. 72: 221-227.

Oha K-O *et al.* (2003) Clin. Chim. Acta 334: 185-195.

Ozaki Y *et al.* (1989) Yakugaku Zasshi 109: 402-406.

Pang S *et al.* (2001) Jpn. J. Pharmacol. 86: 215-222.

Park EJ *et al.* (1997) Biol. Pharm. Bull. 20: 417-420.

Park KM *et al.* (2003) J. Ethnopharmacol. 84: 181-185.

Park KS *et al.* (1999) J. Antimicrob. Chemother. 43: 667-674.

Prashanth D *et al.* (2001) Fitoterapia 72: 171-173.

Rabinkov A *et al.* (1998) Biochim. Biophys. Acta 1379: 233-244.

Rho MC *et al.* (2003) Planta Med. 69: 1147-1149.

Schubert SY *et al.* (2002) FASEB J. 16: 1931-1933.

Shi M *et al.* (1995) Zhongguo Zhong Yao Za Zhi 20: 173-175, 192.

Shin KH *et al.* (2003) Phytother. Res. 17: 830-833.

Sliva D *et al* (2002) Biochem. Biophys. Res. Commun. 298: 603-612.

Song H *et al.* (2003) Biol. Pharm. Bull. 26: 1428-1430.

Song YS *et al.* (2004) J. Ethnopharmacol. 90: 17-20.

Suh JS *et al.* (1999) Biol. Pharm. Bull. 22: 932-935.

Suh SO *et al.* (2002) Am. J. Chin. Med. 30: 483-494.

Sung SH, Kim YC (2000) J. Nat. Prod. 63: 1019-1021.

Takagi K, Lee EB (1972) Yakugaku Zasshi 92: 961-968.

Thomson M, Ali M (2003) Curr. Cancer Drug Targets 3: 67-81.

Tode T *et al.* (1993) J. Cancer Res. Clin. Oncol. 120: 24-26.

Tsujibo H *et al.* (1987) Chem. Pharm. Bull. 35: 654-659.

Uchiyama T *et al.* (1989) Yakugaku Zasshi 109: 672-676.

Vetrichelvan T, jegadeesan M (2003) Phytother. Res. 17: 77-79.

Wang B *et al.* (1988) Chem. Pharm. Bull. 36: 2587-2592.

Wang B *et al.* (1988) Chem. Pharm. Bull. 36: 2593-2598.

Wang HP *et al.* (1986) Acta Zool. Sin. 32: 101-105.

Wang JZ *et al.* (1991) Planta Med. 57: 335-336.

Wang JZ *et al.* (1992) Cancer Lett. 65: 79-84.

Wang X *et al.* (2001) Plant J. 25: 651-661.

Wang YS (1983) Pharmacology and Applications of Chinese Materia Medica, People's Health Publisher, 177-186.

Weng SC *et al.* (2002) J. Ethnopharmacol. 83: 79-85.

Wettstein M *et al.* (1998) Hepatology 27: 787-793.

Wu TS *et al.* (2003) J Nat. Prod. 66: 1207-1211.

Yan JJ *et al.* (2004) Prog. Neuropsychopharmacol. Biol. Psychiatry 28: 25-30.

Yi JM *et al.* (2002) J. Ethnopharmacol. 79: 347-352.

Yokozawa T *et al.* (1985) Chem. Pharm. Bull. 33: 869-872.

Yoon SY *et al.* (1994) Arch. Pharm. Res. 17: 438-442.

Yoshikawa T *et al.* (1999) Antioxid. Redox. Signal. Winter 1: 469-480.

Zhang GL *et al.* (2002) World J. Gastroenterol. 8: 728-733.

Zhang HN, Lin ZB (2004) Acta Pharmacol. Sin. 25: 191-195.

Zhao Y *et al.* (1997) Zhonghua Zhong Liu Za Zhi 19: 53-55.

Zhou QX, Han R (1983) Chin. Trad. Herb Drugs. 14: 27-29.

<부록 1> 한국의 전통음식 김치

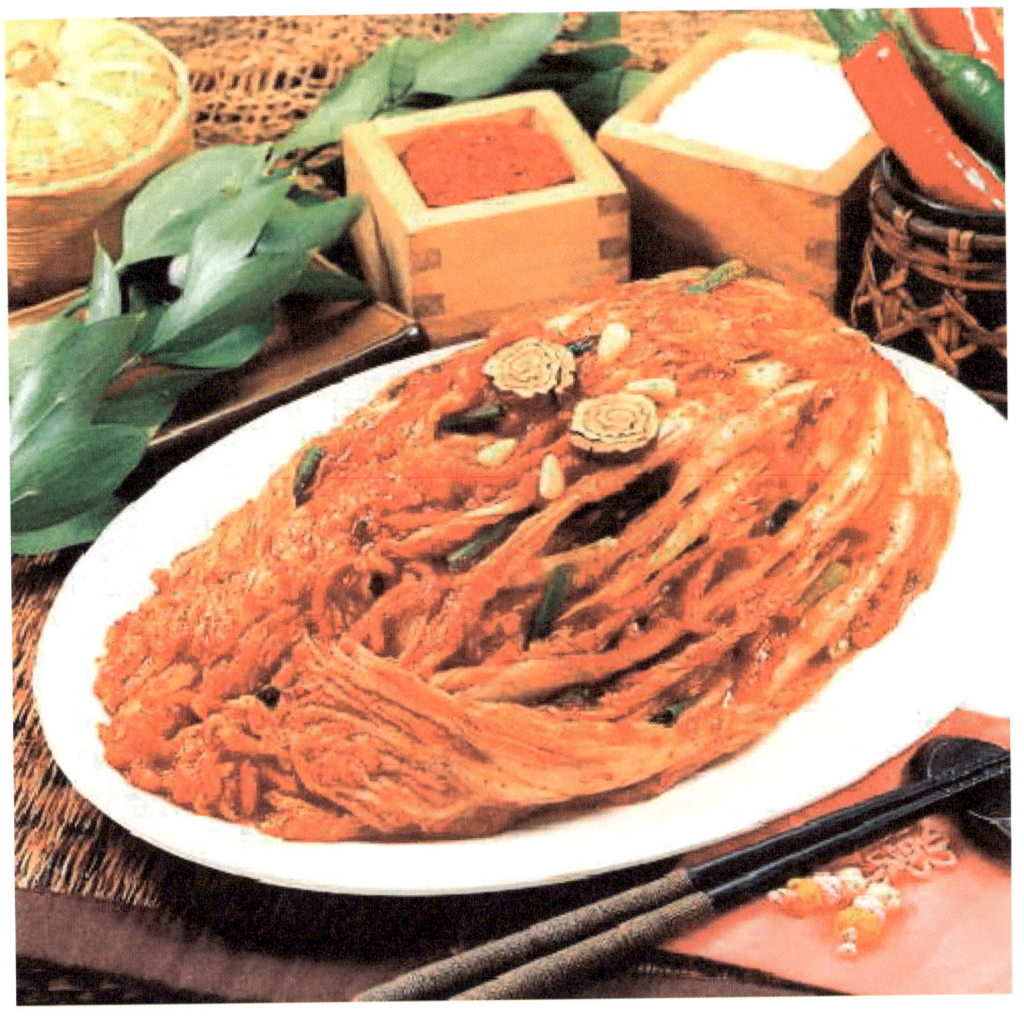

　우리나라의 김치는 세계적인 음식으로 널리 알려져 있다. 한국의 가장 대표적인 전통음식 김치는 그 풍미가 독특하여 다른 나라에서 볼 수 없는 고유한 음식으로 자리 잡았다.

　김치는 배추 속에 젓갈을 비롯하여 여러 가지 양념을 넣은 배추김치를 말한다. 김치가 오늘의 모양과 문화로 되기까지는 기후, 풍토, 요리법, 교역의 발전, 채소원예의 발달 등이 복합적으로 작용했음을 알 수 있다.

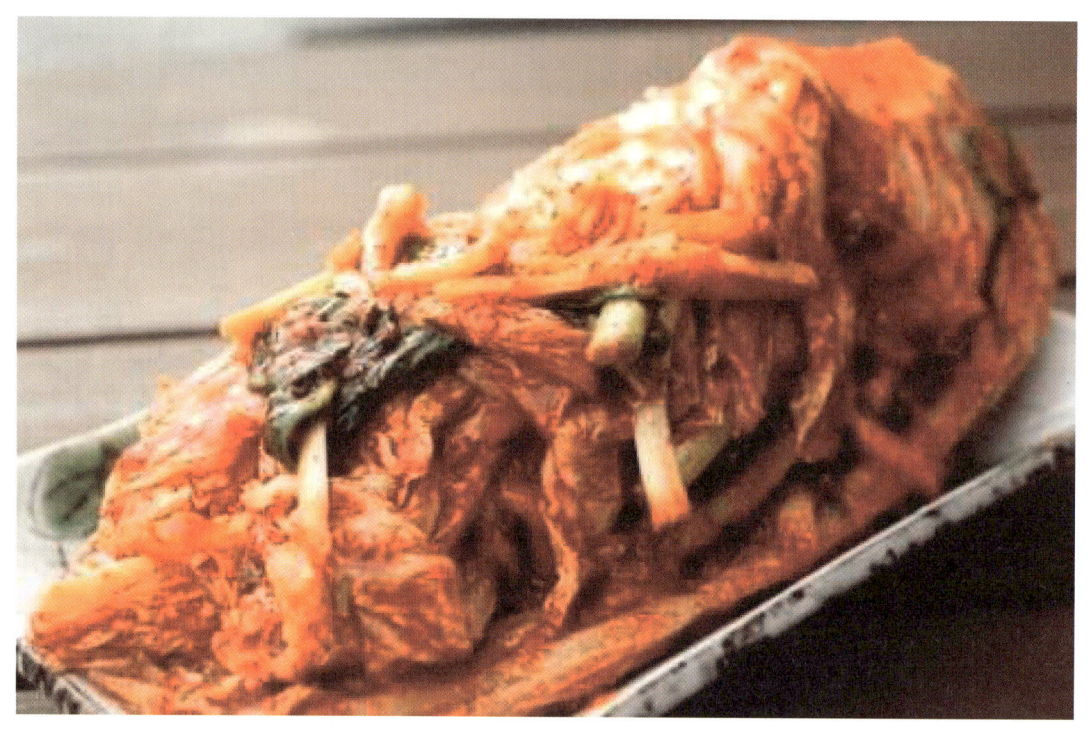

　김치의 종류는 100여 가지가 되는데, 대표적인 것으로 통배추김치, 배추김치, 막김치, 열무김치, 섞박지, 나막김치, 오이김치, 오이지, 비늘김치, 식혜김치, 무짠지, 가지김치, 총각김치, 미나리김치, 파김치, 고들빼기김치 등을 들 수 있는데 이것은 재료와 담그는 시기, 지방에 따라 다르다. 보통, 김치의 주원료는 배추와 무이다. 김치를 담글 때는 배추를 10% 가량의 소금물로 24시간 정도 절인 다음 물로 씻고 무는 조그맣게 조각을 내서 담근다.

　배추김치의 성분은 단백질 2.2g, 탄수화물 5.4g, 회분 3.1g, 칼슘 45mg, 인 28mg, 비타민 A 210IU, 비타민 B1 0.05mg, 비타민 B2 0.08mg, 비타민 C 21mg 등이다.

　양념으로는 고추, 생강, 젓갈류, 마늘, 파 등이 들어가며 잣, 배, 밤, 고기 등을 함께 사용하기도 한다. 김치를 담글 때 중요한 것은 소금의 사용량이다. 소금의 양은 3% 정도가 적당하고 그보다 적으면 김치의 빛깔은 좋으나 쉽게 물러버린다. 6% 이상이 되면 색깔과 풍미가 좋지 않다.

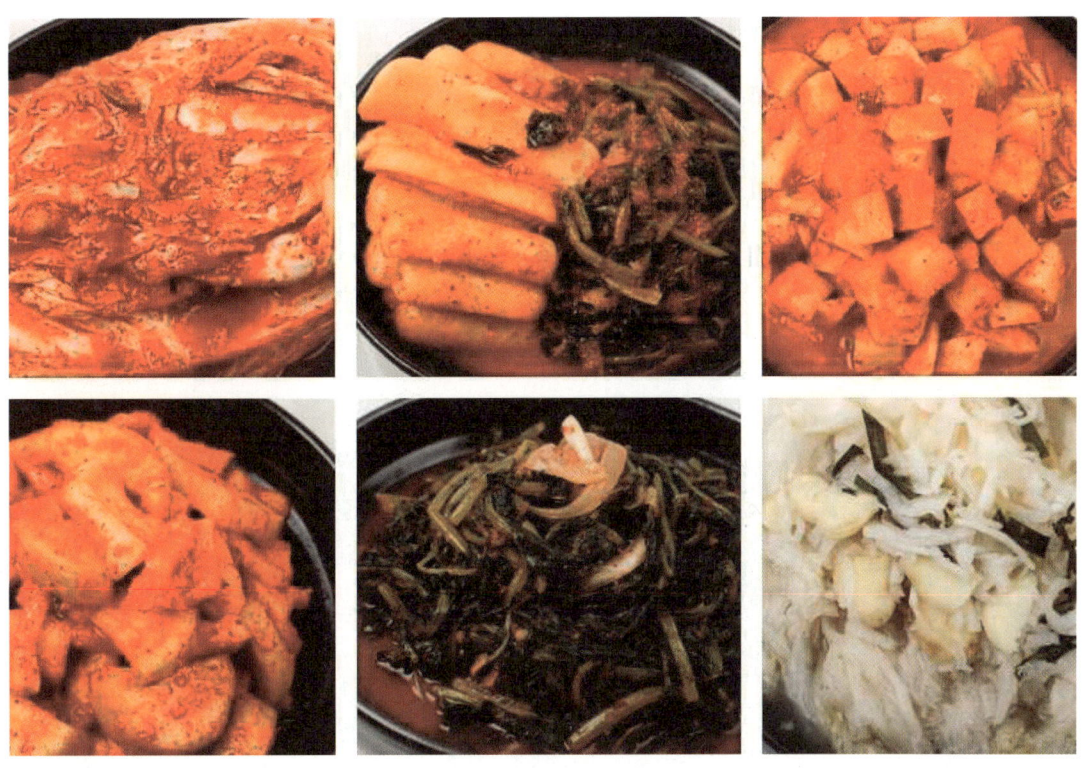

　김치발효의 주역은 유산균이며 제대로 익었을 때 유산이 1% 가량 만들어진다. 이때에 비타민 C가 가장 많고 맛이 좋다. 김치의 발효과정은 숙성기간, 균일한 상태를 유지하는 기간, 산패(酸敗)와 연부(軟腐) 현상이 일어나는 기간으로 나누어진다.

　김치의 산패와 연부 현상은 시간이 경과하고 온도가 올라가면 미생물의 작용에 의해 촉진된다. 겨울이 지나 날씨가 따뜻해지면서 김치가 갑자기 시고, 여름철 김치는 빨리 익고, 빨리 산패하는 것이다.

　김치는 원료 채소가 가지고 있는 무기질과 비타민 외에도 발효에 의해서 생긴 유산에 의한 정장효과도 크다. 식욕 증진과 피로 회복의 효과도 있다. 비타민 B군은 원료 중의 함량보다 증가하고 있는데 그것도 유산균 등 미생물의 합성에 의한 것이다. 각종 효소의 섬유가 풍부해 음식물의 소화와 배설을 도와주게 된다.

김치를 담글 때 배추나 무의 선택을 잘 하는 것이 중요하다. 배추는 흰 줄거리가 많고 잎에 광택이 나며 잎끝이 잘게 갈라진 것이어야 하고 한 가운데를 반듯이 잘라서 혀를 대보면 달콤한 맛이 있는 것이 좋다. 무는 끝이 매끈하고 잔수염이 없는 것, 무청이 부드럽고 반듯이 꺾으면 딱 부러지는 싱싱한 것이 좋다. 가장 좋은 풍미를 내는 숙성 온도는 5~10도에서 숙성시키는 것이 좋다.

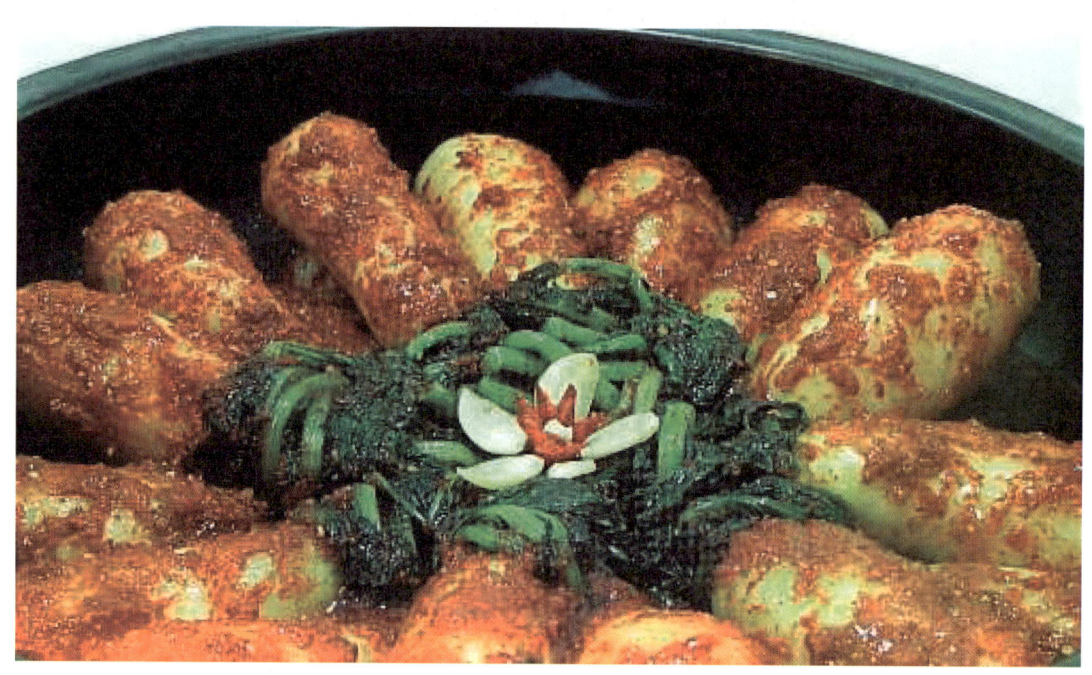

<부록 2> 한국의 전통음식 고추장

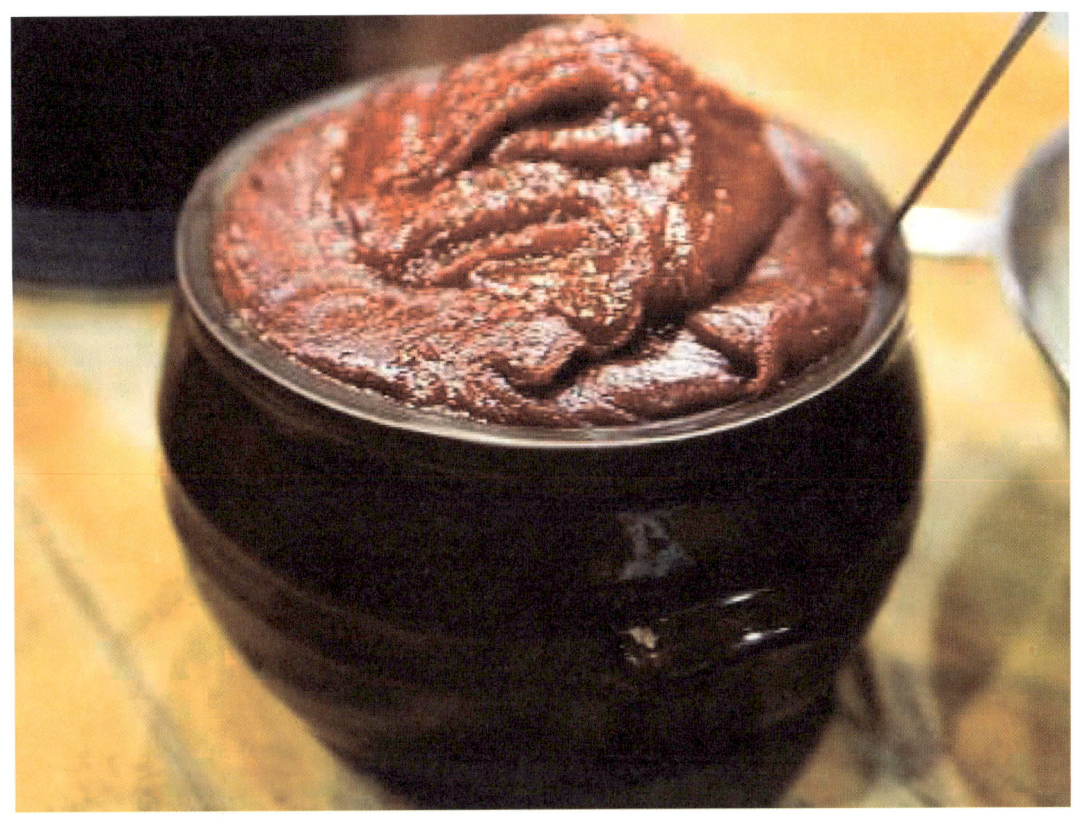

 붉은빛을 띠며 매운맛을 내는 한국 전통 장류 음식이다. 주로 메줏가루에 질게 지은 밥이나 되게 쑨 죽을 버무리고 고춧가루와 소금을 넣어 만든다. 고추장은 질게 지은 밥이나 찹쌀가루 익힌 것을 메줏가루에 넣고 골고루 섞은 다음 고춧가루와 소금을 넣고 간을 맞추어 발효시킨 매운 장이다.

 우리나라 식생활에서 빼놓을 수 없는 조미료이자 전통적인 음식으로 각 가정에서 사용하고 있다. 고추장의 원료는 메줏가루·고춧가루·소금·물 등이다. 재료와 더불어 제조법이 지방에 따라 다양한데 찹쌀·보리·고구마수수·팥고추장이 있다.

고추장은 녹말이 가수분해되어 생성된 당분의 단맛과 메주콩 단백질이 가수분해되어 생긴 아미노산의 구수한 맛, 고춧가루 중의 캡사이신(capsaicin)에 의한 매운 맛, 소금의 짠맛이 잘 조화되어 특유의 감칠맛을 낸다. 따라서 원료의 배합 비율과 숙성 조근에 따라 성분과 맛이 달라진다. 고추장은 된장에 사용하는 콩의 일부를 전분질 원료로 바꾸기 때문에 된장에 비해 단백질 함량은 적은 대신 당분이 많은 것이 특징이다.

우리 속담에 작은 고추가 맵다하고 한국인의 힘을 말할 때 고추의 힘이라고 말하기도 한다. 고추의 매운맛은 자극적이기 때문에 식욕을 돋우는데 매우 효과적이다. 한국인이 고추를 애용하는 이유도 바로 여기에 있다.

고추장의 제조와 종류는 다음과 같다.

고추장의 원료는 메주, 고춧가루, 엿기름, 소금이지만 무엇보다 중요한 건 고춧가루다. 고추장은 보통 날이 더워지기 전인 3~4월에 담근다. 전통 고추장 메주는 콩의 약 20%에 달하는 만큼의 찹쌀가루를 시루에 쪄 낸 다음 섞어 부수어 덩어리를 만들고 재래식 콩메주와 같은 방법으로 자연 발효 및 건조과정을 거쳐 만든다.

이렇게 만든 메주 가루를 찹쌀밥에 섞고 적당한 양의 물을 끼얹어 반죽한 뒤 따뜻한 방에 덮어 두면 호화 작용이 일어나 반죽이 묽어진다. 여기에 고춧가루와 소금을 넣고 골고루 섞은 뒤 항아리에 담아 햇볕에 일정한 기간 숙성시키면 고추장이 완성된다. 고추장은 넣은 재료나 간의 세기, 보관 장소에 따라 숙성 기간이 달라진다. 대개는 고추장을 담가 항아리에 담아 놓고 가끔 햇볕을 쬐면서 숙성시켜 한 달 뒤에 먹는다.

고추장은 메줏가루와 주재료의 종류에 따라 찹쌀고추장, 멥쌀고추장, 보리고추장, 고추장(밀가루), 팥고추장, 떡고추장, 수수고추장, 고구마고추장, 마늘고추장, 대추찹쌀고추장, 무거리고추장, 약고추장 등으로 구분할 수 있다. 또 이용 방법에 따라 비빔밥이나 비빔국수에 넣어 먹는 양념고추장, 회나 강회 등을 찍어 먹는 초고추장, 찌개에 넣는 막고추장, 장아찌 등에 넣는 장아찌고추장으로 나뉜다.

막 버무린 고추장은 되직하고 검붉은 색이 나는 것이 좋다. 맛은 약간 짜고 매우며 쌉쌀해야 제대로 된 것이다. 6개월 정도 숙성되면 고추의 매운맛과 메주의 구수한 맛, 찹쌀 전분의 단맛과 소금의 짠맛이 어우러져 감칠맛이 난다.

고춧가루는 태양에 말린 태양초가 가장 좋다. 고추씨가 보이고 살이 투명하고 맑아 빛이 나는 고추를 빻은 것으로 일반적인 고추는 끝이 약간 굽고 검붉은 것을 택한다. 너무 투명해서 씨앗이 보이는 것은 가루 양이 적다. 김치를 담글 때는 입자가 굵은 고춧가루를 사용하는 것이 색이 곱고 맛깔스러우며 오래 저장하기에 좋다. 고추장을 담글 때는 아주 고운 고춧가루를 사용한다.

예전에는 집마다 두세 종류의 고추장을 담가두고 음식에 따라 구별해서 쓰기도 했다. 귀한 찹쌀고추장은 초고추장을 만들거나 음식의 고운 색을 낼 때 쓰고, 밀가루고추장은 찌개나 토장국, 장아찌 등을 담글 때 사용했다. 농가에서는 보리고추장을 많이 만들어 먹었는데, 보릿가루를 쪄서 엿기름물을 풀어 삭혀서 고춧가루와 메줏가루를 넣어 버무린다. 다른 고추장보다 단맛이 적고 칼칼하고 구수해서 쌈장으로도 많이 먹었다.

<부록 3> 한국의 전통음식 된장

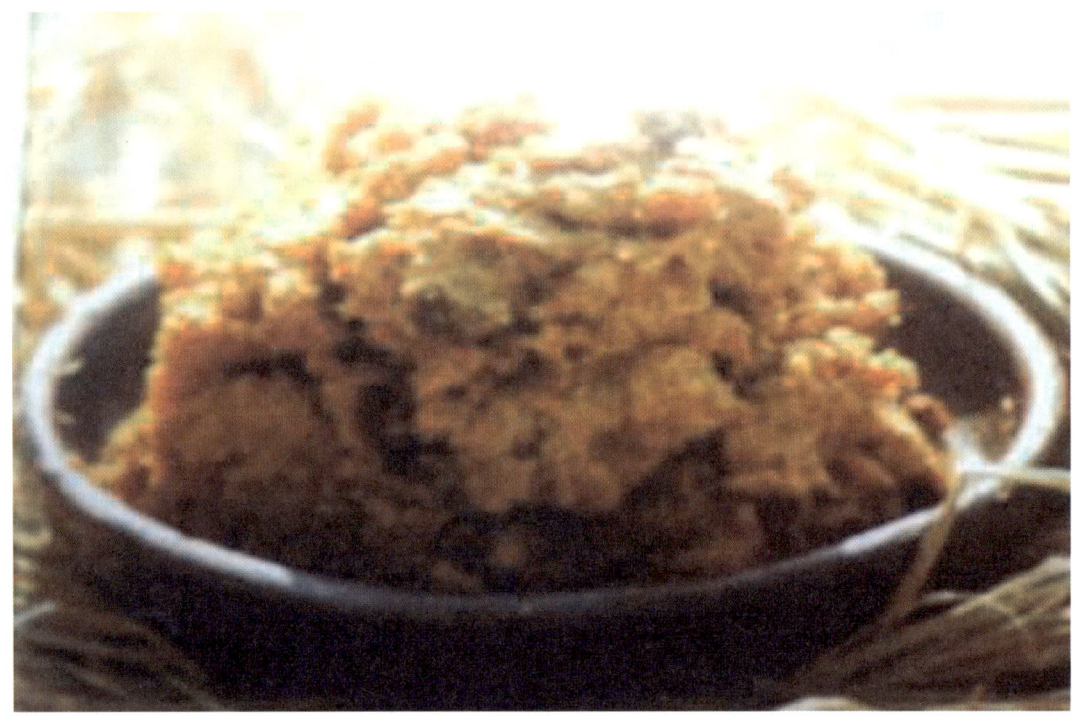

　발효음식인 된장은 수천 년 동안 우리민족의 식탁을 지켜온 전통음식이다. 조선무쌍신식요리제법에서는 장은 여러 음식에 넣을 간을 치고 맛을 내는 것이므로 음식 중에 제일이요, 때를 놓치지 않고 담가야 하는, 고로 소중히 자별하여야 하는 큰일이다. 라고 했을 만큼 장을 중요시했다.

　된장은 '덩어리지고 되직하다'하여 붙여진 이름이며, '흙빛이 난다'하여 토장(土醬)이라고도 한다. 우리는 건강한 몸을 '된장살'이라고 하는가 하면, 힘이 센 사람을 가리켜 '된장힘'이라고 하여 된장에서 건강한 몸과 힘을 얻는다고 믿었다.

　옛날부터 된장에는 오덕(五德)이 있다고 했다. 다른 맛과 섞여도 제 맛을 잃지 않아 단심(丹心), 오래 두어도 변질되지 않아 항심(恒心), 비리고 기름진 냄새를 제거해 주므로 불심(佛心), 매운맛을 부드럽게 해 주므로 선심(善心), 어떤 음식과도 잘 조화되므로 화심(和心)이라는 것이다.

된장의 제조와 종류는 다음과 같다.

된장은 간장을 뜨고 남은 메주를 으깨어 항아리에 담은 뒤 소금을 뿌려 만든다. 간장과 된장에 쓸 메주는 보통 10~12월에 콩을 삶아서 메주로 만들어 띄우며, 이듬해 입춘 전에 장을 담근다. 메주를 띄우는 당법은 지역마다 다르고 각각의 비법도 따로 있다.

볏짚에는 발효에 도움을 주는 바실루스균이 들어 있어 발효를 활성화해 준다. 짚으로 묶을 때는 솔잎을 함께 묶고, 잡균이 번식하는 것을 방지하기 위해 참숯으로 훈증을 하기도 한다. 이렇게 메주를 만들어 한 달 정도 지나 2/3 정도가 마르면 짚으로 겹겹이 싼 메주를 따뜻한 온돌방의 솜이불 속에 쌓아 둔다. 이렇게 보름 정도 놓아두면 메주에서 나온 수증기가 증발하여 메주 속까지 곰팡이가 왕성하게 번식한다.

이런 과정을 거쳐 잘 띄운 메주가 만들어지는 것이다. 이렇게 콩 100%로 만든 재래 된장은 우리 몸에 좋은 발효균과 영양 성분이 파괴되지 않고 그대로 살아 있다 특히 숙성이 진행될수록 맛과 향이 더욱 좋아진다.

된장은 원료의 배합 비율에 따라서 맛과 숙성 기간에 상당한 차이가 난다. 메주의 발효 상태와 양은 단맛을 결정하고, 콩의 양은 구수한 맛을 결정하며, 소금은 짠맛과 숙성 기간에 영향을 준다.

재래 된장은 그 종류가 다양한데, 막된장, 토장, 막장, 즙장(汁醬), 생황장, 청태장, 팥장, 청국장, 집장, 두부장(豆腐醬), 지례장, 무장, 생치장(生雉醬), 비지장, 깻묵장, 등겨장, 가리장 등으로 구분할 수 있다.

된장의 기능과 효능은 다음과 같다.

①항암작용, 된장찌개에 발암 물질을 투여하여 쥐를 암에 걸리도록 한 뒤 된장을 먹인 결과 된장을 먹이지 않은 쥐보다 암 조직의 무게가 80%나 감소했다. 암세포의 성장을 억제하는 효과도 있다.

②고혈압에 특효, 된장에 들어 있는 히스타민-류신아미노산은 생리 활성이 뛰어나 두통으로 인한 통증을 줄여 주고 혈압을 낮춰 준다. 콜레스테롤을 제거하고 혈관을 탄력 있게 하는 효과도 있다.

③간기능강화, 간 기능을 회복하고 해독하는 데 효과를 발휘하고, 간 독성 지표인 아미노기 전이 효소의 활성을 떨어뜨려 간 기능을 강화해 준다.

④항산화 효과, 콩에는 항노화 작용을 하는 이소플라본(Isoflavone)이 들어 있다. 아미노산류와 당류의 반응으로 생성된 멜라노이딘(melanoidine)상의 물질인 항산화 성분도 들어 있다.

⑤노인성치매예방, 콩 속에 들어 있는 레시틴(lecithin)은 뇌 기능을 향상시켜 준다. 기능성 물질인 사포닌은 혈중 콜레스테롤 수치를 낮추고 과산화 지질의 형성을 억제하여 노화와 노인성 치매를 예방한다.

⑥천연소화제, 식욕을 돋우는 동시에 소화력이 뛰어나 된장과 함께 먹으면 체할 염려가 없다. 민간에서는 체했을 때 된장을 묽게 풀어 끓인 국을 한 사발 먹으면 체기가 풀어진다고 했다.

⑦골다공증예방, 식물성 에스트로겐(estrogen)인 이소플라본 유도체가 뼈를 형성하여 여성의 골다공증을 예방한다.

⑧당뇨개선, 멜라노이딘 성분이 인슐린의 분비를 원활하게 하여 당뇨를 개선한다.

<부록 4> 한국의 전통음식 간장

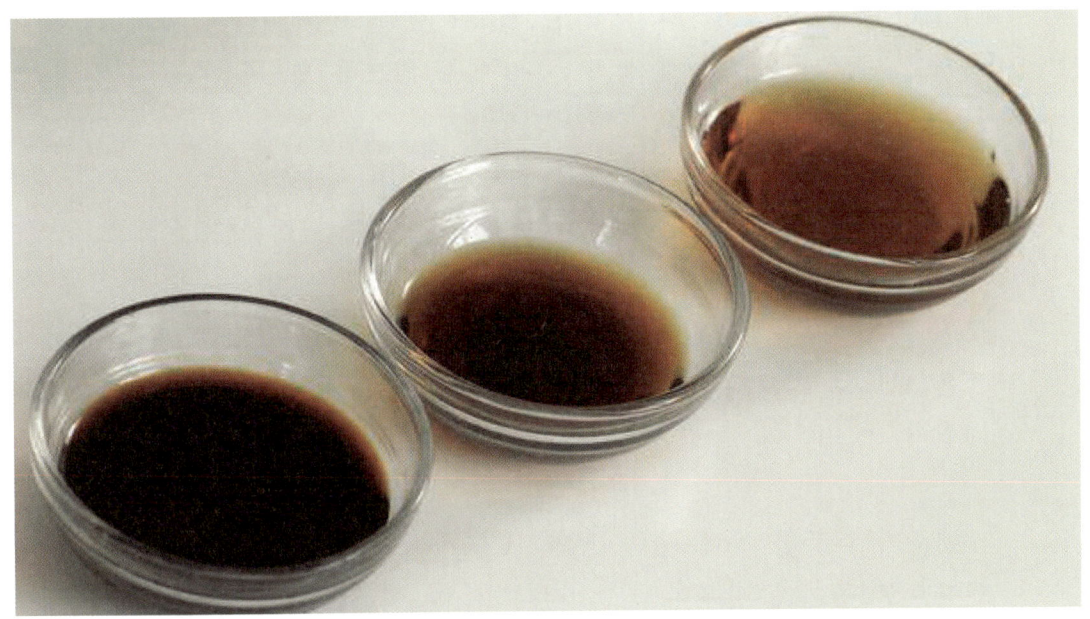

장류는 구수한 맛, 감칠맛, 깊은 맛을 바탕으로 우리나라 음식 맛의 바탕을 지켜 왔다. 그런 까닭에 우리 조상들은 여러 가지 장류를 갖추어 음식의 간을 맞추고 맛을 내는 재료로 이용했다. 특히 우리나라 장의 기본은 콩과 소금으로, 이 두 가지가 구비되어야만 담글 수 있다. 콩은 유적의 출토품으로 미루어 청동기 시대에 이미 재배되고 있었음을 알 수 있지만 소금을 처음으로 제조한 시기는 정확히 알 수 없다. 그러나 위지동이전 고구려조에서 쌀과 함께 어물과 소금을 멀리서 날라다 공급했다는 기술로 보아 연맹왕국 당시에 이미 소금을 제조하였음을 알 수 있다.

간장은 음식 맛을 뒷받침해 왔다는 점 외에 몸을 살찌게 한다는 점에서도 중요한 발효식품이다. 특히 농경 중심 사회에서 육류를 대신해 주는 중요한 단백질 공급원 역할을 해왔다. 허준은 동의보감에서 장류의 원천이 되는 콩에 대해 말하기를 위와 장을 덥게 하고, 오래 먹으면 체중이 늘어난다고 하였다.

간장의 제조법과 종류는 다음과 같다.

간장을 만들 때는 독을 준비하고, 소금과 물을 고르고, 메주를 만들고, 장을 담그고, 장을 뜨는 6가지 과정을 거쳐야 한다. 우리나라의 재래 간장은 메주를 가지고 간장과 된장을 함께 만든다. 메주 만드는 방법은 다음과 같다.

먼저 가을에 수확한 메주콩을 물에 불려서 충분히 삶아 절구에 넣어 찧은 뒤 한 되들이의 사각 나무 상자에 넣어 모양을 만들거나 손으로 덩어리를 만든다. 이것을 며칠 간 방바닥에 놓아두면 꾸덕꾸덕해지는데, 이것을 볏짚으로 묶어 겨울 내내 따뜻한 방에 매달아 두면 된다. 서너 달이 지나 봄이 되면 큰 것은 반으로 가르고 작은 것은 볏짚을 풀고 포개어 그 위를 덮은 뒤 방 안에 재워서 더 띄운다. 그런 다음 이것을 꺼내어 햇볕에 말리면 된다.

메주가 따뜻한 곳에 있는 동안 볏짚이나 공기 중의 여러 가지 미생물이 자연적으로 들어가 발육이 되는 것이다. 이 미생물이 단백질 분해 효소와 전분 분해 효소를 분비하고, 그것이 간장의 고유한 맛과 향기를 내 준다.

이렇게 만들어진 메주는 소금물에 담근다. 담그는 시기와 지역에 따라 기온이 다르기 때문에 소금의 농도와 발효 기간도 달라진다. 적당한 크기로 쪼갠 메주 덩어리를 항아리에 반 정도 채우고 미리 만들어 놓은 소금물을 가득 채우면 된다.

장의 염도는 항아리에 달걀이 동동 뜨는 정도가 가장 적당하다. 서울은 17보메(Be), 부산은 21.5보메, 김천은 20보메로 지역의 기후에 따라 조금 다르다. 이렇게 장을 담근 지 40일 정도 지나 발효가 끝나면 메주 덩어리를 걸러 액체는 간장으로 만들고 덩어리는 으깨어 소금을 더 넣어 다른 항아리에 재우는데, 이것이 바로 된장이다.

간장의 분류는 다음과 같다.

간장은 담근 햇수에 따라 진간장, 중간장, 묵은 간장 등으로 나눌 수 있다. 원료에 따라서 콩과 전분질을 원료로 혼합 사용하며, 발효균도 곰팡이(aspergillus pryzae)를 사용하는 일본 간장과 양조 간장이 있다.

콩만을 원료로 바실루스균(bacillus subtilis)에 의존해 발효시키는 조선 간장, 생선 자체의 효소 분해로 숙성되는 동남아 지역의 어간장도 있다. 중국이나 일본의 장맛은 전분질이 다량 함유되어 있기 때문에 단맛과 감칠맛이 많이 난다. 우리나라에서는 오직 대두(大豆) 만을 쓰는데, 3~5년 정도 묵은 것이 가장 맛있다.

제조법에 의한 분류로는 순콩으로 만든 재래 된장, 콩밀로 제조하여 된장이 나오지 않는 개량 된장, 화학 간장인 아미노산 간장이 있다. 우리나라 고유의 전통 간장은 크게 두 가지로 분류할 수 있다. 먼저 국간장은 색깔이 진하지 않고 감칠맛이 나며 단맛이 적은 것이 특징으로, 미역국이나 콩나물국, 나물 무침에 주로 이용한다. 진간장은 국간장보다 묵은 간장으로, 아미노산과 당이 우러나와 갈색의 멜라닌 색소, 캐러멜 색소 등을 생성하여 색깔이 진하다. 장아찌나 생선 조림, 구이 등을 할 때 이용한다.

<부록 5> 한국의 전통음식 청국장

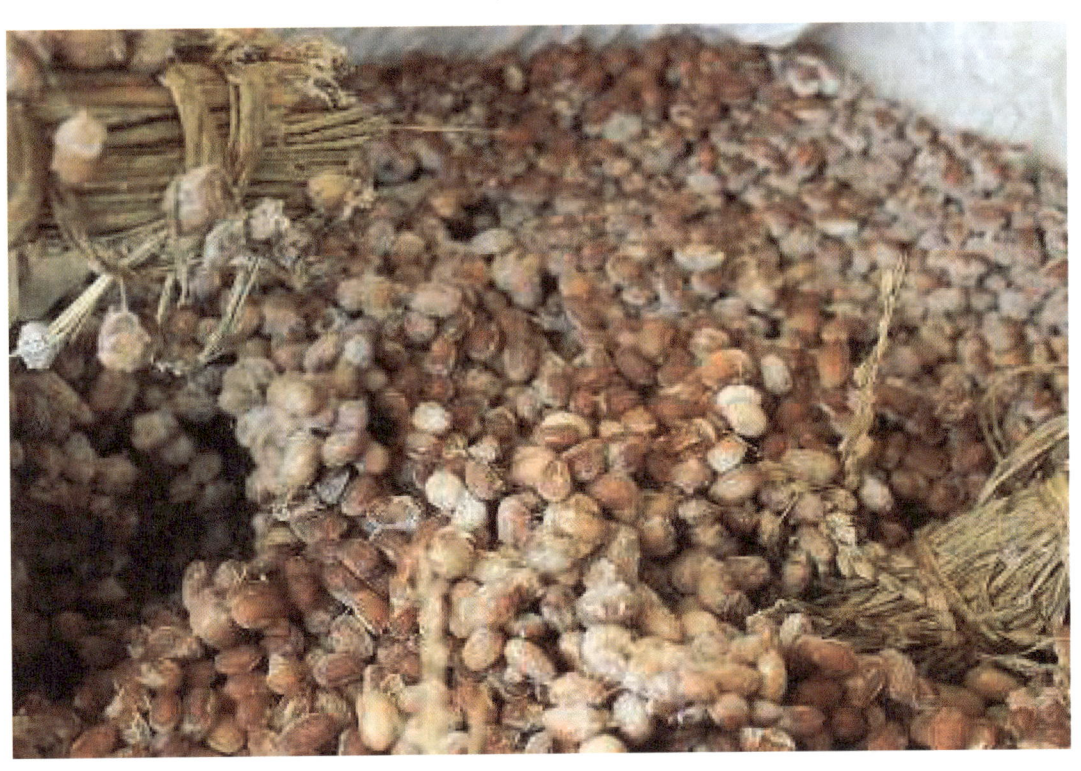

청국장은 지방에 따라 별명이 많다. 담복장이라 하기도 하고 통통장이라고도 한다. 식물성 식품 중에서 단백질 함량이 가장 많고 또 질이 좋은 것이 콩이다. 콩은 단백질이 약 40%, 지질이 20% 가량 들어 있기 때문에 옛날부터 밭에서 나는 고기라고 하였다. 그러나 콩은 조직이 단단해서 보통 조리법으로는 소화율이 50~70%에 지나지 않으므로 가공식품으로 된장, 두부, 간장 같은 소화가 잘 되는 식품으로 만들어 먹어왔다.

청국장은 먼저 메주콩을 쑤어 다 식기 전에 그릇에 담고 아랫목에 놓아 담요나 이불을 씌워 2~3일간 따뜻하게 보온하면 납두균(納豆菌)이 번식하여 끈끈한 향기를 가진 발효 물질로 변한다. 이 균은 40~43도에서 잘 자라며, 단백질 분해 효소, 당화 효소 등 효소가 들어 있으므로 소화율이 매우 높다.
소화성이 떨어지는 콩의 소화력이 이 균의 작용으로 높아질 뿐 아니라 청국장을 다른 음식과 함께 먹음으로써 다른 음식의 소화도 도와주어 열효과를 올려주기도 한다. 이 균은 공기 중에도 많지만 볏짚에 묻어 있으므로 청국장을 띄울 때 콩 사이사이에 볏짚을 넣으면 잘 발효된다.
청국장이 다 뜨게 되면 끈끈이 실을 내는데 숟갈로 떠보아 실이 길게 늘어나는 것일수록 잘 뜬 것이다. 이 실은 아미노산인 글루타민산이 여러 개 합친 것과 과당의 중합물인 프락탄이 엉겨서 된 것이다. 따라서 청국장의 끈끈이가 많이 만들어지게 하려면 메주콩을 띄울 때 설탕을 조금 넣으면 된다.

청국장의 성분은 단백질 16.5g, 지질 10.0g, 탄수화물 12.1g, 칼슘 90mg, 인 190mg, 철 3.3mg, 비타민 B1 0.07mg, 비타민 B2 0.56mg 등이다.

청국장에는 특히 비타민 B2가 많아 간장의 해독 기능을 좋게 하므로 간을 보호하는데 도움이 될 수 있다. 나토키나아제에 의해 혈전을 용해하므로 심장병과 뇌졸중 등을 예방하고 장내의 발암촉진물질을 배설하여 면역력을 향상하므로 암예방에도 유효하다. 이 납두균에는 위나 장에서 식품의 흡수를 높이는 작용이 있을 뿐 아니라 혈관 내에 축적된 콜레스테롤을 분해하는 작용도 있다.

<부록 6> 한국의 전통음식 장아찌

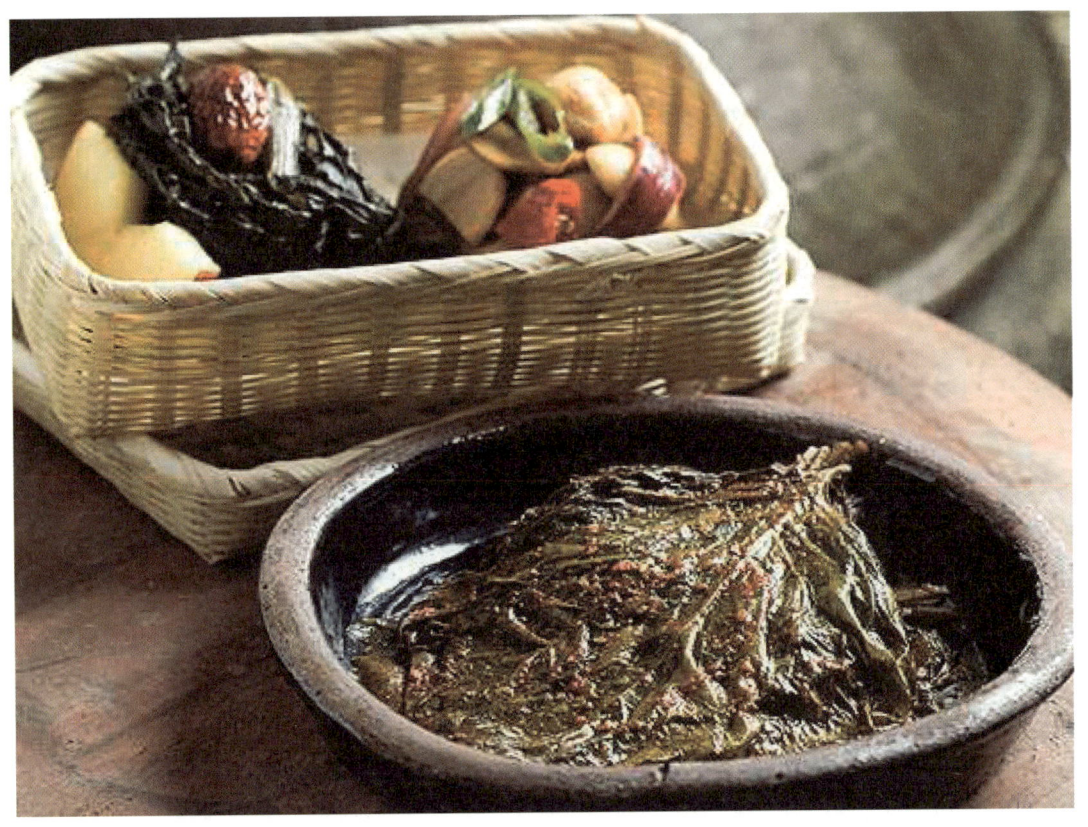

장아찌는 절임류로 간장이나 고추장, 된장, 소금, 식초, 젓갈, 술지게미 등을 이용한 저장 음식이다. 장아찌를 한자로는 장과(醬瓜)라고 한다. 장아찌라는 말은 '장아'와 무언가를 짜게 절인 채소를 의미한다는 뜻의 '찌'가 결합해서 만들어진 단어이다. 장아찌는 보통 제철에 나는 흔한 채소를 소금에 절이거나 꾸덕꾸덕하게 말려 간장이나 고추장, 된장, 식초 등에 넣어 오랫동안 저장해 두었다가 먹는다.

우리나라는 사계절의 구분이 뚜렷하고 지역적·풍토적 다양성을 갖춘 덕분에 저장 음식이 발달했다. 그중 하나가 장아찌로, 채소가 자랄 수 없는 겨울철에 채소를 먹기 위한 방편이었다. 이렇게 철따라 나오는 여러 가지 채소를 장아찌로 만들어 저장해 두고 식탁에 채소가 부족해지지 않도록 대비한 것이다. 장아찌는 숙성 과정에서 장 성분이 채소와 함께 숙성되기 때문에 독특한 맛이 난다.

장아찌의 역사와 유래는 다음과 같다.

삼국 시대에 이르러 철기 문화의 발달로 철제 농기구가 보급되고, 소를 이용하여 땅을 갈게 되고, 수리 공사를 통해 저수지를 만들어 관개 농경을 하게 되면서 농산물의 생산량이 늘어났다. 그 결과 밥이 주식이 되고 자연스럽게 반찬이 필요해졌는데 반찬은 곡물 이외의 식물 음식으로 만들었다. 콩으로 담근 장, 고기나 어패류로 만든 포(脯)와 젓갈, 채소로 만든 절임(김치) 등을 비롯한 여러 가지 음식은 단백질과 무기질의 공급원으로, 영양의 균형을 이루기에 적합하다. 그 결과 밥은 주식, 반찬은 부식이라는 개념이 생겨 장이나 젓갈, 김치, 포 등을 언제나 먹을 수 있는 밑반찬으로 구성하는 상차림이 식사의 기본으로 정립되었다.

삼국 시대에는 죽순이나 가지, 박, 무 등을 이용해 소금 절임을 하거나 소금+식초 절임을 하거나 장절임을 하거나 소금+술지게미 절임을 하거나 소금+밥+누룩 절임을 했는데, 이것이 오늘날의 장아찌라고 보면 된다.

삼국지위지동이전(三國志魏志東夷傳)에는 고구려 사람들을 가리켜 선장양(善藏讓)이라 하여 장이나 젓갈, 김치 계통의 것을 잘 만들어 먹는 사람이라고 해놓았다. 목은집(牧隱潗)에는 김치의 우리말 한자 표기인 침채(沈菜)가 나온다. 산개염채(山芥鹽菜), 장과(藏瓜, 된장에 담근 오이 장아찌) 등 장아찌가 처음으로 문헌에 등장하기도 한다.

장아찌에 대한 최초의 기록은 고려 시대 중엽 이규보가 쓴 동국이상국집(東國李相國集) 가포육영이다. 좋은 장을 얻어 무를 재우니 여름철에 좋고, 소금에 절여 겨울철에 대비한다. 라고 하여 구체적으로 장아찌에 대한 내용을 언급하고 있다. 정약용이 쓴 아언각비(雅言覺非, 1819년)에는 제채(虀菜)라는 표현이 나오는데, 제(虀)는 온(蘊)의 일종으로 가늘게 썬 것을 초와 장에 섞어 생강과 마늘을 가늘게 썰어 양념을 넣고 버무린 것이라고 하였다.

대부분의 채소와 과일은 장아찌의 재료가 될 수 있는데, 그 종류 만해도 70~80여 종으로 현재의 장아찌는 삼국 시대 부터 만들어서 먹어왔다.

<부록 7> 5대 영양 및 성분

여러 가지 식품에 포함되어 있는 비타민, 미네랄, 단백질, 지방, 녹말 5대 영양 및 성분들이 우리 몸 안에서 어떠한 역할을 하고 있는지 알아보면 다음과 같다. 그 역할, 결핍증상, 섭취식품 등은 다음과 같다.

1) 비타민
비타민도 그 종류가 다양하다. 피로할 때 이용하는 비타민제는 천연 비타민과는 다른 것으로 자연의 형태로 건강을 유지하려면 천연 비타민을 충분히 섭취해야 한다.

[비타민 A]
역할 : 생물의 발육에 불가결한 영양소로서 피부 점막, 소화기, 호흡기를 튼튼히 하고 망막세포를 만들어서 시력을 강화시킨다.
결핍증상 : 소화기, 호흡기가 약하고 발육불량, 야맹증, 각막건조증 등 눈의 장해 및 피부건조증상이 나타나며 전체적으로 저항력이 떨어진다.
섭취식물 : 칠성장어, 달걀, 버터, 치즈, 간, 녹차, 김, 식물유, 녹황색 야채 등

[비타민 B1]
역할 : 식욕을 증진시키고 소화를 돕는다. 피로 회복, 순환기장해에 효과적이며 신경을 조정하는 등 건강유지를 다방면에서 지원하고 있는 영양소이다.
결핍증상 : 식욕감퇴로 피로가 빨리 오며 각기, 부종, 심장비대, 혈압이상 등의 증상이 나타나는 경우도 있다. 이러한 증상의 경우는 1일 50밀리그램 이상을 섭취할 필요가 있다.
섭취식물 : 현미(쌀겨, 씨눈), 콩, 김, 어류 등

[비타민 B2]
역할 : 리보플라빈이라고도 하며 세포에서 작용하는 효소로 점막을 보호하고 정상적인 발육을 촉진시킨다.

결핍증상 : 구내염, 구각염, 설염(舌炎) 등의 구강이상, 광과민증, 충혈 등 눈의 장해가 일어나기 쉬우며 발육이 저하되기도 한다.
섭취식물 : 칠성장어, 간, 생선, 달걀, 김, 차(茶) 등

[비타민 B6]
역할 : 체내에서 효소인 아미노산의 작용을 도우며 신경을 조정한다.
결핍증상 : 지각신경장해, 빈혈
섭취식물 : 현미, 밀의 씨눈, 간, 콩, 메밀가루, 콩류, 옥수수, 맥주효모 등

[비타민 B12]
역할 : 체내에서의 단백질, 핵산의 합성을 돕고 항빈혈작용, 간기능 강화에 도움을 준다.
결핍증상 : 적혈구가 감소하므로 악성빈혈을 일으킨다.
섭취식물 : 어류(정어리나 멸치, 연어, 다랑어, 송어), 패류(대합, 껍질붙은 생굴)

[비타민 C]
역할 : 인터페론을 생성하여 최근 암의 예방식품으로 주목되고 있으며 콜레스테롤의 제거, 해독기능이 강하다. 호르몬의 합성기능이 있어서 지능지수의 향상, 즉 머리가 좋아지는 비타민이라 불리우고 있다.
결핍증상 : 몸전체의 저항력이 약해지고 성장이 늦어지며 상처도 잘 낫지 않게 된다. 괴혈병, 피부출혈, 치골(齒骨)이 약화된다.
섭취식물 : 가시나무 열매, 붉은 피망, 파셀리, 무잎 등

[비타민 D]
역할 : 치아, 뼈 등 결질부분의 발육을 돕고 혈액 중 인(燐)의 양을 일정하게 한다. 단 과잉섭취하면 구토, 설사 등의 증상을 일으키는 경우가 있다.
결핍증상 : 치아, 뼈가 약해지고 식욕부진으로 체중이 감소되며 곱추병의 위험도 있다.
섭취식물 : 대부분 어류에 다량으로 함유되어 있다.

[비타민 E]
역할 : 몸의 산화를 방지하며 혈관을 보호한다. 각 기관에 작용하여 세포를 젊게 하고 생식기능을 강화한다. 또 근육의 위축을 방지하며 기능을 촉진시킨다.
결핍증상 : 혈관이 약해지고 검버섯이 생기며 생식기능도 약해진다. 즉 노화현상이 진행되어 질병에 감염되기 쉬어진다.
섭취식물 : 밀의 씨눈에서 짜낸 기름, 식물유, 참기름, 아몬드 등

2) 미네랄
  미네랄은 체내에서 작용하는 무기질 영양소의 총칭으로서 그 종류는 비타민 이상으로 많다. 여기서는 그 중에서 중요한 것을 골라 그 작용을 알아보도록 한다.

[칼슘]
역할 : 뼈, 치아조직을 형성하고 에너지의 신진대사를 활성화하여 성인병을 예방한다. 또 신경흥분을 억제하고 몸을 알칼리성으로 유지시킨다.
결핍증상 : 저항력이 약화되고 발육부진, 골절, 충치, 신경과민, 위, 장, 간장에도 악영향을 미친다.
섭취식물 : 작은 생선류, 말린새우, 녹미채, 해초류, 조개류, 우유, 치즈, 두부 등

[마그네슘]
역할 : 골부(骨部)의 형성과 함께 신경의 흥분을 억제한다. 체내의 알칼리성을 유지하며 당대사를 촉진시킨다.
결핍증상 : 신경이 흥분되기 쉽고 심장에도 악영향을 끼친다. 또 근육반응에도 이상이 온다.
섭취식물 : 밀씨눈, 현미, 메밀, 호두, 밤, 두부, 야채, 육류 등

[칼륨]
역할 : 근육 조직 속에서 심장, 근육을 조절한다. 또한 내분비, 배설, 일반대사 등의 작용을 담당한다.
결핍증상 : 심장병, 근육마비, 반사력이 떨어져서 전반적인 성장의 저해요인이 된다.
섭취식물 : 해초류, 녹황색의 야채, 과일, 감자류, 딱딱한 과일류(호두, 밤) 등

[철]
역할 : 적혈구와 함께 세포속에서 산소를 나르고 효소를 활성화시킨다.
결핍증상 : 대표적인 증상은 빈혈이며 피로가 빨리 오고 기억력이 둔해진다.
섭취식물 : 해초류(김, 녹미채), 콩제품, 쪄서 말린 물고기(멸치), 차, 참기름 등

[망간]
역할 : 간장의 효소작용을 돕고 성기능에도 영향을 미친다.
결핍증상 : 뼈가 약해지고 간기능, 생식기능도 약해진다. 인슐린이 감소되므로 당뇨병의 위험성도 있다.
섭취식물 : 보리, 메밀, 시금치, 딱딱한 과일(호두, 밤) 등

[셀레늄(셀렌)]
역할 : 최근 미국에서 제암제로 주목을 받고 있다. 노화의 원인으로 알려진 세포막의 파괴를 방지하는데(세포막 보존) 중요한 역할을 하며 수은을 배출하는 역할도 한다.
결핍증상 : 노화현상을 촉진시키고 근육의 약화, 탈모현상, 비듬이 많아진다.
섭취식물 : 마늘, 고려인삼, 버터, 당근, 빙어(공어), 사과식초 등

3) 단백질

　프로팅단백질은 그리스어로 제 1의 물질을 뜻하는 프로테오스에서 파생된 것으로 알 수 있듯이 생물 세포활동의 대부분을 결정하는 매우 중요한 물질이다.

역할 : 체내에 흡수된 단백질은 아미노산으로써 혈액속에 들어가고 최소 단위의 단백질인 폴리펩티드로 전환되어 전신의 각 부분에 운반되어 기관을 형성한다.
결핍증상 : 필수아미노산은 10종류가 있는데 리진이 부족하면 시력장해나 근육 이상을 가져오고 메티오닌이 결핍되면 간장의 해독작용이 현저하게 감퇴되며 간장기능이 악화된다.
　그러므로 매일의 식사에서 필요량을 보충해야 하며 과잉섭취하면 비만이 촉진되어 체질을 약화시키고 각 기관기능에도 이상을 초래하게 되므로 주의해야 한다.
섭취식물 : 두부, 탕엽(湯葉), 청국장, 된장 등으로부터 식물성 단백질을 적극 섭취하도록 한다.

4) 지방

　사람이 활동하는 에너지의 핵으로 되어 있는 것이 지방이다. 단 현대인은 이미 그 필요량을 훨씬 능가하는 지방을 섭취하고 있으므로 지방섭취는 최소한으로 억제하도록 힘써야 하겠다.

역할 : 에너지원인 지방은 단백질과 녹말에 비해 약 2배의 칼로리를 포함하고 있다. 체내에 들어가면 지방산과 글리세린으로 분해된 다음 장으로부터 흡수되어 다시 지방으로 결합되어 혈액을 통하여 각 기관에 운반되어 에너지원이 된다.
결핍증상 : 활력부족, 스태미너부족, 전체적으로 정기(精氣)가 약해지고 정상적인 성장에도 악영향을 준다.
섭취식물 : 육류, 어류 등 많은 식품에 포함되어 있으나 현대인은 과잉섭취하기 쉬우므로 주의해야 한다. 과도의 섭취는 비만의 원인이 되어 체액의 산성화를 초래할 뿐 아니라 혈액의 지방량이 일정량을 넘으면 동맥경화의 원인이 된다.

5) 녹말

  녹말은 자당(蔗糖), 유당(乳糖) 등과 함께 탄수화물의 일종이다. 모두 체내에 들어가면 분해되어 포도당으로 변하고 인체의 에너지원으로써 중요한 역할을 하고 있다.

역할 : 특히 우리나라의 경우 쌀, 보리 등 곡류의 섭취를 주로 하고 있으므로 중요한 에너지원으로 되어 있다. 녹말은 포도당으로 분해된 다음 장에서 흡수되어 간장으로 운반되는데 글리코겐이라는 보충 에너지 형태로 축적된다. 혈액 중의 포도당이 부족하면 글리코겐이 혈액속으로 보충되어 에너지를 발생하는 것이다. 당질은 에너지원으로써 인체에서 가장 다량으로 사용되는 영양소이다.

결핍증상 : 당분 제한 때문에 녹말을 포함하는 당질이 부족하게 되면 각 부분에 귀중한 단백질이나 아미노산이 본래의 작용을 발휘하지 못하고 에너지원으로써 사용되는 경우가 생기게 된다. 단백질이 부족하게 되면 빈혈을 비롯하여 각 기관에 갖가지 장해가 발생하거나 저항력이 떨어지고 감염증에 걸리기 쉽게 된다.

섭취식물 : 곡물류

<부록 8> 25 대보초 약초 한약 생약

1) 당귀·····················131
2) 천궁·····················169
3) 작약·····················145
4) 삽주·····················162
5) 황기·····················154
6) 헛개나무················207
7) 모과·····················187
8) 인진쑥··················194
9) 진피·····················107
10) 두충···················201
11) 목통···················206
12) 칡······················126
13) 소엽···················199
14) 보리···················77
15) 곽향···················188
16) 뽕나무, 상지··········208
17) 하수오················150
18) 상황버섯··············235
19) 복령···················228
20) 숙지황················148
21) 복분자················180
22) 우슬···················135
23) 계피···················200
24) 감초···················129
25) 오가피················212

<부록 9> 약초 한약 생약[208]의 생산

1) 채취(Collection)

생약의 채취 또는 수확의 적기(適期)는 약초 한약 생약으로 사용하는데 가장 유효성분이 많은 시기에 채취하는 것이 좋으며, 약초 한약 생약의 채취에 관해서 일반적인 원칙은 다음과 같다.

(1) 피류(皮類) 약초 한약 생약은 그 원식물의 형성층이 가장 활발하게 활동하고 있는 시기에 채취하는 것이 좋다.
(2) 근 및 근경(根 및 根莖) 약초 한약 생약에서는 그 식물의 활동이 거의 끝난 가을에 채취하지만, 예외로서 활동이 시작하는 봄에 채취하는 것도 있다. 다육질(多肉質)의 약초 한약 생약은 성장기에 채취하면 건조하는 사이에 추축되어 해면상으로 되는 경우가 있다.
(3) 엽(葉) 및 가지 끝을 사용하는 생약은 광합성이 가장 활발한 시기에 채취하는 것이 좋다.
(4) 화류(花類) 약초 한약 생약은 수분기(授粉期)의 직전 또는 그 기간에 채취한다.
(5) 과실생약은 성숙기 또는 그 직전, 즉 완숙 전(完熟 前) 또는 완숙(完熟)한 것을 채취한다.
(6) 종자생약은 완숙한 것을 채취한다. 일반적으로 과실이 개열(開裂)하기 직전에 채취한다.
(7) 삼출물(滲出物) 등을 약초 한약 생약으로 이용하는 것은 삼출이 가장 많을 때 채취한다. 생약의 채취시기는 그 품질에 큰 영향을 미치는 경우가 많다.

---

[208] 생약(crude drugs, 生藥)은 자연으로부터 얻어지는 동물, 광물 및 미생물과 그 대사생성물을 의약품으로 쓰기 위하여 이들을 간단히 가공하거나(절단, 분쇄, 연마, 추출 등) 또는 부패, 품질저하를 방지하기 위하여 적당한 훈증제로 분무하는 등 그 본질이 변하지 않은 상태의 천연물이거나 유효성분을 추출하거나 제제를 만들기 위하여 사용되는 천연물들을 일컫는다. 우리가 흔히 일컫는 '한약(韓藥)'은 우리나라의 선조들이 치료의 목적으로 약용자원으로 사용하였던 것을 일컫는 말이다.

예를 들면 산토닌이 함유된 약초 한약 생약인 시나화 Artemisia cina의 경우 미개(未開)의 화수(花穗)는 3% 이상의 santonin을 함유하지만, 개화(開花)하면 그 함량이 감소한다.

2) 재배(Cultivation)

재배의 이점은 기원식물 및 생산되는 약초 한약 생약의 순도를 확보할 수 있고, 다른 식물과의 교배, 혼입을 막을 수 있으며 또한 채취 후의 처리가 확실하게 될 수 있다는 특징이 있다. 실제로 약용식물을 재배하는 경우에 토양의 개량, 비료의 선정, 병충해의 방제, 파종의 조건, 수분(水分), 일조시간 등 최적 환경에서 재배하기 위하여 시험재배 연구가 필요하다.

재배에 있어서 일반적인 영향인자는 온도이지만, 이것은 식물을 온대성, 아열대성, 열대성의 세 가지로 나누면 쉽게 해결 할 수 있다. 물을 조절하는 것이 중요하며, 바람도 수분의 증발을 촉진하므로 식물체에 많은 영향을 미치며, 꽃을 형성하는데 관련하고 있다. 또한 식물에 있어서 햇빛의 양과 세기는 중요한 영향을 미친다.

토양에 있어서는 물리적인 조건과 비옥도가 밀접한 관계가 있으며, 비료는 N, P, K의 3요소 이외에 Ca, Mg, Na, Fe, Mn, B, Cu, An, Co, Mo, Al 등의 미량원소가 필요하다. 병충해, 곰팡이, 세균, 바이러스 및 환경이 좋지 않아서 일어나는 병해를 막는 것이 대단히 중요하다.

3) 건조(Drying)

곰팡이, 세균, 효소의 작용, 화학적 또는 물리적인 변질에서 약초 한약 생약을 보호하며, 약초 한약 생약의 관리에 편리한 형태로 하기 위하여 건조가 필요하다. 풍건(風乾, 공기건조)은 생약의 종류에 따라서 햇빛 또는 그늘에서 건조하는데, 햇빛에 의해서 유효성분이나 색깔이 영향을 그다지 받지 않는 것은 햇볕에서, 영향을 받는 것은 그늘에서 건조한다. 이외에도 건조에는 온도와 공기의 유통을 조절하는 것이 필요하다.

인공적으로 열을 가하여 건조하는 경우에는 약초 한약 생약 중에 함유되어 있는 효소의 작용을 신속히 중지시킬 수가 있다. 디기탈리스는 신선한 잎 중에 함유되어 있는 배당체의 가수분해 효소에 의하여 유효성분이 분해되므로, 가온건조에 의해서 효소분해를 중지시켜 품질이 좋은 디기탈리스를 얻을 수 있다. 정유를 함유하는 약초 한약 생약은 공기건조를 하지만, 휘발성성분을 잃지 않은 범위 내에서 가온 건조도 가능하다. 근 및 근경은 일반적으로 물로 씻은 후에 완전히 건조한다.

4) 품질(Quality)

약초 한약 생약을 채취 또는 재배하는 사람은 약초 한약 생약에 대한 정확한 지식을 갖고 있어야 한다. 그러기 위해서는 약초 한약 생약의 표본, 약초원리를 정비하여 활용하는 일이 중요하다. 약초 한약 생약의 품질을 확보하기 위해서는 생산 전반에 걸쳐서 주의를 하여야 하며, 자원채집시기 및 방법, 세척, 건조, 보관 등이 가장 좋은 조건에서 이루어져야 한다.

또한 약초 한약 생약에는 이물(異物, adulterant)이 가능한 적어야만 한다. 완전히 이물이 없는 것이 좋지만, 어느 정도 범위 내에서 이물이 허용되기도 한다. 유기성 이물로서는 원식물(原植物)의 다른 부분 또는 동물의 조직 등이 있으며, 무기성은 흙이 대부분이다.

약초 한약 생약이 좋은 약효를 얻기 위해서 품질을 잘 관리 보관하는 노하우를 갖는 것이 중요하다고 할 수 있다.

<부록 10> 감초의 재배기술

감초의 성분 및 용도는 다음과 같다. 감초의 성분은 Glycyrrhizin, Liquirtin, 포도당, 만닛토, 능금산, 아스파라긴 등을 함유하고 있다. 감초의 용도는 완화, 진경, 거담, 진해, 진통완화제 등으로 쓰인다. 감초에 대해서 170페이지에서 자세히 설명하였다.

감초의 모양은 콩과에 속하는 여러해살이 풀로서 우리나라, 중국 북부, 시베리아, 이태리 남부, 만주, 몽고 등지에 자생 또는 재배된다. 초장은 90cm 내외로서 잎은 우상복엽이며 호생 한다. 작은 잎은 4~8쌍이고 긴 둥근꼴, 즉 싸리잎과 비슷하다. 8~9월경에 잎 어깨에서 이삭꽃 차례의 담자색 꽃이 핀다. 꽃이 진 뒤 원주상의 꼬투리가 생기며 씨를 맺는다. 꼬투리는 타원형이며 길이는 1.0~1.5cm정도이며 겉에 가시 같은 털이 있다.

감초의 재배기술은 다음과 같다.
우리나라 전역에 재배할 수 있으며, 중국의 북부지방 및 시베리아, 몽고, 만주가 원산지인 감초는 중·북부지방과 강원도의 고냉지대에서 재배하는 것이 좋고 이태리, 프랑스 남부지방 이 원산지인 감초는 중·남부지방에 재배하는 것이 유리할 것이다.
감초재배에 알맞은 토질은 부식질이 많고 비옥한 모래참흙 또는 질참흙으로 경토가 깊고 배수가 잘 되는 땅이 좋다.

감초의 번식은 종자번식과 뿌리나누기법이 있으며 주로 뿌리나누기법으로 번식한다. 뿌리나누기법은 가을에 병충해의 피해가 없고 눈이 있는(2~3개 정도) 크고 충실한 번식용 종근을 15~20cm로 잘라서 쓴다. 남부지방에서는 바로 아주 심기하고 추운지방에서는 깨끗한 모래 속에 저장했다가 다음해 봄 3월 하순~4월 상순경에 심는다. 남부지방의 경우 가을에 뿌리나누기를 한 뒤 다음해 봄에 심어도 무방하다.

이태리 감초는 약 2주일 만에 새싹이 나오는 경우도 있다. 원포기에서 30~60cm정도 떨어진 곳에 새로운 싹이 나와서 어느 것은 약하게 자란 것도 있다.

감초의 뿌리는 두 가지 형태로 자라는데, 밑으로 뻗는 뿌리는 껍질이 고와 일반 약재로 쓰이며, 번식용 뿌리는 뚜렷하게 눈이 엇갈리게 붙어 있고 겉껍질이 거칠다. 또한 뿌리가 자라는 방향도 깊이 뻗어가는 것과 흙을 뚫고 나와 새싹을 내는 것도 있다.

해가 지날수록 옆으로 뻗어 가면서 직근을 내리고 그 분기점에서 위로 뻗고 또다시 옆으로 뻗는 것을 반복하는데 종근으로서 옆으로 뻗은 뿌리는 1년이 지나면 대부분 죽어서 썩는 것이 보통이다. 감초는 약재용 뿌리와 번식용 뿌리가 다르므로 번식을 할 때나 종근을 구입할 때는 특별히 주의해야 한다.

감초의 아주심기는 다음과 같다.

보통 아주심기 후 3~4년째 가을에 수확하므로 수확 후 눈이 붙은 뿌리에 2~3개의 눈 붙여서 자르고 될 수 있으면 종근이 마르기 전에 본포 해 아주심기하거나 저장하였다가 해동 직 후 봄에 심는다.

품종에 있어 횡주근형과 직근형에 따라 재식거리를 다르게 한다. 횡주근은 이랑나비를 60cm 포기사이는 30cm로 심고, 직근형은 이랑나비가 90cm 포기사이가 40cm정도 되도록 심는다. 재식방법은 심을 밭에 밑거름을 넣고 깊이 갈아 정지한 다음 깊이를 6cm내외로 해 수평으로 심는다. 심은 다음 가볍게 밟아준다. 거름주기는 밑거름을 제때 잘 주면 감초의 품질향상과 수확량을 늘릴 수 있다.

감초의 주요관리는 다음과 같다.

감초의 김매기는 매년 2~3회 실시하여 잡초를 뽑는다. 특히 싹이 터서 생육하는 초기의 김매기를 철저히 해야 한다. 지상물 제거는 늦가을에 경엽이 마르면 월동 전에 지상물을 제거, 여러 가지 병충해의 피해를 방지한다. 방한 피복은 겨울추위로 인한 피해가 예상되는 중·북부지방에서는 월동 전에 짚 또는 건초, 덜 썩은 퇴비를 덮어 동해를 예방한다.

감초의 수확은 다음과 같다.

수확은 가을 지상부가 고사하면 베어 내고 뿌리 근처를 칡뿌리 캐듯이 깊이 파서 수확한다. 감초재배는 수확작업에 가장 손이 많이 간다. 캔 뿌리는 잘 씻어 1m 길이로 자른 뒤 깨끗한 물에 하루 정도 두었다가 햇빛에 말린다. 10a당 수확량은 약 1,000kg(3~4년생) 정도이나 품종, 수확년수 등에 따라 차이가 난다.

<부록 11> 천마의 재배기술

천마의 성분 및 용도는 다음과 같다.

천마의 성분은 Vanillyl alcohol, vanillin, 미량의 비타민 A류 등이 함유되어 있다. 천마의 용도는 강장, 현기증, 신경쇠약, 두통, 진경, 사지경련, 관절염 등에 쓰인다. 천마에 대해서 224페이지에서 자세히 설명하였다.

천마의 모양은 산에서 자라는 다년생 초본으로 잎이 없으며, 고구마 같은 괴경 형의 뿌리가 자란다. 배열 줄기는 원추형으로 1m 가량자라고 황적색을 띤. 총상화서로 6~7월 경 노란색 꽃이 위에 핀다.

천마의 재배기술은 다음과 같다.

천마는 전국적으로 재배가 가능하며 최대한 양지바른 곳을 선택해 심는 것이 좋다. 전혀 햇빛을 받지 못하는 곳을 제외하고 반음 반양지도 재배가 가능하며 토질은 모래가 섞인 양토가 적합하고, 부식토일수록 좋다. 토심은 깊을수록 좋으며 배수가 잘 되는 곳을 고른다.

배수가 어려운 곳에서 재배하는 것은 절대로 피해야 하며 경사진 곳에서 재배하는 것이 가장 적당하다. 적지선정에 있어서는 새로 개간한 유휴지나 야산 개간지를 선택 재배하면 안전하나, 무, 배추를 이어짓기한 포장에는 천마재배를 피하여야 한다.

천마의 나무준비는 참나무에 종균을 접종해야 하는데 이외 알맞은 나무종류는 상수리나무, 모래참나무, 갈참나무 등이 있다. 참나무는 지름 6~12cm 정도가 적당하고, 길이는 60cm 정도로 자른 것이 좋다. 3.3㎡(1평)당 9개의 나무가 필요하다.

천마의 접종 및 묻기는 60cm로 자른 나무에 구멍을 뚫고 종균을 접종한다. 60cm의 원복에 15cm 간격으로 구멍을 뚫으면 모두 20개에서 25개의 구멍이 만들어 질 수 있으며, 90cm의 원목에는 30개에서 35개의 구멍이 만들어 질 수 있다.

구멍 뚫기는 핸들을 이용하며, 깊이 3cm, 지름 1.3cm 정도로 일정한 구멍을 뚫어 종균을 접종하고 나무껍질이나 스티로폴 등으로 구멍을 잘 막는다. 표고버섯과 영지버섯을 원목 재배할 때와 방법이 비슷하다.

접종한 참나무는 건조하기 전에 양지바르고 배수 잘 되는 곳에 30cm 깊이로 땅을 판 다음, 참나무를 30cm 간격으로 놓고 흙을 20cm 이상 덮은 다음 바로 풀이나 각종 낙엽 등으로 20cm 이상 덮어 놓아야 한다. 밟히면 제대로 자라기 어렵기 때문에 배수로 겸 통로를 반드시 내야 한다.

천마의 시비는 풀이나 낙엽 등을 우사에 넣어 구비를 만든 다음 사용한다. 화학비료나 계분, 인분 등을 시용하면 절대로 안 된다. 월동기간이 지나 봄에 억센 풀이 낙엽을 헤지고 올라오면 즉시 제거한다.

천마의 관수는 가뭄이 심할 때는 물을 낙엽 웃 덮개가 충분히 젖을 정도로 뿌려 준다.

천마의 자구 넣어주기는 종균을 접종하여 묻은 그 이듬 해 가을에 천마 자구 새끼를 한번정도 드문드문 흙 속에 넣어주면 활착되어 종균과 천마식물이 공생하면서 많은 양의 천마식물이 종균에서부터 증식하게 된다.

천마의 나무 갈아주기는 첫 종균을 넣은 참나무가 썩어 없어지기 전까지 매 4~5년마다 한번 씩 종균을 접종되지 않은 생참나무만을 잘라 땅 속에 넣어주면 오랜 기간 수확이 가능하다.

천마의 수확은 참나무에 종균 접종 후 2년째 가을부터 수확을 시작한다. 천마 뿌리는 보통 개당 200~300g 정도 나가지만 큰 것 중에는 600g 이상 되는 것도 있다. 재배면적 3.3㎡(1평당) 건재로 평균 60kg정도 수확할 수 있다. 천마의 뿌리는 찐 후 말려서 보관한다. 질은 단단하고 속 내부는 비어 있으며, 꺽은 면은 투명한 어두운 갈색을 띤다. 맛은 약간 쓰면서 점액상을 갖는다.

<부록 12> 흑염소·염소·산양의 사육기술

1) 흑염소·염소의 특성은 다음과 같다.

 흑염소는 소과의 양아과(羊亞科)에 속한다. 면양과 비슷하지만 턱수염이 있고 성질이 활발·민첩하며 젖과 고기를 이용하는 점이 다르다. 반추(되새김) 동물로서 발굽은 짝수이다. 뿔은 속이 비고 꾸부정한데 뿔이 없는 것은 그 자리에 골류(骨瘤)가 있다. 체질이 강하여 병이 없으며 독초를 제외한 모든 풀과 나뭇잎을 먹는다. 가을부터 겨울에 걸쳐 암컷은 3주일마다 성주기가 온다. 1회에 보통 1~2마리의 새끼를 낳는다.
 젖의 영양가는 우유에 비해 지방·회분이 다소 많고 단백질과 당분은 적으며 소화가 잘 된다.
 흑염소·염소와 약초 한약 생약을 중탕 하여 건강식품으로 예로부터 많이 음용하고 있다. 흑염소·염소와 약초 한약 생약의 효과를 얻을 수 있다.

2) 염소의 습성은 다음과 같다.

 염소의 습성을 알고 애정을 가지고 합리적 사양관리를 하는 것이 중요하다. 염소는 산악지대에 서식하고 있던 동물로서 가축화되고서부터 이미 수천년을 지나고 있으나 아직 야생의 성질을 잃지 않고 있다.
 염소는 산야를 뛰어다니며 나무싹·잎·껍질, 풀류를 즐겨 먹고 부드러운 풀류보다도 오히려 섬유가 딱딱한 것을 좋아한다. 낮은 관목의 새싹이나 잎은 가장 기호에 적합한 것이다.
 성질은 온순하고 영리하며 명랑쾌활하여 무리짓기를 좋아한다. 특히 새끼염소나 젊은 염소는 쾌주하며 뛰노는 것을 좋아한다.
 염소의 몸 크기는 보통 태어났을 때는 체중 2kg에서 5kg, 키는 24cm에서 42cm정도이다. 다 큰 염소는 암컷은 키가 60cm에서 80cm, 체중은 50kg에서 60kg정도이다. 수컷은 키가 73cm에서 1m, 체중은 70kg에서 90kg정도이다.
 염소의 털색은 흑색, 백색, 갈색, 회색 등 품종에 따라 여러 가지가 있으나 털은 조금 거칠고 피부는 두껍다.

3) 건강한 염소는 다음과 같다.

거동이 활발하여 머리를 높이 쳐든다. 4지는 단단히 땅을 밟고 보행이 확실하여 직선으로 진행하여 보기에도 쾌활하다.

조심스럽고 민감하여 울음소리가 명랑하다. 식욕이 왕성하며 반추작용이 매우 힘 있다. 분은 토끼분과 같이 구형이다. 광택이 있는 암흑색 또는 농갈색으로서 한 알씩 흐트러진다.

눈은 항상 활기를 띠고 맑으며 윤이 나며 빛난다. 콧구멍을 비롯하여 노출점막은 항상 축축하고 광택이 있다. 털은 몸을 따라 나고 매끄럽고 광택이 있다.

피부는 부드럽고 탄력이 있으며 느슨하게 퍼져 있다. 일견 여윈형으로 보여도 체중이 있고 근육이 죄어져 있다.

호흡은 보통 1분간에 성장된 염소는 18~24회, 맥박은 70~80, 체온은 38~39.5℃이다. 새끼염소의 호흡은 20~28회, 맥박은 80~88, 체온은 39~40℃이다.

4) 염소의 사양법은 다음과 같다.

염소의 사양법은 축사사양법과 방목법이 있다. 축사사양법은 전적으로 축사 내 사양하는 방법과 반축사 사양방법이 있다. 방목법은 자유방목으로 목장, 산야에서 자유로이 사육하는 방법과 계목으로 사육하는 방법이 있다.

5) 목초와 사료작물의 재배는 다음과 같다.

모든 초지를 이용해서 염소가 즐기는 목초지를 만드는 것이 중요하다. 겨울철의 녹사료 준비나 곡물류를 마련하기 위해서는 사료작물을 재배해야 한다.

책제목 : 한국의 축산물・수산물・농산물과 약용식물 약초 한약 생약
저 자 : 박윤선

YS건강식품 대표이사 : YS건강식품에서 판매하는 건강식품
배즙, 사과즙, 포도즙, 홍삼액, 대추즙, 양배추즙, 호박즙, 비트즙, 석류즙, 여주즙, 약도라지즙, 생강즙, 녹용한약액, 흑염소한약액, 우슬두충한약액, 헛개나무 열매즙, 다슬기한약액, 황기즙, 약쑥즙, 느릅나무 유근피즙, 작두콩즙

YS그룹 기업에서 이 책을 활용하여 사업하는 YS기업은 다음과 같다.

YS Medical Plant Plantation (YS약용식물 농장)
YS Farm (YS목장)
YS Gallery (YS전시관)
YS Medicinal Herb Oriental Medicine Distribution (YS약용식물 약초한약유통)
YS Health Food (YS건강식품)
YS Korea Tradition Food (YS한국전통식품)
YS Korea Food (YS한국식품)
YS Asia Restaurant (YS아시아식당)
Korea Bakery (한국빵집)
YS Coffee & Medical Plants & Health Juice (YS커피&약용식물&건강즙)
YS Happy Education (YS행복한교육)
Asia Information (아시아정보)

YS그룹 기업 회장, 대표이사 박윤선
연락처 : 010 9955 5673, yunesunpark@naver.com

한국의 축산물 · 수산물 · 농산물과
약용식물 약초 한약 생약

초판 1쇄 발행   2025. 4. 20.

지은이   박윤선
펴낸이   김병호
펴낸곳   주식회사 바른북스

책임편집   주식회사 바른북스 편집부

등록   2019년 4월 3일 제2019-000040호
주소   서울시 성동구 연무장5길 9-16, 301호 (성수동2가, 블루스톤타워)
대표전화   070-7857-9719 | **경영지원**   02-3409-9719 | **팩스**   070-7610-9820

•바른북스는 여러분의 다양한 아이디어와 원고 투고를 설레는 마음으로 기다리고 있습니다.

이메일   barunbooks21@naver.com | **원고투고**   barunbooks21@naver.com
홈페이지   www.barunbooks.com | **공식 블로그**   blog.naver.com/barunbooks7
공식 포스트   post.naver.com/barunbooks7 | **페이스북**   facebook.com/barunbooks7

ⓒ 박윤선, 2025
ISBN   979-11-7263-324-0 93520

•파본이나 잘못된 책은 구입하신 곳에서 교환해드립니다.
•이 책은 저작권법에 따라 보호를 받는 저작물이므로 무단전재 및 복제를 금지하며,
이 책 내용의 전부 및 일부를 이용하려면 반드시 저작권자와 도서출판 바른북스의 서면동의를 받아야 합니다.